人类生殖疾病动物模型

主　编　谭　毅　谭冬梅
副主编　张　倩　常淑芳　王德林　李　力
编　者（以姓氏笔画为序）

王德林（重庆医科大学附属第一医院　教授）
阮祥燕（首都医科大学附属北京妇产医院　教授）
李　力（陆军军医大学大坪医院　教授）
杨根岭（重庆医科大学实验动物中心　高级实验师）
吴盛德（重庆医科大学附属儿童医院　副教授）
何　畏（陆军军医大学第一附属医院　教授）
张　倩（重庆医科大学实验动物中心　副研究员）
罗文萍（重庆医科大学附属口腔医院　副研究员）
常淑芳（重庆医科大学附属第二医院　教授）
韩文莉（重庆医科大学实验动物中心　副研究员）
韩志刚（重庆医科大学实验动物中心　高级实验师）
赖国旗（重庆医科大学实验动物中心　教授）
谭　毅（重庆医科大学实验动物中心　研究员）
谭冬梅（重庆医科大学实验动物中心　副研究员）
魏光辉（重庆医科大学附属儿童医院　教授）

人民卫生出版社
·北　京·

图书在版编目（CIP）数据

人类生殖疾病动物模型 / 谭毅，谭冬梅主编 . —北京：人民卫生出版社，2021. 7

ISBN 978-7-117-31747-4

Ⅰ.①人… Ⅱ.①谭… ②谭… Ⅲ.①泌尿生殖系统 - 泌尿系统疾病 - 医用实验动物 - 试验模型 Ⅳ.①R691-33

中国版本图书馆 CIP 数据核字（2021）第 117944 号

人卫智网	www.ipmph.com	医学教育、学术、考试、健康，购书智慧智能综合服务平台
人卫官网	www.pmph.com	人卫官方资讯发布平台

人类生殖疾病动物模型

Renlei Shengzhi Jibing Dongwu Moxing

主　　编：谭　毅　谭冬梅
出版发行：人民卫生出版社（中继线 010-59780011）
地　　址：北京市朝阳区潘家园南里 19 号
邮　　编：100021
E - mail：pmph @ pmph.com
购书热线：010-59787592　010-59787584　010-65264830
印　　刷：北京华联印刷有限公司
经　　销：新华书店
开　　本：787×1092　1/16　印张：20　插页：6
字　　数：487 千字
版　　次：2021 年 7 月第 1 版
印　　次：2021 年 8 月第 1 次印刷
标准书号：ISBN 978-7-117-31747-4
定　　价：99.00 元

主编简介

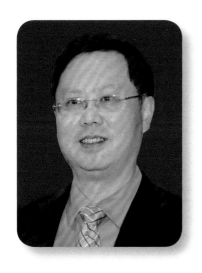

谭毅，二级教授，博士生导师。1990年在云南大学生物系动物学专业获得理学学士和硕士学位，研究方向为动物生殖内分泌。2000年在重庆医科大学临床医学二系妇产科学专业获得医学博士学位，研究方向为胚胎植入分子机制。2002年2月至2003年8月在美国 Vanderbilt University Medical Center 做博士后研究。2005年9月至2006年3月在美国 University of Missouri-Columbia 做高级访问学者。

现任重庆医科大学实验动物中心副主任，全国实验动物标准化技术委员会副主任委员，中国实验动物学会常务理事兼副秘书长，中国实验动物学会教育与培训工作委员会副主任委员，中国实验动物学会从业人员资格等级认可工作委员会委员，中国实验动物学会实验动物标准化专业委员会副主任委员，中国动物学会生殖生物学分会常务理事，《中国实验动物学报》副主编。

从事实验动物与比较医学的教学、科研、管理工作30余年，培养硕士、博士研究生25名。主要研究方向为动物生殖生物学、人类疾病动物模型、实验动物标准化、表观遗传修饰。主持国家自然科学基金等各级科研项目16项，发表论文90余篇，获得2008年度重庆市政府科学技术进步奖二等奖1项，主编、副主编、参编研究生与本科生教材或著作16部，牵头或参与起草国家标准1项、团体标准4项。

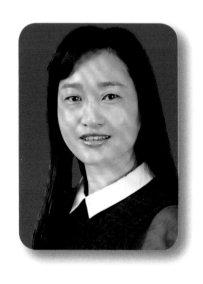

谭冬梅，理学博士，副研究员，硕士生导师。中国实验动物学会实验动物营养与饲料专业委员会常务委员，中国实验动物学会实验动物设备工程专业委员会委员，重庆动物学会理事，重庆动物学会实验动物专业委员会副主任委员。2017年12月至2019年2月在美国内华达大学（University of Nevada，Reno）访问研究。

主要研究方向为动物生殖生物学、实验动物福利、表观遗传修饰等。主持国家级、省部级等科研项目13项，发表研究论文70余篇，获得国家发明专利1项，获得省部级科技进步奖二等奖1项，参编教材专著2部：*Fundamentals of Laboratory Animal Science*（CRC Press, Boca Raton, FL, USA, 2017）、《比较生理学》（科学出版社，2021）。

前　言

地球上的生命形式从简单到复杂，对生命现象的认识特别是对人体解剖结构与生理功能的认识，最早都来源于对各种动物的观察研究。例如，古希腊的亚里士多德不仅是伟大的哲学家，而且是一位博物学家，他亲自解剖各种动物，著有《动物的组成部分》《动物的生死》等。古罗马医学家盖伦由于受神学限制，不能对人体进行系统解剖，转向解剖猪、羊、猴和猿等动物，并将所得认识推广及人体。文艺复兴时期的维萨里出版了《人体的构造》，该书来自大量的动物和人体解剖，从根本上改变了西方世界对人体的传统观念。达·芬奇曾解剖过昆虫、鱼、蛙、犬、猫等动物，绘制了许多比较解剖图解。1628年，英国医生哈维采取比较解剖和活体解剖不同动物的方法，了解心脏跳动的实际情况，出版《动物心血运动的解剖研究》，证明血液循环观念。细菌、病毒、寄生虫等各种病原体本身是生命现象的表现形式，在漫长的演化过程中，与人类发生着各种联系。多种病原体导致的流行性疾病如天花、麻疹、鼠疫、霍乱、疟疾等曾经严重威胁人类的健康甚至生存。面对疾病的挑战，早期的科学家如巴斯德、科赫、贝林等利用各种动物进行病原分离培养、疾病动物模型复制、治疗药物的寻找、疫苗发明、研究疾病发生机制等试验。在1900年的前后，通过动物实验获得的医学发现和发明的例子很多，举不胜举。

1909年世界上第一个近交系小鼠——DBA小鼠培育成功，标志着实验动物学的诞生。医学实验动物学是指在医学领域开展实验动物资源研究、质量控制，利用实验动物进行医学科学实验、教学和检测的科学。医学实验动物学的最终目的是使用实验动物及其衍生资源作为医学研究对象或材料，模拟人类健康和疾病，并将研究结果比较分析之后，推用到人类，从而探索人类的生命奥秘，控制人类的疾病和衰老，延长人类的寿命。人类疾病动物模型是医学实验动物学的重要内容之一，能够反映人类疾病某些疾病功能、结构、代谢、行为、症状等特征的动物模型是验证科学实验假说和临床应用假说的宝贵手段和材料，特别对在人体上不能进行、无法完成的实验更具有不可替代的价值。

动物模型是采用物理、化学、生物等多种技术手段使实验动物罹患人类疾病，在实验室再现人类疾病的发生、发展、转归的研究工具，对于阐明疾病的感染或传播途径、发病机制、宿主免疫反应具有不可替代的作用，也是评估抗血清、疫苗、药物等安全性和有效性的活材料，是连接实验室基础研究与医院临床试验的桥梁。

医学上的许多重大发现与医学实验动物学紧密相关，1901—2017 年，共有 214 位科学家获得诺贝尔生理学或医学奖，其中 179 位科学家的研究成果来自于动物模型实验，占诺贝尔生理学或医学奖的 84%。1978 年 7 月 25 日，世界上第一例采用体外受精胚胎移植术（in vitro fertilization and embryo transfer, IVF-ET）的"试管婴儿"在英国出生，标志着辅助生殖技术（assisted reproductive technology, ART）在人类身上取得成功。1988 年 3 月 10 日，中国大陆首例"试管婴儿"在北京大学第三医院诞生。纵观 IVF-ET 的发展历程，早期的动物实验结果为在人类身上取得成功奠定了坚实的基础。

早在 1880 年，德国科学家 Schenk 就开始尝试兔子和豚鼠卵子的体外受精实验，但是没有成功。1891 年，英国科学家 Walter Heape 将兔子的受精卵从输卵管冲洗出来后移植到另一只代孕兔子的子宫获得成功。1934 年，法国科学家 Gregory Pincus 将兔子的精子和卵子进行输卵管移植获得成功，但这还不是真正意义上的体外受精。20 世纪 40 年代，包括美籍华人张明觉在内的少数科学家成功完成哺乳动物的体外受精实验，但是实验的成功有很大的偶然性，重复性很差。1951—1955 年，张明觉利用兔子的刺激性排卵特性，把射出精子、附睾精子和在交配后不同时间从子宫内取得的精子输入排卵后不久的兔输卵管，发现只有从子宫内取出的精子才能让兔卵受精，从而发现并验证了精子获能现象。1959 年，张明觉获得世界上首例"试管动物"——试管兔，从此，IVF-ET 在多种哺乳动物获得成功。通过研究各种哺乳动物的自然生理模型，我们认识了人类生殖器官的发育与成熟、生殖功能及调节机制。近年来，随着 CRISPR/Cas9 基因敲除、iPS 细胞、RNA 干扰、表观遗传修饰、单细胞分离与测序、各种组学等技术的飞速发展，必将推动生殖疾病动物模型的多样化和精细化，充分发挥动物模型为人类生殖健康的支撑作用。

生命的延续依靠生殖来完成，生殖是生命形式的基本特征之一。生殖健康是保证整个生殖过程顺利实现的前提，是指"生命各阶段中，生殖系统及其功能和生殖过程中的体质、精神和社会适应的完好状态，而不仅仅是没有疾病和不适"。生殖疾病除了引起机体不适之外，还会影响人类生殖，导致不育不孕。迄今国内还没有一本专门阐述人类生殖疾病动物模型的专著，与此相关的内容分散在实验动物学、人类疾病动物模型、妇产科学、男科学、泌尿外科学的相关书籍里，这让从事生殖疾病临床和基础研究的科研人员和研究生感到很不方便。2018 年 3 月 30 日至 4 月 1 日，"中国大陆辅助生殖技术成功应用三十周年纪念活动暨健康生殖学术研讨会"在北京雁栖湖国际会展中心召开，谭毅应《中华生殖与避孕杂志》编辑部邀请，在其中的一个分会场做了"妇产科学研究应用动物模型的注意事项"学术讲座，从那时起，我们就萌生了编写这本《人类生殖疾病动物模型》的想法。

本书的编写紧紧围绕动物模型和生殖疾病，不包括实验动物的质量控制、环境设施、饲养管理、动物实验生物安全等实验动物科学的主体内容，在介绍了男女生殖疾病的概述之后,再详细介绍比较成熟的各种生殖疾病的动物模型。第二章"动物的感知功能与行为模式"和第五章"生殖系统的比较解剖与生理"的编写在同类著作中属于创新知识点,具有一定的挑战性。各位编者在各自教学、科研、临床、实验动物生产与动物实验服务等极其繁重岗位工作的情况下,不辞辛苦,精心编写,着实令人感动。

尽管编者在编写过程中竭尽全能,但是,受学术水平的限制,特别是新技术、新方法的不断涌现,使得疾病动物模型也在不断完善更新,遗漏和错误在所难免,恳请读者同仁提出宝贵意见,以便今后修改完善。

谭 毅 谭冬梅

2021 年 3 月于重庆

目　录

第一章

动 物 模 型

第一节　动物模型的基本概念

21 世纪是生命科学蓬勃发展的时代,(实验)动物(animal)、仪器(equipment)、信息(information)和试剂(reagent),简称 AEIR,是生命科学研究的四个基本要素。培育实验动物的目的是将其作为重要的载体用于科学教学、研究、生产、检定等实验过程。在生命科学研究的实施过程中,人类除充分利用实验动物本身具有的生物学特性和解剖学特性之外,还通过各种手段建立能够模拟表现人类疾病的动物模型,这对生命科学的探索具有举足轻重的作用。

一、动物模型的定义

动物模型是人类疾病动物模型(animal model of human disease)的简称,指以实验动物为载体,模拟医学、生命科学、食品安全和军事等科学研究,以及生物医药和健康产品研发应用的与人类疾病、功能紊乱机制和临床表现度相似的生物样本。狭义的概念是指疾病动物,广义的概念是指具有全部或部分疾病特征的研究材料,包括动物、器官、组织、细胞(株),甚至 3D 打印模型或计算机模拟过程。动物模型既可以全面系统地反映疾病发生、发展的全过程,又可以体现某个系统或局部病变的特征变化。

二、动物模型的意义和特点

动物模型是我国科学研究、生物医药和健康产品研发中不可替代的核心生物资源,在提高我国自主创新力、维系国家安全、发展医药卫生产业等方面具有重要的现实意义和广阔的市场前景。动物模型主要用于实验生理学、实验病理学、实验免疫学、实验药理学、实验毒理学、微生物组学等研究,是人类疾病发生机制研究的替身,是药物临床前实验安全性评价必须经历的研究过程。动物模型在实验中既是研究对象,又是研究手段,在人类疾病的发病机制、预防及治疗等一系列研究中起着非常重要的作用。

人类疾病的发生发展十分复杂,若以人体作为实验对象来深入探讨疾病发生机制,推动医药学的发展相当缓慢,因为临床经验的积累在时间和空间上都存在局限性,同时,许多实验在道义上和方法上也受到限制。南方科技大学的贺建奎不顾伦理道德和相关法律法规,实施"基因编辑婴儿"研究的事件,受到了国内外学者的强烈谴责和法律的制裁。借助于动物模型的间接研究,可以有意识地改变在自然条件下不可能或不易排除的因素,能更准确地观察模型的实验结果,将其与人类疾病进行比较研究,能更加方便有效地认识人类疾病的发生发展规律,并研究出行之有效的防治措施。因此,动物模型的应用对生命科学的研究具有重要意义。

1. **动物模型建立的重复性**　动物模型可提供临床上发病率低、潜伏期和病程长的疾病研究材料。例如,放射病、毒气中毒、烈性传染病、外伤、肿瘤等疾病,在临床上不常见,具有偶发性;一些遗传性、免疫性、代谢性、内分泌和血液等疾病,发生发展可能需要几年到几十年的过程。这些因素都不利于疾病的持续研究。而选用实验动物,通过不同手段复制出各种动物模型,可在人为设计的实验条件下进行几代甚至几十代的持续观察和研究。

2. **动物模型制备的标准化**　通过建立完整的方法学,统一实验动物品种、品系,严格控制实验动物微生物、寄生虫、营养和饲养环境等因素,建立动物模型评估体系标准,实现动物模型的标准化,从而提高动物实验结果的可比性和重复性。

3. **动物模型取材的灵活性**　可根据研究目的和需求,建立相应的动物模型,在不同时期采集各种样品或分批处死动物收集标本,实现取材的灵活性。

4. **动物模型的可比性**　通过在方法学上严格控制实验条件,在不同动物机体建立人畜共患病的动物模型或临床上罕见疾病的动物模型,可以充分认识同一病原体给不同机体带来的各种危害,从比较医学的视野全面立体地揭示某种疾病的本质。

第二节　动物模型的分类

实验动物模型的分类原则:既要考虑到足够的广度和深度,又要尽可能涵盖目前所知的疾病模型类型。为此,实验动物模型将按Ⅰ、Ⅱ、Ⅲ类进行分类。Ⅰ类:按模型制作方法分类。包括自发性、诱导性、基因工程,其中根据不同制作方法可再进行亚类划分。Ⅱ类:按临床疾病分类。Ⅲ类:以模型动物种类和品系为原则进行分类。如小鼠、大鼠、犬、猪、非人灵长类等。

一、按动物模型产生的原因分类

(一)自发性动物模型

自发性动物模型(naturally occurring or spontaneous animal model)是指实验动物未经任何人工处置,自然条件下发生的疾病,或由于基因突变的异常表现,或在解剖结构上与人体天然不同,或天然抵抗某种病原体感染等,经定向培育、能稳定遗传保留下来的疾病模型。

1. **自发肿瘤模型**　指实验动物未经任何有意识的人工处置,在自然情况下发生肿瘤的动物模型。近交系动物在培育过程中因其携带的有害隐性基因暴露,近亲衰退出现,使得自发肿瘤增加。实验动物常见自发肿瘤见表1-1。

表 1-1　实验动物常见自发肿瘤

肿瘤名称	品系	年龄/月	性别	自发率/%
乳腺肿瘤	C3H/He	/	♀♂	80.0~100.0
肺腺瘤	A/He	18	♀♂	90.0
肺细胞瘤	C3H/He	14	♂	85.0
肝癌	C3H/He/Ola	14	/	85.0
淋巴瘤	AKR	/	♂	79.7
淋巴瘤	AKR	/	♀	92.0
网织细胞瘤	(C57BL×C3H/Anf)F₁	30	♀♂	49.0
垂体肿瘤	C57BR/Cd	12	♀	33.0
卵巢肿瘤	DBA	12~18	/	55.5
卵巢肿瘤	BALB/c	/	/	75.8
纤维肉瘤	(BALB/c×C57BL/6)F₁	18	♀	28.4
睾丸间质细胞瘤	F344/N	/	♂	85.0
免疫细胞瘤	Lou/CN	/	♂	31.0
免疫细胞瘤	Lou/CN	/	♀	16.0
真性糖尿病	中国地鼠	/	/	55.0
乳腺肿瘤	SD	/	/	92.0

2. 先天或获得性免疫缺陷动物模型　指由于先天性遗传突变或获得性（或继发）免疫缺陷造成一种或多种免疫系统组成成分缺陷的动物模型。

（1）裸小鼠：1962 年英国格拉斯哥医院，Grist 在非近交系的小鼠中偶然发现有个别无毛小鼠，四年后，爱丁堡动物研究所的 Flanagan 证实这种无毛小鼠是第Ⅷ连锁群（linkage group）内裸体位点的等位基因（nu 基因）发生纯合突变而形成的突变小鼠，有先天性胸腺缺陷。目前已将 nu 基因导入不同近交系动物，培育了系列动物模型，仅小鼠模型就已建立 20 余种，其中 BALB/c，C3H/He，C57BL/6 是三种常用的近交系无胸腺裸小鼠（inbred nude mice），共同特点是繁殖率低下，对疾病抵抗力差。后来，将近交系 BALB/c 裸鼠和 NIH 瑞士种小鼠交配，获得远交系无胸腺裸小鼠（outbred nude mice），克服了近交系无胸腺裸小鼠的缺点，可以大量繁殖。随着近代医学发展，裸小鼠已成为医学生物学研究领域中不可或缺的实验动物模型，特别是在肿瘤学、遗传学、免疫学、微生物学、内分泌学和老年学等领域的研究、药品与生物制品的安全性评价等方面有着特殊的价值。

（2）SCID 小鼠：即重度联合免疫缺陷小鼠（severe combined immune deficiency，SCID）。1983 年美国 Bomsa 在近交系 C.B-17 小鼠中发现该小鼠第 16 号染色体上的 Scid 单个隐性基因突变，胸腺、脾、淋巴结的重量不及正常的 30%，胸腺多被脂肪组织包围，无皮质结构，仅残存髓质，组织学上表现为淋巴细胞显著缺陷，小肠黏膜下和支气管淋巴结较少见淋巴结内无淋巴细胞聚集，但有正常的 NK 细胞、巨噬细胞和粒细胞。SCID 小鼠是继裸鼠之后另外一种十分有价值的免疫缺陷动物，在肿瘤学、免疫学、微生物学和生殖医学等领域得到广泛应用。

（3）NOD/Lt 小鼠：来源于 ICR/Jcl。在对 ICR/Jcl 小鼠进行近交培育的第 6 代，从白内障易感亚系分离出非肥胖糖尿病品系（non-obese diabetes，NOD）和非肥胖正常品系（non-obese normal，NON）。在近交第 20 代时，首先发现 NOD 雌鼠有胰岛素依赖性糖尿病。30 周龄时 NOD/Lt 小鼠糖尿病累计发病率雌雄分别为 60%~80% 和 10%~70%，睾丸切除可增加糖尿病发病，而卵巢切除减少发病，临床症状与人类 1 型糖尿病类似。NOD/Lt 小鼠于 90~120 日龄（相当于人类青春期）发病，有下列症状：酮尿、糖尿、高血糖、血胆固醇过多、烦渴、多尿、贪食。糖尿病发病与免疫系统异常有关。在内分泌学研究中得到广泛应用。

（4）NOD/SCID 小鼠：SCID 小鼠与非肥胖性糖尿病小鼠（NOD/Lt）品系回交，获得 NOD/SCID（非肥胖糖尿病 / 重症联合免疫缺陷）免疫缺陷小鼠。与普通 SICD 小鼠相比，其 NK 细胞活性低，具有更低的免疫恢复概率。在肿瘤学、免疫学、微生物学和生殖医学等领域得到广泛应用。

（5）NSG 小鼠：利用 CRISPR/Cas9 系统直接对 NOD/SCID 小鼠进行 *Rag2* 和 *IL2rg* 双基因敲除而获得的小鼠。与 NOD/SCID 小鼠相比，NSG 小鼠的人体细胞和组织移植存活率显著提高，同时，能够植入更高比例的正常或癌变人类细胞和组织。此外，NSG 小鼠还能满足作为人类免疫系统模型的需求，植入人类造血干细胞后，NSG 小鼠的外周淋巴组织可以产生人类 T 细胞。NSG 小鼠也可以作为人类细胞和器官的移植模型、肿瘤移植模型，便于医学研究和新药研发。

（6）NOG 小鼠：日本实验动物研究所（CIEA）的 Mamoru Ito 博士通过杂交 NOD/SCID 小鼠进行 γ 链 IL2 受体基因敲除而获得的免疫功能缺陷小鼠。与 NOD/SCID 小鼠相比，NOG 小鼠的人体细胞和组织移植存活率显著提高，同时，能够移入更高比例的正常或癌变人类细胞和组织。应用于人类肝病、传染病、肿瘤研究。

（7）NPG 小鼠：国内研发的 NPG/Vst 与国外的 NSG 或 NOG 一样，均为 NOD-Prkdc^{scid} Il2rg^{null} 小鼠，其巨噬细胞对人源细胞吞噬作用弱；先天免疫系统，如补体系统和树突状细胞功能降低。小鼠缺失功能性的 T 淋巴细胞、B 淋巴细胞和 NK 细胞，表现为细胞免疫和体液免疫的重度联合免疫缺陷，是目前国际公认的免疫缺陷程度最高、最适合人源细胞移植的小鼠。

（8）CBA/N 小鼠：带有性连锁隐性 *xid* 基因（x 连锁免疫缺陷基因），动物脾脏中的 B 淋巴细胞数目减少，不能产生抗体以应答非胸腺依赖性抗原。对 T 细胞非依赖性 II 型抗原（TI-II 抗原：聚蔗糖 ficoll、右旋糖酐 dextran、肺炎球菌多糖体等）不能产生抗体应答，而对 T 细胞非依赖性 I 型抗原（TI-I 抗原：布氏菌脂多糖等）呈正常反应。CBA/N 小鼠可作为人的湿疹 - 血小板减少 - 免疫缺陷综合征的模型动物。

（9）Beige（bg）小鼠：在第 13 号染色体上的隐性遗传基因 *bg* 发生突变引起小鼠内源性 NK 细胞、巨噬细胞发育和功能缺陷，细胞毒性 T 细胞功能缺乏。其免疫抗肿瘤杀伤作用出现较晚，对同种、异种肿瘤细胞的体液免疫功能减弱，巨噬细胞的抗肿瘤活性、杀伤细胞活性等欠缺。溶酶体功能缺陷，对各种致病因子较敏感，需要良好的无特定病原（specific pathogen free，SPF）环境，应用于免疫学领域。

（10）裸大鼠：由英国罗威特（ROWett）研究所在 1953 年首次发现，基因符号为 *mu*，但在普通环境下仅仅维持了 15~16 代。1975 年再次发现纯合子裸大鼠，证实属常染色体隐性遗传。先天无胸腺、T 淋巴细胞功能缺陷，B 淋巴细胞功能正常，NK 细胞活力增强。裸大鼠是肿瘤学和免疫学研究常用的动物模型。

3. **其他自发突变动物模型** 分为代谢性疾病、分子性疾病、特种蛋白合成异常疾病等动物模型。如在KK小鼠品系背景上，发生 *Agouti*（A）基因突变，突变基因导入一个小鼠品系，形成KK-Ay肥胖小鼠模型。在C57BL/6J小鼠品系背景下，发生 *leptin* 基因点突变，导致leptin信号通路障碍，从而体内不能产生瘦蛋白（leptin），形成ob/ob和db/db肥胖小鼠模型。Zucker在1961年发现的 *fatty* 基因（fa）常染色体隐性遗传突变，形成Zucker大鼠肥胖模型。此外，还有高血压模型、糖尿病模型、肥胖并糖尿病模型。

总之，由于自发性动物模型是动物未经人为因素处理而自然发生的疾病，因此，它与人类疾病有较好的相似性，是一类珍贵的动物模型，如自发性高血压大鼠、肥胖症小鼠、脑卒中大鼠等。但是，这类动物模型来源比较困难，种类有限。某些动物自发性肿瘤模型因实验动物品种、品系不同，其肿瘤所发生的类型、发生率和发病机制也有差异。

（二）诱发性动物模型

诱发性动物模型（experimental animal model）又称为实验性动物模型，指通过物理、化学、生物等致病因素或复合致病因素人为造成动物组织、器官或全身一定的损害，出现具有类似人类疾病特征（功能、代谢或形态结构）的动物模型。诱发性动物模型适用于各类疾病病因和发病机制的研究、候选药物活性的筛选、药物临床前主要药效学和毒理学评价等。

1. **物理因素** 包括烧伤、烫伤、冷冻损伤、气压损伤、噪声损伤、闪电损伤、射线损伤、机械损伤（冲击、撞击）、旋转损伤、手术损伤等。如大鼠在戊巴比妥钠麻醉下进行双侧睾丸切除术可制备去势模型；大鼠部分结扎左肾静脉可制备精索静脉曲张模型；大鼠阴茎根部内荷包缝合或阴茎包皮折叠缝合制备隐匿阴茎动物模型；外科手术方法复制大鼠急性肝衰竭动物模型和大鼠肺水肿动物模型；放射线复制大鼠萎缩性胃炎动物模型以及大鼠、小鼠、犬的放射病模型等。采用物理因素复制动物模型比较直观、简便，是较常见的方法。

2. **化学因素** 包括化学致癌物质、强酸强碱、营养物质增加或减少等。如大鼠颈部背侧皮下注射阿扑吗啡，可建立糖尿病大鼠模型。采用醋酸法可以建立消化性溃疡模型。不同动物用四氧嘧啶和链佐霉素制备糖尿病模型的给药方法见表1-2。常用大鼠化学致癌物诱发恶性肿瘤模型的方法见表1-3。

表1-2 四氧嘧啶和链佐霉素致糖尿病的常用剂量和给药途径

动物种属	四氧嘧啶/（mg/kg）	链佐霉素/（mg/kg）	给药途径
犬	50~75	45~50	iv
家兔	150~200	–	iv
大鼠	40~80	50	iv
大鼠	250	40~60	ip
大鼠	200	–	sc
小鼠	200	48~60	ip

注：iv静脉注射；ip腹腔注射；sc皮下注射

表 1-3　常用化学致癌物诱发的大鼠恶性肿瘤

致癌物	给药方式	剂量	诱发时间 /d	肿瘤类型	发生率 /%
苯并芘	皮肤涂抹 皮肤滴落	0.1%，1 次 / 周 0.5%，5 次 / 周	120~200 150~200	多发性乳头瘤 和癌；孤立的 乳头瘤和癌	> 90 > 90
二甲基苯蒽和巴豆油	皮肤涂抹	0.15μg/ 只，2 次 / 周 0.5mg/ 只，5 次 / 周	90~150	多发性乳头瘤 和癌	> 90
苯并芘	皮下	5mg/ 只，共 1 次	90~120	局部纤维肉瘤	> 90
4- 二甲氨基胼	口服	每天 1.5mg/kg	350~400	外耳道癌	> 90
7, 12- 二甲基苯蒽	静脉	生后第 48、50 和 52d，8mg/kg	100	乳腺癌	> 90
N- 甲基亚硝基脲	静脉	生后第 50 和 57d，50mg/kg	100	乳腺癌	> 90
二乙基亚硝胺	口服	5mg/kg	120~180	恶性肝肿瘤	> 90

3. **生物因素**　包括病原体、组织块、细胞株等。

（1）人畜共患病病原：即指在脊椎动物与人类之间自然传播的、由共同的病原体引起的、流行病学上又有关联的一类生物体。一是细菌病，包括结核病、炭疽、布鲁菌病、鼠疫、链球菌病、大肠埃希菌病、沙门菌病；二是病毒病，包括狂犬病病毒、禽流感病毒、莱姆病毒、疯牛病病毒、艾滋病病毒、禽流感病毒、埃博拉病毒、出血热病毒、尼帕病毒、亨德拉病毒病、轮状病毒病、汉坦病毒感染等。三是寄生虫病，包括原虫病、线虫病、吸虫病、绦虫病、疥螨病等。例如，采用 180~240g Wistar 大鼠，乙醚麻醉后垂直固定，显露声门，用 12 号钝头针头将 1ml 肺炎克雷白杆菌混悬液（含细菌量 1×10^6cfu）注入气管内，保持垂直体位 5 min，可建立肺炎克雷白杆菌肺炎模型。

（2）传染性疾病：甲类传染病包括鼠疫、霍乱。乙类包括传染性新型冠状病毒肺炎、非典型肺炎、艾滋病、病毒性肝炎、脊髓灰质炎、人感染高致病性禽流感、麻疹、流行性出血热、狂犬病、流行性乙型脑炎、登革热、炭疽、细菌性和阿米巴性痢疾、肺结核、伤寒和副伤寒、流行性脑脊髓膜炎、百日咳、白喉、新生儿破伤风、猩红热、布鲁菌病、淋病、梅毒、钩端螺旋体病、血吸虫病、疟疾。丙类包括流行性感冒、流行性腮腺炎、风疹、急性出血性结膜炎、麻风病、流行性和地方性斑疹伤寒、黑热病、包虫病、丝虫病，除霍乱、细菌性和阿米巴性痢疾、伤寒和副伤寒以外的感染性腹泻病。

（3）组织块：将人子宫内膜碎片经腹腔注入 SCID 小鼠，可建立子宫内膜异位（EMT）模型。将 VX2 鳞癌组织匀浆后注入兔背部皮内，可复制出兔移植性皮肤肿瘤模型。选取患者未发生坏死、具有活性的新鲜肿瘤组织，移植到重度免疫缺陷（T、B 细胞缺失，NK 细胞功能受损）小鼠（如 NSG 小鼠、NPG 小鼠）皮下，可建立胶质瘤小鼠模型。

（4）细胞株：在小鼠膀胱壁内及后腿皮下接种小鼠 BTT T739 膀胱癌细胞株，可建立高转移膀胱癌模型。4~6 周龄雄性裸鼠臀部皮下注射 200μl 肝癌细胞 Hep3B 悬液（3×10^6/0.2ml PBS），可建立肝移植瘤小鼠模型。人的肿瘤均可建立相应疾病的动物模型（表 1-4）。

表 1-4　复制常见肿瘤动物模型可选用的细胞株

癌症类型	细胞系
胶质母细胞瘤	U87-MG
肺癌	A427，A549，Calu-1，Calu-3，Calu-6，DMS114，H23，H69，H226，H441，H460，HCC827，H526，H1568，H2110，H522，H1650，H1975，H1993，H2009，KLN205，LLC1，LLC1-luc，NCI- NCI-H292，NCl-H146，NCI-H209，NCI-H446，NCI-NCI-H1688，95-D，NCI- NCI-H358，NCI-NCI- NCI-H520，NCI-NCI-H1299，NCI-H1437，NCI-NCI-NCI-NCI- NCI-H2122，NCI-H2126，NCI-H2228，PC-10，QG-56
胃癌	BGC-823，HGC-27，MGC-803，MKN-45，MKN-28，NCI-N87，NUGC-3，SCH，SGC-7901，SNU-5，SNU-16
肝癌	HepG-2，HepG-2.2.15，Hep-3B，Huh-7，H22，JHH7，PLC/PRF/5，QGY-7703，SMMC-7721，SK-HEP-1
结肠和盲肠癌症	COLO 201，COLO 205，COLO 320 DM，CT26.WT，CT26.WT-luc，CMT-93，CW-2，DiFi，DLD-1，HCT-8，HCT-15，HCT-116，HT-29，LoVo，LS1034，LS174T，LS411N，MC38，NCI-H716，RKO，SW48，SW620，SW948，WiDr
肾癌	ACHN，A498，OS-RC-2，RENCA，786-O
膀胱癌	HT-1197，HT-1376，RT4，SCaBER，SW780，T24
卵巢癌	ES-2，HO-8910PM，PA-1，SK-OV-3，OVCAR-3
子宫内膜癌	AN3 CA，HEC-1-A，ME-180，MFE-280
宫颈癌	SiHa，Hela
乳腺癌	Bcap-37，BT474，C1271，EMT6，HCC70，HCC1954，MCF-7，MDA-MB-231，MDA-MB-361，4T1，4T1-luc，MDA-MB-468，2LMP，JC，SUM159，ZR-75-1，ZR-75-30
胰腺癌	AsPC-1，BxPC-3，Capan-1，Capan-2，CFPAC-1，HPAF-II，MIAPaCa-2，PANC-1，PANC-10.05
前列腺癌	CL-1，DU145，LNCap，PC-3
白血病/淋巴瘤	ARH-77，CML-T1，C1498，Daudi，HL-60，HEL，JeKo-1，K562，KMS-12-BM，KG-1，KARPAS-299，L1210，MV-4-11，ML-2，MOLM-13，Mino，MAVER-1，Nalm-6，RL，Raji，Ramos，THP-1，TF-1a，U937，WEHI-3
DLBCL 淋巴瘤	A20
T 细胞淋巴瘤	EL4
浆细胞瘤	J558，MPC-11
淋巴瘤	P388D1，L5178-R（LY-R），E.G7-OVA
口腔上皮癌	K B
皮肤癌细胞	A431，Colo829
黑色素瘤	A375，A2058，B16-F10，C32，HMCB，MDA-MB-435s，SK-MEL-30，WM-226-4
纤维瘤	HT-1080
骨肉瘤	MG-63，SJSA-1
骨髓瘤	KMS-11，KMS-26，RPMI-8226，MM.1S

总之,由于诱发性动物模型可在短时间内复制出大量疾病模型,并可严格控制各种条件使复制出的动物模型适合研究目的的需要,具有制作方法简便、实验条件简单、影响因素容易控制等特点,成为近代医学研究特别是药物筛选中的首选。但诱发性模型和自发性模型在某些方面毕竟存在一定差异,在设计诱发性动物模型时要尽量克服其不足,发挥其特点。另外,尚有不少人类疾病至今未能用人工方法复制,需进一步研究。

(三)基因工程动物模型

基因工程动物模型(genetic engineered animal model)是指通过基因工程技术人为修饰、改变或干预生物原有的遗传组成,导致新的遗传性状的出现,并能稳定有效遗传的动物品系,又称基因修饰动物。其目的是在 DNA 水平改造模式生物,模拟人类疾病、观察生理或病理改变,在基因功能研究、疾病致病机制研究和药物筛选研究中起着至关重要的作用,已成为比较医学研究的重要工具。

1. 转基因动物模型(transgenic animal model) 指用实验方法将外源基因稳定整合到动物基因组中,并能稳定地遗传给下一代动物。转基因动物应具备三个条件:一是外源基因必须整合到动物基因组中;二是外源基因必须在特定的组织和发育阶段表达;三是所有转移基因必须能稳定遗传给后代。目前,最常见转基因动物制备方法有以下三种:

(1)显微注射法:将重组 DNA 分子以显微注射的方式导入单细胞卵的原核中,再将它植入假孕母鼠。大约 20% 的显微注射胚胎能够将外源基因整合到染色体基因组上,大多数的转基因动物能够将整合的基因传给后代,建立起转基因鼠系(图 1-1)。

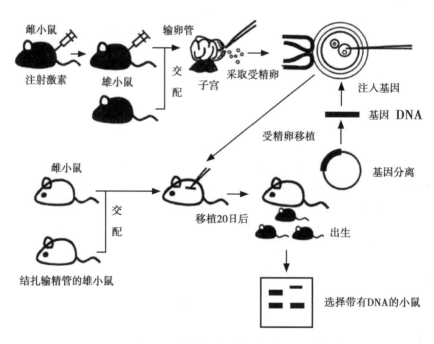

图 1-1 转基因小鼠制作示意图

(2)反转录病毒感染法:用携带外源基因的高滴度重组病毒,感染发育早期的胚胎,再将感染病毒后的胚胎植入假孕母鼠。

(3)胚胎干细胞法:从哺乳动物胚胎中分离出 ES 细胞,通过转导或转染的方法,将外源基因转入 ES 细胞,再以显微注射的方式将其植入鼠的胚胎。

2. 基因敲除动物模型(gene knockout animal model) 利用基因工程技术,将动物基因组中的特定基因片段替换或插入灭活,造成该基因表达缺失或关闭,并且这些缺失或关闭基因能够稳定地遗传给下一代。广义的基因敲除包括基因全部敲除、部分敲除和基因调控序列的敲除。基因敲除技术主要包括以下几种。

(1) Cre/Loxp 技术:即一种条件性基因敲除技术。该系统含有两种成分:一种是一段长 34bp 的 DNA 序列,含有两个 13bp 的反向重复序列和一个 8bp 的核心序列,被称为 loxP 位点。另一种是来源于 F1 噬菌体,由 343 个氨基酸组成的单体蛋白,可以引发 loxP 位点的 DNA 重组,被称为 Cre 重组酶(cyclizationrecombination)。任何位于两个 LoxP 位点之间的 DNA 序列,在 Cre 重组酶的作用下,要么被缺失(两个 LoxP 位点的方向相同),要么方向发生倒转(两 LoxP 位点的方向相反)(图 1-2)。

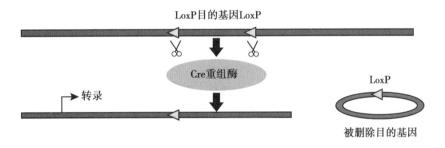

图 1-2 Cre/Loxp 技术作用机制

Cre/Loxp 系统具有以下特点:①时间和空间的特异性:如果将 Cre 结构基因置于某一特定的启动子或其他调节基因控制之下,便会实现 Cre 酶蛋白在特定组织和特定时间的可控型表达,继而限定了重组发生的时空性;②高效性:重组不受切除片段长短及位置影响,可以在活体动物体内实现,可随细胞分裂和动物传代稳定遗传;③准确性:在动物模型中,至今未发现 Loxp 位点之外的非特异性重组;④快速性:动物实验已证实,在受精卵分裂之前的短时间内,便会完成 Cre 介导的特异性重组。

Cre/Loxp 系统可以使某一基因只在特定的组织、细胞及细胞分化、成熟过程中的某一时段被剔除,这样减少了对系统发育的副作用。如用 αMyHC 启动子来调控 Cre 蛋白表达制成转基因鼠,再与心肌细胞缝隙连接蛋白 43(Connexin43, Cx43)基因两侧有 Loxp 靶位点的转基因鼠杂交,可以获得心肌细胞无 Cx43 特异性表达的子代鼠,成功制造心衰实验鼠动物模型。同样,如将 Cre 置于乳腺组织特异性表达的乳浆酸性蛋白(whey acidic protein, WAP)基因的启动子的调控之下,则可以制成乳腺组织 Cre 特异性表达鼠,可以用来针对性地剔除乳腺组织中一些与乳腺癌相关的原癌基因或抑癌基因如 *BrcaI*,*P53* 基因的表达,而对乳腺组织之外的其他脏器没有影响。利用 Cre/Loxp 系统,已经成功获得巢蛋白(nestin)启动子控制下的神经干细胞和神经前体细胞特异性的肿瘤抑制因子 Pten(phosphatase and tensin homologue deleted on chromosome ten, Pten)基因剔除鼠、大鼠胰岛素启动子控制下的胰腺 β 细胞特异性 *Smad2* 基因剔除模型、载脂蛋白 E(apolipoprotein E, ApoE)启动子控制下的阴离子蛋白 megalin 在肾脏的特异性剔除模型等。

（2）锌指核酸酶（zinc-finger nucleases，ZFNs）技术：由锌指蛋白和非特异性核酸内切酶（FOK Ⅰ）组成的融合蛋白，其锌指结构域特异识别靶位点两端 DNA，同时依赖 FOK Ⅰ 的作用切割相应双链 DNA，从而导致双链 DNA 断裂（图 1-3）。与传统基于同源重组的基因打靶相比，ZFNs 技术能使打靶效率提高 100 000 倍，并使基因断裂与突变修复达到同样效果。ZFNs 技术已经应用于多种生物，包括昆虫、两栖类生物、线虫、植物、多种动物和人类细胞。如直接注射编码 ZFNs mRNA 进入果蝇单细胞胚胎，建立基因敲除动物。通过显微注射注入斑马鱼单细胞期胚胎，产生了 Nt 1 基因位点突变的斑马鱼，并且这种突变能传递给后代。显微注射 ZFNs 质粒片段或 mRNA 进入大鼠单细胞胚胎，将大鼠基因组中的外源基因 *GPF* 和 2 个内源性基因成功进行了突变，效率达到 20%，并获得了能将表型通过生殖系遗传的大鼠。将公猪成纤维细胞共转染针对 PPARγ 基因的 ZFNs 和 1 个 Neo 抗性基因表达框，成功获得了杂合子基因敲除猪。ZFNs 技术已成为一种生产转基因动物、细胞系的有力工具，为动物模型的建立提供了一种快速而有效的途径；同时，ZFNs 技术在人类疾病治疗中也发挥着重要作用。

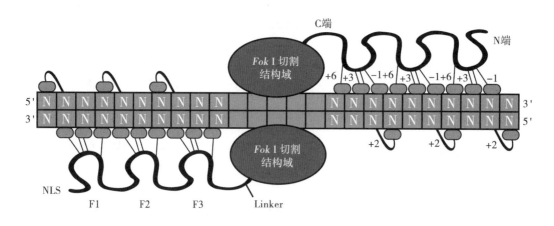

图 1-3 ZFNs 技术作用机制

（3）TALEN（transcription activator-like effector nucleases，TALEN）技术：基于 TAL 与人工改造的核酸内切酶的切割域（FokI），构建针对任意特定核酸靶序列的重组核酸酶，通过 TAL 的 DNA 识别域结合到靶位点上，与 FokI 切割域形成二聚体，可特异性地切断目标 DNA 序列。在随后的非同源末端连接修复过程中，断开的 DNA 双链会因为碱基的随机增减而以一定的概率实现目标基因功能的缺失（图 1-4）。

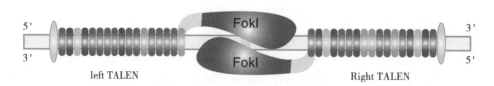

图 1-4 TALEN 技术原理图

　　TALEN 技术克服了常规的 ZFNs 方法不能识别任意目标基因序列,以及识别序列经常受上下游序列影响等问题,同时又具有 ZFNs 同等或更好的活性,使基因操作变得更加简单、方便。TALEN 技术已经成功应用到了细胞、植物、酵母、斑马鱼、小鼠、大鼠、猪和猴等各类研究对象,成为动物模型建立的良好工具,广泛用于基因功能、疾病分子机制、基因工程异种移植器官、药物评价的人源化模型和提升工农业生产水平等研究。

　　(4) CRISPR(clustered regularly interspaced short palindromic repeats,CRISPR)/Cas9(CRISPR-associated,Cas)技术:由 RNA 指导 Cas 核酸酶对特定基因序列进行 DNA 修饰的技术。CRISPR/Cas9 是细菌和古细菌在不断进化过程中形成的一种适应性免疫防御机制。在此技术系统中,CRISPR 对特定 DNA 的识别是由 crRNA 或向导 RNA 通过碱基互补配对,定向寻找目标 DNA 序列。靶定目标序列后,Cas9 蛋白负责对目标 DNA 进行剪切,造成靶 DNA 双链断裂。在随后的非同源末端连接修复过程中,断开的 DNA 双链会因为碱基的随机增减而以一定的概率实现目标基因功能的缺失(图 1-5)。

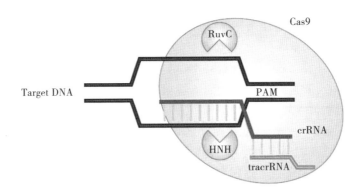

图 1-5　CRISPR/Cas9 技术原理图

　　目前有三种方法介导 CRISPR,以实现体内基因编辑。第一种方法是病毒输送的方式:包括腺病毒、慢病毒和腺相关病毒(AVV)。腺病毒能够同时感染分裂期和非分裂期细胞,但不将其 DNA 整合入宿主细胞基因组,在哺乳动物中能引发强烈的免疫应答。腺病毒介导的 Cas9 已用于小鼠肺和肝脏的基因组编辑。慢病毒能够感染非分裂期的细胞,包装的 DNA 限制是 3~8.5kb,利用慢病毒已成功将 Cas9 DNA 和 sgRNA 输送到小鼠中,表达的抑癌基因对肺癌有治疗作用。AVV 与腺病毒一样,可以感染分裂期和非分裂期细胞,不会将其 DNA 整合入宿主细胞基因组,与腺病毒不同的是它不引起显著的免疫应答。与慢病毒相比,AVV 包装的 DNA 限制大约 4.5kb,只能分别将 SpCas9(3.2kb)基因和 sgRNA 整合一起,靶 DNA、相关启动子和调控序列整合一起,分别构建 AAV 表达质粒;甚至 SpCas9、sgRNA 也需单独包装入 AVV 载体中,构建表达质粒。AAV 已被用于小鼠大脑和肝脏中基因编辑。另外一种选择是使用 split-intein Cas9 system,将每一半包装入单独的 AVV 载体中,在共转染后,Cas9-intein 半联合并进行蛋白质剪接以产生完整的、共价的 Cas9 蛋白。2015 年,这个系统已经成功介入在培养人和老鼠细胞的基因组编辑的运用。第二种方法是脂质体纳米颗粒介导。阳离子脂质体将带阴离子电荷的 RNPs(Cas9/sgRNA ribonucleotide protein complexes/Cas9/sgRNA 核糖核苷酸蛋白质复合物)呈递入体内或细胞培养中产生基因组编辑的方法。

该方法已被成功运用于小鼠内耳毛细胞和神经元的基因组编辑。第三种方法是直接注射核酸。水动力注射(hydrodynamic injection, HDI)DNA质粒是一种高效、便捷的非病毒传递方式,适用于老鼠的肝细胞基因组编辑。已有研究证明水动力尾静脉注射编码Cas9和sgRNA的DNA质粒成功适用于乙肝病毒感染的小鼠肝脏,通过Cas9/sgRNA复合物剪切HBV病毒DNA,导致HBV病毒表达减少。

3. RNA干扰(RNA interference, RNAi) 指绝大多数真核生物细胞中,外源或内源性短双链RNA(dsRNA)诱导细胞内同源靶mRNA高效特异性降解,使目的基因表达下调、沉默,从而实现基因表达调控的时空性和可逆性。

小干扰RNA(small interfering RNA, siRNA)是人工体外合成的小片段双链RNA,由约20个碱基对组成,具有磷酸化5′末端和两个突出核苷酸的羟基化3′末端,siRNA通过转染进入细胞内,可作用于mRNA的任何部位,导致靶基因的降解,即为转录水平后调控。siRNA与microRNA(miRNA,微小RNA)的区别是,后者为长度为22nt左右的5′端带磷酸基团、3′端带羟基的非蛋白编码的调控单链小RNA家族。miRNA是内源性单链RNA,主要作用于靶基因3′非翻译区(3′-UTR),对靶基因mRNA的作用主要取决于它与靶基因转录本序列的互补程度,可抑制靶基因翻译,也可以导致靶基因降解,即在转录水平后和翻译水平起作用。小发夹RNA(short hairpin RNA, shRNA)是一种形成发夹(hairpin turn)结构的RNA序列,可利用载体导入细胞当中,并借由U6等启动子来确保shRNA的表达。另外,shRNA可经由切割转变成为siRNA。目前,有下面几种表达shRNA的病毒载体,包括:①逆转录病毒载体,它能够将siRNA表达框整合到分化的细胞基因组中,并能够通过在抗生素选择条件下维持稳定长期的shRNA表达。②慢病毒载体,能感染未分化的细胞和分化末期细胞,感染成功的细胞基因组中将会永远包含shRNA表达框,并能够稳定表达shRNA,产生持久的基因沉默的效果。③腺病毒载体,它能够感染分化和未分化的细胞,但只能在细胞中以一种游离体的形式存在。

RNAi技术有以下几个特点:比同源重组法更加简便、制作周期短、可以在体外培养的细胞中利用RNAi技术弥补因在哺乳动物进行某个基因敲除后导致小鼠胚胎死亡而不能进行该基因功能分析的缺陷。RNAi能高效特异的阻断基因的表达,已被广泛应用到功能基因组学、药物靶点筛选、细胞信号传导通路分析和疾病治疗等方面。

4. 人源化动物模型(humanized animal model) 指携带有功能性的人体基因、细胞或组织的嵌合体实验动物。如带有人基因的转基因动物模型、人肝细胞移植到肝损伤的免疫缺陷小鼠体内建立人肝嵌合小鼠模型(humanized liver mice)、人造血干细胞移植免疫缺陷小鼠的人源化造血/免疫缺陷小鼠(humanized hematopoiesis/immune system mice)、人肿瘤细胞株或肿瘤组织移植瘤动物模型。人源化动物模型为建立难以复制的乙型肝炎病毒、丙型肝炎病毒和疟疾等人类传染病动物模型及人源化个体化肿瘤模型(patient derived xenograft, PDX)奠定了基础,在传染病学及肿瘤学研究中具有举足轻重的作用。

二、按疾病的系统范围分类

(一)基本病理动物模型

基本病理动物模型(animal model of fundamental pathologic processes of disease)是指各种

疾病共同性的一些病理变化过程模型。致病因素在一定条件下作用于动物，使动物组织、器官或全身造成一定病理损伤，出现各种功能、代谢和形态结构的某些变化，其中有些变化是许多疾病共有的现象，如发热、缺氧、水肿、休克、弥散性血管内凝血、电解质紊乱、酸碱平衡失调等。如发热症状动物模型，可以通过化学药品、生物制剂和综合方法诱导。家兔背部皮下注射 2% 的硝基苯酚（DNP）溶液，30min 后家兔体温显著升高，1h 后达到峰值，较对照组体温升高 1.58℃。大鼠皮下以 160mg/kg 的剂量注射 DNP 溶液，体温将升高 0.6℃ 以上。用 0.5% CMC-Na（羧甲基纤维素钠）溶解甲状腺素片配制成 5mg/kg 所需浓度的溶液，对大鼠每日 5ml/kg 连续给药 7d 后，可以得到合适的发热动物病理模型。大鼠的双后爪囊跖皮下分别注射 1% 卡拉胶混悬液 0.1ml，也可造成发热模型。以 10ml/kg 的剂量，给大鼠背部注射 15% 的酵母菌混悬液，0.5h 后其体温上升。

（二）系统疾病动物模型

系统疾病动物模型（animal model of different system disease） 是指与人类各系统疾病相对应的动物模型，分为神经、心血管、呼吸、消化、泌尿、生殖、内分泌等系统疾病动物模型。

1. **神经精神疾病实验动物模型**（animal models of neuropsychiatric disorders） 包括癫痫动物模型、抑郁症动物模型、记忆障碍动物模型、阿尔茨海默病（Alzheimer's disease，AD）动物模型等。例如，大鼠腹腔注射氯化锂、毛果芸香碱可出现持续性癫痫发作，从而建立癫痫动物模型。应激法、药物法、嗅球切除法以及免疫因子刺激法可建立抑郁症动物模型。侧脑室注射选择性胆碱能神经毒剂 AF64A 损伤大鼠前脑基底胆碱能神经元，制备 AD 模型。

2. **心脑血管和血液系统疾病实验动物模型**（animal model of cardiovascular and vascular diseases） 包括心肌缺血动物模型、心律失常动物模型、高血压动物模型、动脉粥样硬化动物模型等。例如，冠脉结扎法、注射药物诱发冠脉痉挛法、闭胸法等引起兔、豚鼠、大鼠的冠状动脉血流量降低，致使心肌供氧不足以及代谢产物清除减少，均可制备心肌缺血模型。不同动物饲料中添加高胆固醇类物质可以复制动脉粥样硬化斑块。兔每天喂服胆固醇 0.3g，连续 4 个月；大鼠喂服 1%~4% 胆固醇、10% 猪油、0.2% 甲硫氧嘧啶、86%~89% 基础料，连续 7~10d；Gottigen 系小型猪喂饲含 1%~2% 的高脂食物 6 个月；雄性 C57BL/6J 小鼠在普通饲料中加 5% 胆固醇、2% 胆酸钠、30% 蛋白质，喂养 25 周，动物均可出现动脉粥样硬化斑块。

3. **呼吸系统疾病动物模型**（animal model of respiratory diseases） 包括慢性支气管炎动物模型、肺水肿模型、支气管痉挛、哮喘模型等。如大鼠和小鼠吸入氧化氮可造成中毒性肺水肿。兔或犬的气管内注入 50% 葡萄糖液可引起渗透性肺气肿。豚鼠腹腔注射致敏抗原鸡蛋白溶液可复制急性过敏性支气管痉挛。

4. **消化系统疾病动物模型**（animal model of digestive diseases） 包括急性胰腺炎实验动物模型、肝硬化动物模型、胆囊炎动物模型、脂肪肝动物模型等。如大鼠胰胆管注射牛磺胆酸钠可复制急性胰腺炎实验动物模型。大鼠腹腔内注射 D-氨基半乳糖，约半年之后可形成肝硬化。细菌感染或化学刺激（胆汁成分改变）可致胆囊炎性病变。过量饮酒、长期高糖/高脂饮食、四氯化碳药源性肝损害、乙醇灌胃等方法可制备脂肪肝动物模型。

5. **泌尿系统疾病动物模型**（animal model of urological diseases） 包括慢性肾小球肾炎动物模型、肾结石、膀胱结石动物模型等。如抗血清法、异种蛋白法、阿霉素法等制备慢性肾小球肾炎模型。膀胱内异物移植、用富含维生素 A 的食物饲养动物、乙二醇和乙醛酸钠中毒,在肾内形成草酸钙结晶,有利于结石的发生,以建立肾结石模型。

6. 生殖系统疾病动物模型(animal models of reproductive diseases) 包括前列腺增生症动物模型、子宫内膜异位症动物模型等。如雄性激素法、胎鼠尿生殖窦植入法等建立前列腺增生模型。

7. 内分泌系统疾病动物模型(animal model of endocrine diseases) 包括糖尿病动物模型、甲状旁腺功能亢进症动物模型、甲状腺功能减退症动物模型等。如以化学诱导法、胰腺切除法、高脂 / 高糖饲料喂饲法建立糖尿病动物模型;高磷饮食诱导法建立原发性甲状旁腺功能亢进动物模型;低碘饲料喂饲法、化学诱导法、甲状腺切除法建立甲状腺功能减退症(甲减症)模型。

三、按动物模型性质分类

(一)整体动物模型

整体动物模型是应用最多的动物模型,包括自发动物模型、诱发动物模型、基因工程动物模型等。整体动物模型能从功能、代谢、结构、行为、病征全面模拟人类疾病发生发展全过程,在生命科学研究中发挥重要作用。

(二)立体组织模型和器官模型

利用人体的组织或器官的特性进行疾病机制或药物评价研究。

1. 人源肿瘤类器官模型 近年迅速发展的一种体外 3D 组织培养技术,在体外高效、快速地培养人的组织细胞,形成保留原器官组织结构和生物信息的"微组织"模型。肿瘤类器官培养技术,通过在体外建立类似体内的微环境,把患者肿瘤组织分离的肿瘤细胞在体外实现 3D 培养,形成微型肿瘤模型,其组织结构、遗传突变图谱与原肿瘤组织保持高度一致,该模型突破了目前的体外模型不能充分复制肿瘤微环境的三维性和异质性的瓶颈,可以更全面地捕捉癌症的生物学特征,让研究者更好地了解肿瘤的转移和发展。利用该模型可测试肿瘤患者对药物的敏感性,实现个性化的精准医疗。如人体胎盘"类器官",从妊娠早期(妊娠 6~9 周)人体胎盘中获得的特定滋养层细胞,体外培养 10~14 天后就发育成三维"类器官"结构,该"类器官"与生理发育正常的妊娠早期胎盘非常相似,具有典型的胎盘功能特征,可分化形成特定类型的滋养层细胞,发育成绒毛(指状)结构,分泌胎盘特异性激素,包括人绒毛膜促性腺激素(hCG)。人体胎盘"类器官"为妊娠期间发生的生理、代谢和激素变化,为子痫前期、胎儿生长受限、死产等疾病研究提供了实验的功能性模型。除此外,还有人肺癌、乳腺癌、胃癌、结肠癌和食管癌等肿瘤类器官模型。

2. 正常器官模型 如 Draize 试验,可利用屠宰场得来的牛眼或者鸡眼角膜进行替代实验。

3. 3D 生物打印模型 生物工程技术的高速发展为建立体外微环境方面创造了条件。3D 打印技术和生物材料研究的共同进步导致了 3D 生物打印技术的诞生,其复杂性接近于体内器官、组织或肿瘤微环境,体外再现器官、组织和肿瘤在体内的许多已知特征。如利用双光子光刻微纳米 3D 打印技术制造出了世界迄今为止第一个高精度 1 : 1 脑血管屏障(blood brain barrier,BBB)微流体模型。除此之外,还有 3D 打印心脏模型、3D 打印胸廓模型、3D 打印血管模型、3D 打印肺模型、3D 打肝肿瘤模型等。3D 生物打印模型对于开发疾病的新疗法以及医学教育至关重要。

4. 计算机模型 随着生物信息学的发展,机体内发生的许多生理、生化、病理和毒理过程能用数学方程式表示,能建立数学模型。有机体内许多生理学参数、药物的物理化学特性、药物在体内的吸收、分布、代谢和排泄过程也能建立生理学基础的药物动力学(PBPK)模型。大多数情况下,这些模型是在计算机上建立和使用,所以也被称为计算机模型或计算机模拟。计算机模型可以根据受体的三维结构或引起药效的生物过程、特定基团的原子、基团在分子中的位置、电荷等辅助药物设计;可以预测许多类型的药物或新化合物在动物体内的生物活性,包括它们的毒性,或通过引入微小的分子结构变化提高药物的药效;可以对一系列相关的化合物进行筛选和排序,然后剩下少量的药物用动物试验来确定;可以通过数学建模或利用数据库建立的计算机模型达到可验证的定量预测,如对细胞行为进行定量预测并进行检验。目前,数学模型已被应用于医学、药物研发、食品工程、生态学、系统生物学等。如,吸入暴露的毒物动力学模型、血液流动的弹性腔模型。

第三节 动物模型的制作

一、动物选择的一般原则

实验动物选择的适当与否直接影响到实验的成败和质量。基于各种实验动物的生物学特性不同,在医学实验研究中选择实验动物应遵循以下原则。

(一)选用与人的功能、代谢、结构特点相似的动物

动物进化程度越高,其功能、代谢、结构越复杂,反应就越接近人类。进化程度由高到低依次为脊椎动物(哺乳动物、爬行动物、两栖动物、鱼类、原口动物)、脊索动物(文昌鱼)、棘皮动物(海星)、线型动物(猪肉绦虫)、扁形动物、腔肠动物、海绵动物、多细胞原生动物、单细胞动物(生物)。在哺乳动物中,狒狒、猩猩、猴、长臂猿等非人灵长类动物是最近似于人类的理想动物。其次是价格便宜、易于管理和控制的小鼠和大鼠。从局部上,有些哺乳动物的进化程度并不一定很高,但其与人类的功能、代谢、结构和疾病性质类似,也是常用的动物。如,猪的皮肤组织学结构与人相似(表 1-5),因此,猪是进行皮肤烧伤实验研究较理想的动物。此外,猪冠状循环系统结构也与人类似,可利用小型猪建立急性或慢性心肌缺血模型,进行心肌缺血的实验研究。但高脂肪、高胆固醇饲料诱发的兔动脉粥样硬化(简称 As)模型却不理想,主要表现为血源性泡沫细胞增多,且病变分布与人的病变也有差异。

表 1-5 猪与人皮肤结构比较

皮肤结构 /mm	人	猪
皮肤	2.0(0.5~3.0)	1.3~1.5
表皮	0.07~0.17	0.06~0.07
真皮	1.7~2.0	0.93~1.7
基底细胞层厚度	0.07	0.03~0.07
表皮与真皮厚度的比例	1:24	1:24

（二）差异性原则

利用动物本身独有的生物学特性或解剖学特性，诠释人类生命现象或进行药物评价。家兔对体温变化十分敏感。犬、猫、猴的呕吐反应敏感，但大小鼠无呕吐反应。灵长类及豚鼠缺乏合成维生素 C 的酶。兔的甲状腺易摘除。犬的甲状旁腺易摘除。雌激素能终止大小鼠的妊娠，但对人类无效。吗啡对犬、兔、猴、大鼠和人的主要作用是中枢抑制，对猫和小鼠则是中枢兴奋。兔、猪、猴食用高胆固醇的饲料后易形成动脉粥样硬化病变，大鼠、小鼠和犬则不易形成。大鼠肝脏的再生能力很强，切除 60%~70% 仍能再生。兔和猫属刺激性排卵。降血脂药氯贝丁酯可使犬下肢瘫痪。豚鼠易于致敏。

（三）选用标准化的实验动物

所谓标准化实验动物是指人工培育或人工改造，遗传背景清晰（通过严格的全同胞交配或非近亲交配繁殖方式培育），体内微生物及寄生虫携带情况清楚，居住在普通、屏障或隔离环境，食用生长繁殖饲料或维持饲料的实验动物（表 1-6）。从遗传学标准化角度来看，近交系动物可以排除遗传上不均质、个体反应不一致对实验结果的影响。突变品系动物具有与人类相似的疾病谱，是研究人类相关疾病谱的重要模型。从微生物与寄生虫学标准化角度来看，普通动物主要用于示教实验或某些科研的预实验。SPF 动物是国际公认的标准实验动物。无菌动物常用于特殊研究。

表 1-6 实验动物与其他类动物的区别

动物类别	人工培育 人工改造	遗传背景 来源	微生物 寄生虫	主要用途
实验动物	按标准	必须明确	严格控制	教学、科研生产、检定
野生动物	未经	不明确	无控制	生态保护
经济动物	专项培育	可不明确	一般控制	发展经济
观赏动物	专项培育	可不明确	一般控制	观赏、伴侣

二、动物模型制作的基本原则

动物模型的可靠程度取决于模型与人类疾病的相似程度，在制作模型时一定要进行周密的设计，同时，应遵循以下原则。

（一）相似性原则

能够正确再现所要研究的人类疾病的发生发展过程、临床症状和体征、病理特点、疾病变化规律等。两者相似程度越高，研究结果的可信度越高。

1. 最好能找到与人类疾病相同的自发性疾病动物 犬与人类一样可发生自发性前列腺增生（spontaneous benign prostatic hyperplasia），发生率随年龄的增加而增加，是公认的人类前列腺增生的理想动物模型；大鼠和小鼠的阴茎解剖及勃起时海绵体的生理变化与人类阴茎非常相似，常被选作勃起功能障碍动物模型；大鼠原发性高血压是研究人类原发性高血压的理想模型；老母猪自发性冠状动脉粥样硬化是研究人类冠心病的理想模型；犬自发性类风湿关节炎是研究人类幼年型类风湿关节炎的理想模型。

2. 尽量选择能人工复制的与人类疾病相似的动物 细菌性前列腺炎模型的建立常选

择家兔、大鼠和小鼠;良性前列腺增生模型的建立常选择家犬;无精子症动物模型常选择小鼠;鼠和人类尿道的发育显示了很强的相似性,例如,两个上皮边缘的融合、一个上皮缝中线的闭合以及随后的细胞再塑,所以,通常选用小鼠作为尿道下裂实验动物模型;高脂血症的模型常选择小鸡;大鼠、小鼠、生鸽、鹌鹑、猕猴、小型猪、犬等动物均可用于制作动脉粥样硬化模型,但模型在心脏的主要病变部位与人类不同。与人类疾病相似的其他动物模型见表 1-7。

表 1-7 动物模型与相应的人类疾病

动物模型	动物种类	相应人类疾病
Grand-mal 癫痫发作	长爪沙鼠	癫痫
阿留申(Aleutian)病	水貂类	多发性骨髓瘤
脊髓灰质炎	猕猴	脊髓灰质炎
脑血管疾病	旱獭	脑血管疾病
动脉粥样硬化	松鼠、猴、鸽、狒狒	动脉粥样硬化
染色体畸变	蛙	染色体畸变
体内红细胞镰状细胞	白尾鹿	镰状细胞贫血
结肠炎	犬	肠炎
乙型肝炎	火鸡、北京鸭	病毒性肝炎
肝癌	虹鳟、真鳟	肝癌
多尿症	中国地鼠	糖尿病
两性畸形	水貂	两性畸形
有规律地形成兄弟双胞胎	狨猴	双胞胎
性染色体异常	水貂、狨猴	性染色体异常
糖尿病	中国地鼠、沙鼠	糖尿病
脂肪血症	蒙古沙土鼠	脂肪血症
弓形体病	地松鼠、鼠猴、猫	弓形体病
流行性感冒	雪貂	流感
淋巴瘤	沙土鼠	淋巴瘤
骨软化	鼯鼠	骨软化
增生物鉴别	狨猴、真鳟	杂核单卵性变胎
淀粉样变性	北京鸭	淀粉样变性

(二)重复性原则

理想的动物模型应该是可重复的,甚至是可以标准化的,应该在许多因素上保证一致性,遵循"齐同可比"的原则进行实验的各项工作。例如犬最适宜做暴露心脏的剖胸手术,其冠状动脉循环与人相似,但同一冠状动脉同一部位的结扎,造成的后果在个体间差异很大,无法预测,也无法标准化。相反,大鼠、小鼠、地鼠和豚鼠结扎冠脉的后果就比较稳定一致,可以预测,可以标准化。标准化是重现性的可靠保证。为了增强动物模型复制的重复性,必须在以下方面尽可能标准化:动物品种、品系、年龄、性别、体重、健康状况;实验及环境条件如季节、昼夜节律、应激、温度、湿度、气压;实验方法步骤包括药品生产厂家、批号、纯度规格、给药剂量、给药途径;仪器设备的型号、灵敏度、精确度;实验者操作技术熟练程度。

（三）可靠性原则

在复制动物模型时,应该力求可靠地反映人类疾病,即可特异地、可靠地反映某种疾病或某种功能、代谢、结构变化,同时具备该种疾病的主要症状和体征,并经过化验、B 超、X 光、心电图、病理切片等检测加以证实。不选用易自发地出现某些类似病变或易产生与复制疾病相混淆疾病的动物。如大鼠本身容易患地方性肺炎及进行性肾病,后者容易与铅中毒所致的肾病相混淆,而蒙古沙土鼠不易自发肾病变,一般只有铅中毒的动物才会出现相应的肾病变,因此,建立铅中毒动物模型时,宜选择蒙古沙鼠而不用大鼠。

（四）适用性和可控性原则

在复制动物模型时,应尽量考虑能在临床应用和疾病发展的控制性,以利于研究的开展。即要注意所建立的模型应该具有普遍适用性。同时,可通过人为控制一些条件,控制动物模型发生疾病的强弱,突出疾病的典型性。如在大鼠和小鼠筛选带有雌激素活性的药物时,雌激素能终止大鼠和小鼠的早期妊娠,可能是有效的避孕药,但不能终止人的妊娠。因此,选用雌激素复制大鼠和小鼠终止早期妊娠的模型是不适用的。同理,研究具有雌激素活性的化合物终止大鼠或小鼠妊娠的作用是没有意义的。又如大鼠、小鼠对革兰氏阴性细菌具有较高的抵抗力,不易发生腹膜炎,因此,建立实验性腹膜炎动物模型时,选用大鼠或小鼠就不合适。用犬腹腔注射粪便滤液建立腹膜炎模型时,一是粪便剂量及细菌菌株不易控制,二是引起的腹膜炎来不及进行实验治疗观察,动物就很快死亡（80% 犬 24 小时内死亡）,因此犬是不宜用于腹膜炎模型的动物。

（五）经济性和易行性原则

在复制动物模型时,应尽量选择经济的实验动物和容易执行的建模方法。大鼠、小鼠、豚鼠、地鼠、兔和犬等一是可以复制出十分近似人类疾病的动物模型,二是它们容易做到遗传背景明确,体内微生物、寄生虫可控制,动物年龄、性别、体重等可任意选择,而且价廉易得、便于饲养管理,因此,是复制动物模型使用最多、应用最广的实验动物。尽管非人灵长类动物与人最近似,复制的动物模型相似性好,因其稀少昂贵,除一些特殊疾病（如痢疾、脊髓灰质炎等）研究外,一般不作首选。如在制备动脉粥样动物模型时,猕猴和小型猪的诱发病变部位、病理特点均与人类相似,但猕猴的价格昂贵,小型猪的饲养管理技术要求较高,所以两者都不是制备动脉粥样动物模型的首选实验动物。此外,在模型的复制方法、观察指标的选择上也要注意经济性和易行性这一原则。

三、动物模型制作的影响因素

动物模型的制作离不开制模方法、动物因素和操作人员。凡是影响这三个环节的因素,均会影响动物模型的质量。因此,在动物模型的制备时必须加以重视。

（一）制模的方法

选择好制模的方法是复制动物模型的第一步。应明确研究目的、疾病发生机制和临床症状,确定制模方法。如建立骨折动物模型,可以采用物理撞伤的方法;萎缩性胃炎动物模型可以选择射线照射的方法,给予一定的时间的射线强度;糖尿病模型可以选择化学药物的方法,需了解化学药物的厂家、批号、纯度、规格、给药剂量、给药途径;传染性动物模型则必须了解微生物(细菌、病毒等)来源、浓度、瘤株种类、接种剂量、接种部位;乙肝动物模型可以借助转基因的方法,将 HBV 全基因或其片段转入动物全身性或动物特异性组织内。

（二）动物因素

1. 力求使用标准化的实验动物 复制动物模型的动物种类繁多,如家养动物、野生动物和实验动物。家养动物饲养方便,来源容易,但微生物控制不严,遗传背景不清楚,不提倡使用;野生动物属自然生态类型,其微生物的感染情况复杂,遗传背景不清楚,来源困难,很难饲养,因此,也不便使用;实验动物的遗传、微生物、寄生虫、营养、环境均受到严格的控制,排除遗传背景和微生物对动物模型本身及实验结果的影响,因此,应尽可能使用标准化实验动物。

（1）遗传因素的影响:遗传决定性状,在一个动物群体内遗传差异是引起表型差异的重要原因之一。同种动物不同培育方式,如封闭群 SD 大鼠与近交系大鼠,或同一培育方式的不同动物,如近交系 BALB/c、C57BL/6、CBA/Caj 小鼠,其生物学特性是有差异的,由此会影响模型的建立。如 BALB/c、C57BL/6、CBA/Caj 小鼠对 HBV 的易感性不同。因此,在建立动物模型时,一定要选择合适遗传背景的动物进行实验。

（2）微生物和寄生虫的影响:动物体内微生物、寄生虫的携带状况对动物模型的建立有影响。如仙台病毒可严重影响动物体液和细胞介导的免疫应答、小鼠胎儿的发育、甚至干扰肿瘤形成。小鼠肝炎病毒可引起小鼠致死性肝炎、脑炎和肠炎,改变肝酶的活性及机体的各种免疫应答等。

（3）动物营养因素的影响:动物食用的营养成分过高或过低均可导致相应疾病,如动物体内水分减少 8% 时,就有失水表现,严重干渴、食欲丧失、黏膜干燥、抗病力下降、蛋白质和脂肪分解加强;水分减少 10% 时,会引起严重的代谢紊乱;水分减少 20% 时,可能导致死亡。饲料中蛋白质缺乏易导致腹泻、脂肪肝、肌肉萎缩、生长缓慢、智力发育障碍,严重时导致死亡。脂肪含量过多会使动物肥胖,生殖力下降;脂类缺乏可引起严重的消化系统和中枢神经系统功能障碍。维生素 A 缺乏导致视觉损害、夜盲症、上皮粗糙、角化、骨发育不良和生长迟缓;维生素 D 缺乏导致软骨病;维生素 E 缺乏导致睾丸萎缩、肌肉麻痹、瘫痪、红细胞溶血;维生素 B_1 缺乏导致多发性神经炎;维生素 B_2 缺乏导致生长停止、脱毛、白内障、角膜血管新生;维生素 C 缺乏导致维生素 C 缺乏症。钙缺乏会造成幼畜的佝偻病;铁缺乏易患贫血。在制备动物模型时,只有食用符合国家标准的动物饲料才能保证动物及模型质量的一致性。

（4）动物环境因素的影响:动物居住的环境是指动物生长繁殖的特定场所及有关条件,即围绕实验动物的事物总和。动物的基因型(染色体、基因、DNA 及构象)在发育环境的作用下,产生某种表现型(酶、蛋白质、动物的形态和新陈代谢),而这种表现型在周围环境的作用下,导致不同的演出型(生物反应现象)。动物模型与动物实验一样,是对原演出型进行有控制的处理而获得的新演出型。只有动物原有的演出型稳定,才能获得重复性好的新的演出型(动物模型)。动物环境包括大环境和小环境,小环境又分为外环境和内环境,其中内环境包括温度、湿度、光照、噪声、氨浓度、气流速度等。

环境因素是影响动物质量及造模结果的重要因素,一个微小的环境因素变化都可影响到动物的行为和生理学特征,因此,任何一项环境因素都不容忽视。外环境中:随着实验季节的不同,动物对外界反应情况不同,如动物有季节性发情、换毛等生理现象;随着昼夜的不同,实验动物的体温、血糖、基础代谢率、内分泌激素的分泌等发生着节律性的变化。内环境中,温度影响动物的生殖、免疫功能、新陈代谢和药物毒性:高温导致雄性动物睾丸和副睾萎缩,精子生成能力下降;温度过高、过低常导致机体抵抗力下降、雌性动物性周期紊乱。湿度对动物的健康也有影响:高湿条件有利于环境病原微生物、寄生虫的生长、繁殖,垫料、饲料易发霉变;低湿条件下易导致动物呼吸道疾病。强光照射可导致动物视网膜损伤、生殖系统产生连续发情、大鼠、小鼠出现永久性阴道角化、多数卵泡达到排卵前期,但不形成黄体;持续的黑暗环境可抑制大鼠的生殖过程,使卵巢功能减弱。噪声过高可引起动物呼吸和心跳加快、血压升高、交配推迟、幼仔小或不产仔、哺乳期幼仔死亡率上升或生长速度改变。高分贝噪声可导致DBA/2系小鼠听源性痉挛。对啮齿类动物产生影响的音频范围一般为20~40kHz,器具和笼盒的碰撞落地、送风系统、空调机和电子设备等均能产生这种噪音,由于人的耳朵不能听到这些声音,这些噪声对动物的影响往往被忽略。

饲养笼盒放在房间的不同位置、笼内是否存在内含物(包括垫料和饲料)及内含物的量等都可能影响动物生存的微环境。如小鼠饲养房间内,排气口较进气口附近的温度要高3~4℃,相对湿度要高5%~10%。另外,放在笼架上层的动物感受到的光强度要比底层的强。一般来说,白化动物不能对达到视网膜的光线进行限制性调节,可导致视网膜的伤害,因而能改变松果体的功能,甚至影响动物对心理活性药物的反应。大鼠、小鼠和其他许多动物听觉范围、频率比人大得多。垫料的特性也会影响动物代谢的特点,包括影响动物对实验处理的反应,如用松木和桦木做成的垫料含有能诱发较大动物肝脏酶活性和细胞毒效应的物质,直接影响动物对药物代谢的特点。

2. **选择的动物年龄、体重、性别和生理状态应适宜** 动物的年龄、体重、性别、生理和健康状态等均对动物模型质量有不同程度的影响。根据实验目的选用适龄动物,同组动物的年龄(age)和体重(weight)相差不能超过10%。毒理学研究要求用未成年动物,因为其机体发育不健全,解毒排泄的酶系不完善,较成年动物敏感;而老年动物代谢功能低下,反应不灵敏。急性实验最好选用成年动物。慢性实验最好选用年轻的动物。在合格的饲养管理条件下,小型实验动物的年龄是可以根据体重来估算的(表1-8、1-9)。

表1-8 人与犬年龄的对应表

犬龄/y	1	2	3	4	5	6	7	8	9	10	11	12	13	14	15	16
人龄/y	15	24	28	32	36	40	44	48	52	56	60	64	68	72	76	80

表1-9 动物年龄与体重的对应表

	小鼠	大鼠	豚鼠	兔	犬
成年日龄/d	65~90	85~110	90~120	120~180	250~360
成年体重/g	20~28	200~280	350~600	2 000~3 500	8 000~15 000

续表

	小鼠	大鼠	豚鼠	兔	犬
平均寿命/y	1~2	2~3	>2	5~6	13~17
最高寿命/y	>3	>4	>6	>13	34

在实验研究中,不同性别对同一致病刺激的反应也不同。如大鼠皮下注射 150~300 mg 乙醇,84% 的雄性死亡,而雌性的死亡率只有 30% 左右;麦角新碱对 5~6 周龄雄性大鼠有明显的镇痛效果,对雌性却无;氯仿只对雄性小鼠肾脏有毒性作用。如果研究对性别无特殊要求时,应选用雌雄各半的动物。

在选择动物个体时,还应考虑动物的特殊生理状态,如妊娠、授乳期等,因为此时机体的反应性变化很大。

（三）人员因素

首先,复制模型时,要求研究者必须从研究目的出发,熟悉诱发条件、宿主特征、疾病表现和发病机制,即充分了解所需动物模型的全部信息,分析是否能得到预期的结果。懂得各种动物所需的诱发剂量、宿主年龄、性别和遗传性状等对实验的影响,以及动物疾病在组织学、生化学、病理学等方面与人类疾病的差异。要避免选用与人类对应器官相似性很小的动物作为模型材料。

其次,实验人员应该进行动物实验规范化操作培训,确保实验过程的一致性、准确性、完整性和标准化。即使对动物进行简单操作,也应该经过适当的培训以提高实验人员的操作质量。如动物注射给药时,正确的操作应该是首先称量动物以确定给药剂量,随后,使用一套容量合适的新注射器和针头抽取相应体积的注射药物,避免用一个注射器一次抽取注射几只动物的药物或选择容量过大的注射器,给药过程中应避免药液溢漏和前后不一致的操作。实验操作过程中动作轻柔,减轻动物的紧张情绪。

第四节　动物模型的评估

依据实验动物模型构建的信度和效度（表观效度、预测效度以及结构效度）,基于模型制作原理和方法,并结合不同品系动物的特点,对实验动物模型从整体、组织、细胞和分子水平进行鉴定和评价。

一、评估的基本原则

建立动物模型的最终目的是为了防治人类疾病。因此,对动物模型的评估主要取决于模型与人类疾病的相似或可比程度。一个理想的动物模型应具有以下特点:①能再现所要研究的人类疾病,即动物疾病表现与人类疾病相似;②不同动物可重现该疾病,最好能在两种或两种以上的动物身上复制该疾病;③动物背景资料完整、等级合格、生命周期能满足实验需要;④动物要价廉、来源要充足、便于运送;⑤尽可能选用小型动物。除此之外,动物模型的评估还可以用表面效度、结构效度和预测效度来体现。表面效度 / 表型是指该模型具有与人类疾病相似的临床症状表现。如呼吸系统动物模型以反复发作的慢性咳嗽、咳痰或伴有喘息为特征。消化系统动物模型以呕吐、腹痛、腹泻、便秘为特征。抑郁模型以情绪和行为障碍为特征。心血管系统动物模型以心肌缺血、心律失常、血压变化为特征。糖尿病动物模型以血糖升高、多食、多饮、多尿、体重减轻等为特征。结构效度指该模型具有与人类疾病相似或相同的病理生理学改变,如呼吸系统动物模型的病理特点是支气管腺体增生,黏液分泌增多。抑郁模型应包括相似的交感神经系统反应模式、下丘脑 - 垂体 - 肾上腺皮质轴的反应性、脑内相关神经递质的类型和变化趋势等。预测效度是指该模型的表现及结构改变能够被经典有效的治疗药物逆转。

二、评估的方法技术

动物模型评价方法,指动物模型制备中采用的生理、生化和病理方法,包括行为、影像、生理生化和组织切片等技术和设备,仪器设备应满足模型评价的要求,指标完善,条件稳定,应获得国家行业学会的认证认可。与国际标准相衔接的人类疾病实验动物模型安全性应用评价标准,包括监督管理、处置措施、微生物菌株管理、细胞系描述、遗传分析、对环境和生态影响评估等。验证材料应包括阳性药物对其指标的证实效应,应在不少于三个不同实验机构获得证明;也可推动设立联合基金,开展第三方验证。评价指标体系要求基于模型制备三原则(表观效度、预测效度以及结构效度)对模型指标进行评价,其中包括整体行为特征、组织器官、细胞和分子等在内的指标评价体系。中医药实验动物模型应有相应的证候评价指标。

(一)临床体征的检测

动物血压、心率、呼吸频率、动脉血 pH、动脉氧分压和二氧化碳分压、静脉血乳酸盐浓度以及血容量等指标。

(二)免疫学技术

如利用免疫标记技术和免疫酶技术等,检测动物模型的各种免疫指标。

(三)数字化病理分析技术

将计算机和网络应用于病理学领域,是一种现代数字系统与传统光学放大装置有机结合的技术。它借助全自动显微镜或光学放大系统扫描采集得到高分辨数字图像,再应用计算机对图像自动进行高精度、多视野、无缝隙拼接和处理,获得优质的可视化数据,以应用于动物模型病理学的各个领域。

(四)分子影像技术 / 活体荧光成像技术

是近年来发展起来的一种分子生物学检测技术,包括小动物 PET/CT、小动物磁共振(MRI)、数字 X 射线摄影(digital radiography,DR)、小动物超声成像、小动物活体成像技术等,可直接监控生物体内肿瘤的生长及转移,动态观测肿瘤细胞的运动,甚至能够观察到小的转移灶,所得的数据真实可信。

(五)分子生物学技术

利用现代分子生物学方法,如聚合酶链式反应(PCR),逆转录 PCR(RT-PCR),实时 PCR(real-time PCR),DNA 印迹法(Southern blotting),RNA 印迹法(Northern blotting),蛋白质印

迹法(Western blotting),等检测动物模型目的基因或蛋白的表达情况。

（六）行为学检测技术

利用行为学检测方法,如自主活动度检测技术、体能和协调运动检测技术、动物认知行为检测技术等评估动物模型是否成功建立。

（七）生物信息学技术

随着实验动物领域的数据越来越大,通过信息数据库以及信息化平台建设,可实现信息与资源共享。如小鼠基因组信息学(mouse genome informatics,MGI)、小鼠表型组学数据库(mouse phenome datebase,MPD)、小鼠肿瘤生物学数据库(mouse tumor biology datebase,MTD)及实验动物品系数据库。

三、评估的误差

动物与人毕竟是有差异的,相关疾病在人和动物身上表现的症状、发病的机制以及对药物的敏感性自然存在差异,如动物的生殖系统的结构、功能及生殖生理过程都不尽相同,雌激素能终止大鼠和小鼠的早期妊娠,但不能终止人的妊娠。应用动物模型进行实验研究只是一种外延法的间接研究,只可能在一个局部或几个方面与人类疾病相似。事实上,没有一种动物模型能完全复制出人类疾病的所有表现。因此,动物实验结论的正确与否,最终还必须在人体上得到验证。复制的动物模型一旦出现与人类疾病不同的情况,必须仔细分析其差异的程度,找出共同点,正确评估其应用价值。

参 考 文 献

1. 施新猷,顾为望. 人类疾病动物模型. 北京:人民卫生出版社,2008.

2. 秦川. 实验动物学. 北京:人民卫生出版社,2015.

3. 秦川. 医学实验动物学. 北京:人民卫生出版社,2015.

4. 魏鸿. 医学实验动物学. 成都:四川科学技术出版社,2015.

5. 魏鸿. 医学实验动物技术. 北京:人民卫生出版社,2016.

6. 汤宏斌,孔利佳. 实验动物学. 武汉:湖北人民出版社,2006.

7. 中国科学技术协会. 中国实验动物学学科发展报告(2014-2015). 北京:中国科学技术出版社,2016.

8. 罗碧云,李莉,江玲. 利用SCID小鼠建立子宫内膜异位症模型的方法探讨. 实验动物与比较医学,2018,35(5):390-393.

9. 李凌,武文森,徐萍,等. 一种新的高转移膀胱癌动物模型的建立. 中国实验外科,2002,19(1):78-79.

10. 张黎峰,徐世正,梁虹,等. VX2可移植性兔皮肤肿瘤模型的建立. 中国皮肤性病学杂志,2004,18(10):585-589.

11. 王萧,董浩然,麦细焕,等. 主动脉瓣关闭不全建立新西兰兔心衰模型. 中国实验动物学报,2015,23(2):127-131.

12. 刘恩岐,尹海林,顾为望. 医学实验动物学. 北京:科学出版社,2008.

13. 陈主初,吴端生. 实验动物学. 长沙:湖南科学技术出版社,2002.

14. Delphine Garnier, Ruoya Li, Frédéric Delbos, et al. Expansion of human primary hepatocytes in vitro through their amplification as liver progenitors in a 3D organoid system. Sci Rep, 2018, 8: 8222.

15. 吴壮, 徐军. Cre/Loxp 位点重组酶系统在疾病动物模型建立中的应用. 国外医学: 呼吸系统分册, 2004, 24(04): 254-256.

16. Jörg RL, Flemming M, Maren W, et al. Hypocalcemia and osteopathy in mice with kidney-specific megalin gene de-fect. T FASEB J, 2003, 17: 247-249.

17. Yaz YK, Robert EH, Jun-ichi M, et al. Tie2-Cre Transgenic Mice: A new model for endothelial cell-Lineage analysis in vivo. Develop Biology, 2001, 230: 230-242.

18. Christoph K, Francois T, Emilio C, et al. Inducible site-specific recombination in the brain. J Mol Biol, 1999, 285: 175-182.

19. Jung MK, Kazuki N, Kenji N, et al. Inactivation of Cdc7 kinase in mouse ES cells results in S-phase arrest and p53-dependent cell death. EMBO J, 2002, 21: 2168-2179.

20. Holtwi ck R, Gotthardt M, Skryabin B, et al. Smooth muscleselective deletion of guanylyl cyclase-A prevents the acute but notchronic effects of ANP on blood pressure. Proc. Natl Acad S ci USA, 2002, 99: 7142-7147.

21. 袁玉国, 彭秋玲. 锌指核酸酶技术在动物转基因中的研究进展. 中国畜牧兽医, 2014, 41(08): 188-192.

22. Klipp E, Herwig R, Kowald A, et al. 系统生物学的理论、方法和应用. 贺福初, 杨梵原, 朱云平, 译. 上海: 复旦大学出版社, 2007.

23. Massagué J, Obenauf AC. Metastatic colonization by circulating tumour cells. Nature, 2016, 529(7586): 298-306.

24. 秦川. 中华医学百科全书. 医学实验动物学. 北京: 中国协和医科大学出版社, 2018.

（赖国旗　谭　毅）

第二章

动物的感知功能与行为模式

动物模型是动物实验研究的重要手段之一。动物之所以能够成为研究人类疾病的替代者,是因为动物具有与人类相似的解剖结构与生理功能,高等动物更具有灵敏度与强度不同的、感知外界环境和身体变化的主观反应和行为改变。

第一节　动物的感知

动物对自身与外界的感知来源于多种感觉器官产生的感觉的综合处理。感觉的产生是动物自身的感觉系统接受来自外部环境和体内的信息输入,以及神经系统对感觉系统所接受的信息进行分析和解读。感觉是客观刺激作用于感觉器官所产生的对事物个别属性的反映,也反映动物身体各部分的运动和状态。

感觉可分为外部感觉和内部感觉。外部感觉是动物对所处环境的直观感受,如光线、图案、温度、湿度、物体的形状、颜色、味道、周边声音、气味等。视觉、听觉、嗅觉、味觉和触觉这"五感"属于外部感觉,这类感觉的感受器位于动物身体表面或接近身体表面的地方。内部感觉是反映动物机体本身各部分运动或内部器官发生的变化,这类感觉的感受器位于相关组织的深处(如肌肉、肝脏)或内部器官的表面(如胃壁、呼吸道),内部感觉能及时地反映动物身体内部环境的变化如体温变化、饥渴状态、胃肠蠕动或痉挛等。此外,动物对运动、速度和平衡的感觉也属于内部感觉。

感觉器官由感受器和一些辅助结构所组成。感受器是外部环境和体内信息进入神经系统的唯一通道,它可以是神经元的一部分,也可以是一种特化了的能引起神经元产生动作电位的细胞。感受器把刺激的能量转变为神经冲动传送到中枢神经系统,经过加工处理再传送到效应器(如肌肉、腺体),使之发生应对外界刺激的反应。

刺激动物的外部感受器可以在动物的主观意识中引起感觉。如果丧失了感觉功能,动物就不可能接受外界的信息并产生相应的反射活动,也就无法适应外部环境的变化。感觉功能与运动功能的密切配合是动物适应外部环境变化必不可少的条件,例如,遭遇捕食者或自然灾害时能够迅速逃离危险地带。对于生存来说,内部感觉同样重要,因为内在感觉会对心跳、呼吸、平衡、饥渴、疼痛、疾病以及身体发出的诸多危险信号作出积极的应激反应。

一、感觉器官与感觉

（一）眼与视觉

眼是视觉器官，包括眼球及附属器官，所有脊椎动物的眼睛都按照相同的原理工作。眼球视网膜上有两类感光细胞：能分辨明暗的视杆细胞和能分辨颜色的视锥细胞，它们把接收到的光线变成电信号，然后通过神经系统把这种视觉形象传到大脑皮层，这样动物就能看见物体、分辨颜色。眼球虹膜内的色素细胞决定眼睛的外观颜色。白色家兔的虹膜完全缺乏色素，由于眼底毛细血管透露，故看起来是红色。

动物在自然状态下的活动时间与光照密切相关，许多动物日夜都可以活动，视网膜中既有视锥细胞又有视杆细胞，这种眼可称为混合眼。仅仅白天活动的动物如鸡，其感光细胞几乎全是视锥细胞，很少或者没有视杆细胞，只能在光亮环境下感受光的颜色。到了夜晚，鸡几乎失明，可以说是天生的夜盲，因此鸡眼可以称为视锥眼。哺乳动物的眼睛一般比较大，但一些食虫类、鲸和啮齿类的眼睛很小，视力差，通常仅能分辨环境的明暗。多数啮齿类动物如鼠类都是夜行性动物，一般夜里出来活动、觅食，眼中视杆细胞较多，很少或者没有视锥细胞，适合在低光照条件下感光，所以鼠眼可以说是视杆眼。夜行性动物的眼球具有光线"再循环"机制，当光线进入眼内穿过视细胞后，被眼底的反射面反射回来再次通过、刺激视细胞，这也是为什么很多夜行性动物的眼睛在正视方向会放射光芒的原因，如猫、狼、鹿等。

动物生活环境的明暗程度用光照强度来表示。光照强度是一种物理术语，用于指示光照的强弱和物体表面积被照明程度的量，简称照度，单位勒克斯（lx）。对于标准化生产的实验动物，根据不同种类实验动物的生活习性，国家标准《实验动物 环境及设施》（GB14925-2010）对各种实验动物生活环境的光照强度作出了相应规定，如大鼠、小鼠、豚鼠、地鼠等夜行性动物的光照强度为15~20lx，鸡为5~10lx，犬、猴、猫、兔、小型猪为100~200lx。

现已证实很多动物都有色觉，但同时又有不同程度的色弱或色盲。夜间活动的浣熊、金仓鼠和负鼠类动物只能辨认出黑白两种颜色。犬是红绿色盲，猫和家兔辨别颜色的能力同样很差。马和山羊是蓝色盲，在它们的眼里，天空永远是灰色的。绵羊则既辨认不出蓝色，也辨认不出红色。牛是红色盲，几种灵长类动物不能或几乎不能识别红色，狐猴对颜色的感觉也很差，猿类有很好的色感，大猩猩能够在树丛中认出各种颜色的水果，因为这是它们重要的食物来源。犬的视网膜上没有黄斑，不能形成最清楚的视点，因而视觉较差，每只眼睛有单独视野，但视野不足25°。

（二）耳与听觉、位觉（平衡觉）

耳能感受声波和位置变换的刺激，所以耳既是一个听觉器官，也是一个重要的平衡觉器官。

哺乳动物的耳分为外耳、中耳、内耳三部分。外耳是集音装置，中耳是传音装置，内耳是感音与平衡装置。听觉感受器和位觉感受器都位于内耳，内耳包括前庭、半规管和耳蜗三部分，耳蜗是听觉感受器的所在处，与听觉有关，前庭和半规管是位觉感受器的所在处，与身体的方位和平衡有关。前庭可以感受头部的位置变化和直线运动时的速度变化,半规管可以感受头部旋转变速运动时的位置变化。

自然环境中存在各种复杂的声音,动物能够通过声音觉察环境变化,特别是危险因素的出现。几乎所有的脊椎动物都能够感受声音信号。耳将接收到的声音信号通过神经系统传入大脑,作出判断并行动,如寻找食物或配偶、躲避天敌。哺乳动物的听觉高度发达,约20%的种类几乎完全以发达的听觉代替了视觉。生活在草原环境的哺乳动物的耳廓比较大,发达的听力有助于它们尽早预判宽阔草原的潜在危险,及时逃避捕食者。动物通过声音信号进行识别、求偶、报警等交流活动,越复杂的声音信号携带的信息越多。动物只能发出有限的音节,有限数量的音节通过多种多样的排列组合方式可以形成复杂的声波序列,从而传递更加精细、丰富的信息。动物句法跟人类语法有很多相似之处,研究动物的句法结构有助于理解人类语言的形成机制。

从物理学上讲,声波是一种可在任何弹性媒质中传播的机械波,不同频率的声波成分所携带的能量不同,声波传播时,媒质由近及远,一层接一层地震动,能量逐层传播出去。单位时间内通过垂直于声波传播方向的单位面积的声波能量称为声强,在静态大气压的基础上所产生的大气压变化称为声压。根据等响曲线(图2-1),要在各个频率上获得相同的声响,所需要的声压是不同的,这意味着相同数值的声响是由不同声压的从低到高的多种频率的混合波所产生。因此,更加科学准确的噪声标准不应是一个设施环境的统一数值,而应是基于不同动物种属敏感频率的多组数值。

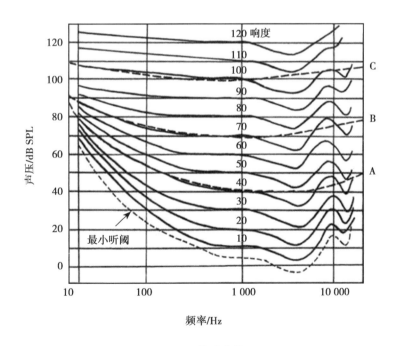

图2-1 等响曲线

实验动物如豚鼠、兔、犬等的听觉都十分灵敏,能够识别多种不同频率和响度的声波。豚鼠胆小易惊,当有噪声刺激时常表现为惊吓、躲避。犬在听到一点轻微动静的情况下有时也会狂吠不止。噪声对实验动物的生长、发育有很大影响,尤其在妊娠和哺乳期,噪声可能会造成动物流产或发生母鼠吃仔等异常现象。实验动物环境的噪声主要来自空调机组、送排风管道、独立通气笼具(individually ventilated cages,IVC)主机等设施设备运行,以及饲养人员和动物实验人员的活动。国家标准规定实验动物饲养环境的噪声应控制在 60dB 以下,因此,应尽量保持实验动物生活环境的安静。事实上,不同动物的耳蜗结构还有细微差别,感受声波的频率范围也存在差异,人耳能感受的声波频率范围是 20~20 000Hz,最敏感的范围是 1 000~4 000Hz,低于 20Hz 的声波称为次声波,高于 20 000Hz 的声波为超声波。啮齿类动物感受的声频范围是 200~90 000Hz,对超声波非常敏感,能在黑暗中判断声音的来源。犬最敏感的音频是 15~50 000Hz,猫是 60~65 000Hz。

(三)鼻与嗅觉

鼻腔黏膜内的嗅细胞能感受气体物质的刺激,通过嗅神经传向中枢。动物通过嗅觉可以分辨物体的属性。嗅觉属于化学感觉。无论是环境中的化学物质还是动物释放到体外的化学信号(物质)都能引起同种或异种个体产生行为和生理反应。同种动物个体之间的化学信号也称为信息素或外激素,一类是挥发性化学物质,经空气传播,另一类是肽类等,需要动物接触感知。小鼠的信息素多数在尿液中发现,雄性小鼠包皮腺产生的两种信息素有吸引和调节雌性生殖状态的作用,对其他雄性则有驱避作用。

许多哺乳动物的嗅觉灵敏,部分原因是其祖先营夜行性生活在光线完全消失、四周缺少声音的环境中,动物感知外界环境和个体之间的交流主要依靠嗅觉。与其他哺乳动物比较,人类和非人灵长类动物的嗅觉不发达,犬、猪、兔、啮齿类动物的嗅脑、嗅觉器官和嗅神经极为发达。

所有哺乳动物都会产生不同的气味。尿、粪便、外分泌腺分泌的化学物质等挥发混合于空气中便构成气味。此外,在免疫系统和身体局部的湿度和氧气共同作用下,身体某些部分具有相对稳定的菌类群落,这些群落细菌和身体分泌物共同产生特定的气味。动物不仅通过气味来吸引异性,还会用气味来标记领地范围,甚至利用气味警告、攻击和恐吓其他动物。长爪沙鼠的腹部有一卵圆形棕褐色的无毛区,称为腹标记腺或腹标记垫,上面有蜡样物质,在物体上摩擦时会分泌一种油状、怪味的分泌物,可作为沙鼠活动区域的标记。

实验动物应该生活在空气新鲜而洁净的环境中,因为它们的嗅觉灵敏,对空气中的尘埃、氨浓度等十分敏感,而这些环境指标直接影响实验动物的健康状况。国家标准《实验动物 环境及设施》中规定各类实验动物环境的氨浓度不应超过 $14mg/m^3$,同时对不同等级实验动物设施的气流速度、最小换气次数、空气洁净度以及沉降菌浓度还有相应的规定。

(四)舌与味觉

舌头表面乳头上的味蕾为味觉感受器,能感受溶解性物质的刺激,味蕾将味觉刺激的化学能量转化为神经电能,沿舌咽神经传至大脑,产生味觉。味觉分为甜、酸、苦、咸四种基本类型,近年来鲜味被定义为第五种味觉。人和动物尝到的食物的各种味道是这几种基本味觉类型混合的结果。

味觉的感受性与嗅觉有密切联系,味觉感觉器与嗅觉感受器都属于化学感受。动物的嗅、味感受器虽有多种形态,但基本结构相似。味觉感受器细胞感受溶解的离子或分子的刺激,而嗅觉感受器细胞的表面有一层黏液,挥发的气体分子必须先溶于这层黏液才能刺激嗅觉感受细胞。

味觉对保证动物机体的营养和维持体内环境的恒定起着重要的作用。缺乏维生素的大鼠会主动选择食用含有必要维生素的食物。大鼠切除肾上腺之后,如果不能补充足够的盐分,几天之内便会死亡,这种大鼠却能主动食用足够的食盐以维持生命。这些自我调节所需食物的功能依赖于正常的味觉,如果切断外周的味觉神经,动物就不能根据自身体内的需要去选择食物。

实验动物对食物没有选择自由,提供的食物均是标准配方饲料,根据动物种属和食性不同,每种动物的饲料在营养成分的组成上有差别。采食饲料时,动物依靠其视觉、嗅觉、味觉和触觉等感官判断饲料的适口性。适口性是饲料的滋味、香味和质地特性的综合指标,反映动物对饲料的接受程度。饲料的适口性取决于其营养成分的组成比例,如蛋白、脂肪、纤维、氨基酸、维生素等。动物对一种食物适口性的感受与其味觉类型和数量密切相关。肉食性动物如猫的味蕾数量很少,大约500个,对构成蛋白质的主要成分之一的酪氨酸刺激最敏感,这也是猫喜食肉类和动物内脏的重要原因。

(五)皮肤与触觉

狭义的触觉是指皮肤触觉感受器所引起的肤觉,广义的触觉是指分布于全身皮肤上的神经细胞接受来自外界的温度、湿度、疼痛、压力、振动等方面的感觉。皮肤是能够接收大量信息的高性能"传感器"。皮肤感受器有的是裸出的神经末梢,如痛觉;有的带有特殊的结缔组织被囊,如触觉小体等。多数动物的触觉感受器遍布全身,依靠表皮的游离神经末梢能感受温度、痛觉、压觉、瘙痒等多种感觉。

当物体接触皮肤时引起触(压)觉,实际上起刺激作用的不是压力本身,而是由于压力作用于皮肤末梢的触觉神经细胞,开启了位于触觉神经细胞表面的多个离子通道。触觉神经细胞下部与神经末梢相连,产生的电信号通过神经纤维飞速传导至大脑,从而刺激大脑产生触觉。普通触觉神经细胞受到的压力越大,发射电流脉冲的速度就越快,相应的感觉就越强烈。

皮肤不仅有感知压力与振动的触觉,还有感知温度的冷热觉和感知组织损伤的痛觉。感知冷热觉和痛觉的是游离神经末梢,即末端神经细胞的细胞膜包裹形成的构造,有着仅对温度产生反应或对温度和损伤同时产生反应等多个种类,其表面有多个离子通道,在温度或损伤的刺激下会开启。不同的温度刺激不同的离子通道开启,这些负责不同温度范围的离子通道共同组成了一个"温度计"。当受到损伤刺激时,游离神经末梢外侧的钠离子和钙离子就会流入,产生电信号并传导至大脑,引发疼痛感。疼痛感并不是因为极度的触觉刺激而产生。已经证明,触压感受器的过度刺激并不产生痛觉。痛觉不单是由一种刺激引起,电、机械、过热和过冷、化学刺激等都可以引起痛觉。痛感受器分布于全身所有组织中,除了皮肤痛以外,还有来自肌肉、肌腱、关节等处的深部痛和来自内脏的疼痛。

脊椎动物皮肤上各种感受器的反应最后都会转化为电信号并传递给大脑,中继地点是脊髓。脊髓不只是简单地接收信号再发送出去，还承担着区分神经束和信号的作用。来自触觉、冷热觉和痛觉等触感的信号在脊髓被区分开，分别通过不同的神经束以及不同的传递速度传导至大脑，从而在大脑中产生不同的触感。

动物以触觉来认识生活环境及其变化。很多无脊椎动物，如水螅、水母、海葵等的触手是主要的感觉器官。昆虫的触角也是典型的触觉器官。鲶鱼的视觉在混浊的水流里失去了功能，依靠嘴旁的肉质触须来探索食物和避免碰撞。龙虾在水下的缝隙中伸出长长的触须，扩大它们的知觉领域。哺乳动物如大鼠、小鼠、猫等嘴角长着比毛发更硬的触须，就是它们的触觉器官，触须的长度恰好能帮助动物穿过狭窄的空间。对于社群性哺乳动物如猴、犬，触觉刺激还有培养感情、建立友谊、提高技能等多方面的社会作用。

二、动物的超感觉

经过亿万年的演化，动物能够感知自然界的各种物理信号，包括辐射类、机械类、电磁类和其他（风向、潮汐、降水、气压等变化），这些物理信号携带大量的对物种生存和繁衍至关重要的信息，如食物（或猎物）、天敌、配偶、水源、植被、气候、地质地貌等。动物据此进行取食或猎食、避敌、求偶、导航和定向等活动。动物对各种物理信号的感知，甚至比最先进的测量仪器都要灵敏和准确。

鹰类能够在几百米之外看见一只蜻蜓，在几千米的高空看见地面上的小鸟和鼠类。猫科动物有超强的夜视能力。许多动物能感知的声波远在人类听觉频率范围（20~20 000Hz）之外。哺乳类和鸟类有高度精确的听觉机制，某些种类还具备回声定位能力，即利用发出的高频声脉冲的回声探测物体的方向、距离、大小和质地，例如蝙蝠和海豚利用超声通讯捕食。大象的足上有极低频振动感受器，有些鲸类也用极低频水中声波进行数千里远的通讯。众所周知，犬的嗅觉比人要灵敏得多，有些嗅觉极为灵敏的品种甚至比人灵敏100万倍以上。啮齿类动物的视觉相对退化，其他的感觉器官相对敏感，包括敏锐的听觉、嗅觉及有探触环境的触须。鼹鼠长期生活在黑暗的地下环境里，视觉已丧失，然而它却具有不同寻常的嗅觉，能够辨别立体空间方位的不同气味。很多种鸟类和一些两栖动物都能感觉到地球电磁场的存在。电鳗生活在浑浊的热带河流中，视觉几乎没用，靠电场来定位和捕食。响尾蛇的红外感受器极其灵敏，能够通过猎物与周围环境的温差准确感知猎物的位置、大小。

总之，动物在漫长的演化进程中，为适应自然环境而形成了形态结构与功能多样化的感觉器官和感觉能力，这对动物的生存和繁衍具有重要的意义。

三、动物的意识和情感

意识被心理学定义为"觉知和自觉"，即主体能知道本身的状况和感知周围的环境情况。意识的基础是感觉，动物的客观世界或环境在很大程度上由感觉和知觉共同决定。动物的感觉范围和灵敏度是人类无法比拟的。从这个意义上说，人类永远难以理解动物的意识世界,在动物的意识里所呈现的世界可能与人类完全不同。

人类的情感可分为七种:喜、怒、忧、思、悲、恐和惊,也有人认为人类有八种基本情绪:恐惧、惊讶、悲痛、厌恶、愤怒、期待、快乐和接受。这些情感表达大多数通过丰富的面部表情和语言呈现出来,同时伴随躯体的其他活动,如呼吸急促、心跳加快、毛孔张开、瞳孔放大、身体颤抖等。有些情感反应与后天教育及文化背景有关。动物的情感反应相对比较原始,脸部表情比较简单,而躯体反应比较明显,如吼叫、毛发竖立、摆尾、露牙等。

情感反应常常与生俱来,而非后天学习而得,动物的情感表达远没有人类丰富多彩,即使猴子和猩猩等高等哺乳动物也只有少数感情表达能力。动物与人类的意识状态处于不同的维度上,各自生活在自己的主观感觉世界中。动物有不同于人类的感情世界以及感情表达方式。比较行为学研究显示,动物与人类的某些情感表达方式具有高度的相似性(图 2-2)。事实上,人类情感表达方式的丰富多彩是经历亿万年之后,从简单到复杂逐渐演化固定而来。

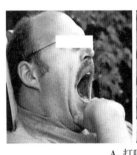 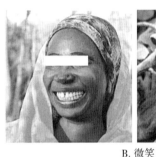 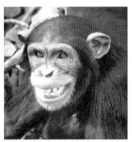

A. 打呵欠　　　　　　　　　　　　　　　　　　　　B. 微笑

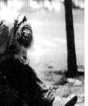 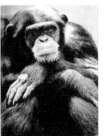 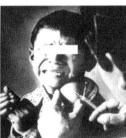 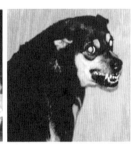

C. 沮丧　　　　　　　　　　　　　　　　　　　　　D. 畏惧

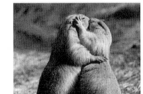 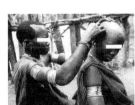 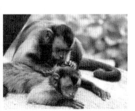

E. 拥抱　　　　　　　　　　　　　　　　　　　　　F. 梳洗

图2-2　动物与人情感表达对比

第二节　动物的行为

行为是动物将接收到的外界信息进行处理,并与体内生理活动相整合的外在表现形式,是对外界环境变化的整体反应过程与应对方式。行为具有遗传性、适应性及种间特异性,也可通过学习获得。按行为的适应意义,可分为觅食行为、领域行为、攻击和防御行为、生殖行为、节律行为、社群行为、通讯行为等。在日常生活过程中,许多行为通常交织在一起,在时间和空间上发生交叠。

动物的行为复杂多样,其行为模式随着动物身体结构和生理特征发生适应性进化,也随外部环境或身体内部感受的改变而作出相应的调整。动物为了生存,就要占领地域,找寻或建造庇护所,采食或猎食。感受到危险信号时,就要躲避、防御或攻击。为了繁衍后代,就要求偶、交配、育幼。总之,动物的一切行为,包括身体运动、静止姿势、体色改变、发声、气味释放等,都是基于它们对生存和繁衍后代的需求。

一、动物的自然行为

(一)觅食行为

自然界有多种多样的食物资源,不同的食物其营养价值、丰富度和分布格局等各不相同。觅食行为是动物对食物的搜寻、追逐捕捉、加工处理以及摄取的过程,是动物最大限度地维持个体生存和繁殖后代的物质保证。经过漫长的适应性进化,每种动物逐渐形成了相对固定的食物谱,按照食性的不同可以分为植食性、肉食性、腐食性、寄生性和杂食性动物。

植食性动物主要以植物的茎叶或者种子、花粉、花蜜等为食,牛、马、羊、鹿等大型草食动物以草为食,很多鸟类主要以植物的种子或昆虫为食,猛禽主要捕食小型动物,狮、虎、豹等大型食肉动物则主要捕食体型较大的动物。动物觅食受到时间、地域、能量需求和自身能力的限制,觅食范围一般在能力范围内选择比较容易获取的食物。

动物世界是一个弱肉强食的世界,捕食与被食的现象普遍存在,几乎每一种生物都有可能成为其他生物的食物。因此,动物除了选择对自己有利性更大的食物之外,还需要使用多种技能才能有效获取食物,这是物竞天择、适者生存的自然规律。许多植食性动物都具备辨别毒物和适应毒物的本能。肉食性动物通常采用伏击、群攻、搜寻和驱赶、长时间跟踪、远距离追击等多种技巧来捕猎。许多动物还有贮藏食物的习性,如地鼠可将食物存贮于口腔两侧的颊囊内,通过颊囊将大量食物搬至巢中。这些本能和技巧的运用,可让动物最大限度地提高觅食效率,增大收益,减小风险。

实验动物被人工饲养,各种营养需求得到充分保证,其自然觅食的能力和技巧已无用武之地。实验动物采食的是全价营养配合饲料,营养成分包括水分、粗蛋白、粗脂肪、粗纤维、粗灰分、钙、磷、氨基酸、维生素和微量元素等。不同实验动物的食性和营养需求不同,同一动物在不同生长阶段的营养需求也有差别。国家标准《实验动物　配合饲料营养成分》对各种实验动物配合饲料的常规营养成分比例作出了规定(表2-1)。

表2-1　配合饲料常规营养成分指标(每千克饲料含量)

项目	小鼠、大鼠 维持饲料	小鼠、大鼠 生长繁殖饲料	豚鼠 维持饲料	豚鼠 生长繁殖饲料	地鼠 维持饲料	地鼠 生长繁殖饲料	兔 维持饲料	兔 生长繁殖饲料	犬 维持饲料	犬 生长繁殖饲料	猴 维持饲料	猴 生长繁殖饲料
水分和其他挥发性物质/g ≤	110	100	110	110	100	100	110	110	100	100	100	100
粗蛋白/g ≥	170	200	170	200	200	220	140	170	20	260	160	210
粗脂肪/g ≥	30	40	30	30	30	30	30	30	45	75	40	50
粗纤维/g ≤	100~150	≤50	100~150	100~150	≤60	≤60	100~150	100~150	≤40	≤30	≤40	≤40
粗灰分/g ≤	90	80	90	90	80	80	90	90	90	90	70	70
钙/g	10~15	10~18	10~15	10~15	10~18	10~18	10~15	10~15	7~10	10~15	8~12	10~14
总磷/g	5~8	6~12	5~8	5~8	6~12	6~12	5~8	5~8	5~8	8~12	6~8	7~10

不同实验动物有不同的采食习性,如啮齿类动物的上下颌皆有一对开放性齿根的门齿,因门齿持续不断地生长,必须借助啃食硬物来磨牙。兔也具有啮齿类动物的门齿,喜欢磨牙且有啃木习惯。因此,为这些动物提供的饲料要有一定的硬度,以便其磨牙。豚鼠和非人灵长类动物的肝脏缺乏左旋葡萄糖内酯氧化酶,不能合成维生素C,必须通过饲料或饮水给予补充。

某些动物具有特殊的食性,如兔有食粪习性,在夜间排出的软粪富含粗蛋白和维生素,兔直接由肛门吞食软粪,哺乳期仔兔也有摄食母兔软粪的习性。地鼠除采食配合饲料外,还需适当补充青饲料。对长爪沙鼠也可以偶尔添加一点莴苣、胡萝卜、苹果、白菜等蔬菜、水果和适量的葵花籽。笼养树鼩时可为其提供软的高蛋白饲料、水果、蔬菜。对于食谱比较广的非人灵长类动物,也可以为其提供水果、零食等,丰富其饮食结构。

(二)领域行为

动物占有一定的领域对其繁衍生息非常有好处,既能保证有丰富的食物来源,也能使动物熟悉自己的区域,一旦出现紧急情况,可迅速选择躲藏地,逃避捕食者。无论是群居动物还是独居动物都会建立属于本群或个体的活动领域。不同动物的领域范围大小不同。鸟类的领域行为最发达,分布也最普遍。食肉动物的领域远较食草动物的领域大。在啮齿类和灵长类动物中,群体领域比较常见。另外,树鼩的亲缘关系与灵长类接近,其活动也具有巢区和领域性。

领域行为通常包括领域标记和保卫两个过程阶段。领域的标记包括视觉标记、声音标记、气味标记、电标记等。长爪沙鼠留在活动区域的怪味分泌物就是一种气味标记,一般在群养时,最先分泌腺体的动物将成为该群体的统治者。动物保卫领域的方法也是多种多样,主要是依靠声音显示、行为显示和化学显示。一般来说,领域的占有者只能驱赶同种的其他个体(不包括配偶、幼年个体或同群伙伴),有时也会驱赶和排斥不同物种的潜在竞争者。在生殖领域中,雌性动物主要从事生殖活动,而雄性动物则承担着保卫领域的任务。

动物的领域大小并非固定不变。当同种个体数量增多时,领域内个体的面积就会相应缩小,就有扩大群体领域的需求。有的动物是为食物而建立取食领域,当食物缺乏时,占有的领域必须随之扩大,否则将危及生存。繁殖季节时,动物的领域行为达到高峰,几乎每只雄鸟都要占据一定的领域,确立自己的地盘。如有其他鸟类偶尔进入,雄鸟先是警告、恐吓,随后就是一场激烈的格斗,直至有一方退让为止。海豹、海象等鳍脚类海兽和有蹄类中的斑马、野驴、犀牛等种类会建立临时繁殖领域,雄性动物拼命防御交配场地,以免同类雄性的干扰。虎平时雌雄各霸一方,只有在繁殖季节才会和谐共处。

动物的领域意识与生俱来,但实验动物生活在笼具里,其领域行为受生活空间和饲养密度的影响。空间过小,不利于动物的生长发育及天性表达。饲养密度过大,动物会因为争夺地盘发生争斗,轻则受伤,重则死亡。国家标准《实验动物 环境及设施》中对常用实验动物所需居所最小空间作出了规定(表2-2)。从动物福利的角度考虑,无论是群养的小鼠、大鼠、豚鼠,还是单养的猪、犬、猴,其笼具的大小都应在满足国家标准的基础上尽量宽敞舒适。

表 2-2 常用实验动物所需居所最小空间

项目		底板面积 /m²	笼内高度 /m	项目		底板面积 /m²	笼内高度 /m
小鼠	＜ 20g 单养时	0.006 7	0.13	大鼠	＜ 20g 单养时	0.04	0.18
	＞ 20g 单养时	0.009 2	0.13		＞ 20g 单养时	0.06	0.18
	群养（窝）时	0.042	0.13		群养（窝）时	0.09	0.18
豚鼠	＜ 350g 单养时	0.03	0.18	地鼠	＜ 100g 单养时	0.01	0.18
	＞ 350g 单养时	0.065	0.21		＞ 100g 单养时	0.012	0.18
	群养（窝）时	0.76	0.21		群养（窝）时	0.08	0.18
兔	＜ 2.5kg 单养时	0.18	0.35	犬	＜ 10kg 单养时	0.6	0.8
	＞ 2.5kg 单养时	0.2	0.4		10~20kg 单养时	1	0.9
	群养（窝）时	0.42	0.4		＞ 20kg 单养时	1.5	1.1
猴	＜ 4kg 单养时	0.5	0.8	猫	＜ 2.5kg 单养时	0.28	0.76（栖木）
	4~8kg 单养时	0.6	0.85		＞ 2.5kg 单养时	0.37	0.76（栖木）
	＞ 8kg 单养时	0.9	1.1	鸡	＜ 2kg 单养时	0.12	0.4
猪	＜ 20kg 单养时	0.96	0.8		＞ 2kg 单养时	0.15	0.6
	＞ 20kg 单养时	1.2	0.8				

（三）攻击行为和防御行为

动物发动的用以伤害或吓退同种或异种个体的行为称为攻击行为，为减少族群被外界不利环境因素以及其他同种或异种个体的伤害风险而进行的行为称为防御行为。攻击和防御行为的目的是保障动物个体或种属的生存和繁衍，为求生、求食、求偶所必需。在取食过程中动物要与其他同种或异种个体竞争食物。有领域行为的动物要保卫自己的领域不受其他同种个体侵犯，生殖季节雄体个体之间要竞争配偶。攻击与防御行为常成对发生，既可以发生在个体之间，也可以在群体之间。

动物的攻击、防御武器种类繁多。大多数动物以自身的身体结构作为武器（如爪、牙、角、刺等），也有理化物质（如毒液、电流等）和纯行为方式（如咆哮、奔跑、飞翔、仪式化战斗等）。攻击和防御行为有时在同一个体身上迅速交替表现，先前的进攻者会转变为防御者，如在种群中某年轻个体向统治者发动攻击，但敌不过后者时转为防御状态。

攻击和防御行为是一种本能，攻击行为在成年雄体表现得较为明显，在实验动物中也是如此。小鼠虽经过长期的培育，性情比较温驯，容易捕捉，但非同窝雄性也容易发生争斗，争斗中身体各部位尤其是尾部常被咬伤、咬断，严重的可造成死亡。雄性树鼩也比较凶暴，两雄性相处常互相咬斗，直至两败俱伤。地鼠则相反，雌鼠比雄鼠强壮而凶猛好斗，其牙齿十分坚硬，可咬断细铁丝，受惊时会咬人，除发情期外，雌鼠不宜与雄鼠同居，性成熟后要按性别分开饲养，以免互相撕咬引起伤亡。

在人工繁育情况下，实验动物虽不会因为争夺配偶而发生攻击行为，但在温度、噪音、光照等环境指标出现异常或饲养密度过大、饲料供应不足等情况下，同笼动物也经常相互攻击。因此，实验动物的生活环境应保持稳定，生活空间应足够大，饲料和饮水应充足，以尽量避免因为动物攻击行为造成的伤亡。

（四）生殖行为

生殖行为是指动物通过求偶、交配、受孕、妊娠、分娩等过程产生下一代的行为。野生哺乳动物在生殖形式、交配制度、受精后的行为等方面会采取各式各样的策略，而人工饲养条件下实验动物的选育、配对、合笼等繁殖环节则受人为操控。

动物发育到一定阶段，生殖系统成熟之后出现生殖行为。雄性生殖系统由睾丸、输精管、阴茎、附睾等组成。绝大多数雄性哺乳动物的睾丸位于阴囊内，但大象、海牛、鲸等的睾丸终身都留在腹腔，也有许多种类仅在繁殖季节睾丸才降至阴囊，非繁殖期则缩回腹腔。许多啮齿类、食肉类及非人灵长类动物的阴茎内有阴茎骨。雌性生殖系统由卵巢、输卵管、子宫、阴道（或泄殖腔）组成。在进化过程中，多数哺乳动物都保留了成对的卵巢、输卵管和子宫，许多食肉类和有蹄类动物的子宫角在基部合并形成双分子宫或双角子宫，而犰狳和灵长类动物的子宫属于单子宫。

动物性成熟后受体内激素的影响，在一年中会出现周期性的发情，称为发情期。多数哺乳动物如某些单孔类、有袋类、奇蹄类、偶蹄类、食肉类等一年内仅出现 1~2 次发情期，而啮齿类及灵长类有多个发情周期。雌性哺乳动物发情期在生理上表现为排卵、准备受孕，只有在性欲激发时才能交配。许多家畜的雄体一年到头可以交配。旧大陆猿猴类有月经周期，但可终年交配。长爪沙鼠后眼角内侧有副泪腺，分泌一种吸引素，雄性沙鼠的吸引素对于动情期雌性沙鼠有促进交配的作用。兔、猫、雪貂是典型的刺激性排卵动物，交配动作是一种刺激因素，可诱发雌性排卵。雌兔在交配后 10~12h 可排卵，雌猫在交配后 25~27h 才排卵。猫和犬是季节性发情动物，发情期多集中在春、秋两季。雌猫在发情季节可多次发情，而雌犬一年只发情 1~2 次。

小鼠的性周期为 4~5d，仅在动情期内才接受雄鼠配种，1 年产仔胎数 6~10 胎，每胎产仔 8~15 只。大鼠的性周期也是 4~5d，每胎产仔数为 8~13 只。小鼠和大鼠都是全年多发情动物，还都有产后发情便于繁殖的特点。豚鼠性周期为 13~20d，每胎产仔 1~8 只。小鼠、大鼠、豚鼠的成年雌鼠交配后阴道口都会形成白色的阴道栓，一般作为交配成功的标志。小鼠和豚鼠的阴道栓在阴道口停留数小时后脱落，据此确定交配日期，而大鼠的阴道栓脱落较早，不易观察。

（五）育幼行为

育幼行为是生殖行为的延续。在哺乳动物中，母亲抚育是亲代抚育的主要形式，母亲通过哺乳、授食、爱抚、拥抱、温暖、照料、教导等方式抚育幼崽。父亲抚育见于一些食肉类、啮齿类及灵长类，其抚育方式通常是供食、护卫、梳理或搬运。

不同种动物的哺乳期长短各异，小鼠、大鼠为 20~22d，豚鼠为 2~3w，金黄地鼠、长爪沙鼠为 21d，兔为 40~45d，犬、猫、猪为 60d，山羊为 3 个月，绵羊为 4 个月，猕猴约为半年。有些哺乳动物存在异亲抚育现象，如雌豚鼠有互相哺乳的习惯，不是自己亲生的仔鼠都能让其吸乳。在实验动物的生产中，育幼行为常受到人为干预，如人为提前离乳、分窝，有时也会根据需要安排异亲抚育，即代乳，如培育无菌小鼠时，采取子宫切除或子宫无菌切开剖宫产获得胎鼠,哺乳期全程依靠人工哺乳或无菌小鼠代乳,一般20~25日龄离乳。

（六）节律行为

动物的活动与环境中自然因素的规律变化相适应,如昼夜、潮汐、季节变化而形成的周期性节律行为。动物所表现出的行为节律受其内在节律支配,内在节律又必须同外界自然节律相吻合,这是长期适应自然环境的结果。

大多数动物都在每天的一定时段内活动,这种活动模式与地球的昼夜相联系,称为昼夜节律。白天和黑夜的温度、光照差异极大,引起食物量和捕食者数量的变化,便形成了日行性动物、夜行性动物和晨昏性动物,它们各自在一天的一定时间内活动,如大多数哺乳动物属昼行性,而啮齿类、蝙蝠、猫头鹰等属于夜行性动物,还有如夜鹰等动物多在早上或黄昏活动,称晨昏性动物。动物的昼夜节律是对各种环境条件(光照、温度、湿度、食物和天敌等)昼夜变化特点的一种综合性适应。

许多动物随着季节改变而发生周期性的行为称为季节节律,如温带地区的鸟类和哺乳类多在春季繁殖,哺乳动物在春秋两季换毛,鸟类的迁徙以及鱼类的洄游等都有季节节律。鸟类冬季飞往南方可以避开冬季严酷的环境条件和食物短缺。冬眠动物必定在早春交配,以便能使其后代在下一个冬季到来之前得到充分发育。

各种动物的行为节律具有各自对外界环境综合适应的特点,无论是昼夜节律还是季节节律,都受动物内在的生物节律即生物钟的影响,而这一切归根结底由基因控制。1984—1994年,美国学者Hall、Rosbash和Yong分别从果蝇突变体中鉴定发现影响动物昼夜节律的三个基因:*period*、*timeless*和*doubletime*,并于2017年荣获诺贝尔生理学或医学奖。

对于人工饲养条件下的实验动物,无论外界环境如何变化,都始终保持自然的节律行为。啮齿类实验动物如小鼠、大鼠、豚鼠等均昼伏夜动,喜群居于光线暗的安静环境,进食、交配、分娩多发生在夜间。兔在夜间比较活跃,晚间采食量占全天的75%。树鼩以黎明和黄昏时最为活跃,中午活动较少。据此原理,国家标准《实验动物 环境及设施》对不同实验动物生活环境的光照强度进行了合理设置,并根据季节变换将昼夜明暗交替时间设置为12h/12h或10h/14h。

（七）社群行为

社群行为是指同种动物间或异种动物间的集体合作行为,这种合作可以是暂时的、松散的集群现象,更典型的是动物组成一个有结构的永久性社群,个体若离开群体则难以独立存活。许多社群围绕婚姻和血缘关系建立起来,如狮群、猴群,而蜂群或蚁群被视为典型的社群,并非因为它们是基于血缘关系而建立,而是因为其内部有明显的分工和组织。因此,社群行为的特征之一是有森严的等级制度。在哺乳动物的社群中,各个成员根据个体大小、力量强弱、健康状况和凶猛程度,排成等级次序,其中只有一个雄性个体最占优势,为社群中的首领,优先享有食物和配偶,优先选择庇护场地。

动物集群共同取食、共同御敌、集中生殖、共同育幼,增大了个体存活和种族延续的概率。社群中可见到许多利他行为,如司警戒的鸟发声警告同类逃遁,本身却招致了灾害。工蜂终日为整个蜂群忙碌,自身却不直接参与繁殖后代,螫刺入侵天敌时同归于尽。

在实验动物中,啮齿类动物群居性强,小型猪也喜群居,习惯于成群活动。猕猴和食蟹猴的群栖具有社会性和地位等级,每群猴均由一只最强壮、最凶猛的雄猴当"猴王"。进行动物实验时,可根据不同动物的习性和实验设计安排动物群养或单养。

二、实验动物饲养环境对动物行为的影响

实验动物通常较长时间甚至终生或者数代都生活在一个高度受控的设施环境中,其生活空间大小、环境温度、湿度、光照、气流、空气洁净度等长年变化不大。这些动物不需要寻找饮水、食物,不需要躲避天敌,更没有机会选择配偶,一切都被人为控制。实验动物及其生活的环境构成了一个相对简单和封闭的生态系统。大量研究表明,温度、湿度、光照、噪音、气味等环境因素的改变,对动物的体温、呼吸、脉搏等生理功能和生长发育,以及动物的采食、领域、节律、繁殖、哺育、社群等行为都有明显影响。

(一)对节律行为的影响

时间感是许多动物与生俱来的感觉,动物体内的生物钟由基因控制,而外在因素对生物钟具有校正作用,使动物内外的节律保持同步。饲养在屏障环境中的大鼠、小鼠虽然见不到自然的白天与黑夜,但其仍表现出 24 小时的昼夜活动节律。由于屏障环境的明暗由灯光控制,昼夜交替时间也是模拟自然的夏冬季节变换而设置,故实验鼠内在的生物钟也随之作出相应调整,其采食、交配等行为在熄灯后表现更为活跃。

夜行性哺乳动物对外界环境反应敏感,适应性差,不恰当的光照可导致其性周期和内分泌紊乱,丧失节律,还可能导致哺乳母鼠神经紊乱,发生食仔现象。此外,动物的活动节律还会受到饲料及饮水的供应时间、工作人员上下班或其他活动的影响。科研人员进行大鼠、小鼠的动物实验时,如果需要夜间进入饲养间,可采取零星光照、调低光照强度等方法来避免夜间过多、过强光照对动物的干扰。

(二)对社群行为的影响

人工饲养的实验动物生活在有限空间的笼具中,其社群行为受到很大影响,比如饲养密度、雌雄比例、饲料添加量、换窝频率、房间气味等都会影响同笼动物的进食、排泄、争斗以及以视觉、听觉、嗅觉、触觉等为基础的社群行为。成群饲喂的动物个体之间可能因争夺饲料或饮水而出现竞争,并形成在看到其他动物采食而开始进食的种群促进作用。如果多只动物要在有限的料槽空间中同时采食,可能会增强现有的争夺行为。

(三)对学习行为的影响

实验动物常被用于行为学研究,其中学习行为是重要的研究内容。一般来说,动物的行为如果在特定的刺激场合下发生了变化,就认为是一种学习过程。学习是动物从经历中获益使它的行为能更好适应环境条件的过程,某些非人灵长类动物个体使用工具主要就是靠学习模仿。哺乳动物具有很强的学习能力,能够从经验中获利,但其内在的行为模式仍然构成了其行为系统的重要部分。如大鼠体形大小适中,行为表现多样,情绪反应灵敏,适应新环境快,探索性强,可人为唤起和控制其视、触、嗅等感觉,神经系统反应方面与人有一定的相似性,所以在学习行为及行为异常的研究中用得很多,例如迷宫训练、奖励和惩罚效应、高级神经活动障碍等研究。

(四)实验动物的刻板行为

实验动物生活的环境完全不同于自然环境,动物的很多天性难以发挥。长此以往,动

物尤其是单笼饲养的动物可能出现一些异常行为，如倦怠、异食、破坏、易攻击、抑郁甚至自残。最为常见的是没有明显目的的机械重复行为，也称刻板行为，比如小鼠在笼盒里连续几个小时翻跟斗、上蹿下跳、原地打转等，被关在铁笼里的犬长时间不停地吠叫，非人灵长类动物在笼舍里来回踱步、摇头、吹气、制造噪音等。实验动物长时间被禁锢在狭小的笼具里生活，就像人被常年囚禁在低矮的牢房里一样，漫长的煎熬，内心的孤独烦躁、行为受限都会给动物的身心健康造成严重的不良影响。

实验动物在人为控制的环境下生长繁殖，要完全实现自然行为是不可能的。研究人员只能在尽可能多地掌握每种实验动物的自然行为的基础上，尽量满足动物的行为需求，为动物提供更加宽敞、舒适的生活环境，增加环境丰容度，让动物有机会表达天性，并保持健康的生理和精神状态。

参 考 文 献

1. 陈守良. 动物生理学. 第4版. 北京：北京大学出版社，2012.

2. 尚玉昌. 动物行为学. 第2版. 北京：北京大学出版社，2014.

3. 李兴启，王秋菊. 听觉诱发反应及应用. 第2版. 北京：人民军医出版社，2015.

4. T. A. 沃恩. 哺乳动物学. 第6版. 刘志霄，译. 北京：科学出版社，2017.

5. 蒋志刚，梅兵，唐业忠，等. 动物行为学方法. 北京：科学出版社，2012.

6. 徐小清（译著）. 动物感官. 第2版. 武汉：湖北教育出版社，2017.

7. 刘恩歧，尹海林，顾为望. 医学实验动物学. 北京：科学出版社，2008.

8. 秦川，魏泓. 实验动物学. 第2版. 北京：人民卫生出版社，2015.

9. 秦川. 医学实验动物学. 第2版. 北京：人民卫生出版社，2015.

10. 张铭. 诺奖往事—诺贝尔生理学或医学奖史话. 北京：科学出版社，2018.

11. 中国医学科学院医学实验动物研究所，中国质检出版社第一编辑室. 实验动物标准汇编. 北京：中国质检出版社，中国标准出版社，2011.

12. 秦川. 中国实验动物学会团体标准汇编及实施指南（第二卷上册）. 北京：科学出版社，2018.

13. 余艳萍，张亢亢，刘颖. 动物交流声波句法结构研究进展. 四川动物，2018，37（1）：108-120.

14. 苏亚帷（译）. 皮肤感觉：感知温度与压力. 科学世界，2016（6）：88-97.

15. 季芳，万玉玲，徐强，等. 非人灵长类实验动物自伤行为的研究进展. 实验动物科学，2008（25）：46-50.

16. 田立立，魏晓锋，高诚. 实验动物行为与环境质量研究进展. 实验动物与比较医学，2016，36（3）：237-241.

（韩志刚　谭　毅）

第三章

动物福利与伦理

第一节 动 物 福 利

人类在利用动物模型进行实验的过程中,不可避免会涉及动物福利及伦理问题。研究人员一方面要考虑动物实验的科学性和动物实验结果的准确性,另一方面,还必须考虑实验动物的福利,以及实验操作可能给动物造成的伤害和痛苦等伦理道德问题。

"福利"通常是指人在生活上的利益,包括健康、幸福或幸运的状况,而动物福利(animal welfare)的概念源于动物保护。长久以来,动物只是某些人的私有财产、商品或者科学研究中使用的材料,仅仅作为人类的附属物而存在。随着人类社会的经济和文化进步,家养动物遭受任意处置甚至虐待的现象已经引起人类的同情和关注,并且逐渐意识到对野生动物的乱捕滥猎不但是对生态环境的破坏,最终也将殃及人类自己。保护动物、与动物和谐相处的观念和意识日益深入人心。动物保护具有两层含义,一是以特种资源或种群为对象的保护,包括野生动物、家畜地方品种和培育品种等。第二层含义是动物的保健和福利,也就是动物的康乐。动物康乐是指动物有机体的身体及心理与环境维持协调的状态,满足动物康乐所需的外部条件就是满足动物福利的需要。

一、动物福利和实验动物福利

早在 19 世纪初期,英国人就开始关注虐待动物问题,而动物福利这一概念最早由休斯于 1976 年提出,是指饲养农场中的"动物与它的环境协调一致的精神和生理完全健康的状态"。1988 年 Fraser 提出,动物福利的目的就是在极端的福利与极端的生产利益之间找到平衡点。

动物福利的基本出发点是让动物在康乐的状态下生存或在无痛苦的状态下死亡。目前,国际社会普遍认同的动物福利的内涵包括动物的生理福利、环境福利、卫生福利、行为福利、心理福利五个基本要素,即满足动物需求的"五大自由":享有不受饥渴的自由;享有生活舒适的自由;享有不受痛苦伤害、疾病折磨的自由;享有表达天性的自由;享有生活无恐惧、悲伤和焦虑的自由。高水平动物福利更需要疾病免疫和兽医治疗、适宜的居所、管理、营养、人道对待和人道处置。

如果说 19 世纪人们关注的只是家养动物的福利,19 世纪末以后,随着动物越来越多地用于生物医学研究的实验,实验动物的福利就成了人们关注的焦点。实验动物作为生命科学研究的重要基础和载体,为人类健康和医药事业的发展作出了巨大贡献。一些极端的动物保护者强烈反对进行动物实验,认为动物实验是非人道的做法,主张取消动物实验,只有这样才能达到保护动物的目的。事实上,动物福利不等于人类不能利用动物,不能做任何的动物实验,关键是怎样合理、人道地利用动物。实验动物福利的宗旨就是在生产和使用实验动物过程中对其"身心"的一种保护,强调对各种不良因素的有效控制和条件改善,在可能的情况下最大限度地优化动物生存条件,考虑动物的内心感受,采用人道的实验技术。

实验动物作为一种生命形式,与人类一样具有感觉和情感,能感知疼痛,也恐惧死亡。因此,不能简单地把实验动物看成是缺乏感觉的"精密仪器",在使用实验动物的同时,必须尽量保证为人类作出贡献和牺牲的实验动物享有最基本的福利,避免对其造成不必要的伤害。

二、动物福利立法

动物福利问题逐渐引起世界各国的重视,并且通过法律手段逐步加以保障。世界各国关于动物福利的立法形式各不相同,有立法机构通过的法律、政府各部门发布的法规,以及行业法规和管理指南。实验动物是动物群体中的一部分,实验动物福利是动物福利中的重要组成部分。从立法形式上看,有实验动物福利单独立法和将实验动物福利法融合到"动物福利法"或"动物保护法"中等多种形式。

(一)国外动物福利立法

英国是世界上动物福利立法最早的国家。早在1822年英国议会就通过了禁止残酷对待家畜的《马丁法案》,这是世界上第一个有关动物福利的法令,也是公认的动物福利保护史上的里程碑。1876年,英国颁布了《禁止动物虐待法》,明确规定了什么是可进行的动物实验,进行实验时需要使用足够的麻醉药以减轻动物的疼痛,该法规的颁布使应用于科学研究实验的动物得到了法律保护。美国于1866年通过了《反虐待动物法案》,此法案在禁止虐待的动物范围上扩大到了野生动物和家养动物。1966年,美国国会正式通过了《实验室动物福利法案》,其立法目的有三:一是保护动物免遭被盗;二是防止遭盗窃的动物被贩卖与使用;三是确保用于研究的动物得到人道的照料与待遇。1970年,该法更名为《动物福利法》,使之涵盖所有温血动物,并增加了研究用动物的饲养规范。

全世界已有100多个国家或地区制定了禁止虐待动物法或动物福利法。某些国际组织对动物保护也十分关注,制定了动物福利法规,其中有针对实验动物的条款,如在《欧洲宪法(草案)》、《WTO关贸总协定》、欧盟《REACH法规》等一些国际组织文件中都有关于实验动物福利的规定。这些法规在为本国动物福利提供保障的同时,不同程度地构成了国际贸易中的技术壁垒和国家科学技术交流中的学术壁垒。

(二)中国动物福利立法

我国动物福利立法起步较晚,还没有建立相对完整的法律体系。有关动物保护的法律法规主要是对野生动物的保护,对其他类型的动物尤其是对实验动物的保护缺乏必要的关注。自1988年以来,国务院及各部委、地方科技管理等部门通过不同形式发布实施了以规范化管理为核心内容,包含实验动物福利保护条款的管理条例、法规、办法、细则、指导性意见以及标准等,它们大致构成了我国实验动物福利保护的法规体系。

1988年科技部颁布的《实验动物管理条例》是我国第一部综合性的实验动物管理法规,但关于实验动物福利的内容只有非常简单的一句话:"从事实验动物工作的人员对实验动物必须爱护,不得戏弄或虐待。"随后,我国先后制定了《实验动物质量管理办法》(1997)、《国家实验动物种子中心管理办法》(1998),《实验动物许可证管理办法(试行)》(2001)。2006年9月30日,科技部发布了《关于善待实验动物的指导性意见》,提出了实验动物福利工作管理和监督模式,分别从实验动物的饲养管理、应用、运输以及相关措施等方面,对善待实验动物提出了要求。其中,明确规定饲养人员不得戏弄或虐待实验动物;在符合科学原则的条件下,应积极开展实验动物替代方法的研究与应用;处死实验动物时,须按照人道主义原则实施安死术;在不影响实验结果判定的情况下,应选择"仁慈终点",避免延长动物承受痛苦的时间;在运输过程中,保证动物受到良好的管理与照料。这是我国关于实验动物福利和动物实验伦理的第一个规章。该指导性意见的发布实施填补了我国实验动物福利管理的空白,促进了我国在实验动物管理方面与国际接轨。

在国家科技部的指导下,北京、云南、湖北、黑龙江、广东、吉林等省市相继通过了地方立法,都有涉及实验动物福利方面的内容,如《北京市实验动物管理条例》就对实验动物福利作出了明确的要求。该条例第九条规定:从事实验动物工作的单位,应当配备科技人员,有实验动物管理机构负责实验动物工作中涉及实验动物项目的管理,并对动物实验进行伦理审查。第二十六条规定:从事动物实验的人员应当遵循替代、减少和优化的原则进行实验设计,使用正确的方法处理实验动物。

近年来,随着我国实验动物科学技术的快速发展,实验动物福利的必要性与重要性也日益被广大科研工作者接受和重视。目前国内许多基层实验动物生产及使用单位已设立了实验动物管理委员会,负责管理该单位实验动物的规范生产和使用。有些单位还设立了实验动物伦理审查委员会,负责该单位实验动物福利的审查和落实工作。这些基层管理或审查机构的成立标志着我国实验动物福利保护工作的具体开展和认真执行,也表明社会各界对实验动物福利认识水平的提高。2018年颁布实施的国家标准《实验动物福利伦理审查指南》(GB/T 35892-2018)内容充实具体,可操作性强,为更加规范地审查实验动物福利伦理提供了法律依据。

三、实验动物福利的影响因素

动物福利的基本出发点是让动物在健康、快乐的状态下生存。为了达到此目的,需要给动物提供舒适的外部条件和全面的营养,以满足动物生长、繁育的需求。另外,在实验动物的运输和使用过程中也必须考虑其福利,减少应激、伤害和痛苦。实验动物在其生命的全过程都得到良好照顾,保持稳定的心理、生理状态,动物实验才可能得到科学准确的实验结果。

(一)设施环境因素

1. **设施分类及选址**　实验动物设施按微生物控制程度分为普通环境设施、屏障环境设施和隔离环境设施。普通环境设施符合实验动物居住的基本要求,不能完全控制传染因子,适用于饲育普通级实验动物。屏障环境设施严格控制人员、物品和环境空气的进出,适用于饲育清洁级或无特定病原体(SPF)级实验动物。隔离环境设施内的空气、饲料、水、垫料和设备均无菌,适用于饲育SPF级、悉生及无菌级实验动物。

实验动物长期甚至终身生活在特定的实验动物设施中,设施环境的好坏将直接影响实验动物的健康。因此,实验动物设施选址、建设应科学合理,宜建设在自然环境条件较好、远离交通要道和生活区以及有空气污染、振动或噪声干扰的区域。

2. **笼具、垫料、饮水**　国家标准《实验动物环境及设施》规定了实验动物笼具、垫料、饮水的原则要求：笼具的材质应无毒、无害、无放射性，笼子内部无尖锐的突起伤害到动物，笼具应限制动物身体伸出受到伤害；垫料应吸湿性好、尘埃少、无异味、无毒性、无油脂、耐高温、耐高压等，且必须经灭菌处理后方可使；饮水应新鲜，充足，普通级实验动物的饮水应符合基本卫生标准，清洁级及以上级别实验动物的饮水应达到无菌要求。

笼具的大小是影响实验动物生长发育的重要指标。不仅如此，生存空间太小、过于拥挤还会让动物出现不同程度的行为异常，如刻板行为、破坏行为、攻击行为等。有人甚至认为，出现异常行为的动物的精神是不正常的，健康是受到损害的，用这样的动物进行实验，其结果的有效性和可靠性将受到质疑。因此，笼具的大小应满足实验动物所需居所最小空间要求，保证笼具内每只动物都能自由转身、站立、伸腿、躺卧、舔梳等。对于非人灵长类、犬、猪等天生喜爱运动的动物，还应设有专用的运动场地，并定时遛放。

3. **内环境指标**　动物设施的内环境指标包括温度、湿度、光照、空气洁净度、风速、换气次数、压差、噪音、气味等，这些指标对动物的健康和生长繁育至关重要，如大鼠的嗅觉灵敏，对空气中的灰尘、氨、硫化氢极为敏感，易引发呼吸道疾病。哺乳动物在噪音和不适光照的影响下，其内分泌系统会发生紊乱，性功能减退，还可能造成流产、拒哺乳、食仔或死亡。

许多动物对环境温度、湿度变化都有较高的反应性，如过冷或过热会造成小鼠繁殖力和抗病力下降，严重的会引起死亡。大鼠皮肤缺少汗腺，汗腺仅分布于爪垫上，主要通过尾巴散热，在高温环境下靠流出大量的唾液来调节体温。大鼠对环境湿度也敏感，相对湿度低于40%时，易发生环尾症，还会引起食仔现象发生，其饲养室湿度宜保持在50%~65%。豚鼠体温调节能力较差，易受外界温度变化的影响，温度过高或过低都会降低其抵抗力。地鼠对室温变化也较敏感，室温低于9℃时可出现冬眠，以温度20℃、湿度40%~60%为宜。长爪沙鼠在温度超过25℃时容易生病死亡，其室温应保持在22~24℃，湿度应控制在50%~70%。家兔具有耐寒不耐热，耐干燥不耐潮湿的特性。犬和猪的汗腺也不发达。犬散热主要靠加快呼吸频率，舌头伸出口外喘式呼吸。猪的皮下脂肪层较厚，因此不耐炎热。

所以，应根据动物的习性设置合理的环境参数，并定期维护设施设备，让环境参数保持长期稳定，减少由于环境变化对动物生活节律的影响或引发动物疾病。

4. **环境丰容度**　实验动物福利要求尽可能地利用丰容环境模拟动物的野生生活环境，使它们的天性得到释放，这有利于动物的身心健康，也能提高动物的生长性能、繁育性能，降低死亡率。对于单独饲养或社会隔离的动物，丰容环境还能减轻其孤独情绪，减少刻板行为。所以，应在笼具内放置供实验动物活动和玩耍的物品，比如为大鼠、小鼠准备一些不同材质、形状、颜色的隧道或迷宫以满足其钻洞的天性；放置磨牙棒，既可以玩耍，又满足啮齿类动物喜啃咬的习性；为非人灵长类动物搭建高台、树木模型，以满足其喜攀登、跳跃的天性。对于单笼饲养的非人灵长类动物，笼具之间不能完全隔离，同一房间的动物应能够相互观望，以便交流；另外，为其播放音乐、视频录像等听觉或视觉干预的手段也是丰容环境的有效措施。

（二）营养因素

享有不受饥渴的自由是实验动物最基本的福利要求。实验动物要健康地生长繁育，就必须摄入充足的营养。实验动物唯一的营养来源就是人类为其提供的饲料，其营养价值的好与差将长期影响动物健康,如营养缺乏或失调可引发动物疾病、异食、中毒等,严重的可能造成动物瘫痪。

大鼠对营养成分的缺乏特别敏感,如缺乏维生素 B_2 时可出现皮炎、脱毛、体质虚弱和生长缓慢,还可引起角膜血管化、白内障、贫血和髓质退化;维生素 E 缺乏可导致雌性大鼠生育能力降低,严重缺乏时雄性大鼠可终生丧失生殖能力;维生素 A 和氨基酸供应不足时,也可发生典型的缺乏症状。地鼠对蛋白质需求较高,饲料配方中动物性蛋白和植物性蛋白的比值应为 1∶2 或 2∶3,否则其生殖功能会发生障碍。豚鼠和非人灵长类动物若从饲料或饮水中得不到维生素 C 的补充,会发生维生素 C 缺乏症。

实验动物的饲料应科学配制、营养均衡、适口性好,应根据不同动物的采食习性,为其提供不同形状、质地、加工工艺的饲料。饲料的营养成分指标应符合《实验动物配合饲料营养成分》标准。对处于妊娠期、哺乳期、术后恢复期的实验动物,还应充分满足其对营养的特殊需要。饲料的卫生标准应符合国家标准《实验动物配合饲料卫生标准》中的规定:实验动物配合饲料应该无毒、无害,不得掺入抗生素、驱虫剂、防腐剂、色素、促生长剂以及激素等添加剂;清洁级实验动物配合饲料应进行高压消毒灭菌或辐照灭菌。

值得一提的是,由于实验动物的标准化饲养,动物长期摄入同一种饲料,虽然营养全面,能满足其生长发育需要,在短时间内可以提供令其愉快的感觉和适应性好处,但从长远来看,食物的唯一选择性可能引起动物疾病(如龋齿或肥胖),从而降低动物福利。

（三）饲养管理因素

饲养管理因素主要就是人员因素。实验动物从业人员应按照实验动物政策法规进行定期的专业培训和继续教育,掌握实验动物科学的基本知识,在工作中要遵守实验动物饲养管理的各项操作规程,从道义、情感和实践上尊重、善待、爱惜实验动物,不得戏弄或虐待动物。

饲养人员在抓取动物时,态度温和,动作轻柔,避免引起动物的不安、惊恐、疼痛和损伤。在日常管理中,应定期对动物进行观察,发现动物行为异常,应及时查找原因,并采取措施予以改善。实验室应配备实验动物医师。发现实验动物患病时,应立即隔离,控制病情发展和传播。大型实验动物分娩时,应有实验动物医师或经过培训、有经验的饲养员在现场进行监护,防止发生意外。对出生后不能自理的幼仔,应采取人工喂乳、护理等必要的措施。

运输实验动物应本着安全、舒适、卫生的原则尽快完成。运输时,应把动物放在笼具里,防止动物逃逸或其他动物进入,并能有效防止外部微生物侵袭和污染,保证动物呼吸自由,必要时提供通风设备。运输时间较长时,应给动物提供饲料和饮水,最好有专人负责照料。在装卸过程中,实验动物应最后装上运输工具,最先离开运输工具。高温、严寒等极端天气运输实验动物时,应采取有效的防护措施。伤病或临产的动物不宜长途运输。

四、动物实验过程中的福利保障

（一）福利保障的意义

动物实验结果的准确性和可靠性受到各种因素的影响,其中实验过程中的动物福利保障就是一个重要因素。福利差的实验动物就好比失效的试剂或者失准的仪器,会使研究结果出现偏差甚至错误。应用福利良好的高质量实验动物,能减少动物用量,避免不必要的重复实验,降低其他实验材料和能源的消耗。因此,实验动物福利不仅是实验动物自身的需要,也是保证动物实验结果科学、可靠的基本要求。保障动物实验过程中的动物福利,总的原则是把动物的应激、痛苦和不安减少到最低程度。

(二)福利保障的措施

动物在实验过程中受到的应激程度与操作者的熟练程度、工作态度和操作环境有关。进行动物实验时应为动物提供适宜的环境,避免过冷过热、强光、噪音等不良刺激。实验实施之前,如果对动物进行温柔地抚慰,动物会显得比较平和、温顺,有的甚至能够配合操作者进行实验。反之,如果操作者态度恶劣、动作野蛮粗暴,动物也会产生一种反抗情绪,拒不配合,实验很难继续进行。即使勉强进行下去,也得不到真实、准确的实验结果。保定实验动物时,应遵循"温和保定,善良抚慰,减少痛苦和应激反应"的原则。保定器具应结构合理、规格适宜、坚固耐用、环保卫生、便于操作。在不影响实验的前提下,应尽量减少对动物身体的强制性限制。

开始动物实验时,先进行短时低频的模拟操作,循序渐进,逐渐增加次数和提高强度,平稳过渡到正式操作,缓解实验操作对实验动物带来的应激,避免剧烈的行为学变化。在对实验动物进行手术、解剖或器官移植时,必须进行麻醉,并做到准备充分、方法得当、用药合理、深度适宜。术后恢复期应根据实际情况,进行镇痛和有针对性的护理及饮食调理。在得知实验结果时,及时选择动物表现疼痛和痛苦的较早阶段作为实验的终点。处死实验动物时,必须采用无痛苦的方式。现场不宜有其他动物在场。确认动物死亡后,方可处置尸体。

第二节 动物伦理

伦理学是对人类道德生活进行系统思考和研究的学科。随着社会政治、经济、文化和科学技术的发展,伦理学的理论在逐步完善,其研究的领域也在不断扩大,医学伦理、经济伦理、政治伦理、生态伦理、科技伦理、网络伦理、动物伦理等交叉学科纷纷出现,其中动物伦理学就是研究人与自然、人与动物关系的学科。动物伦理学提出了诸如人类应该如何认识动物、对待动物、利用动物、保护动物等一系列问题。动物保护运动在生命科学领域的影响促进了生命科学实验动物伦理规范的建立。在舆论的影响下,试验者开始关注被试验动物的福利,通过对待动物的善行以显现人类的德性。人道主义者史怀泽说:"伦理不仅与人,而且也与动物有关。动物和我们一样渴求幸福、承受痛苦和畏惧死亡。"因此,从伦理学的角度来看,人类必须善待动物,必须尊重和珍惜生命,避免给动物带来损伤和痛苦。

生命科学的发展离不开实验动物,利用实验动物进行科学研究的过程充满了伦理挑战。在很多人眼里,实验动物只不过是实验过程中的一种工具,是一种特殊的"活的仪器或试剂"。然而,实验动物和人类一样是有血有肉的生命体,一样有感知、感情和喜怒哀乐,应该以神圣的责任感和同情心善待实验动物。

一、"3R"原则

尊重生命,科学、合理、仁道地使用动物是生命科学研究中使用动物的总原则,而"3R"

原则就是其在实际工作中的具体体现。

1959年，英国动物学家Russell和微生物学家Burch在《人道主义实验技术原理》一书中第一次全面系统地提出了"3R"理论。"3R"是指替代（replacement）、减少（reduction）、优化（refinement）。其含义是在不影响试验结果的前提下，尽可能用非动物的方法或用低等动物代替高等动物进行科学研究；在获得预期数量和精度的信息基础上尽可能减少动物的使用数量；尽可能完善实验程序和改进实验技术，避免或减轻给动物造成与实验目的无关的疼痛和紧张不安等。目前，"3R"原则已经在世界范围内成为动物实验共同遵守的原则。

（一）替代

替代是指使用其他方法而不用活体动物，或者使用低等动物替代高等动物进行实验，并能获得相同实验结果的科学方法。替代可进一步分为相对替代和绝对替代，前者指应用体外培养的脊椎动物细胞、组织或器官等替代活体动物，或者用进化程度低等的脊椎动物替代高等脊椎动物。后者则是指完全不使用动物，如采用3D打印模型、计算机模型等。根据替代的程度，又可分为部分替代和全部替代，前者指利用替代实验来代替整个动物实验研究计划中的一部分或某一步骤，后者指用新的替代方法取代原有的动物实验方法。对于替代方法，应该有科学的认识和评价。有些实验，应用体外方法不仅能够获得与动物实验一致的结果，而且还可能是最佳的实验方法。有些新的替代方法和技术可作为动物实验研究的补充，有助于减少使用动物的数量。

相对于哺乳类动物，鱼类属于低等脊椎动物，至今，鱼类是否能感知疼痛还存在很大争议，疼痛的意识或感知依赖于大脑皮层特定区域的功能，从解剖结构上看，鱼类还没有哺乳动物相应的感知疼痛的功能区域，可以推测鱼类无法体验到人类理解的疼痛，因此，鱼类的福利伦理要求相对较低。

（二）减少

减少是指在遵循科学原则的基础上，通过合理的实验设计，使用较少量的动物获取同样多的实验数据或使用一定数量的动物获得更多实验数据的方法。减少动物用量的伦理和经济目标是使遭受疼痛和不安的动物数量减至最少，避免动物、药品和实验用品等资源的无谓浪费。一般在保证实验结果科学性的前提下，减少动物用量的途径大致有三种：一是不同的科研实验项目尽可能合用动物；二是使用高质量的实验动物（如SPF动物），以质量代替数量；三是使用合理的实验设计，控制实验中的生物学变异来源。很多科研方案可以选取不同的研究路线来减少动物的使用量，但是，有些动物实验例如药品的法定检验项目，规定的动物数量不允许减少。

（三）优化

优化是指通过改进和完善实验程序，或为动物提供适宜的实验环境，避免或减少实验过程对动物机体造成损伤，减轻动物遭受的痛苦、不安和应激反应的科学方法。疼痛和不安可由实验或非实验因素引起，可通过良好的实验方案设计和改善动物福利得以解决。

优化的研究范围涉及实验动物和动物实验两个方面，总体来说是一个科学化、规范化和标准化的过程。具体内容包括：①实验方案的优化，如实验动物的选择与使用，造模方法和动物模型选择，研究设计与统计分析等；②实验指标的优化，实验指标应该尽量全面，尽可能将实验过程中动物的变化全面记录下来，如体重、饮食、活动、生理生化指标等；③实验技术的优化，如操作技术、麻醉技术、环境指标、仁慈终点的判定、安死术等。优化的原则不但符合伦理学的要求,从实验技术和科研角度出发,优化动物实验过程对动物实验结果的科学性、重复性也非常有价值。

"3R"原则是尊重生命,科学、合理、仁道地使用动物的具体体现。过去人们强调"3R"主要出于对动物福利的考虑,近年来人们逐渐认识到应用"3R"不仅是适应动物保护主义和对动物伦理学负责任的一种需要,也符合生命科学发展的要求,"3R"原则也因此成为各国际组织和各国实验动物法规的重要内容。

二、应激、疼痛和痛苦

动物与人类有着相似的神经系统解剖结构和生理功能,应激、疼痛和痛苦同样可以发生在动物身上。在动物实验中减少动物的应激、疼痛和痛苦不仅是保护动物的需要,也对提高生命科学研究的质量具有重要意义。因此,从伦理和科学的角度都需要研究、分析、评价动物在实验过程中可能发生的这些不良反应。

（一）基本概念

应激(stress)是动物机体对施加于它身上的任何刺激作出的适应性和应对性反应。环境、噪音、追赶、抓取、戏弄、挑逗、刺激等都能引起动物的应激反应。疼痛(pain)是由于机体内外较强的刺激而产生的机体损伤,包括伤害性刺激作用于机体所引起的痛觉,以及机体对伤害性刺激的疼痛反应。痛苦(distress)是由持续的或反复的疼痛刺激、疾病、抑郁、焦虑、恐惧、紧张和不安产生的一种消极的感情状态。

（二）表现形式

过度和持久的应激反应会影响动物内脏功能,使之失调,导致多种病变,如心理失衡、自主神经功能紊乱、内脏血管过度紧张收缩形成多种内脏病变及内分泌失调等,严重的可使内在功能下降。

疼痛包含主观的感觉和体征,当伤害性刺激作用于机体时,除可以产生痛觉外,还引起痛反应。前者是一种主观感受,后者则主要表现为机体各种生理功能的变化,是机体对一定程度的疼痛刺激迅速作出适应性的防御反应。例如,大鼠或小鼠在准备采食时遭到电击的情况下,只需一两次试验之后就不会靠近饲料盒,表现出逃避和防御反应。动物躯体周围神经或中枢神经组织因伤害性刺激受到损伤后,或机体在持续的疾病状态(如肿瘤)下,疼痛会一直发展下去,并表现出慢性的疼痛,当持续疼痛的状态超过了动物的适应阈值就会引起痛苦。

动物无法用语言表达疼痛感受,疼痛反应在应答伤害性刺激时往往表现为行为反应。行为反应是指机体应对伤害性刺激所作出的躲避、逃跑、反抗、攻击等整体反应,由一系列躯体和内脏的反射性反应组合而成。疼痛初发时所引起的行为反应是收缩性、保护性反应,同时可伴有声音反应。声音反应具有一定的提示意义,如急性痛会引起动物的尖叫和怒吼,而慢性痛则使动物呻吟和叹息,声音反应可以唤起其他动物尤其是其同类的注意和同情。有时动物不得不改变自己的运动模式以使受伤害的肢体得以恢复,如跛行等。有时动物会退缩到比较安全的地方,并且避免除必需的活动以外的一切活动行为。

应激、疼痛和痛苦还会在动物体内引起一系列的生理生化反应,如呼吸频率增加、呼吸幅度减弱,还会影响心血管系统,导致心率加快,严重的疼痛甚至会引起循环衰竭,伴有肢端苍白、外周脉搏减弱等症状。实验动物的应激、疼痛和痛苦直接影响到其本身,也必然影响实验过程,使实验结果难以评价。

(三)疼痛与痛苦的评价

动物的疼痛和痛苦反应所表现出来的行为、生理和病理的改变,在很大程度上会干扰动物实验结果的科学性。所以,从伦理和科研的角度,都需要对动物所承受的疼痛和痛苦进行观察、判断和评价。研究表明,动物面部表情的改变可以作为评价动物疼痛的一种方法,如通过判断小鼠眼部、鼻子、面颊、耳朵、胡须的改变程度来为其痛苦表情评分(图3-1),从而评价动物所受疼痛的程度。

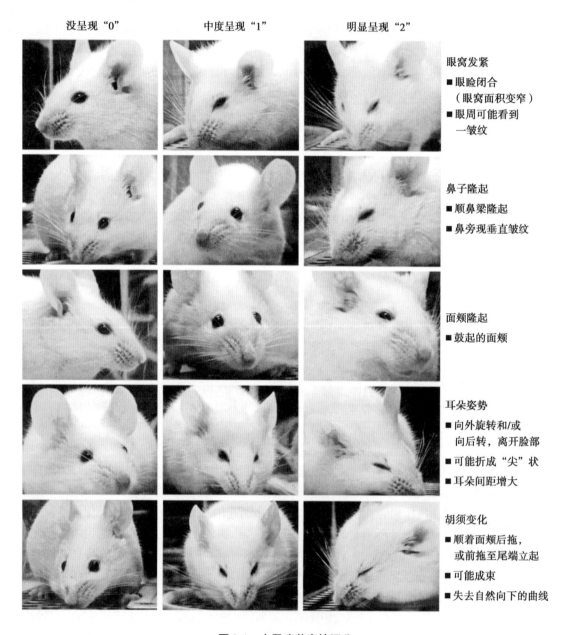

图3-1　小鼠痛苦表情评分

不同的实验方法中所用的疼痛评判标准不同。动物的行为和生理变化如外观、活动性、性情、声音、饮食和体重、生理生化指标等也是评价其疼痛的常用方法,这些方法比较简单、直观,但由于动物个体差异和观察者的主观因素,具有一定的局限性。

对动物疼痛和痛苦的真实客观评价虽然比较困难,但其影响动物实验结果的科学性和准确性这一事实不容忽视。因此,在动物实验过程中,应通过改善动物福利,使用麻醉、镇痛或抗焦虑药物等措施来减少动物所遭受的应激、疼痛和痛苦。在不影响实验结果判定的情况下,应选择"仁慈终点"结束实验,避免延长动物承受痛苦的时间。

三、仁慈终点

(一)仁慈终点的概念

仁慈终点(humane endpoint)是指动物实验过程中,在达到实验目的的前提下人为选择结束实验的某一个阶段或某一点。选择和确定仁慈终点的目的是为了在动物遭受不必要的疼痛和痛苦之前准确地预测出结束实验的终点,最大限度地缩短实验时间,避免或减轻实验后期给动物造成的疼痛和痛苦。

(二)仁慈终点的选择原则

仁慈终点的确定与动物感受到的不适、疼痛和痛苦的变化程度有着密切的相关性,以动物偏离正常状态的程度作为判定仁慈终点的客观基础。选择仁慈终点的原则可以从以下几方面考虑:

1. 当动物承受的疼痛和痛苦已致其生理功能受到损害或行为出现紊乱,即使是偶尔出现,但已影响到正在研究的某些变量,这样的动物不能再继续提供科学有用的信息资料。

2. 已达到实验目的且在动物出现较大痛苦之前,或当实验对动物造成的伤害与痛苦超过预期并不可控制,即此时动物所承受的伤害超过实验探索内容的价值。

3. 实验给动物造成非常强烈的痛苦,以致动物的精神状态持续低下,并出现体重减轻、食欲丧失、体温降低、呼吸困难、虚弱或濒死。

4. 严重感染且抗生素治疗无效并伴随动物全身性不适症状;患肿瘤且肿瘤生长超过动物原体重的一定比例或肿瘤直径超过一定范围;患有其他疾病而无法治疗或预后不佳。

5. 某些实验可预知会给动物造成严重的痛苦甚至死亡,早期阶段就可以获得研究结果。如在研究糖尿病移植性治疗时,可用血糖水平的高低替代死亡作为治疗效果的判定指标。

在肿瘤模型、感染性疾病、疫苗激发、疼痛模型、创伤、单抗制备、毒理学反应评估、器官或系统故障以及心血管休克等实验临近终点时,动物会遭受无法减轻的剧痛和不适,如果实验设计时以死亡为终点,就有悖于动物伦理的基本原则。最理想的仁慈终点是在造成动物死亡前甚至在动物的疼痛和痛苦发生前就结束实验。

(三)仁慈终点的意义

动物实验过程会给动物造成不同程度的疼痛与痛苦,选择动物濒临死亡或遭受剧烈疼痛与痛苦的最早标志作为动物实验终点是研究人员的伦理责任,也是人道主义的具体表现。疼痛和痛苦会使动物生理上发生改变,导致同一实验处理而结果出现多样性的情况。特别是实验后期动物接近死亡时,生理上的变化可能产生一些误导性的结果。开展动物实验之前的预实验对仁慈终点的确定十分必要,特别是在不能完全掌握实验处理会对动物产生何种影响或何种程度的影响时尤为重要。使用少量动物开展预实验研究能够帮助实验者了解动物的死亡率、受影响的渐进度、严重程度以及需要进行观察的频率,以确定一个出现在早期的仁慈终点。

四、实验动物安死术

(一)安死术的意义

安死术或安乐死(euthanasia)一词源于希腊语,原意是指"没有痛苦的死亡"或"快乐的死亡",也有人翻译为"无痛苦致死术"。安乐死是一个古老的话题,其渊源可以追溯到史前时代,是从古至今人们对终止生命,从而解除极度痛苦的一种需求。安乐死观念的提出和实施冲击了传统的伦理道德观念,极大地改变了人类的生死观,引起了包括医学、法学、伦理学、生物学及宗教的思考,所产生的争议从未停止过。随着人们对生命与尊严的关怀和深刻思考,安乐死逐渐被更多的人接受与重视,荷兰、比利时、日本、瑞士等国家已经从法律或医学上承认了安乐死。

在科学研究中,随着对动物福利伦理意识的普遍提高,研究人员对实验动物的死亡不再漠然置之、麻木不仁。安死术是动物实验中为了取得实验数据、作例行淘汰、实验完结、动物失去重要肢体器官、或动物持续承受无法控制之痛苦时处死实验动物的一种手段。从动物伦理角度出发,在不影响实验结果的同时,尽快让动物没有惊恐或焦虑而安静地、无痛苦地死去,体现了人类对实验动物的关爱和敬畏。

(二)安死术的前提

实验动物安死术使用的范围或条件如下列几项:

1. 动物实验结束之后需要淘汰处死动物。
2. 因采集动物器官、组织等样本而必须处死动物。
3. 动物遭受严重不可逆伤害已危及其生命健康,不适合继续饲养。
4. 动物承受的疼痛程度超过预期且无法恢复。
5. 动物发生严重感染、肿瘤或其他疾病而无法治愈。
6. 动物出现持续体重下降、食欲缺乏、体温异常、衰竭或垂死状态。

实验动物若符合以上任一项情况,即可以人道的方式对其施予安死术。"人道"包含了动物在临死时生理和心理两方面的需求,既不会产生肉体的疼痛,也不会引起精神上的痛苦、恐怖、不安及抑郁。

(三)安死术的基本要求

不管采用何种安死术方法,都应遵循以下基本要求:

1. 在短时间内达到无痛苦死亡的目的,尽量避免实验动物产生惊恐、挣扎、喊叫。
2. 不影响实验结果或标本采集,不影响后继研究工作的组织化学变化或病理学变化。
3. 方法经过验证,科学、可靠且可重复。
4. 药品易得,设备操作简单且便于维护。
5. 不影响操作人员情绪、健康和安全,特别是在使用挥发性麻醉剂如乙醚、氨氯醚、三氟乙烷时,一定要远离火源。

6. 地点选择　应远离其他动物,并对公共卫生、环境影响最小。

7. 实施安死术后,操作人员应检查确认动物是否已经死亡,通过对呼吸、心跳、瞳孔、神经反射等指征的观察,对死亡作出综合判断。

8. 将动物尸体进行无害化处理。

虽然安死术的整个过程很难做到完全没有疼痛和痛苦,但可以通过设定实施安死术的特殊环境条件或改进设备、提高技术水平来适当减少动物的痛苦。注射药物和物理性安死术方法对操作人员的技术要求较高,如果技术不熟练,不仅易造成人员受伤,更可能使动物未完全死亡而导致极大的痛苦。因此,对实验动物实施安死术,应在实验动物医师的指导下进行。

（四）安死术的方法及道德评价

实验动物安死术的方法总体来说有三大类:吸入药物法(二氧化碳、氮气、一氧化碳、乙醚、氟烷等);注射药物法(巴比妥类、乌拉坦类、氯化钾、水合氯醛、硫酸镁等药物);物理方法(颈椎脱臼、断头、放血、枪击、电击等)。这些方法虽都是公认的方法,但从伦理道德对其进行评价,仍可分为下面几个等级:

1. **完全可接受的人道方法**　这些方法被认为是最人道、最安全的,对多数动物均适用。如静脉注射药物是动物安死术的首选方法,巴比妥类药物及其衍生物是首选注射药物。判断一种安死术方法是否是"为人们所接受的人道方法"最重要的标准是能够使动物的中枢神经系统在实施早期即发生阻抑,从而丧失各种知觉(主要是疼痛)和意识。根据这一标准,一些视觉上"残酷"的方法如颈椎脱臼或放血致休克死亡也是人道的,但前提是在动物麻醉或失去知觉后执行。

2. **可以接受的方法**　这些方法也是人道的,但在使用对象上有限制。如二氧化碳吸入法,由于其相对安全,使用方便,成本低等优点,已被广泛应用于啮齿类、兔、禽类等小型动物。但犬、猪等动物若暴露在浓度不断增加的二氧化碳下会有严重挣扎和痛苦,不适用于此方法。

3. **在一定条件下可接受的方法**　这些方法可能会不人道,如心脏注射药物会给动物带来巨大的疼痛,因此只适用于呈现垂死、休克或深度麻醉状态的动物。这些方法也可能会给操作人员带来安全隐患,如当使用吸入麻醉剂(如乙醚)处死动物时,可能会危害到操作人员,必须做好防护措施。

4. **不能接受的方法**　这些方法是不人道的,不会考虑单独用于动物的安乐死,但可以与一些安死术药物联合使用。如静脉注射氯化钾会产生严重的心脏疼痛,在使用前必须先用镇静剂,以减轻安死术药物引起痛苦表现。

总之,在具体实施安死术操作时,应根据动物种类、年龄、体重、数量等因素选择合适的方法,还应考虑动物的温驯度、健康状态、保定方法以及对疼痛、窘迫和疾病的感受等。

第三节　动物实验的伦理审查

随着实验动物科学的发展、动物福利伦理思想的普及以及相关法律法规的完善,实验动物的管理部门(机构)、使用单位和实验人员对动物实验伦理问题的重视程度越来越高。

目前,国际自然科学、生命科学、生物医药等领域的期刊在采用以动物为对象的研究论文时,审稿内容已经包括动物实验伦理审查的相关信息。近几年来,国内许多相关期刊也开始要求作者提供动物实验伦理审查资料。可以说,对动物实验进行伦理审查已成为科技界的共识。

一、中国动物实验伦理审查实施现状

近年来,我国的许多实验动物生产或使用单位都成立了实验动物管理委员会或实验动物伦理委员会,行使实验动物使用管理和伦理审查职责。

《关于善待实验动物的指导性意见》第一次明确规定动物实验项目必须经实验动物伦理委员会审查才能进行,但该意见并不具有法律效应,没有强制约束力。尽管许多单位成立了实验动物伦理委员会,但也由于缺乏具体的运作管理、审查执行标准,导致各单位审查标准不统一,审查决策主观性过强,审查的科学性、公正性和权威性受到质疑。2018年9月1日正式实施的国家标准《实验动物福利伦理审查指南》(GB/T 35892—2018)为动物实验伦理审查提供了规范性的参考和指导。当前,我国动物实验伦理审查还存在以下主要问题:

1. **实验动物伦理委员会结构不尽合理** 实验动物伦理委员会多由本单位自己组建,伦理委员会成员组成往往不够规范、合理,大多数成员都是自己单位中相关学科的专业人员,没有无利益冲突的第三方代表例如社区代表、律师、新闻工作者等。主任委员往往是单位领导或某专业负责人,在对本单位的科研项目审查过程中,审查成员难免会过多地考虑单位的利益、领导的压力、同事的情面等因素,从而影响伦理委员会公正、公平、客观、中立的伦理审查行为。

2. **动物实验伦理审查流于形式** 由于国家还没有立法明确动物实验必须进行伦理审查,有的省市虽然规定了动物实验前的伦理审查制度,但执行不严,检查监督不够,致使许多单位迫于应付检查而被动建立实验动物伦理委员会,伦理委员会没有严格地按"3R"原则进行伦理审查,致使动物实验中滥用动物、漠视动物感受,甚至虐待动物的现象时有发生。

3. **伦理审查专业化不够** 实验动物伦理委员会绝大多数成员具有较高的专业能力和管理能力,但往往缺乏伦理审查工作所必备的动物伦理学知识,如动物福利伦理的内容、评判标准、影响因素、动物福利伦理的相关法规、国内外研究进展等,伦理审查的水平有待提高。

4. **伦理审查的跟踪缺失** 很多实验动物伦理委员会只注重研究项目的初始审查,对审查通过并进入具体实验阶段的项目,缺乏后期监管。对于动物实验人员在实验中如何实施动物实验、是否按要求订购动物、在实验过程中是否体现了"3R"原则、研究方案在实验过程中是否发生修订等问题缺少必要的跟踪和监管。

二、动物实验伦理审查指南

国家标准《实验动物福利伦理审查指南》规定了实验动物生产、运输和使用过程中的福利伦理审查和管理的要求,其中对涉及动物实验伦理审查的内容作出了详细规定。

（一）审查机构

明确伦理委员会的职责范围：根据实验动物有关法律、规定和质量技术标准，负责各自管理权限范围内实验动物从业单位的实验动物相关的福利伦理审查和监管，受理相关的举报和投诉。具体要求是对实验动物从业单位的管理规范和执行情况进行检查；对项目的事前审查、实施过程中监督检查和项目结束时的终结审查；对违法违规现象进行调查。

伦理委员会至少应由实验动物专家、医师、实验动物管理人员、使用动物的科研人员、公众代表等不同方面的人员组成。伦理委员会设主席（主任委员）1名，副主席（副主任委员）和委员若干。所有伦理委员要承诺遵守法规、规定及标准，维护实验动物福利伦理。伦理委员会应制定章程、审查程序、监督制度、例会制度、工作纪律和专业培训计划等，负责向上级管理机构报告工作。

（二）审查原则

动物实验的伦理审查以"3R"为基本原则，在满足科学、合理的基础上，兼顾必要性原则、伦理原则、保护原则、福利原则、合法性原则、公正性原则、利益平衡性原则、符合国情原则。

1. **必要性原则** 任何实验项目应有充分的科学意义和必须实施的理由；动物实验方案和实施计划必须科学、合理。禁止没有实际意义的实验和不必要的重复实验。

2. **伦理原则** 实验目的、实验方法、处置手段应符合人类公认的道德伦理价值观和国际惯例，还应保证实验人员和公共环境的安全。有些实验过程方法被认为是伦理学上所不能接受的，必须禁止。

3. **保护原则** 对确有必要进行的项目，应遵守"3R"原则，对实验动物给予人道的保护。在不影响项目实验结果的科学性的情况下，尽可能采取替代方法、减少不必要的动物数量、降低动物伤害使用频率和危害程度。

4. **福利原则** 实验动物生存期间包括运输中尽可能多地享有动物的五项福利自由。各类实验动物管理和处置，要符合该类实验动物规范的操作技术规程，防止或减少动物不必要的应激、疼痛和痛苦。在动物出现极度痛苦而无法缓解时，应选择仁慈终点。处死动物时应采取安乐死方法结束其生命。

5. **合法性原则** 项目目标、动物来源、设施环境、人员资质、操作方法等各个方面不应存在任何违反法规或相关标准的情形。

6. **公正性原则** 审查和监管工作应保持独立、公正、公平、科学、民主、透明、不泄密，不受政治、商业和自身利益的影响。

7. **利益平衡性原则** 以当代社会公认的道德伦理价值观，兼顾动物和人类利益，在全面、客观地评估动物所受的伤害和人类由此可能获取的利益基础上，负责任地出具实验动物项目福利伦理审查结论。

8. **符合国情原则** 伦理审查应遵循国际公认的准则和我国传统的公序良俗，符合我国国情，反对各类激进的理念和极端的做法。

（三）审查内容

1. **审查要点** 包括项目的目的、必要性、意义，设计方案；动物来源及选择实验动物种类和数量的原因；主要观察指标；可预期的伤害以及动物替代、减少动物用量、降低动物痛苦和伤害的主要措施；仁慈终点或实验终结的指标；动物安乐死方法、动物尸体处置方法、非处死动物的处置方式等。此外,项目参与人员的资质、实验设施条件、操作技术、动物运输、安全风险及技术保障等也是必要审查内容。

2. **人员资质**　动物实验操作人员应通过专业技术培训,获得相关资质和技能;应熟悉实验动物福利伦理有关规定和技术标准,了解善待实验动物的知识和要求,掌握相关种属动物的习性和正确的操作技术。

实验人员应与实验动物医师共同协商符合实验目标的实施方案。实验动物医师对项目实施过程中的动物福利伦理执行情况进行监督检查和专业判断,并负责动物止痛、麻醉和安死术的专业指导或实施,以及仁慈终点的建议。

3. **动物来源**　用于动物实验的动物必须来源于有资质的实验动物生产单位或其他合法渠道,并在合法的实验动物使用设施中饲养、开展动物实验。所有动物都应有单独标识和集体标识,便于检查。禁止使用来源不明的动物,禁止使用来源于偷盗或私自捕获的流浪动物及濒危野生动物。如必须使用野生动物,应采用合法渠道和人道技术捕获,并考虑人类及动物的健康、福利和安全。濒危物种动物只能在极特殊情况下依法获得和使用;在具有无法替代的科学理由,且使用任何其他物种均无法达到预期结果时,经审查批准后,项目方可实施。

4. **设施条件**　实验动物使用设施的条件及其各项环境指标,应符合国家标准和动物福利要求;应从动物的饲养环境条件、饲养密度、笼具、垫料、饮水、饲料、环境丰容度以及设施的安全运行、卫生防疫等各方面保证动物的福利。

动物的运输也要充分考虑其福利,如运输笼具的大小,安全、卫生、舒适度,通风、保暖,饮水、饲料的补充,运输过程中应尽可能减少动物的应激反应,避免动物受到伤害等。

5. **技术规程**　实验动物的饲养管理、设施管理、各类动物实验操作包括仁慈终点的确定和安死术、实验环境的控制和各类实验动物项目的实施,应有符合实验动物福利伦理质量标准、管理规定和规范性操作规程(standard operating procedure, SOP),并提供给伦理委员会予以审查和实施监督。

6. **动物使用及善后**　实验人员在抓取动物时,应避免引起动物的不安、惊恐、疼痛和损伤,不得戏弄或虐待实验动物。保定动物时,应尽可能减少动物的不适及痛苦和应激反应。实验现场避免无关人员进入。在对活体动物包括运动麻痹的动物进行手术、解剖时,均应进行有效麻醉。动物存活性手术应无菌操作。术后恢复期应根据实际情况,进行镇痛和有针对性的护理及饮食调整。

处死动物应实施适合的安死术。处死现场,不宜有其他动物在场。确认动物死亡后,方可对动物尸体进行无害化处理。在不影响实验结果判定的情况下,应尽早选择"仁慈终点",尽可能缩短动物承受痛苦的时间。除实验必需的极少数情况外,死亡(安死术除外)不应作为动物实验计划终点。

对于实验结束后一些存活期比较长的动物要有饲养管理规划。对没有受到影响的野生动物,如空白对照组动物,当不再使用时,经科学的检查和评估,在安全的前提下,可依法放归栖息地。

7. **安全风险及技术保障**　当项目的实施存在生物安全危险或其他危险因素并可能产生危害时,应采取相应措施防止危险的扩散,确保人员、动物的健康以及公共环境的安全。此项审查的要点是对人员的健康安全、动物设施安全、公共卫生安全的潜在危害及技术保障情况。

（四）审查程序

1. 申请材料 申请福利伦理审查项目负责人应向伦理委员会提交正式的伦理审查申请表和相关的举证材料。申请材料应包括以下内容：

（1）动物实验项目名称及概述。

（2）项目负责人、动物实验操作人员的姓名、专业培训经历、实验动物或动物实验资质证书编号，实验动物环境设施及许可证号。

（3）项目的目的、必要性、意义和实验设计，拟使用动物的信息（包括选择实验动物种类和数量的原因），对动物造成的可预期的伤害及防控措施（包括麻醉、镇痛、仁慈终点和安死术等），动物替代、减少动物用量、降低动物痛苦伤害的主要措施及利害分析。

（4）遵守实验动物福利伦理原则的声明。

（5）伦理委员会要求的其他具体内容以及补充的其他文件。

2. 实施方案审查

（1）在接到有关项目申报材料后，由伦理委员会主席指定委员进行初审。

（2）常规项目首次审查后，可由主席或授权的副主席直接签发。新项目应交伦理委员会审议，5个工作日内提出书而意见。如果有争议，应聘请有关专家参加，召开伦理委员会会议再次审查。

（3）参加审查的委员不得少于半数。申请者可以申请现场答疑，并可以提请对项目保密或评审公正性不利的委员回避。

（4）伦理委员会应尽可能采用协商一致的方法作出决议，如无法协商一致，应根据少数服从多数的原则，在10个工作日内作出伦理审查决议，由主席或授权副主席签发后，3个工作日内送达。

3. 实施过程检查

（1）伦理委员会对批准项目的实际执行情况及偏差进行日常检查，发现问题时应提出整改意见，严重的应立即作出暂停实验动物项目的决议。

（2）经审查通过的项目，应按照原批准的方案实施。任何涉及实验动物的重大改变、变更的部分，均应在实施前重新申请审查和批准。

（3）涉及实验动物的重大改变、变更包括：实验设计、实验程序、操作方法；运输及搬运方法和限制条件；对动物驯养、饲养、保定和操作性条件的加强措施；避免或减缓疼痛、不舒适、压力、痛苦或身体或生理功能的持续性损伤的方法；包括采用麻醉、止痛以及其他方式抑制不舒适的感觉，如治疗、保暖、铺软垫、辅助喂食等；仁慈终点的应用和动物的最后处理方法，包括安死术；动物健康状况、饲养和护理情况，包括环境丰容；涉及"替代、减少、优化"原则和动物五项自由；任何涉及健康安全风险的特殊实验；设施、设备、环境条件和手术规程；项目中主要负责人和实际操作人员；项目的意义、目标、科研价值、社会效益（例如利害分析）；其他可能对动物福利伦理原则造成负面影响的项目问题。

4. 终结审查 项目结束时，项目负责人应向伦理委员会提交该项目伦理回顾性终结报告，接受项目的伦理终结审查。

（五）审查规则

1. 通过审查 伦理委员会对未发现违反实验动物福利伦理有关法规、规定和本制度规定的,应通过福利伦理审查,并出具审查报告。

2. 不通过审查　对发现有下列情况之一的,不能通过伦理委员会的审查:

(1)动物实验项目不接受或逃避伦理审查的。

(2)不提供足够举证的或申请审查的材料不全或不真实的。

(3)缺少项目实施或动物伤害的客观理由和必要性的。

(4)项目参与人员未经过专业培训,未获得相关的资质或明显违反实验动物福利伦理原则和管理规定要求的。

(5)实验环境达不到相应等级质量标准的;实验动物的笼具、垫料、饲料、饮水等不合格的;实验条件无法满足动物福利要求和从业人员职业安全及公共环境安全的。

(6)实验动物运输和使用中缺少维护动物福利、规范从业人员道德伦理行为的操作规程,或不按规范的操作进行的;虐待实验动物,造成实验动物不应有的应激、伤害、疾病和死亡的。

(7)动物实验项目的设计有缺陷或实施不科学。没有科学地体现"3R"原则、五项动物福利自由权益和动物福利伦理原则的。

(8)动物实验项目的设计或实施中没有体现善待动物,关注动物生命,没有通过改进和完善实验程序,减轻或减少动物的疼痛和痛苦,减少动物不必要的处死和处死数量的。在处死动物方法上,没有选择更有效的减少或缩短动物痛苦时间的安死术的。

(9)活体解剖动物或手术时不采取有效的麻醉方法的;对实验动物的生和死处理采取违反道德伦理的,使用一些极端的手段或会引起社会广泛伦理争议的动物实验。

(10)动物实验的方法和目的不符合我国传统的道德伦理标准或国际惯例或属于国家明令禁止的各类动物实验。动物实验目的、结果与当代社会的期望,与科学的道德伦理相违背的。

(11)对人类或任何动物均无实际利益或无任何科学意义并导致实验动物痛苦的各种动物实验。

(12)对有关实验动物新技术的使用缺少道德伦理控制的,违背人类传统生死伦理,把动物细胞导入人类胚胎或把人类细胞导入动物胚胎中培育杂交动物的各类实验;以及对人类尊严的亵渎,可能引发社会巨大的伦理冲突的其他动物实验。

(13)严重违反实验动物福利伦理有关法规、规定、标准的其他行为的。

3. 复审

(1)对实验动物福利伦理审查决议有异议时,申请者或被检查者可以补充新材料或改进后申请复审。

(2)伦理委员会接到复审申请后,应在10个工作日内给予书面答复。

(六)档案管理

伦理委员会应有专人负责文件的收发和档案管理工作。所有审查或检查的证明材料和审查报告均应归档。审查报告应有参加审查或检查的委员签字。

未被通过的审查报告应至少包括以下内容:任何违反实验动物福利伦理有关法规、规定和标准的问题及情况,项目实施中和其审查通过的方案出现偏差并影响动物福利的情况,以及相应的整改意见和整改情况,也应包括伦理委员审查的观点,以及伦理委员会审查结论和其他有关重要信息。

伦理委员会的所有文档,在项目结束后还应至少保留3年。

参 考 文 献

1. 贺争鸣,李根平,李冠民,等. 实验动物福利与动物实验科学. 北京:科学出版社,2011.

2. 王明旭. 医学伦理学. 北京:人民卫生出版社,2010.

3. 秦川. 中国实验动物学会团体标准汇编及实施指南(第二卷上册). 北京:科学出版社,2018.

4. 唐彩琰(译). 利用采食行为评估动物福利. 国外畜牧学-猪与禽,2017,37(11):74-77.

5. 刘鑫,胡佩佩. 医学实验动物保护立法研究. 中国医学伦理学,2016,29(4):697-700.

6. 李胜利,王钜,陈振文. 实验动物福利发展浅析及教学体会. 中国比较医学杂志,2007,17(8):53-54.

7. 张云峰,赵太云,王鹏,等. 浅谈实验动物福利立法. 实验动物科学,2007,24(5):65-68.

8. 张颖,李二林. 实验动物福利在我国的现状与伦理学思考. 兽医卫生,2013,4:36.

9. 唐彩琰(译). 动物福利和营养介绍. 国外畜牧学-猪与禽,2017,37(8):86-89.

10. 恽时锋,田小芸,董敏,等. 医学实验动物福利伦理问题分析. 医学研究生学报,2010,23(4):397-400.

11. 田立立,魏晓锋,高诚. 实验动物行为与环境质量研究进展. 实验动物与比较医学,2016,36(3):237-241.

12. 赵厚德,陶均,郝智慧,等. 实验动物疼痛评价的探讨. 中国比较医学杂志,2004,14(6):385-386.

13. 侯粉霞,杨慧芳,鱼涛. 毒性评价试验中仁慈处死动物的依据和方法. 毒理学杂志,2010,24(2):158-159.

14. 陈洁,喻婷,刘武,等. 对我国科学研究中实验动物伦理问题的思考. 农业科技管理,2014,33(6):22-24.

15. 刘云波. 实验动物安乐死若干问题. 中国比较医学杂志,2008,18(2):76-78.

16. 张潇,谭德讲,李保文,等. 二氧化碳安乐死在实验动物中的应用与最新进展. 中国比较医学杂志,2009,19(8):81-84.

17. 朱玉峰,王元占,杨培梁,等. 我国实验动物伦理委员会建设的现状及问题分析. 医学与哲学,2012,33(8A):19-21.

18. 中华人民共和国科学技术部. 关于善待实验动物的指导性意见. 北京:中华人民共和国科学技术部,2006:9.

19. 中国国家标准化管理委员会. 实验动物福利伦理审查指南 GB/T 35892-2018. 北京:中华人民共和国国家质量监督检验检疫总局,2018:2.

20. Dale J Langford1, Andrea L Bailey1, Mona Lisa Chanda1, et al. coding of facial expressions of pain in the laboratory mouse. Natre Methods, 2010, 7(6):448-254.

（谭冬梅　韩志刚　谭　毅）

第四章

常用实验动物及生物学特性

第一节 小 鼠

小鼠(mouse, *Mus musculus*)是当今生物医学领域研究最详尽、用量最大、用途最广、品种品系最多的哺乳类实验动物。在生物学分类上属于哺乳纲、啮齿目、鼠科、小鼠属,染色体2n=40。实验小鼠的祖先是欧洲小家鼠(*Mus domesticus*),融合了亚洲小鼠的一些基因。1909年世界上第一个近交系小鼠在美国培育成功。经过长期人工饲养和选育,现已培育出千余个独立的近交系、封闭群、突变品系。目前,利用转基因技术制备的基因工程小鼠已在生物医学研究中占有非常重要的地位。

一、一般生物学特性

小鼠(图4-1)全身被毛,面部尖突,嘴脸前部两侧有触须,耳耸立呈半圆形,眼睛大而鲜红。尾长与体长基本相等,成年小鼠一般体长10~15cm。尾部被有短毛和环状角质鳞片。有多种毛色,如白色、鼠灰色、黑色、棕色、黄色、肉桂色等。

小鼠体小娇嫩,皮肤无汗腺,外界环境适应能力差。实验小鼠性情温顺,胆小怕惊,喜居光线暗淡的环境,习惯于昼伏夜动。进食、交配、分娩多发生在夜间,活动高峰每天有两次,一次在傍晚之后,另一次在黎明前后。成年实验小鼠每天进食5~10g,饮水8~15ml。

小鼠为群居动物,群养时生长发育较单独饲养快,过分拥挤会抑制生殖能力。性成熟早,非同窝的雄性在一起易发生互斗并咬伤,群体中处于优势者保留胡须,处于劣势者则胡须被拔光。小鼠对外来刺激极为敏感,强光、噪音、不同气味等刺激均可导致神经紊乱,发生吃仔现象。

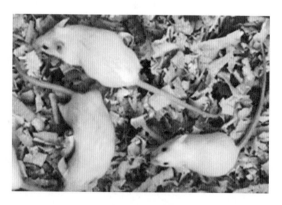

图4-1 小鼠

二、解剖学特点

(一)骨骼系统

小鼠全身骨骼包括头骨、椎骨、胸骨、肋骨和四肢骨。有55~61块脊椎骨、13对肋骨。

其中脊椎由 7 块颈椎、12~14 块胸椎、5~6 块腰椎、4 块荐椎、27~30 块尾椎组成。不同品系的小鼠在胸椎、腰椎及尾椎存在差异。齿式为 2(1 003/1 003)=16，上下颌骨各有 2 个门齿和 6 个臼齿，没有犬齿和前臼齿。门齿终身不断生长，依靠经常磨损来维持门齿的长度。

（二）消化系统

小鼠的消化道与人相似，依次为食管、胃、小肠（十二指肠、空肠、回肠）、大肠（盲肠、结肠和直肠），没有阑尾结构。食管细长约 2cm，位于气管的背面，其内壁有一层厚的角质化鳞状上皮，有利于灌胃操作。胃是单室胃，分为不具备腺体功能的前胃和具有腺体功能的腺胃两部分，中间由一个界限嵴分隔，前胃由扁平上皮细胞被覆。胃容量小（1.0~1.5ml），灌胃给药的剂量不能超过 1.0ml，功能较差，不耐饥饿。小鼠与家兔、豚鼠等草食性动物相比，肠道较短，盲肠不发达。肝分为左叶、中叶、右叶及尾叶，其中最大的叶是左叶。小鼠有胆囊。

（三）呼吸系统

呼吸系统由呼吸道和肺两部分组成。小鼠肺脏分五叶：左肺为一整叶，上有一条不太深的沟。右肺分为 4 个肺叶（上、中、下和心后叶）。气管由 15 个白色环状软骨组成，气管、支气管及腺体不发达，不适于作慢性支气管炎模型。

（四）循环系统

小鼠的心脏由左、右心房和左、右心室组成。心尖位于近胸骨端第 4 肋间，为心脏采血的最佳进针部位。尾部有 4 条血管，背腹侧为尾动脉，两侧为尾静脉。血管表浅粗大，适宜静脉注射。

（五）淋巴系统

小鼠的淋巴系统很发达，咽部无扁桃体，外界刺激可使淋巴系统增生，导致淋巴系统疾病。脾脏中含有造血细胞，包括巨核细胞、原始造血细胞等组成的造血灶，有造血功能。骨髓为红骨髓而无黄骨髓，终生造血。

（六）泌尿与生殖系统

小鼠的右肾比左肾稍靠前，肾的浓缩能力强，一次只会排出 1~2 滴尿液。雄鼠为双睾丸，幼年时藏存于腹腔内，性成熟后则下降到阴囊。前列腺分背、腹两叶。雌鼠为双子宫、呈 Y 形。卵巢有系膜包绕，不与腹腔相通故无宫外孕。乳腺发达，胸部 3 对，蹊部 2 对。

三、生理学特性

（一）生长发育

小鼠刚出生时体重仅 1.5g 左右，1 个月时 12~19g，1.5~2 月龄时可达 20~39g，寿命约为 2 年。新生小鼠赤裸无毛，皮肤肉红色，不开眼，耳廓与皮肤粘连。3d 仔鼠脐带脱落，皮肤转为白色，开始长毛并出现胡须。4~6d 有听觉，被毛长齐。12~14d 睁眼，长出上门齿，开始采食及饮水。3 周龄可离乳独立生活。4 周龄雌鼠阴腔张开。5 周龄雄鼠睾丸落至阴囊，开始生成精子。成年小鼠的性别很容易区分，仔鼠或幼鼠主要从外生殖器与肛门的距离判定，近者为雌性，远者为雄性。

小鼠生长发育的快慢与其品系、营养状况、健康状况、环境条件以及母鼠的哺乳能力、生产胎次均有密切关系。

（二）生殖特征

小鼠性成熟早,性活动可维持 1 年左右。6~7 周龄时已性成熟,雄鼠 36d 时可在附睾精液中找到活泼的精子,雌鼠 37d 时即可发情排卵。雄鼠性成熟后,开始产生精子并分泌雄性激素,副性腺(精囊、凝固腺等)分泌精液,并在交配后 10~12h 的雌鼠阴道和子宫颈中凝固形成阴栓。阴栓是小鼠是否交配的重要特征,较其他啮齿动物更明显,不易脱落,能防止精液倒流,提高受精能力,它的出现可以作为计算妊娠起始时间的依据。雄鼠体成熟为 70~80d,雌鼠为 65~75d,故小鼠开始繁殖交配一般是在 65~90d 之间。雌鼠性周期 4~5d,分为前期、发情期、后期和发情间期,根据阴道涂片的细胞学变化可以推断性周期的不同阶段。妊娠期 19~21d,哺乳期 20~22d,每胎产仔 6~15 只,全年多发情,年产 6~9 胎,存在产后发情、受孕和胚胎延迟着床等现象。

（三）体温与水的调节

小鼠的体温为 37~39℃。按照每克体重计算,其体表面积相对较大,对环境温度的波动有明显反应。小鼠对寒冷的应答为不发抖产热作用,寒冷静态下小鼠产生的热量相当于基础代谢的 3 倍,比任何其他动物的变化都大。小鼠没有汗腺,不能加大喘气,唾液分泌能力有限,如果环境温度升高则通过体温升高、代谢率下降及耳血管扩张以加快散热。这表明小鼠并不是一种真正的温血动物。持续 32℃以上高温常引起小鼠死亡或后续效应,出现某些功能的不可逆损害。小鼠在 21~25℃环境温度内生长较快,产仔多,活力强。

小鼠体表蒸发面积与整个身体相比较其他哺乳动物都大,对饮水量不足更为敏感,饮水量为每天 4~7ml,水分在体内的周转期更短,水分代谢的半衰期仅为 1.1d,可通过呼出的气体在鼻腔内冷却以及尿液的高度浓缩来保持水分。

小鼠的正常生理参数及血液参数见表 4-1。

表 4-1　小鼠、大鼠、地鼠、豚鼠的生理参数及血液参数

	参数	小鼠	大鼠	地鼠	豚鼠
生理参数	雄性成年体重 /g	25~40	300~500	120~140	700~1 000
	雌性成年体重 /g	25~40	250~300	140~160	700~900
	寿命 / 年	2~3	2~3	2~3	5~6
	心率 /(次 /min）	300~800	300~500	250~500	230~380
	呼吸频率 /(次 /min）	100~200	70~110	40~120	42~104
	体温 /℃	36.5~38	37.5~38.5	37~38	38~40
	染色体数 /2n	40	42	44	64
	青春期 / 周	5~7	6~8	4~5	8~10
	繁殖期 / 周	8~10	12~16	8~12	9~10
	发情周期 /d	4~5	4~5	4~5	14~18
	发情期 /h	14	14	10	1~18
	妊娠期 /d	18~21	21~23	15~17	59~72
	窝产仔数 / 个	≤16	≤16	≤8	≤6
	新生鼠体重 /g	0.5~1.5	3.5~7.5	2~3	70~100

续表

参数		小鼠	大鼠	地鼠	豚鼠
血液参数	离乳日龄 /d	21~28	21~28	20~22	15~28
	离乳体重 /g	10~15	40~50	30~40	180~240
	血容量 /(ml/kg)	76~80	60	80	69~75
	血红蛋白量 /(g/100ml)	10~17	14~20	10~18	12~15
	血细胞比容 /(vol%)	39~49	36~48	36~60	38~48
	白细胞 /(×1 000/mm^3)	5~12	6~17	3~11	7~13
	血糖 /(mg/100ml)	124~262	134~219	60~150	60~125

四、在生物医学研究中的应用

从 17 世纪开始，小鼠就用于比较解剖学研究及动物实验。英格兰生物学家罗伯特·胡克在 1664 年一项关于气压变化对生物体影响的研究中使用了小鼠作为实验动物。20 世纪初，小鼠被广泛用于遗传学研究，哺乳动物遗传学之父 - 卡斯特是第一个应用白化小鼠繁殖实验证明孟德尔遗传定律的科学家。如今，小鼠是继人类后第二个全基因组得到测序的哺乳动物，因其体型小，生长繁殖快，质量标准明确，易于控制和管理操作，在生物医学研究的各个领域得到广泛应用。

（一）药物研究

1. 药物毒性和安全评价　实验小鼠常被用于药物的急性、亚急性、慢性毒性试验、半数致死量和最大耐受量的测定，还被广泛用于药物的安全评价实验，如致畸、致癌、致突变的"三致"实验。

2. 生物效应测定和药物效价的比较　实验小鼠被广泛用于血清、疫苗等生物制品的效价检定以及各种生物效应的研究。

3. 药效学研究　常用小鼠做某些药物的药效学和副作用的评价。如利用小鼠瞳孔放大作用测试药物对副交感神经和神经连接的影响；用声源性惊厥的小鼠评价抗痉挛药物；用小鼠角膜和耳廓反射评价镇静药药效；小鼠对镇咳药敏感，在氢氧化铵气雾剂刺激下有咳嗽反应，是研究镇咳药的首选动物。

（二）肿瘤学研究

1. 肿瘤模型　近交系小鼠中大多有其特定的自发性肿瘤。如 AKR 小鼠的白血病发病率高达 90%，C3H 小鼠的乳腺癌发病率高达 90%~100%。从肿瘤发生学来看这些自发性肿瘤与人体肿瘤相近，为研究各种类型肿瘤的发生和生物学特征以及防治提供了极好的动物模型。另外小鼠对致癌物敏感，可诱发各种供研究用的肿瘤模型，如用二乙基亚硝胺诱发小鼠肺癌，甲基胆蒽诱发小鼠胃癌和宫颈癌等。

2. 人体肿瘤　研究胸腺严重缺陷的裸小鼠、严重联合免疫缺陷小鼠和利用基因修饰技术获得的 NSG、NPG 小鼠等可接受各种人类肿瘤细胞的移植，成为活的癌细胞"试管"，是研究人类肿瘤生长发育、转移和治疗的最佳动物模型。

3. 肿瘤遗传学研究　小鼠已成为肿瘤遗传学研究的主要动物，用于原病毒基因组学说和癌基因假说的研究,如对小鼠乳腺癌、垂体肿瘤、肾上腺皮质肿瘤发生过程中基因成分的相互作用进行大量的研究分析。

（三）微生物学研究

小鼠对多种病原体和毒素敏感,适宜复制多种细菌性和病毒性疾病模型,特别适用于疟疾、血吸虫病、马锥虫病、流行性感冒及脑炎、狂犬病及其他许多疾病的感染研究及实验治疗。还可对其他病原体的致病力、宿主抵抗的机制、病理学和治疗进行研究。

（四）遗传学研究

小鼠的毛色变化多种多样,其遗传学基础已研究得比较清楚。因此,毛色常作为小鼠遗传学分析中的遗传标记。重组近交系小鼠将双亲品系的基因自由组合和重组产生一系列的子系,这些子系是小鼠遗传学分析的重要工具,主要用于研究基因定位及其连锁关系。同源近交系小鼠常用来研究多态性基因位点的多效性、基因的效应和功能以及发现新的等位基因。转基因小鼠可用于研究基因的功能、表达和调节,探索疾病的分子遗传学基础和基因治疗的可能性和方法。

（五）免疫学研究

使用 BALB/C,AKR,C57BL/6J 等小鼠免疫后的脾细胞与骨髓细胞融合,进行单克隆抗体的制备和研究。利用免疫功能缺陷的小鼠进行免疫学研究。如无胸腺的突变系裸鼠由于缺乏 T 细胞,常用于研究 T 细胞功能以及细胞免疫在免疫应答反应中的作用。20 世纪 80 年代培育出的 SCID 小鼠是一种先天性 T 和 B 细胞联合免疫缺陷的突变系动物,有利于研究 NK 细胞、淋巴因子激活的杀伤细胞（LAK 细胞）、巨噬细胞和粒细胞等"自然防御"细胞和免疫辅助细胞的分化和功能,以及它们与淋巴细胞及其分泌的淋巴因子的相互作用。SCID 小鼠能接受同种或异种淋巴组织移植,是研究淋巴组织细胞分化和功能的活体测试系统。NZB 小鼠有自发性自身免疫贫血症,用于研究自身免疫疾病的机制。

（六）老年学研究

胶原蛋白老化常可视作机体老化的指标。研究表明,随着鼠龄增长,其胶原结构中双体和多聚体比例增加,皮肤中 α 螺旋结构减少,而 β 结构未增加。老龄 C_{57}BL/6J 雄性小鼠的脑纹状体多巴胺含量降低,酪氨酸转化率下降,一些物质在下丘脑和纹状体中分解代谢减慢。垂体功能低下、生长激素缺乏的侏儒小鼠,其寿命只有 5 个月（正常小鼠为 20 个月）,表现为灰发、皮肤萎缩,双眼白内障等,是研究生长激素与老化关系的模型。

SAM 小鼠俗称快速衰老小鼠（SAM 品系小鼠）,是一种常用于老化相关实验的动物模型。该系小鼠在生命早期就出现了本该在老年期才出现的身体各部位功能衰老现象。主要分为两大类:呈现快速衰老易感的 SAMP 系（senescence accelerated mouse）以及呈现衰老抵抗型的 SAMR 系（senescence resistant mouse）。目前常用的为 SAM-P8、SAM-P10、SAM-R1 等品系,用于研究衰老和老年性疾病的药物干预实验,其中 SAM-R1 常作为阴性对照组。

（七）内分泌疾病研究

小鼠内分泌腺结构的缺陷常引起类似人类的内分泌疾病,如肾上腺皮质肥大造成肾上腺功能亢进,发生类似人类库欣综合征的表现。肾上腺淀粉样变性造成肾上腺激素分泌不足可导致 Addison 病症状。此外,小鼠还可用来研究甲状旁腺激素失活引起的钙磷代谢紊乱和次生骨吸收障碍;糖尿病和血管升压素缺乏造成的尿崩症;遗传性家族肥胖症与胰岛发育不全造成的肥胖症。

第二节　大　鼠

大鼠(rat, *Rattus noivegicus*)是最常用的实验动物之一,其用量仅次于小鼠,广泛应用于生物医学研究中的各个领域。在生物学分类上属于哺乳纲、啮齿目、鼠科、大鼠属,染色体2n=42。实验大鼠由野生褐家鼠驯化而成,但与野生褐家鼠毛色有很大区别。它们的毛色大都是野生大鼠中少有的突变型,包括肉桂色、浅黄褐色、米色、蓝色、巧克力色等。野生大鼠大约18世纪起源于中亚的里海与贝加尔湖之间的温带地区,最早叫Norway大鼠,毛色呈褐色,后传入美国。位于费城的威斯塔研究所(Wistar Institute)1906年开发培育出Wistar大鼠,以后又先后培育出SD大鼠、Lewis大鼠、Long-Evans大鼠等其他品种品系。实验用大鼠多是分泌黑色素功能缺失的白化品系,毛色为白色、眼色为红色。

一、一般生物学特性

大鼠外观与小鼠相似,但体型较大(图4-2)。成年大鼠一般体长18~20cm。尾上被有短毛和环状角质鳞片。大鼠对新环境适应能力强。夜间和清晨比较活跃,采食、交配多在此期间发生。喜啃咬、性情温顺、易于捕捉。当粗暴操作、营养缺乏或听到其他大鼠尖叫时,变得紧张不安难于捕捉,甚至攻击人。孕鼠和哺乳鼠更易产生攻击人的倾向。

大鼠对环境的干湿度敏感,相对湿度小于40%,结合高温可引起大鼠尾部皮肤(或趾)环状缩小,称为环状坏死症。大鼠嗅觉灵敏,对空气中的灰尘、氨、硫化氢极为敏感,易引起呼吸道疾病。大鼠视觉较差,尤其是白化品系的大鼠,听觉范围比人宽,能听到次声波和超声波。大鼠食性较杂,对营养缺乏敏感,特别是维生素A和氨基酸不足时可发生典型症状,是研究营养学的理想模型。

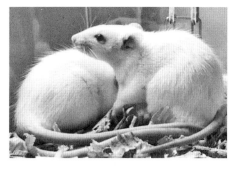

图4-2　大鼠

大鼠具有较强社会性,最好不单只饲养。雄性大鼠之间共同饲养之初会发生打斗,但在分出优劣后攻击行为就会停止。

二、解剖学特点

(一)骨骼系统

全身骨骼包括头骨、椎骨、胸骨、肋骨和前后肢骨。齿式为2(1 003/1 003)=16,上下颌各有2个门齿和6个臼齿。门齿终生不断生长,需经常磨损以维持其长度。臼齿的解剖形态与人类相似,给予致龋菌丛和致龋食物可产生与人一样的龋损。

(二)消化系统

大鼠的消化道可分为食管、胃、小肠、大肠。胃容量4~7ml,胃分为前胃(非腺胃)和胃体(腺胃)两部分,前胃的作用与食管类似,而胃体能分泌消化食物的胃酸,中间由一个界限嵴隔开,食管通过此嵴的一个褶进入胃小弯,此褶收缩时封闭贲门口,阻止食物反流,是大鼠不会呕吐的原因。肝分为六叶(左外叶、左中叶、中叶、右叶、尾状叶和乳突叶),再生能力强,切除 60%~70% 后可再生,肝巨噬细胞(Kuffer cell)95% 有吞噬能力,适用于肝外科实验研究。无胆囊,来自各叶的胆管形成胆总管,在距幽门括约肌 2.5cm 处通入十二指肠,适宜作胆管插管模型。

(三)呼吸系统

大鼠肺结构特别,左肺由单个肺叶组成,右肺分成 4 叶(前叶,中叶,副叶,后叶)。大鼠出生时呼吸系统并不完全成熟,出生后 4~7d 呼吸系统才初步成熟,出生后 10d 细支气管方才出现。气管位于食管的腹侧,由 24 个背面不相衔接的 U 形软骨环构成。气管及支气管腺不发达,不宜作慢性支气管炎模型及去痰平喘药物的研究。

(四)循环系统

大鼠心脏重量大约是体重的 1/25,每千克体重对应 50~70ml 的血液。心脏和外周循环与其他哺乳动物稍有不同。供给心脏的血液既来自冠状动脉,也来自冠状外动脉,后者起源于颈内动脉和锁骨下动脉。尾部血管丰富,具有运动平衡和调节体温等功能,尾静脉表浅粗大,适宜注射。

(五)神经和内分泌系统

大鼠大脑半球发达,背面盖住了间脑和中脑。脑部发出 13 对脑神经,外周神经系统由 34 对脊神经组成。大鼠的垂体与漏斗之间的结合相对脆弱,较容易摘除,适宜制作垂体摘除模型。垂体 - 肾上腺功能发达,应激反应灵敏。

(六)泌尿与生殖系统

右肾比左肾靠近头侧,其头极在第 1 腰椎水平,尾极在第 3 腰椎水平。肾只有一个乳头和一个肾盏,可有效地进行肾套管插入术研究。

雄性有许多高度发育的副性腺,包括大的精囊、尿道球腺、凝固腺和前列腺。腹股沟管终生保持开放。雌性子宫为 Y 形双子宫,胸部和腹部各有 3 对乳头。

三、生理学特性

(一)生长发育

新生鼠体重 5.5~10g,全身无毛,两耳关闭,四肢短小。3~4d 两耳张开,8~10d 长出门齿,14~17d 开眼,16d 被毛长齐,20~21d 可离乳。大鼠生长发育的快慢与其品系、营养状况、健康状况、环境条件以及母鼠的哺乳能力、生产胎次均有密切关系。一般成年雄鼠 300~600g,雌鼠 250~500g,寿命为 2.5~3 年。

(二)生殖特征

大鼠的繁殖力强,雄鼠出生后 30~35d 睾丸下降进入阴囊,45~60d 产生精子,60d 可自行交配,但 90d 后体成熟时才为最适繁殖期。雌鼠一般 70~75d 阴道开口,初次发情排卵是在阴道开口前后,80d 体成熟进入最适繁殖期。大鼠是自发排卵,但在非发情期也可通过强行交配诱导排卵。雌鼠性周期为 4~5d,可分为前期、发情期、后期和发情间期,阴道涂片可判断发情周期。雌鼠成群饲养时,可抑制发情。大鼠是全年多发情动物,存在产后发情。妊娠期为 19~23d,平均为 21d,每胎产仔数平均为 6~12 只。阴栓是交配的标志,但阴栓易于从阴道口脱落。

（三）体温与水的调节

大鼠的体温为 37.8~38.7℃，皮肤汗腺不发达，仅在爪垫上有分布。尾部是散热的主要器官，高温环境下，可通过分泌大量唾液散热。饮水量为每天 20~45ml。

（四）营养学特点

大鼠是研究营养学的优良动物模型。大鼠对各种营养素缺乏非常敏感，易产生营养缺乏症。如维生素 A、维生素 E、维生素 K、核黄素和维生素 B_1 的缺乏可引起不育、皮肤病及出血。大鼠能有效地存贮脂溶性维生素 B_{12}，此外，大鼠是研究钙磷代谢的常用动物。

大鼠正常生理参数及血液参数见表 4-1。

四、在生物医学研究中的应用

1828 年，一项关于饥饿的实验是人类第一次使用大鼠进行的动物实验研究。19 世纪中期人类开始利用白化大鼠进行科学实验。根据现有的记录，实验大鼠是第一种人类专门驯化用于科学实验的动物。大鼠体型大小适中，繁殖快，产仔多，易饲养，给药方便，采样量合适且容易，畸胎发生率低，行为多样化，在生物医学研究中应用广泛，数量仅次于小鼠。

（一）药物学研究

1. 药物毒理学　大鼠常用于药物亚急性试验、慢性试验、评价和确定药物的吸收、分布、排泄、剂量反应曲线和代谢，以及服药后的临床和组织学检查，也用于研究药物致畸试验。在评价药物对副交感神经 - 神经效应研究中，药物刺激和抑制效应通过大鼠的一些体征表现进行判断：如分泌唾液、外因作用流泪、发抖、不自觉的咀嚼等。评价药物对肾功能的影响可通过大鼠服药后 5h 的尿量来评价。评价甾体类避孕药副作用的研究，如服药后发胖、肿瘤发生率高等指标。

2. 药效学研究　利血平和阿扑吗啡可诱导大鼠神经性异常行为，用双胡同障碍迷宫测验或对大鼠有条件回避惩罚或奖励的能力进行测试来评价神经病药物的药效。大鼠血压和血管阻力对药物的反应很敏感，可用于筛选新药以及研究心血管药物的药理。大鼠踝关节对炎症反应敏感，常用以筛选抗关节炎药物，也可用于多发性关节炎、化脓性关节炎、淋巴腺炎、变态反应性关节炎、中耳炎、内耳炎等治疗药物的评价。

（二）行为学研究

大鼠体形大小合适，行为表现多样，情绪反应灵敏，适应新环境快，探索性强，神经系统反应与人有一定相似，所以在行为及行为异常的研究中应用广泛。如早期用迷宫踏板训练大鼠，以测试大鼠的学习和记忆能力；采用特殊的电击装置测试大鼠记忆判断和回避惩罚的能力；观察假定与神经反射异常有关的行为表现，进行神经症、躁狂抑郁精神病、精神发育阻滞等高级神经活动障碍研究。

（三）老年病学研究

老年疾病与环境因素密切相关，如可从大鼠采集足够量的血样和其他体液样品进行衰老的激素水平等生理、生化研究，探讨衰老过程中与 DNA 合成、复制、转录和翻译有关酶的活性及其改变；饲喂山黧豆素可引起大鼠胶原中双体和多体增加，而新合成的胶原和弹性蛋白成熟度不够，造成结构蛋白老化的动物模型；限制大鼠食量，每天给以 7 成量的食物，可延长大鼠寿命并发现其尾腱胶原的老化减缓。

（四）心血管疾病研究

目前已培育出几种高血压品系大鼠,如心肌肥大的自发性高血压大鼠、遗传性下丘脑尿崩症高血压大鼠、对盐敏感和抗性的高血压同类系等都是研究高血压的首选动物。通过诱发还可使大鼠出现肺动脉高压症、心肌劳损、局部缺血心脏病等模型。

（五）内分泌疾病研究

大鼠的内分泌腺容易手术摘除,尤其是垂体更易摘除,常用于研究各种腺体对全身生理、生化功能的调节;激素腺体和靶器官的相互作用;激素对生殖生理功能的调控作用及计划生育。一些因内分泌功能失调造成的疾病,可找到相应的自发或诱发大鼠模型,如尿崩症、糖尿病、甲状腺功能衰退、甲状腺功能低下造成的新生儿强直性痉挛。肥胖品系大鼠用来研究高脂血症。大鼠还用于应激性胃溃疡、卒中、克汀病等与内分泌有关的研究。

（六）微生物学研究

大鼠对多种细菌、病毒和寄生虫敏感,适宜复制多种细菌性和病毒性疾病模型,是研究支气管肺炎、副伤寒的重要实验动物。出生5d的大鼠接种流行性感冒杆菌用以研究细菌性软脑膜炎。1岁大鼠静脉内接种大肠埃希菌可产生肾盂肾炎病的动物模型。病毒性肝炎的疱疹病毒感染的研究常用大鼠。旋毛虫病、吸血虫病和锥虫病等病也可用大鼠诱发制作动物模型。

（七）营养代谢病研究

大鼠对营养物质缺乏敏感,可发生典型缺乏症状,是营养学研究使用最早、最多的实验动物:如各种维生素缺乏症;蛋白质、氨基酸及钙磷代谢的研究;各种营养不良、淀粉样变性的研究。

（八）口腔医学研究

大鼠适宜研究龋齿与微生物、唾液及食物的关系、牙垢产生的条件、牙周炎疾病实验;研究口腔组织生长发育及其影响因素;研究口腔肿瘤的发生和治疗等。

第三节 豚 鼠

豚鼠（guinea pig, *Cavia porcellus*）在分类学上属于哺乳纲、啮齿目、豪猪亚目、豚鼠科、豚鼠属,染色体2n=64。原产于南美洲安第斯地区,作为食用动物而驯养,16世纪作为观赏动物传入欧洲,后由荷兰传到日本,再传入中国,故称荷兰猪。其他名称还有天竺鼠、海猪等。我国各研究教学单位使用的豚鼠多为短毛的英国种豚鼠。

一、一般生物学特性

豚鼠体形短粗,头大颈粗,四肢短小,身圆无尾,全身被毛（图4-3）。前足有四趾,后足有三趾,趾端有尖锐短爪。两眼明亮,耳壳薄而血管明显,上唇分裂。多种毛色,如白色、黑色、棕色、黄色等。毛色组成有单色、双色和三色。

豚鼠是草食性动物,喜食纤维素较多的禾本科嫩草,食量较大。性情温顺,很少相互打斗或攻击,也不抓咬人。四肢短小,不善于攀爬或跳跃。视力很差,但是听觉、嗅觉和触觉却非常敏锐。能识别多种不同的声音,听阈远大于人,当有尖锐的声音刺激时,常表现为耳廓微动以应答,即听觉耳动反射。对环境中气味、温度等变化很敏感。胆小易惊,喜欢干燥、安静的环境。突然的响声、震动或环境变化可引起四散奔逃或呆滞不动,甚至引起孕鼠流产。喜群居,表现为成群活动,集体采食或休息,一雄多雌的群体具有明显的群居稳定性。豚鼠对抗生素高度敏感,青霉素对豚鼠的毒性比对其他动物大 100~1 000倍。因此,治疗豚鼠的感染性疾病常用磺胺类药物。

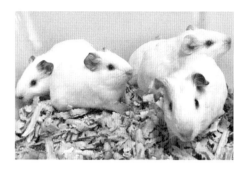

图 4-3　豚鼠

二、解剖学特点

(一)骨骼系统

全身骨骼由头骨、躯干骨和四肢骨组成。脊椎骨由 7 块颈椎、13 块胸椎、6 块腰椎、4 块荐椎、6 块尾椎共 36 块组成。胸部有 13 对肋骨。耳蜗发达,音域广。齿式为 2(1 013/1 013)=20,门齿呈弓形,深入颌部,咀嚼面锐利,能终生生长,臼齿发达。

(二)消化系统

胃壁非常薄,黏膜呈襞状,胃容量为 20~30ml。肠管较长,约为体长的 10 倍,盲肠发达,约占整个腹腔容积的 1/3。肝脏分 5 叶,呈暗黄色,有胆囊。胰腺呈乳白色、脂肪样片状,分布于十二指肠弯曲部的肠系膜上。

(三)呼吸系统

气管及支气管不发达,只有喉部有气管腺体,支气管以下皆无。肺分七叶,右肺 4 叶(上、中、下和侧叶),左肺分 3 叶(上、中、下叶)。

(四)循环系统

心脏长约 2cm,位于胸腔前部中央,由左、右心房和左、右心室组成,为完全双循环。

(五)淋巴系统

豚鼠淋巴系统较发达,对侵入的病原微生物极为敏感。肺组织中淋巴组织特别丰富,肺中的淋巴结具有高度的反应性,少量机械或细菌刺激时,很快发生淋巴结炎。胸腺位于颈部的下颌到胸腔入口之间,这与其他动物都不同。

(六)神经系统

胚胎期 42~45d 时脑发育成熟。大脑半球没有明显的回纹,只有原始的深沟,属于平滑脑组织,较其他同类动物发达。

(七)生殖系统

雌雄豚鼠腹部皆有一对乳腺,但雌性乳头比较细长,位于腺体上面。雌性具有左右 2 个完全分开的子宫角与无孔的阴道闭合膜,发情期张开,非发情期闭合。雄性有突起的阴囊,内含睾丸,出生后睾丸并不下降到阴囊,但通过腹壁可以触摸到。用手指压迫包皮的前面能将阴茎挤出,包皮的尾侧是会阴囊孔。

三、生理学特性

（一）生长发育

豚鼠属于早成性动物，出生后即能活动，几小时之后可自行采食，几天之后能独立生活。出生体重 50~115g，全身被毛，有牙，眼耳张开。生长发育较快，在出生后的两个月内平均每天增重 2.5~3.5g。成年豚鼠体重一般为 350~600g。寿命一般为 4~5 年。

（二）生殖特征

豚鼠性成熟早，雌性一般在 14d 时卵泡开始发育，60d 左右开始排卵。雄性 30d 左右有性活动，90d 后才具有生殖能力的射精。豚鼠一般在 5 月龄左右达到体成熟。豚鼠性周期为 13~20d（平均 16d），发情时间可持续 1~18h。妊娠期长达 65~70d，每胎产仔 1~8 只，多数为 3 只或 4 只，仔鼠一般在 15~21d 断奶。豚鼠为全年多发情动物，并有产后性周期。雄性射出的精液含有精子和副性腺分泌物，分泌物在雌性阴道中凝固形成阴栓，被脱落的阴道上皮覆盖，在阴道口停留数小时脱落。

（三）血细胞特性

豚鼠的红细胞、血红蛋白和血细胞比容比其他啮齿类动物低。淋巴细胞中有一种称为 Kurloff 小体的特殊单核细胞，胞质内含有大的黏多糖包含体，正常生理情况下，只在血管或胸腺内发现。在雌激素刺激和妊娠情况下，数量比平时明显增多，并由肺和脾红髓转移至胸腺和胎盘。

（四）营养代谢

体内缺乏左旋葡萄糖内酯氧化酶，机体自身不能合成维生素 C，所需维生素 C 必须来源于饲料或者饮水。

（五）体温调节

耐冷不耐热，自动调节体温的能力较差，温度过高或者过低都会降低豚鼠的抗病能力。饮水量为每天 85~150ml。

豚鼠正常生理参数及血液参数见表 4-1。

四、在生物医学研究中的应用

豚鼠用于科学实验最早可追溯到 17 世纪，意大利生物学家马塞罗·马尔波齐和卡罗·弗兰卡塞提首先对豚鼠进行活体解剖。1780 年，Laviser 首次用豚鼠作热原质试验，随后开始实验动物化，在实验室中被广泛应用于疫苗和抗病毒药物的标准化、抗体与补体生产、药理学和放射学相关研究。

（一）免疫学研究

豚鼠易于过敏，是进行过敏反应或变态反应研究的首选动物。注射马血清很容易复制过敏性休克动物模型，迟发超敏反应性与人类相似。2~3 月龄、体重 350~400g 的豚鼠最适宜做过敏反应研究。常用实验动物接受致敏物质的反应程度不同，其顺序为：豚鼠＞兔＞犬＞小鼠＞猫。豚鼠血清中的补体含量在所有动物中最高，免疫学实验中所用的补体多来自豚鼠血清。

（二）药物学研究

豚鼠皮肤对毒物刺激反应灵敏，其反应近似人类，通常用于局部皮肤毒物作用的试验。如研究化妆品对局部皮肤的刺激反应；豚鼠妊娠期长，胎儿发育完全，幼仔形态功能已成熟，可适用于药物或毒物对胎儿后期发育影响的试验；豚鼠对组织胺类药物很敏感，可引起支气管痉挛性哮喘，常用于药物药效的测试模型；7% 的氨气、二氧化硫、柠檬酸吸入都可引起豚鼠咳嗽，常用于镇咳药物的药效评价；豚鼠常用于测试局部麻醉药，如角膜擦伤、皮肤灼伤。此外，豚鼠对结核分枝杆菌很敏感，是研究治疗各种结核病药物的首选动物。

（三）传染病研究

豚鼠对结核分枝杆菌、白喉杆菌、钩端螺旋体、布鲁杆菌、沙门菌、疱疹病毒、淋巴细胞脉络丛脑膜炎病毒等多种病原体都比较敏感，尤其对结核分枝杆菌有高度敏感性，感染后的病变酷似人类的病变，是结核分枝杆菌分离、鉴别、疾病诊断以及病理研究的最佳动物。

（四）耳科研究

豚鼠耳壳大，易于进入中耳和内耳，耳蜗的血管伸至中耳腔，可以进行内耳微循环观察。听觉敏锐，对 700~2 000Hz 的纯音最敏感，存在可见的普赖厄反射，常用于听觉的内耳疾病研究，如噪声对听力的影响、耳毒性抗生素研究等。

（五）营养代谢研究

豚鼠体内不能合成维生素 C，对其缺乏十分敏感，出现一系列维生素 C 缺乏症症状，是研究实验性维生素 C 缺乏症和维生素 C 生理功能的良好动物模型。

（六）其他研究

豚鼠耐低氧，抗缺氧能力比小鼠强 4 倍，比大鼠强 2 倍，适于作缺氧耐受性和测量耗氧量实验。切断颈部两侧的迷走神经可导致肺水肿，是急性肺水肿的常用动物模型。

第四节 地　鼠

地鼠（hamster）又称仓鼠，在生物学分类上属于哺乳纲、啮齿目、仓鼠科、仓鼠亚科，是一种小型啮齿类动物。共 7 属 18 种，主要分布于亚洲，少数分布于欧洲，其中我国有 3 属 8 种。由野生动物驯养后进入实验室。地鼠多被当作家庭的宠物饲养，作为实验动物的主要是两种：金黄地鼠（golden hamster，*Mesocricetus auratus*）又名叙利亚地鼠（染色体 2n=44）和中国地鼠（Chinese hamster，*Cricetulus griseus*）又名黑线仓鼠（染色体 2n=22）。目前，生物医学研究使用的地鼠中 80% 以上是金黄地鼠。

一、一般生物学特性

金黄地鼠背部毛色为淡褐色或金黄色，侧面及腹部为白色（图 4-4）。成年体长 16~19cm，尾长 1.7~2.2cm，成年雌性体重约 120g，雄性约 100g。耳色深，呈深圆形，眼小而明亮，被毛柔软。中国地鼠灰褐色、体形小、体长大约 9.5cm、尾长约 1.3cm、成年体重约

40g,雄性比雌性大。眼大呈黑色,外表肥壮,背部从头顶直至尾部有条状花纹,随着成长条纹色也会加深。地鼠为杂食性动物,食性广泛,以植物性食物为主。四肢短小,前肢承担起摄食的主要辅助作用。口腔两侧各有一个发达颊囊,可贮藏多种食物便于冬眠时使用。视力不佳,只能分辨黑白。侧腹或是下腹部有香腺,可使仓鼠在垫料上留下气味。仓鼠也利用嗅觉辨别食物以及彼此的性别。对高频率的噪音特别敏感,可以听见超音波并以此沟通。

昼伏夜行,夜晚活动十分活跃,行动不敏捷。有嗜眠习惯,熟睡时,全身松弛,如死亡状,不易弄醒。对室温变化敏感,一般于8~9℃时可出现冬眠,低于13℃时易冻死幼仔。因此,室温以22~25℃为宜,相对湿度40%~60%。性情凶猛好斗,常互相厮打,雌性比雄性强壮。繁殖能力强,春末秋初为繁殖高峰季节。

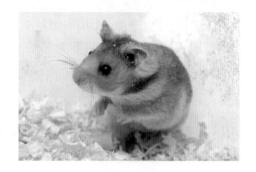

图4-4 金黄地鼠

二、解剖学特点

金黄地鼠头骨较长,门齿终生生长,齿式为2(1 003/1 003)=16。脊椎43~44节,其中,颈椎7节、胸椎13节、腰椎6节、荐椎4节、尾椎13~14节。口腔两侧各有一个深为3.5~4.5cm,直径为2~3cm的颊囊,其主要功能是储备食物与搬运筑巢材料。肺有5叶:左肺1叶、右肺4叶。胃由前胃和腺胃组成。肝分为6叶,左肝2叶、右肝3叶、1个很小的中间叶。小肠的长度为体长的3~4倍。肾乳头很长,一直伸到输尿管内。全身有15个淋巴中心,35~44个淋巴结。金黄地鼠的睾丸较大,为体长的1/7~1/6,重1.6~2.0g,位于腹腔内脐部左侧和胃下端,睾丸有两块大的积液囊。子宫呈Y形,左右各有一个圆形的卵巢,卵巢一次排卵约20个,雌性乳头有6~7对。地鼠臀髋部有一种腺体,性兴奋状态时,分泌物会使局部皮肤湿润,雌鼠腺体发育不如雄鼠完全,腺体外露也不明显。

中国地鼠无胆囊,总胆管直接开口于十二指肠,大肠长度比金黄地鼠短一倍,但脑、睾丸均比金黄地鼠重近一倍。

三、生理学特性

金黄地鼠30~32d性成熟,性周期4~5d,每次持续10h。可分为发情前期、发情期、发情后期和静止期,排卵在发情期的当日傍晚,可持续到深夜。常年发情动物,有产后发情的特点。金黄地鼠的妊娠期短,约15d(14~17d),是啮齿类动物中最短者。每年产5~7胎,每胎产仔约7只(4~12只)。新生地鼠无毛,眼耳紧闭,出生后第5d耳张开,到15d睁眼,21d断乳。生育期为1~1.5年,平均寿命为2.5~3年。雌鼠较雄鼠强壮,除发情期外,雌雄鼠不宜同居,雄鼠常被雌鼠咬伤。

金黄地鼠对皮肤移植反应很特殊,同一封闭群的个体间的皮肤移植均可存活,并能长期成活,而不同种群间的移植则100%被排斥而不能存活。

中国地鼠8周龄性成熟,性周期4.5d(3~7d),妊娠期20.5d(19~21d),哺乳期约20~25d,

乳头 4 对, 寿命 2~2.5 年。染色体 11 对, 大而易辨认, 其中 X 染色体与人类染色体形态相似, 而 Y 染色体形态较特殊。中国地鼠胰岛易退化, 细胞萎缩退变, 易产生真性糖尿病, 血糖可比正常高出 2~8 倍。

金黄地鼠的正常生理参数及血液参数见表 4-1。

四、在生物医学研究中的应用

1839 年, 乔治·罗伯特·瓦特豪斯首次科学地描述了金黄地鼠的特征, 直到 1939 年, 研究人员才成功地繁殖驯养金黄地鼠, 目前世界各国饲养的不同品系的金黄地鼠都是 1930 年耶路撒冷大学动物学家 Israel Aharoni 在叙利亚抓获的一窝地鼠的后代。由于同一祖先, 遗传学上血缘相近。地鼠被广泛用于肿瘤学、遗传学、生殖生理等研究。

(一)肿瘤移植研究

地鼠的颊囊缺少腺体和完整的淋巴通路, 对外来组织不产生免疫排斥, 某些正常组织细胞或肿瘤组织细胞接种于地鼠颊囊中易于生长和观察, 尤其金黄地鼠对移植瘤接受性强, 所以被广泛应用于研究肿瘤增殖、药物筛选、X 线治疗等。

(二)遗传学研究

中国地鼠染色体大, 数量少, 易于相互鉴别, 是研究染色体畸变和复制机制的极好材料。还常用于组织培养的研究, 在对各种组织细胞的体外培养中, 容易建立保持染色体在二倍体水平的细胞株, 在抗药性、抗病毒性、温度敏感性和营养需要的选择中, 建立了许多突变型细胞株。

(三)生殖生理研究

金黄地鼠妊娠期短, 性周期较准, 卵子大, 人精子能穿透其透明带, 常用于计划生育中精子活动能力的检测。

(四)微生物学研究

地鼠对病毒、细菌敏感, 适宜复制病毒、细菌性疾病模型。对各种血清型的钩端螺旋体感受性强, 病变典型, 适宜复制钩端螺旋体的病理模型, 进行病原分离等研究。地鼠的肾细胞可供脑炎、流感、腺病毒、立克次体及原虫的分离使用, 也是制作狂犬疫苗和脑炎疫苗的活组织材料。

(五)糖尿病研究

近交系中国地鼠易发生自发性遗传性糖尿病, 是研究真性糖尿病的良好动物模型。

第五节　兔

兔(rabbit, *Oryctolagus cuniculus*)在分类学上属于哺乳纲、兔形目、兔科、真兔属, 染色体 2n=44。实验用兔是从野生穴兔驯化而来, 广泛应用于心血管病、内分泌、脂质代谢、遗传学、药理学等研究领域, 是生物医学实验研究中最常用的动物之一。新西兰兔和日本大耳兔是最常用的品种。

一、一般生物学特性

家兔体型中等（图 4-5）。毛色主要有白、黑、红、灰蓝色等色。腿长、尾巴短，耳朵大，眼睛大而圆，腰臀丰满。具有夜行性和嗜眠性，夜间十分活跃，白天安静，常常闭目睡眠。听觉和嗅觉都十分灵敏，胆小怕惊，性情温顺，但群居性差，如果同性别成年兔群养，经常发生斗殴咬伤。喜欢清洁、干燥、凉爽的环境。喜欢磨牙且有啃咬习惯。没有汗腺，耳朵可以散热。排尿机制属浓缩性，对水分的需求比其他动物少。另外，兔的耳朵有很多微血管与神经末梢，捕捉时不可单独抓取耳部，应手持腹部或臀部为主要支撑点。

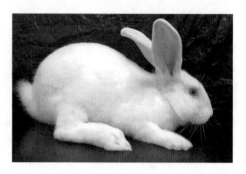

图 4-5　兔

二、解剖学特点

（一）骨骼系统

全身骨骼共 275 块，由头骨、椎骨、肋骨、胸骨、前后肢骨组成。齿式为 2（2 033/1 023）=28，门齿发达，上颌除一对门齿外，其后还有一对小门齿，无犬齿，臼齿宽大。

（二）消化系统

兔有 4 对唾液腺，分为耳下腺（腮腺）、颌下腺、舌下腺和眶下腺，其他哺乳动物不具有眶下腺。胃单室，肠道约为体长的 10 倍。盲肠发达，里面繁殖着大量细菌和原生动物。回肠和盲肠连接处膨大形成一个厚壁的圆囊，是兔特有的圆小囊。囊内充满淋巴组织，黏膜可分泌碱性液体，中和盲肠中微生物分解纤维素所产生的各种有机酸，有利于消化吸收。胰腺散在十二指肠 U 形弯曲部的肠系膜上，浅粉红色，其颜色质地均似脂肪，胰导管开口远离胆管开口。

（三）呼吸系统

肺为海绵状，一般右肺比左肺大，分六叶，左肺二叶（尖叶、心隔叶），右肺四叶（尖叶、心叶、隔叶、中间叶）。胸腔构造与其他动物不同，胸腔中央有纵隔将胸腔分为互不相通的左右两半。

（四）循环系统

心脏被有心包胸膜，当开胸后打开心包，暴露心脏进行实验操作时，只要不弄破纵隔膜，不需做人工呼吸。

（五）淋巴系统

后肢膝关节屈面腘窝处有一个比较大的呈卵圆形的腘淋巴结，长约 5mm，极易触摸固定，适于作淋巴结内注射。

（六）神经系统

颈部有独立的减压神经，位于交感神经与迷走神经之间。最粗、白色者为迷走神经；较细、呈灰色者为交感神经；最细者为减压神经。人、犬、猫等此神经并不单独走行。

（七）感觉器官

耳廓大，血管清晰，便于血管注射和采血。眼球大，虹膜内色素细胞决定眼睛的颜色，白兔眼睛的虹膜完全缺乏色素，因眼球内血管透露，看起来是红色。

（八）生殖系统

雄兔的腹股沟管宽短，终生不封闭，睾丸可以自由下降到阴囊或缩回腹腔。雌兔有 2 个完全分离的子宫和子宫颈，分别开口于阴道，为双子宫类型。

三、生理学特性

（一）生长发育

仔兔出生时全身裸露，眼睛紧闭，耳闭塞无孔，趾趾相连，不能自由活动，出生后 3~4d 开始长毛，4~8d 脚趾开始分开，6~8d 耳与外界相通，10~12d 眼睛睁开，21d 左右能正常吃饲料，30d 左右被毛形成。生长发育迅速，仔兔出生时体重约 50g，1 月龄时体重相当于出生时的 10 倍，出生至 3 月龄体重增加直线上升，3 个月以后体重增加相对缓慢。大多数品种的雄兔比雌兔的生长速度快。

兔有换毛现象，一种是年龄性换毛，分别在 100d、130~190d；一种是季节性换毛，发生在春秋两季。

（二）生殖特征

性成熟较早，小型品种 3~4 月龄，中型品种 4~5 月龄，大型品种 5~6 月龄，体成熟年龄比性成熟推迟一个月。典型的刺激性排卵动物，交配后 10~12h 排卵，性周期一般为 8~15d，无明显的发情期，但雌兔可出现性欲活跃期，表现为活跃、不安、少食、外阴稍有肿胀、潮红、有分泌物，持续 3~4d，此时交配，极易受孕。无效交配后，由于排卵后黄体形成，可出现假孕现象，产生乳腺、子宫增大等表现，经 16~17d 终止。妊娠期为 29~36d，平均 32d，哺乳期为 40~45d。

（三）营养代谢

典型的草食动物，有发达的盲肠，对粗纤维的消化力较强，饲料里粗纤维含量不足常可引起消化性腹泻，其含量控制在 10%~15% 为宜。粪便有白天排出的颗粒状硬粪和夜间排出的团状软粪两种。有从肛门直接食软粪的癖好，但不吃已经落地或其他兔排泄的粪便，软粪中含有丰富的粗蛋白、粗纤维素和维生素 B。

（四）体温调节

耐热不耐寒，依靠呼吸和耳朵散热。体温为 38.0~39.6℃，变化敏感，发热反应恒定。

兔的正常生理参数及血液参数见表 4-2。

表 4-2 兔、犬、猪正常生理参数及血液参数

	参数	兔	犬	猪
生理参数	雄性成年体重 /kg	2~5	10~80	200~300
	雌性成年体重 /g	2~6	10~60	150~220
	寿命 / 年	5~6	10~15	14~18
	心率 /（次 /min）	130~325	80~150	60~90

续表

参数		兔	犬	猪
	呼吸频率/(次/min)	30~60	20~30	8~18
	体温/℃	38.5~39.5	38~39	38~40
	染色体数/2n	44	78	38
	青春期/周	16~20	32~40	12~24
	发情期/d	刺激性排卵	8~14	4
	妊娠期/d	30	55~65	110~118
	窝产仔数/个	4~10	3~6	11~16
	新生鼠体重/g	30~100	200~500	900~1 600
	离乳日龄/d	35~56	45~60	45~60
	离乳体重/g	300~500	1 500~4 000	6 000~8 000
血液参数	血容量/(ml/kg)	60	72~77	74
	血红蛋白量/(g/100ml)	10~16	12~17	11~13
	血细胞比容/(vol%)	36~48	37~55	41
	白细胞/(×1 000/mm³)	5~11	7~17	8~16
	血糖/(mg/100ml)	78~155	60~80	60~90

四、在生物医学研究中的应用

我国是养兔最早的国家,古代养兔的目的除用作观赏、狩猎、祭祀外,兔肉多用作食物。约至 16 世纪正式育成黑、白、花等家兔品种。现兔已被广泛应用于心血管病、内分泌、脂质代谢、遗传学、药理学等研究领域,成为了生物医学实验研究中最常用的动物之一。

(一)动脉粥样硬化

兔的脂蛋白特征与人相似,在脂蛋白代谢方面适合于人动脉粥样硬化(atherosclerosis)的研究,是目前研究人动脉粥样硬化应用最广泛的动物模型之一。兔的低密度脂蛋白(low density lipoprotein,LDL)含量高,与人相似,而啮齿类实验动物体内高密度脂蛋白(high density lipoprotein,HDL)占优势。兔的肝脏不能编码载脂蛋白(apolipoprotein,apo)B48 mRNA,与人的肝脏一样只能合成 apoB100,兔血浆中富含胆固醇酯转移蛋白(cholesteryl ester transfer protein,CETP),CETP 在动脉粥样硬化发生和发展中起重要作用,有利于高胆固醇饲料诱发兔动脉粥样硬化。高脂饲料中胆固醇含量达 0.2 %~2.0% 可使兔血浆中的胆固醇浓度迅速升高,发展形成动脉粥样硬化。血管病变主要分布在主动脉弓和胸主动脉,而腹主动脉的病变较轻微。

人、兔和小鼠脂蛋白代谢特征的比较见表 4-3。

表4-3　人、兔和小鼠脂蛋白代谢特征的比较

	小鼠	兔	人类
脂蛋白概貌	HDL 含量高	LDL 含量高	LDL 含量高
是否含有 CEPT	否	有	有
肝 apoB 编辑功能	有	无	无
ApoB48	乳糜微粒,极低密度脂蛋白(VLDL)	乳糜微粒	乳糜微粒
肝脂酶活性	高,70% 在血液中	低,主要局限于肝脏	高,局限于肝脏
肝 LDL 受体	通常较多	低	低
ApoA Ⅱ	有	无	有
饮食中的胆固醇	多数品系抵制	敏感	–
动脉粥样硬化	抵制	敏感	–

（二）发热及热原实验

由于体温变化十分灵敏,发热反应典型、恒定,因此,兔被广泛应用于制药工业和生物制品等各类制剂的热原实验。例如,给兔注射细菌培养液和内毒素可引起感染性发热反应,如皮下注射大肠埃希菌或乙型副伤寒杆菌培养液,几小时可引起发热,并持续 12h。给家兔注射化学药品或异性蛋白等可引起非感染性发热,如皮下注射 2% 二硝基酚溶液(30mg)15~20min 后开始发热,1~1.5h 达高峰,体温升高 2~3℃。

（三）免疫学研究

兔的免疫反应灵敏,易于注射和采血,血清量产生较多,被广泛用于人、畜各类抗血清和诊断血清的研制,如病原体免疫血清、间接免疫血清、抗补体抗体血清、抗组织免疫血清等。

（四）眼科学研究

兔的眼球大,几乎呈圆形,体积 5~6cm³、重量 3~4g,便于进行手术操作和观察,是眼科研究中最常用的动物。以左右眼对比观察药物疗效可排除异体间个体差异,如在双眼角膜上复制等大、等深的创伤瘢痕模型。

（五）皮肤反应实验

兔皮肤对刺激反应敏感,其反应近似于人,常选用兔特别是耳朵内侧进行毒物、化妆品等对皮肤局部作用影响的研究。

第六节　犬

犬(dog, *Canis familiaris*)在分类上属于哺乳纲、食肉目、犬科、犬属,染色体 2n=78。与人类有很漫长的共同生活和相互依赖的历史,是已被驯养的家养动物。原产于英国的比格犬(Beagle)是国际上公认的实验用犬(图 4-6),该犬秉性温和,

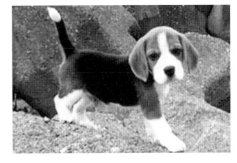

图 4-6　比格犬

体形小,成年体重为 7~10kg,体长 30~40cm,短毛,花斑色。

一、一般生物学特性

大脑发达,喜近人,有服从人的意志的天性。喜食肉类、脂肪及啃咬骨头。由于长期家畜化,也可杂食或素食,但饲料中应保证其对动物蛋白和脂肪的基本需要。健康犬的鼻尖呈油状滋润,以手背触之有凉感。汗腺很不发达,主要靠加速呼吸频率,舌伸出口外喘式呼吸来加速散热。视网膜上无黄斑,无最清晰的视觉点。犬习惯不停地运动,故饲养场地需要有一定的活动空间。

二、解剖学特点

全身骨骼包括头骨、椎骨、胸骨、肋骨、前后肢骨及阴茎骨。无锁骨,阴茎骨是犬科动物特有的骨骼。齿式为 2(3 142/3 142)=40,犬的牙齿具备食肉目动物的特点,犬齿、臼齿发达,撕咬力强,咀嚼力差。仔犬出生后 10 多天即生乳齿,2 月龄后开始换齿,8~10 月龄恒齿出齐。

犬的胃较小,肠道短,仅为体长的 3~4 倍。肝脏较大,胰腺较小,易被摘除。犬的循环系统比较发达,心脏较大,占体重的 0.1%~0.5%。脾是最大的储血器官。左肺分三叶、右肺四叶。雌犬为双角子宫,两侧卵巢完全包围在直接与输卵管相通的浆液性囊内,故犬一般无宫外孕发生。雄犬无精囊腺和尿道球腺,附睾较大,前列腺发达。犬中枢神经系统包括脑和脊髓。脑重量一般为体重的 1/40~1/30。大脑发达,与人脑有许多相似之处。

三、生理学特性

犬的视觉不灵敏,每只眼只有单独视野,视角低于 25°,正面近距离看不见,视力仅20~30m。犬还是红绿色盲,故不宜用红绿色作为刺激进行条件反射实验。犬的嗅觉发达,鼻黏膜上布满灵敏的嗅神经细胞,嗅神经极为发达,嗅觉能力超过人类 1 000 倍。犬的听觉也很灵敏,比人灵敏 16 倍,听觉范围在 50~55 000Hz。犬的味觉不够敏感。犬有 A、B、C、D、E 五种血型,只有 A 型血具有抗原性,会引起输血反应。犬的神经类型不同导致性格各异,用途也不一样,一般分为四种:多血质(活泼型):均衡的灵活型;黏液质(安静型):均衡的迟钝型;胆汁质(不可抑制型):不均衡,兴奋占优势;忧郁质(衰弱型):兴奋和抑制均不发达。

犬属于春秋季单发情动物,发情后 2~3d 排卵。性周期 180d,发情期 8~14d,妊娠期55~65d,每胎平均产仔 6 只,哺乳期 45~60d。自然寿命 15~22 年。

犬的正常生理参数及血液参数见表 4-2。

四、在生物医学研究中的应用

犬大约在 14 000 年前被人类驯化,作为实验用动物始于 20 世纪 40 年代。1950 年,美国推荐比格犬为实验用犬,之后被广泛用于实验外科、基础医学及慢性实验研究等。20世纪五六十年代,苏联太空署使用犬进行太空飞行安全试验。

(一)实验外科学

犬广泛应用于实验外科各方面的研究,如心血管外科、脑外科、断肢再植、器官和组织移植等。临床外科医生通过动物实验以取得经验和技巧,在研究新手术方案或麻醉方法时往往选用犬做动物实验。

(二)基础医学研究

犬是目前基础医学研究和教学中最常用的动物之一,尤其在生理、药理、病理生理等实验研究中起着重要的作用。犬的神经、血液循环系统很发达,适合做失血性休克、弥散性血管内凝血、脂质在动脉中的沉积、动脉粥样硬化症、急性心肌梗死、心律失常、急性肺动脉高压、条件反射、脊髓传导实验、大脑皮层定位等实验研究。犬常用于新药在临床前的各种药理实验、代谢试验以及毒性实验。

(三)慢性实验研究

犬易于调教,通过短期训练即可较好地配合实验,非常适合于进行慢性实验研究。犬的消化系统发达,与人有相同的消化过程,常用于慢性消化系统瘘道的研究,如可用无菌手术方法做成唾液腺瘘、食管瘘、肠瘘、胃瘘、胆囊瘘来观察胃肠运动和消化吸收、分泌等变化。

第七节 小　型　猪

小型猪(miniature pig, *Sus scorfa domestica*)在分类上属于哺乳纲、偶蹄目、不反刍亚目、野猪科、猪属,染色体 2n=38。猪在解剖、生理、营养和新陈代谢等方面与人类非常相似,故成为研究人类疾病的重要动物模型。普通猪体躯肥大,不利于实验的管理和操作,为降低饲养管理成本,国内外科技工作者利用野生或半野生土种猪与家养猪交配,或利用自然的小体型猪培育出了体重 25~40kg 的多种小型猪。

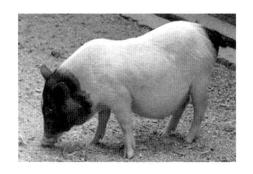

一、一般生物学特性

体型矮小,性情温顺,毛色多样。喜群居,杂食动物,食量大,耐粗饲,消化快,喜爱甜味,排泄有规律,不耐炎热(图4-7)。

图4-7　小型猪

二、解剖学特点

颈椎 17 块、胸椎 14 块、腰椎 14 块(包括 4 块荐椎)、尾椎 21~23 块。齿式为 2(3 143/3 143)= 44,有发达的门齿和犬齿,齿冠尖锐突出,臼齿也较发达。唾液腺发达。胃为单室混合型,不反刍,在近食管口端有一扁圆锥形突起,称憩室。贲门腺占胃的大部分,幽门腺比其他动物宽大。肝分 5 叶,胆囊的浓缩能力强,胆汁分泌量少。消化特点介于食肉类与反刍类之间。

猪的汗腺不发达,皮下有脂肪层,与人类皮肤组织结构很相似,上皮修复再生性也相似,皮下脂肪层和烧伤后内分泌与代谢的改变也相似。小型猪脏器重量、牙釉质和齿龈的结构与人颇相似。猪的心血管系统、消化系统、皮肤、营养需要、骨骼发育以及矿物质代谢等都与人的情况极其相似,小型猪的体型大小和驯服习性允许进行反复采样和进行外科手术。

三、生理学特性

因品种品系不同、繁育条件等差异,生理指标会有较大的差异。小型猪的性成熟时间雌性为 4~8 月龄,雄性为 6~10 月龄。性周期 21d 左右,发情期持续 4d 左右,妊娠期 114d 左右,哺乳期 60d 左右。胎盘属于上皮绒毛膜型,初生猪仔体内没有母源性抗体,只能从初乳中获得。由于性早熟,多胎,经产雌猪一年能产 2 胎,窝产仔 4~12 头,若缩短仔猪哺乳期和使用激素,雌猪 2 年产 5 胎,甚至 1 年产 3 胎。自然寿命平均 16 年。

猪的血液学和血液生化指标和人相当接近。猪的正常生理参数及血液参数见表 4-2。

四、在生物医学研究中的应用

中国在新石器时代早中期就开始野猪的驯化。小型猪的培育始于 20 世纪 30~40 年代。目前,世界各国选育出用于动物实验的不同品种的小型猪。我国的小型猪品种主要有西藏小型猪、广西巴马小型猪、海南五指山小型猪、贵州小香猪、版纳微型猪等。猪的生理、生化、解剖、代谢、骨骼发育、心血管系统、消化系统等与人类较为接近,因此,猪是医学研究和人类异种器官移植的最佳供体,也是药理、药效等药物研究的理想实验动物,猪基因组学、蛋白质组学、猪基因操作等技术的发展,已经为制备人源化转基因猪和人类疾病模型提供了条件。

(一)皮肤烧伤研究

烧伤是临床上常见的皮肤疾病。由于猪的皮肤与人的非常相似,包括体表毛发的疏密、表皮厚薄、皮下脂肪层、烧伤皮肤的体液和代谢变化机制等,故小型猪是进行实验性烧伤研究的理想动物。小型猪的皮肤制品还可用于烧伤后创面覆盖,比常用的液体石蜡纱布要好,其愈合速度比后者快一倍,既能减少疼痛和感染,又无排斥现象,有利于血管再生。

(二)心血管病研究

小型猪的冠状动脉循环在解剖学、血流动力学方面与人类很相似。幼猪和成年猪可以自然发生动脉粥样硬化,其病变前期与人相似。猪和人对高胆固醇饮食的反应是一样的,某些品种的老龄猪在饲喂人的残羹剩饭后能产生动脉、冠状动脉和脑血管粥样硬化病变,与人的特点非常相似。因此,小型猪是研究动脉粥样硬化理想的动物模型。

(三)心脏瓣膜的应用

国外已普遍利用猪的心脏瓣膜来修补人的心脏瓣膜缺损,目前每年可达几万例,我国临床上也已开始应用。

(四)其他应用研究

美国培育的辛克莱小型猪,80% 可发生自发性皮肤黑色素瘤,病变过程与人类相似,是研究人类黑色素瘤的良好模型。美国的尤卡坦小型猪只需一次性静脉注射水合阿脲就可以产生急性糖尿病的症状。新生猪仔的呼吸、泌尿和血液系统与新生婴儿很相似,因此常用于营养和婴儿食谱研究。猪的病毒性肠炎可作为婴儿的轮状病毒腹泻模型。此外,小型猪还可以作为遗传性或营养代谢性疾病例如先天性红细胞病、先天性肌肉痉挛或卟啉病等研究。

第八节　非人灵长类

非人灵长类在分类学上属于灵长目,解剖结构、生理特性、行为特征等很多方面与人类相似,是解决人类疾病基础及临床研究的重要的实验动物,是研究人类疾病的最理想的模型动物。生物医学研究中常用的非人灵长类实验动物有猕猴(rhesus monkey)、食蟹猴(cynomolgus monkey)、狨猴(marmoset)和黑猩猩(chimpanzee)。本节只介绍猕猴、食蟹猴的特性及应用。

一、猕猴

猕猴(rhesus monkey, *Macaca mulatta zimmermann*)在分类学上属于灵长目、猴科、猕猴属,染色体 2n=42,别名恒河猴、广西猴。分布于我国长江以南各省,以及印度、缅甸、泰国等东南亚国家。

(一)一般生物学特性

猕猴体型中等且匀称,体重 5~10kg,两眼朝前方,眉骨高,眼窝深,背毛棕黄色至臀部逐渐变深,为深黄色,肩及前肢色泽略浅,胸腹部浅灰色,冠毛向后,面部呈肉红色,尾巴约为体长的 1/2,尾毛长而密,下垂(图 4-8)。

猕猴是热带、亚热带动物,生活规律与人类相似,一般是白天活动。野生时群栖于接近水源的丛林区或草原。群居性强,喜闹,雌雄老幼几十只生活在一起,由直线型社会组成。群猴领袖即为猴王,是最凶猛、强壮的雄猴。猴群活动范围较固定,群体之间从不相互跨越。

猕猴为杂食性动物,以植物果实、嫩叶、根茎为主,有颊囊,可用来暂时储存食物。善攀登、跳跃、会游泳。大脑发达,聪明伶俐,动作敏捷,好奇心与模仿力很强。猕猴的拇指和其余四指相对,具有握力,能操纵工具。猕猴之间经常斗架,受惊吓会发出叫声。驯养后能领会和配合实验者进行实验。体内缺乏维生素 C 合成酶,需从食物中摄取。

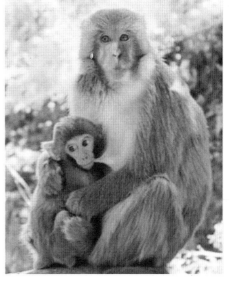

图 4-8　猕猴

(二)解剖学特点

猕猴具有一般哺乳动物的共同特征,有爪、锁骨和胎盘,具有骨质环绕的眼眶,颈椎 7 块、胸椎 12 块、腰椎 7 块、荐椎 2~3 块、尾椎 13~15 块。成年齿式为 2(2 123/2 123)=32。大脑发达,具有大量的沟回。皮肤有汗腺,五指(趾),拇指与其他指(趾)头相对,指端有扁平指甲。单室胃,有发达的盲肠。肺叶不成对,右肺 3~4 叶,左肺 2~3 叶。雌性胸部有两个乳房,单子宫,有性皮肤,即生殖器附近区域的皮肤以及整个臀部在排卵前期,特别是排卵期呈明显的肿胀、发红,月经之前消退。雄性阴茎下垂,睾丸在阴囊内。

视觉敏感,视网膜上有黄斑和中央凹,有视杆细胞和视锥细胞,能辨别各种颜色,空间立体感强。听觉灵敏,但是嗅觉不发达。

(三)生理学特性

雄性 4.5 岁左右性成熟,雌性 3.5 岁性成熟后发生月经,性周期 28d 左右,月经期 1~5d,会出现乳腺肿大,月经时最明显,月经后开始消退。有明显的繁殖季节。雄猴精液射出后 1min 内形成凝块,正常射精量为 4~5g,在 37℃,30~40min 后自溶为 0.5~0.7ml 富含精子的液体。妊娠期 165d 左右。每胎产仔 1 个,极少 2 个,年产 1 胎。新生猴体重为 0.4~0.5kg,8h 睁眼,第一天不会吮奶,幼猴会抓住雌猴腹部或背部皮肤,在母亲携带下生活。出生 7 周左右,可离开母体,独自游玩,哺乳期半年以上。自然寿命为 20~30 年。

猕猴属的血型分两类,一类与人类的 A、B、O 血型系统和 Rh 型血型系统相同,猕猴多为 B 型;另一类是猕猴特有的 Lewis 型、MN 型、Hr 型等。

几种常见非人灵长类动物的生理生化参数见表 4-4。

表 4-4 几种常见非人灵长类动物的生理参数

生理参数	狨猴	食蟹猴	恒河猴	黑猩猩
雌性成年体重 /kg	0.4~0.5	4~8	6~11	45~60
雄性成年体重 /kg	0.4~0.6	2.5~6	4~9	35~45
寿命 / 年	10~16	15~25	20~30	40~50
心率 /(次 /min)	100~150	100~150	100~150	85~90
呼吸频率 /(次 /min)	35~60	40~65	40~65	30~60
体温 /℃	36~40	37~40	36~40	36~39
染色体数 /2n	42	42	42	48
雄性青春期 / 年	0.8~1	3~4	3~4	8~10
雌性青春期 / 年	0.8~1	3~4	3~4	6~8
繁殖期 / 年	1.5~2	4~5	3~4	9~10
动情周期 /d	27~29	31	29	32~38
妊娠期 /d	142~146	161	155~170	210~250
窝产仔数 / 个	2~3	1	1	1
新生动物体重 /g	25~35	300~400	450~500	1 500
离乳体重 /g	80~120	800~1 200	100~1 500	8 000~15 000
离乳日期 / 月	3~6	12~16	12~16	36

（四）在生物医学研究中的应用

猕猴首次用于实验研究可以追溯至古罗马时代，盖伦（公元130—200）使用森林猕猴做解剖和生理实验。猕猴的应用始于20世纪初，50年代之后变得普遍。由于野生猴资源的限制和保护，各国都在开展非人灵长类动物的人工繁殖与研究。美国有7个灵长类研究中心，我国有中国医学科学院昆明灵长类研究中心、国家非人灵长类实验动物种子中心等，云南、江苏、广西、海南等省市有多家人工饲养场。据报道，全世界每年用于疫苗生产、检定和生物医学研究的实验猴近十万只。

1. **生理学研究** 可用于脑功能、血液循环、血型、呼吸生理、生殖生理、神经生理、内分泌、行为学及老年学等方面的研究。

2. **传染病研究和疫苗试验** 猕猴是某些人类传染病的唯一易感动物。如肝炎病毒、脊髓灰质炎病毒、麻疹病毒、B病毒、马尔堡病毒、艾滋病病毒、痢疾杆菌、赤痢阿米巴等，也是结核分枝杆菌的易感宿主。在制造和鉴定脊髓灰质炎疫苗时，猕猴是唯一的实验动物。

3. **药理和互惠学研究** 筛选抗震颤麻痹药物最有价值的方法是电解损伤引起猴震颤。猕猴对麻醉药与毒品的依赖性表现与人类较接近，戒断症状较明显，且易于观察，是新型镇静剂进入临床前必需的试验动物。猕猴是药物新陈代谢研究的良好实验动物，71%药物在猴体内代谢和在人体内代谢相似。

4. **器官移植研究** 猕猴是研究人类器官移植的重要动物模型，猕猴的主要组织相容性抗原（RHLA）与人的人类白细胞抗原（HLA）相似，有高度的多态性，基因位点排列同人类相似，是灵长类动物组织相容性符合体基因区域的主要研究对象。

5. **生殖研究** 猕猴的生殖解剖与生殖生理与人类非常相似，是研究配子发生、胚胎植入、妊娠疾病、避孕药物筛选的理想模型。

6. **神经生物学研究** 药物麦角酸二乙基酰胺、苯异丙胺可诱发猕猴产生精神病。隔离关养可产生行为异常的模型。利用猕猴可建立抑郁症、神经症、精神分裂症、药物引发的刻板型强迫行为的模型，帕金森病和研究衰老过程的动物模型。

二、食蟹猴

食蟹猴（cynomolgus monkey，*Macaca fascicularis*）在分类学上属于灵长目、猴科、猕猴属，食蟹猕猴，染色体2n=42，别名爪哇猴、长尾猕猴（图4-9）。食蟹猴主要分布在亚洲东南部的中国香港、印度尼西亚、老挝、越南、马来西亚、菲律宾等国家或地区。活动范围包括原始森林、次生林、红树林以及其他一些靠近水域的森林地区，因为喜欢在退潮后到海边觅食螃蟹及贝类，故名食蟹猴。食蟹猴的生物学特性与猕猴非常相似，只是在应用范围上有所区别。

（一）一般生物学特性

食蟹猴体形比猕猴小，成年身长为40~47cm，尾长为50~60cm，成年雄性体重5~7kg，雌性体重为3~4kg。毛色黄、灰、褐不等，从灰棕色至红棕

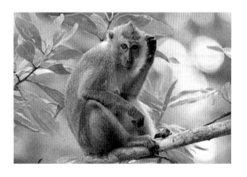

图4-9 食蟹猴

色。腹毛及四肢内侧毛色浅白;冠毛后披,面呈棕灰色,带须毛,眼围无毛,眼睑上侧有白色三角区;耳直立且色黑。鼻子平坦,鼻孔很窄。屁股无毛,尾短。

（二）解剖学特点

吻部突出,两颚粗壮,齿式与猕猴相同,分为门齿、犬齿、前臼齿和臼齿,齿尖低,手足均有5个指(趾),具扁平的指甲,能直立。有可以储存食物的颊囊,眼间的距离较窄,视觉发达,可以在树林之间活动时较准确地判定距离,辨别色彩。嗅觉退化,头骨的构造也随之改变。锁骨发达,四肢关节灵活。

（三）生理学特性

食蟹猴3~5岁性成熟,雌性性成熟后发生月经,性周期31d左右,月经期4d左右,会出现乳腺肿大,月经时最明显,月经后开始消退。妊娠期165d左右,每胎产仔1个,年产1胎。由雌猴负责养育幼仔,新生猴体重为0.3~0.4kg,哺乳期半年以上。自然寿命为15~25年。

体内缺乏维生素C合成酶,必须从食物中摄取。如果维生素C缺乏,则出现内脏肿大、出血和功能不全。

（四）在生物医学研究中的应用

1. **用于神经系统疾病研究** 食蟹猴被用于构建局灶性脑缺血模型、脑出血模型、神经系统老年病模型及实验性变应性脑脊髓炎(EAE)模型等神经疾病模型的研究。

2. **在生殖系统研究中的应用** 食蟹猴被用于制备少精、弱精症模型,研究精子发生机制及男子避孕药物的筛选。雌性食蟹猴月经周期中雌激素(E2)、孕激素(P)的变化规律与育龄妇女月经周期中的变化规律相似,E2的峰值出现于卵泡期和黄体期,而以卵泡期为最高,P在黄体期出现高峰。肥胖雌性猴血清E2和P峰值均明显降低,尤其是排卵前E2的降低,导致下丘脑-垂体产生正反馈作用失效,无LH峰,不排卵,可作为妇女不孕、内分泌紊乱、月经周期中不同时期各激素水平紊乱的研究模型。

3. **在传染病研究中的应用** 食蟹猴对HIV病毒株十分敏感,感染率可达100%。疾病过程与人ADIS相似,目前被广泛用于获得性免疫缺陷综合征(AIDS)的发病机制、治疗药物、疫苗的研究。

4. **在器官移植研究中的应用** 用于器官移植研究的非人灵长类动物主要有猕猴和食蟹猴,对同种异体移植物的免疫反应主要是由移植物上的主要组织相容性复合体(MHC)决定。食蟹猴的种群来源可直接影响同种异体肾移植的效果。

参 考 文 献

1. 秦川,魏泓. 实验动物学. 第2版. 北京:人民卫生出版社,2015.

2. 秦川. 医学实验动物学. 第2版. 北京:人民卫生出版社,2014.

3. 刘恩岐,尹海林,顾为望. 医学实验动物学. 北京:科学出版社,2008.

4. 汤宏斌,孔利佳. 实验动物学. 武汉:湖北人民出版社,2006.

5. Piper M Treuting, Suzanne M Dintzis. Comparative Anatomy and Histology:A Mouse and Human Atlas. Oxford:Elsevier, 2012.

6. Mark A. Suckow, Peggy Danneman, Cory Brayton. The Laboratory MOUSE. Florida:CRC Press, 2001.

7. Krinke, George J. History, Strains and Models. The Laboratory Rat(Handbook of Experimental Animals).

Academic Press，2000.

8. Laudet Vincent，Kuramoto Takashi，Nakanishi Satoshi，et al. Origins of Albino and Hooded Rats：Implications from Molecular Genetic Analysis across Modern Laboratory Rat Strains.PLOS ONE，2012，7（8）：e43059.

9. Patrick Sharp，Jason Villano. The Laboratory Rat The Second Edition. CRC Press，2012.

10. Georg J Krinke. Handbook of Experimental Animals：The Laboratory Rat. Academic Press，2000.

11. Weir，Barbara J.Notes on the Origin of the Domestic Guinea-Pig. Academic Press：1974.

12. Nowak，Ronald M. Walker's Mammals of the World.6th ed，1999.

13. Ding ZL，Oskarsson M，Ardalan，et.al. Origins of domestic dog in Southern East Asia is supported by analysis of Y-chromosome DNA. Heredity，2012，108：507-514.

14. Guerrini，Anita. Experimenting with Humans and Animals. Johns Hopkins，2003：42.

15. Gray，Tara. A Brief History of Animals in Space. National Aeronautics and Space Administration，1998.

16. NHGRI Adds 18 Organisms to Sequencing Pipeline. National Institutes of Health，2004.

17. Clutton-Brock JA. Natural History of Domesticated Mammals. Cambridge：Cambridge University Press，1987.

18. Elizabeth Pennisi. Study Reasserts East Asian Origin for Dogs. ScienceNOW，2009.

（谭冬梅　张　倩　杨根岭　谭　毅）

第五章

生殖系统的比较解剖与生理

第一节 生殖周期

一、性成熟与体成熟

性成熟(sexual maturity)是指动物生长发育到一定年龄时,生殖器官发育完全,第二性征发育成熟,基本具备正常的生育功能。雄性性成熟表现为睾丸体积增大,精曲小管长度、弯曲度迅速增长,精原细胞不断增殖、分裂,最后发育成精子。附睾、精囊腺、前列腺等附属性器官也迅速发育,并分泌液体、与精子混合形成精液。雌性性成熟表现为卵巢发育成熟,具备周期性排卵功能,出现动情周期,人类和非人灵长类的子宫内膜在卵巢激素的作用下呈周期性变化,形成月经。体成熟(body maturity)是指动物的生长基本结束并具有成年动物所固有的形态和结构特点。体成熟的时间通常要比性成熟更晚,性成熟初期,动物躯体其他组织器官的生长发育尚未完成,一般不宜交配,过早怀孕会妨碍雌性动物本身的发育,影响后代的生长发育,导致后代体重减轻、体质衰弱或发育不良。

小鼠性成熟早,6~7 周龄,雄鼠 36d 时可在附睾中找到活动精子,雌鼠 37d 时即可发情排卵。雄鼠射出的精液在交配后 10~12h 的雌鼠阴道和子宫颈中凝固,形成阴栓。阴栓是小鼠交配的重要特征,较其他啮齿动物更明显,不易脱落,能防止精液倒流,提高受精能力。雄性大鼠在 45~60d 产生精子,但 90d 后体成熟时才为最适繁殖期。雌鼠一般 70~75d 阴道开口,80d 体成熟进入最适繁殖期。

豚鼠性成熟早,雌性一般在出生后 14d 时卵泡开始发育,60d 左右开始排卵。雄性 30d 左右就有性活动,90d 后才具有生殖能力的射精。体成熟在 5 月龄左右。兔性成熟的早晚取决于品种、性别、营养及饲养环境等因素,一般小型品种 3~4 月龄,中型品种 4~5 月龄,大型品种 5~6 月龄。兔体成熟年龄比性成熟推迟 1 个月。

常见实验动物的性成熟和体成熟比较见表 5-1。

表 5-1 常见实验动物的性成熟和体成熟比较

动物种类	性成熟		体成熟	
	雄性	雌性	雄性	雌性
猕猴	4.5y	3y	5.5y	3.5y
小鼠	6~7w	6~7w	70~80d	65~75d

动物种类	性成熟		体成熟	
	雄性	雌性	雄性	雌性
大鼠	45~60d	70~75d	90d	80d
豚鼠	90d	60d	5m	5m
兔	小型品种：3~4m		较性成熟晚1个月	
	中型品种：4~5m			
	大型品种：5~6m			
犬	8m	10m	1.5~2.0y	1~1.5y

二、性周期

雌性哺乳动物的完全生殖周期包括卵泡发育、排卵、妊娠、分娩和哺乳等过程。性成熟后，在未妊娠情况下，出现周期性的重复卵泡成熟和排卵的过程，称为性周期（sexual cycle）。性周期是不完全生殖周期的一种表现方式，在人类和非人灵长类均称为月经周期（menstrual cycle）。哺乳动物整个机体特别是生殖器官在性周期中发生一系列形态和功能变化，同时还出现周期性的性反射和性行为，因出现这些发情表现，故性周期又称发情周期（estrous cycle）或动情周期，由前一次发情（排卵）开始到下一次发情（排卵）开始的整个时期称为一个发情周期。

（一）人类

在卵巢激素作用下，人类子宫内膜发生增厚、血管增生、腺体生长分泌、子宫内膜坏死脱落并伴随出血的周期性变化，这种生理上的循环周期称为月经周期。每个月经周期是从月经的第一天起至下次月经来潮前一天止，平均为28d，每次持续3~5d。

1. 子宫内膜的周期性变化　通常分为月经期、增生期、分泌期。

（1）月经期（menstrual phase）：月经周期的第1~5d。由于卵巢黄体退化，雌激素和孕激素的分泌骤然减少，引起子宫内膜功能层的螺旋动脉收缩，从而使内膜缺血、坏死，继而螺旋动脉又突然短暂的扩张，致使功能层的血管破裂出血，血液与内膜经阴道排出，即为月经。

（2）增生期（proliferative phase）：月经周期的第6~14d。此时卵巢内若干卵泡开始生长发育，在生长卵泡分泌的雌激素的作用下，子宫内膜由基底层增生修补，并逐渐增厚，子宫腺逐渐增多，并由早期的短、直而细到中后期的增长、弯曲，腺腔扩大。至第14d时，通常卵巢内有一个卵泡发育成熟并排卵。

（3）分泌期（secretary phase）：月经周期的第15~28d。此时卵巢内黄体形成，在黄体分泌的孕激素和雌激素作用下，子宫内膜继续增生变厚，子宫腺进一步变长弯曲，腺腔内充满含糖原等的黏稠液体。基质细胞继续分裂增殖，胞质内充满糖原和脂滴，称前蜕膜细胞。妊娠时，此细胞继续发育增大变为蜕膜细胞，未妊娠时，内膜功能层脱落，转入月经期。

2. 卵巢功能的周期性变化　月经周期中子宫内膜的周期性变化实际受控于卵巢功能的周期性变化（见本章第三节和第四节雌性生殖功能及调节部分）。

（二）非人灵长类动物

成年猕猴的繁殖活动具有明显的季节性，雌性猕猴一般在 2.5 岁开始第 1 次月经，规律性的月经周期一般出现在 8、9 月至次年的 3、4 月，月经周期为 21~35d，平均 28d，出血期 1~4d。猕猴子宫内膜的周期性变化和卵巢功能调节模式与人类基本相同。猕猴的月经周期受诸多因素影响，如应激、疾病、内分泌紊乱、营养、气候、种群社会关系、配种频率等，其中最重要的是应激因素。从野外转移到驯养条件时，或者经过长途运输以及饲养环境改变时，猕猴常常发生不规律月经。猕猴在非生殖季节的月经周期持续较长，其可能原因是卵泡发育缓慢或不足，无法引起子宫内膜增长和脱落所致。

猕猴、食蟹猴等很多非人灵长类动物在性周期中会出现"性皮肤"现象。处于繁殖季节的雌猴生殖器官周围区域如外阴、尾根、后肢上侧的皮肤，以及前额和面部等处皮肤发生肿胀，颜色鲜红，这些部位的皮肤变化与性活动密切相关，称为"性皮肤"。性皮肤与血液中雌激素水平相关。性皮肤的变化开始于卵泡增生期，在排卵日最肿胀和颜色最鲜艳，随后逐渐消退，直到月经期时皮肤完全恢复原状。性皮肤肿胀或月经初潮均可作为雌猴性成熟开始的标志。性皮肤也被看作雌性猕猴的第二性征。

性成熟的雄猴也会发生一些外部形态变化，如面部发红、会阴生殖区皮肤呈现浅红色甚至肿胀。雄猴性皮肤颜色变化也具有明显的季节性特征，在 8~10 月，性皮肤颜色最鲜艳，属于生殖旺盛季节，4~5 月时颜色浅淡，正是睾丸最小的非生殖季节。

（三）常见哺乳类实验动物

动物的性周期受内外环境因素、营养及健康状况影响，突然而剧烈的环境变化会通过神经体液调节造成性周期紊乱甚至停止。哺乳动物排出的卵母细胞未被受精，其性腺（主要指卵巢）经过一段短暂的时间之后，将会自动进入下一轮的性周期，如果排出的卵细胞发生受精，其性周期将暂时中断，进入妊娠期，直到分娩结束才重新进入下一轮性周期。常见实验动物的发情周期见表 5-2。

表 5-2　常用实验动物的发情周期、发情期和排卵时间

动物种类	周期类型	发情周期	发情期持续时间	排卵时间
猕猴	全年性发情（月经周期）	21~35d（平均 28d）	平均 9.2d	月经第 14d
小鼠	全年性多次发情	4~5d	10h	发情开始后 2~3h
大鼠	全年性多次发情	4~5d	13~15h	发情开始后 8~10h
豚鼠	全年性多次发情	13~20d（平均 16d）	1~18h	发情开始后 10h
兔	季节性发情	8~15d	界限不明显	交配后 10.5h（刺激排卵）
犬	季节性一次发情	春秋各发情 1 次	8~14d	发情开始后 12~24h，持续 2~3h
猫	季节性多次发情	周期不明显	界限不清楚	交配后 24~30h（刺激排卵）
猪	全年性多次发情	21d	2~3d	发情开始后 30~40h，有些品种为发情开始后 18h
绵羊	季节性多次发情	16~17d	30~36h	发情开始后 18~26h

续表

动物种类	周期类型	发情周期	发情期持续时间	排卵时间
山羊	季节性多次发情	19d	32~40h	发情开始后9~19h
雪貂	季节性发情	周期不明显	界限不明显	交配后30h（刺激排卵）
水貂	季节性发情	8~9d	2d	交配后40~50h（刺激排卵）

1. **小鼠**　小鼠全年多发情，年产6~9胎，性活动可维持1年左右。雌鼠性成熟后，卵巢产生卵细胞并分泌雌激素，出现明显的性周期，一般为4~5d，分为动情前期、动情期、动情后期和动情间期，根据阴道涂片的细胞学变化可以推断性周期各个时期中卵巢、子宫状态与垂体激素的变动（表5-3）。雌鼠性周期在同笼雌鼠密度过大时可延长甚至抑制，在有雄鼠存在时可恢复甚至缩短。

表5-3　小鼠性周期各阶段阴道涂片特征

动情周期阶段	涂片	卵巢
动情前期	仅有有核上皮细胞	卵泡增大
动情期	角质化上皮细胞	排卵
动情后期	有核上皮细胞混有白细胞	卵泡闭锁，黄体生成
动情间期	白细胞、少数有核细胞及黏液	卵泡生长

2. **大鼠**　雌鼠性周期为4~5d，可分为前期、发情期、后期和发情间期，阴道涂片可判断发情周期。雌鼠成群饲养时，可抑制发情。大鼠是全年多发情动物，存在产后发情现象。大鼠虽然是自发排卵，但在非发情期也可通过强行交配诱导排卵。

3. **豚鼠**　豚鼠性周期为13~20d（平均16d），发情时间可持续1~18h。豚鼠为全年多发情动物，并有产后性周期。雄性射出的精液含有精子和副性腺分泌物，分泌物在雌性阴道中凝固形成阴栓，但是阴栓被脱落的阴道上皮覆盖，在阴道口只停留数小时就脱落。

4. **兔**　性周期一般为8~15d，无明显的发情期，但雌兔有性欲活跃期，表现为不安、少食、外阴稍有肿胀、潮红，有分泌物，持续3~4d，此时交配，极易受孕。但无效交配后，由于排卵后黄体形成，可出现假孕现象，表现为乳腺发育、腹部增大，约16~17d后终止。

5. **犬**　属于春秋季单发情动物，性周期180d，发情期8~14d，发情后2~3d排卵。

自然状态下，动物的繁殖活动受光照、温度、食物来源等环境因素影响。家养动物由于环境因素和食物来源比较稳定，它们的繁殖季节逐渐延长。动物的繁殖季节可分为常年繁殖和季节繁殖。常年繁殖的雌性动物全年有规律地多次发情，雄性动物则全年不断形成精子，如啮齿动物、兔、猪等。常年繁殖动物在不同季节也表现出有规律的高峰期和低谷期，如家兔在7~9月间繁殖力明显降低。季节繁殖动物每年只出现一个或两个繁殖季节，如猫、犬等。随着驯化程度的加深和饲养管理的改善，特别是营养条件的改善与保障，动物的发情季节性变得不明显。

小鼠、大鼠、兔、马等哺乳动物除了具备正常的动情周期之外，还存在产后发情的现象，即雌性动物分娩不久、正在哺乳前一窝幼崽时，又能接受交配并怀孕。

第二节 雄性生殖系统的比较

一、雄性解剖生理

主要描述常见实验动物的睾丸、附睾、输精管、阴茎的结构与功能。

（一）睾丸

成对。人睾丸表面覆以睾丸被膜，包括鞘膜脏层、白膜和血管膜，其中白膜为致密结缔组织，将睾丸实质分成 200~300 个睾丸小叶。睾丸小叶内部血管非常发达，有精曲小管（seminiferous tubule）和间质细胞（leydig cell），分别发挥精子生成和雄激素合成分泌作用。精曲小管由支持细胞（sertoli cell）和不同阶段的生精细胞组成生精上皮。支持细胞位于精曲小管的管壁中，含有大的多形核，为不规则的圆柱形，从精曲小管的基底延伸至管腔，与处于各个发生阶段的精子细胞都紧密接触。小鼠、大鼠、犬、兔等哺乳类动物的睾丸功能基本相同，解剖结构也大体相似。但是，不同物种精曲小管占睾丸实质的比例不同，人、大鼠、犬分别是 62%、83%、84%。

不同种动物的睾丸位置差别很大。人类睾丸位于阴囊内，左右各一。人类和非人灵长类动物、某些食肉动物（如犬）和杂食动物（如负鼠）的睾丸下移进入阴囊后永久不变。大多数啮齿动物、部分食肉动物和有蹄类动物，它们的睾丸只在繁殖季节才下降到阴囊。雄性猕猴在性成熟早期，睾丸从腹股沟下降到阴囊，2~3 个月后，又回到腹股沟，经过 3~5 个月后再次下降到阴囊并一直保留在阴囊内，此时雄猴才具有生育能力。

大鼠、兔的睾丸一年中有一段时间可回到腹腔中，成年雄兔的睾丸重约 2g，由于腹股沟管宽短，睾丸可自由下降到阴囊或缩回腹腔。其他啮齿动物缺乏真性阴囊，睾丸位于蹊窝中。犬、猫和负鼠的睾丸大小在性成熟后终生不变，犬的睾丸较小，卵圆形，无季节性萎缩过程，始终处于下垂的阴囊内。某些小鼠品系的睾丸呈退化和增大的交替变化，仅在一定时期具有生育能力。豚鼠睾丸位于精索的两侧，前端各有一大条脂肪体经粗大的腹股沟管伸入腹腔，可随时经该管缩回腹腔，睾丸与附睾尾在会阴部形成一个轻度的隆突，左侧睾丸稍大。在所有哺乳动物中，金黄地鼠的睾丸体重比最大。

（二）附睾

附睾由许多弯曲回旋的细管组成，是储存、浓缩精液的地方，能分泌一种黏性物质，起营养精子的作用。附睾由头、体、尾三部分组成。附睾头呈半月状盖在睾丸头端，形成输出导管和附睾导管。不同种动物的输出导管上皮各不相同：大鼠的上皮中含有两类细胞（周毛型和主干细胞）；豚鼠的上皮是具有基底细胞的单层鳞状至柱状上皮；兔的上皮是褶叠或平整的单层柱状上皮；猫的上皮由单层立方上皮至多层鳞状上皮构成，其表面具有不动纤毛；人的输出导管上皮由高柱状上皮和低柱状上皮相间排列构成，故管腔不规则；南美洲河狸鼠的输出导管上皮由长短不等的细胞群交替组成，与人的非常近似。附睾体狭细，位于睾丸内侧。附睾尾呈棒状，越过睾丸尾向外延伸与输精管相连。犬的附睾很大。

（三）输精管

输精管是附睾的直接延续，与附睾尾没有明显界限，沿睾丸内侧走行，经腹股沟管上升至鞘孔入腹腔，通过输尿管上方及膀胱背面，左右会合后开口于尿道基部。大鼠输精管全长5~6cm。

（四）储精囊

储精囊位于膀胱附近，呈倒"八"字形。

（五）副性腺

哺乳动物的精囊腺（seminal vesicle）、前列腺（prostate）和尿道球腺（bulbourethral gland）发达，能分泌液体，有稀释精子和使精子更为活跃的作用。精囊腺呈球状，前端向腹侧屈曲，连接左、右输精管末端；人的精囊腺是一对盘曲的囊状器官，犬和猫缺乏精囊腺。某些啮齿类（如大鼠、小鼠）的精囊腺内侧还附着有凝固腺，半透明状，呈半月形。大小鼠、人、犬、羊、猪都有一个前列腺。前列腺位于精囊内侧，小鼠、大鼠的前列腺分腹叶和背侧叶，豚鼠的前列腺有3对分叶，犬的前列腺极发达，在尿道周围形成完整的环状，人的前列腺呈栗形，环绕于尿道的起始段。尿道球腺是一对豌豆状的复管泡状腺，在非人灵长类动物位于阴茎的基部附近，仓鼠的尿道球腺分布在阴茎末端两侧，犬缺少尿道球腺。小鼠、大鼠还有一对发育完善的包皮腺，位于皮肤与腹壁之间的阴茎侧方，散发包皮垢气味。兔具有旁前列腺。鸟类缺少副性腺。

（六）阴茎

大多数哺乳类实验动物的阴茎位于阴囊前方，其结构包括三个海绵状（勃起）体。豚鼠的阴茎端有两个特殊的呈圆锥形的角形物。某些动物（蝙蝠、鼬、松鼠、犬和几种非人灵长类动物）的阴茎中具有阴茎骨，不同动物阴茎骨的大小和形状各具特征，且随年龄的增长而变化。雄犬的阴茎骨长度为阴茎的2/3，骨体远端下弯，交配时不需要勃起便可插入阴道，当阴茎插入阴道后，尿道海绵体迅速充血膨胀，被母犬耻骨前缘卡住，以致阴茎无法退出，经1h左右射精结束，阴茎海绵体缩小，阴茎方能退出。人类阴茎由两个阴茎海绵体和一个尿道海绵体构成，尿道行于尿道海绵体内，阴茎表面覆以活动度较大的皮肤。猪有独特的包皮憩室，其腔内常聚积脱落的上皮细胞和余尿，具有特殊的强烈气味。

二、雄性生殖功能

（一）睾丸的生精功能

睾丸最主要的功能是生成有活力的精子，即生精作用（spermatogenesis）。从精原细胞发育成为精子的整个过程为一个生精周期。人类的生精周期约两个半月。

精子生成在精曲小管内完成，精原细胞是原始的生精细胞，紧贴于精曲小管的基膜上。青春期开始后，在睾丸分泌的雄激素（androgen）和腺垂体分泌的卵泡刺激素（follicle-stimulating hormone，FSH）的作用下，精原细胞开始分裂。精子的生成是一个连续过程，包括有丝分裂、减数分裂和精子形成。每一个阶段大约占生精周期的1/3。正常情况下，精子生成和存活的适宜温度低于体温1~2℃。阴囊内的温度比腹腔内低2℃左右。如果由于某种原因，睾丸滞留于腹腔，未能下降到阴囊内，成为隐睾症（cryptorchidism），可引起男性不育。精子成熟后从睾丸移行到附睾末端远侧所需要的时间随动物的种类和精子的活力而变化,兔为1d,小鼠和大鼠为6~8d,地鼠为9~10d,豚鼠则为14~18d。

精子在雌性生殖系统的沉积作用随种类而不同,犬和猪输入的大量精液临时保存在子宫,兔精子由于其自身的能动性,通过宫颈进入子宫需1~3h。兔最初射精时在阴道腔内的精子将近800万,但其中仅仅200~500个能到达受精部位,射精后3~4h,绝大多数精子到达子宫和输卵管腔里并保持至少27h。小鼠在整个发情期子宫充满液体而扩张,子宫壁产生蠕动,推动精子随液体进入输卵管,精子在输卵管内移动较慢,约在交配后15min到1h之内到达输卵管壶腹部。成年人双侧睾丸每天可产生上亿个精子,每次射出精液3~6ml,每毫升含(0.2~4)×10^{8}个精子,精液射入阴道后,很快(约1min)就被凝固成胶冻状态,绝大部分精子受阴道内的酶作用而失去活力,只有少数能进入子宫腔,数十个精子能到达受精部位,最后只有一个精子可能使卵子受精,通常性交射精后30~60min精子就能到达受精部位。

（二）睾丸的内分泌功能

主要是间质细胞分泌的雄激素和支持细胞分泌的抑制素(inhibin)。雄激素包括睾酮(testosterone,T)、脱氢表雄酮(dehydroepiandrosterone,DHEA)、雄烯二酮(androstenedione)和雄酮(androsterone)等,其中睾酮的生物活性最强。

1. **雄激素**　睾丸间质细胞内储存着合成雄激素所需要的多种羟化酶、裂解酶和脱氢酶等。在间质细胞内,胆固醇首先经过羟化、侧链裂解形成孕烯醇酮。孕烯醇酮经过雄烯二酮等中间体,最终经17β-羟脱氢酶的催化作用转化为睾酮。在部分靶细胞内,睾酮可经5α-还原酶形成活性更强的双氢睾酮。雄激素在不同物种中优先合成途径不尽相同。公猪间质细胞主要产物是C-16不饱和的雄激素和5α-雄烯酮,血清中5α-雄烯酮的含量通常高于睾酮。C-16不饱和雄激素充当信息素的作用,使公猪的尿液具有特殊气味。

血浆中仅约2%的睾酮以游离形式存在,具有生物活性,绝大部分睾酮与血浆蛋白结合。其中,约65%的睾酮与血浆中的性激素结合球蛋白(sex hormone-binding globulin,SHBG)结合,SHBG是存在于血浆中与睾酮亲和力很高的一种蛋白质,结合态与游离态的睾酮处于动态平衡。

睾酮的生理作用较广泛,包括诱导胚胎的性分化;刺激附属性器官的生长发育,促进第二性征的出现并维持其正常状态;促进生精细胞的分化和精子的生成;维持正常性欲和性行为;促进肌肉、骨骼、肾脏和其他组织的蛋白质合成,刺激红细胞的生成,加速机体生长。

2. **抑制素**　抑制素的主要作用是抑制腺垂体FSH的合成和分泌,由支持细胞分泌,是一种分子量约32kD的糖蛋白激素,由α和β两个亚单位组成,由于β亚单位的差异,可分为抑制素A和抑制素B两种形式。此外,在性腺还存在与抑制素结构近似但作用相反的物质,称为激活素(activin),具有促进腺垂体FSH分泌的作用。

第三节　雌性生殖系统的比较

一、雌性解剖生理

主要描述前述实验动物的雌性生殖系统的主性器官卵巢,附属性器官输卵管、子宫、阴道、外阴及乳腺等。

（一）卵巢

哺乳类的卵巢为1对，左右各一，呈中实的卵圆形，由位于肾后的卵巢系膜悬于腰椎横突附近的体壁上，具有产生成熟卵子的生卵作用和分泌雌性激素的内分泌作用。卵巢外包有一层生殖上皮，其内部由三个部分组成，最主要的区域是卵巢皮质区，位于生殖上皮下方的卵巢外层。各卵泡之间有间质细胞和结缔组织构成卵巢的基质。卵巢的另外2个区是卵巢的髓质和卵巢与血管相连的卵巢门网区，这两个区均含有一些能分泌类固醇激素的细胞，但在生殖过程中的作用尚不清楚。

卵巢的生殖上皮层通常由立方形或低柱状细胞组成。卵巢皮质区中有大量来自生殖上皮的处于不同发育阶段的卵泡，卵泡数依动物种类和环境条件而定。灵长类动物（包括人）每个性周期可排出1~2个卵子，啮齿动物则可排出4~14个卵。

成年妇女的卵巢重为5~6g，灰白色，4cm×3cm×1cm。卵巢髓质含有许多非同源性的间质细胞，在啮齿动物和肉食动物的卵巢中，这一组织学特征比灵长类动物和有蹄动物更明显。小鼠卵巢位于肾下方，右侧卵巢较左侧卵巢位置稍向前，整个卵巢外覆脂肪，为系膜包绕，不与腹腔相通，故无宫外孕。大鼠卵巢呈卵圆形，由卵巢膜囊包围，易于摘除，卵巢表面有不规则结节状卵泡。豚鼠卵巢呈卵圆形，位于肾后端，可见有凸起的小滤泡。犬的卵巢呈扁平状，完全包围在浆液性囊内，此囊直接与短小的输卵管相通，一般无宫外孕。

（二）输卵管

人输卵管内侧与子宫角相连，外端游离，全长8~14cm，由漏斗部、壶腹部、峡部和宫管连接部构成，漏斗部有漏斗状结构叫喇叭口，开口朝向卵巢。输卵管的长度、卷曲度等特征随动物种类而异，漏斗部周围伞状体的发育与卵巢囊的存在呈反比关系，水貂、小鼠、大鼠和犬的伞状体发育不良，灵长类动物和有蹄动物则有发育完善的伞状体。

小鼠输卵管由不规则的弯曲管组成，形成10个卷曲祥。大鼠输卵管弯弯曲曲紧贴卵巢，由卵巢正中向尾部再向侧面延伸，形成10~12个花环样的回路，总长1.8~3.0cm。兔输卵管几乎呈直形，借输卵管系膜悬挂于腰下，和卵巢不直接相连，漏斗的边缘形成不规则的输卵管伞，输卵管伞全长9~15cm。

（三）子宫

各种哺乳动物的子宫从形态特征上分为以下4种类型。

1. **双子宫颈型** 有两个完全分离的子宫，两个子宫颈分别开口于单一的阴道，子宫内膜分布有多数纵横褶皱，如兔、毛丝鼠。

2. **双分子宫型** 分为子宫角、子宫体、子宫颈，左右子宫角在膀胱背侧汇合成子宫体，其前部以中隔分成两部，后部中隔消失，在底部靠近阴道处合并，以一共同的孔开口于阴道。如小鼠等某些啮齿类、猪、牛等。

3. **双角子宫型** 子宫角平直细长，连接于一个子宫体，下行到子宫颈。子宫颈短，壁薄，单管型，突出于阴道穹窿。如猫、犬、牛、绵羊。

4. **单子宫型** 子宫体发达，无子宫角。两子宫完全愈合为单一的整体，仅从两侧对称的弗氏管可以看出其双套的来源。如猿、猴、人等（图5-1）。

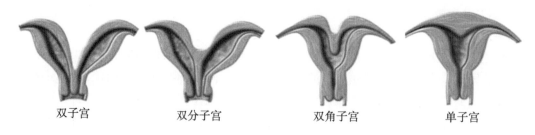

| 双子宫 | 双分子宫 | 双角子宫 | 单子宫 |

图5-1　常见实验动物子宫类型

（四）子宫颈

子宫颈是从子宫后端突向阴道的肌质括约肌，将子宫腔与外环境隔绝，仅在发情时松弛，使精子得以通入。内有许多腺体，能分泌碱性黏液，宫颈外口处的单层柱状上皮移行为复层扁平上皮，是宫颈癌的好发部位，子宫颈黏膜受性激素的影响也有周期性的变化。妊娠时，形成黏液栓至分娩时溶解。非人灵长类动物、反刍动物和兔的子宫颈起着精子贮存器的作用。马、大鼠和小鼠的精子则沉积于子宫内，以子宫-输卵管连接部为精子贮存器。

（五）阴道

人的阴道上端包围子宫颈称阴道穹窿，前壁与膀胱和尿道邻近，后壁与直肠贴近，阴道黏膜受性激素的影响有周期性的变化。

大鼠和兔的阴道在第一次排卵前是闭锁的，成年大鼠阴道长1.5~2.0cm，展开时直径0.3~0.5cm，阴道壁薄，由黏膜层和薄肌肉层组成，无腺体。豚鼠具有一层无孔的阴道闭合膜，发情时张开，非发情期闭合。犬阴道前宽（头侧）后窄，阴道壁括约肌很发达。非人灵长类和某些啮齿类（如仓鼠）的阴道和尿道是分开的，阴道前部来源于米勒管，后部来源于泄殖腔。

（六）外部生殖器

指生殖器的外露部分，又称外阴，包括耻骨联合至会阴及两股内侧之间的组织。有些灵长类动物例如猕猴具有发育完善的"性皮肤"，在月经周期中其色泽和轮廓都可发生一系列变化。

（七）乳腺

由腺体组织和间质组成，腺体由乳腺泡和导管系统构成，间质由纤维结缔组织和脂肪组织构成。腺泡是腺体的分泌单元。每种动物乳腺的形状、大小、位置和数量各不相同，通常以腹部腺体最大，产生乳汁最多。小鼠有5对乳腺，3对位于胸部，可延伸至颈部和背部，腹部有2对，延续到鼠蹊部、会阴部和腹部两侧，并与胸部乳腺相连。大鼠胸部和腹部各有3对乳头。豚鼠只有1对，位于鼠蹊部。兔有3~6对，犬有4~5对，分列腹中线两侧。猴有1对乳腺，位于胸部。人类乳腺的发育受卵巢激素的影响，结缔组织将乳腺分隔成15~25个腺叶，每个腺叶又分成若干小叶，称乳腺小叶，妊娠期和哺乳期的乳腺有泌乳活动。

二、雌性生殖功能

主要阐述卵巢的生卵功能、卵巢的内分泌功能，以及排卵、受精、胚胎植入、胎盘、妊娠、分娩等生殖过程。

（一）卵巢的生卵功能

卵泡（ovarian follicle）是卵巢的基本功能单位，由卵母细胞和卵泡细胞组成。人类在胚胎 3~7 个月时，卵母细胞前体——卵原细胞（oogonium）开始进行第一次成熟分裂，卵原细胞进入第一次减数分裂前期时称为卵母细胞（oocytes），所构成的原始卵泡（primordial follicle）停滞分裂。青春期开始后，在下丘脑-腺垂体-性腺轴的调控下，原始卵泡开始发育，卵巢的形态和功能发生周期性的变化，称为卵巢周期（ovarian cycle）（图 5-2）。卵巢周期分为三个阶段，即卵泡期（follicular phase）、排卵（ovulation）和黄体期（luteal phase）。

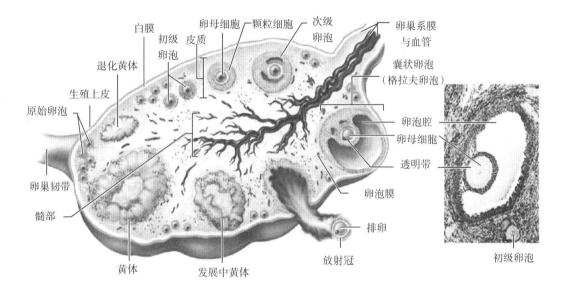

图 5-2　人类卵巢横切示各级卵泡及黄体

卵泡期是指原始卵泡、初级卵泡、次级卵泡、成熟卵泡的连续发育阶段，每一个卵泡期只有一个原始卵泡发育成熟。

原始卵泡由停留在减数分裂前期的初级卵母细胞和周围单层的扁平颗粒细胞构成，直径为 30~60μm。随着原始卵泡开始生长发育，初级卵母细胞体积不断增大，初级卵泡中的卵母细胞被两种细胞包围，内层为颗粒细胞，外层为内膜细胞，中间为基底膜。颗粒细胞分化增殖达 6~7 层，合成并分泌黏多糖，包绕在卵母细胞周围形成透明带（zona pellucida）。初级卵泡进一步发育，颗粒细胞增殖至 6~12 层，为卵母细胞提供营养物质。在早期卵泡生长过程中，卵泡内膜细胞在颗粒细胞外围变得明显，逐渐形成一些不规则的腔隙，并逐渐合并成一个大的卵泡腔，卵泡液将覆盖有多层颗粒细胞的卵细胞推向一侧而形成卵丘（cumulus oophorus）。紧贴透明带的卵泡颗粒细胞呈放射状排列，称为放射冠（radiate corona）。卵泡液急剧增加，卵泡腔扩大，卵泡体积显著增大，最终卵泡的直径是因物种而异。排卵前 48h 的人卵泡直径可达 18~20mm 以上。马的卵泡非常大，排卵前最后 6d 时 25~45mm。

胚胎期的人类卵巢内有 $(6~7)\times10^6$ 个原始卵泡，出生时数量减少至 $(1~2)\times10^6$ 个，到青春期时进一步减少到 $(3~4)\times10^5$ 个。青春期后，每个月经周期可有 15~20 个原始卵泡同时开始发育，以至于卵巢内同时存在多个不同发育阶段的卵泡，但通常只有 1~2 个卵泡发育成熟并排卵，其他卵泡形成闭锁卵泡。出生时，母马的原始卵泡的最大数目估计可达到

3.6×10^4 个,母牛的可达 1.2×10^5 个。

（二）卵巢的内分泌功能

卵巢主要分泌雌激素和孕激素。雌激素包括雌酮（estrone）、雌二醇（estradiol，E2）和雌三醇（estriol，E3），其中，雌二醇的生物活性最强，雌酮和雌三醇的活性分别为雌二醇的 10% 和 1%。卵巢分泌的雌激素主要为雌酮和雌二醇，两者可相互转化，最终代谢产物为雌三醇。孕激素主要有孕酮（progesterone，P）和 17α- 羟孕酮，以孕酮的生物活性最强。卵巢细胞（卵巢内膜细胞、颗粒细胞和黄体细胞）含有合成雄激素、雌激素和孕激素所需的全部酶系统，但在卵巢不同细胞中各种酶的浓度存在一定差异，从而决定合成的最终产物不同。排卵前雌激素主要在卵泡颗粒细胞和内膜细胞合成，排卵后，雌激素和孕激素主要由黄体细胞分泌。

1. **雌激素** 在排卵前的卵泡期，卵巢主要分泌雌激素，卵泡内膜细胞在 LH 作用下产生雄烯二酮和睾酮，两者通过卵泡的基膜扩散进入颗粒细胞。颗粒细胞内的芳香化酶将雄烯二酮转变为雌酮，将睾酮转变为雌二醇。因此，卵泡内膜细胞和卵泡颗粒细胞共同参与了卵巢雌激素的合成，称为雌激素合成的双细胞双促性腺激素学说（two-cell，two-gonadotropin hypothesis）（图 5-3）。这些雌激素主要经卵泡周围的毛细血管进入体循环，小部分保留于卵泡内。雌激素在血中主要以结合型存在，约 70% 与特异的性激素结合球蛋白结合，约 25% 与血浆蛋白结合，其余为游离型。主要在肝脏代谢失活，以葡萄糖醛酸盐或硫酸盐的形式由尿排出，小部分经粪便排出。

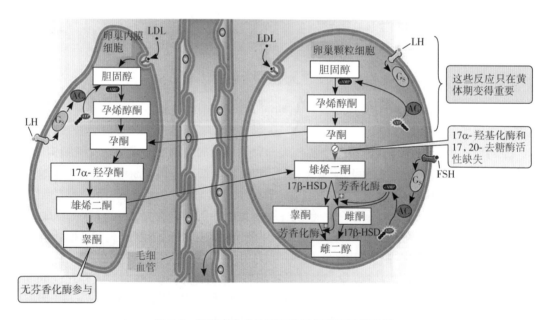

图 5-3 雌激素合成的双细胞双促性腺激素学说

雌激素对生殖系统有着重要的调控作用，对全身很多器官组织也有影响。雌激素协同 FSH 促进卵泡发育，诱导排卵前 LH 峰而诱发排卵，是卵泡发育、成熟、排卵不可缺少的调节因素；促进子宫发育，引起子宫内膜增生、腺体增加，促进子宫平滑肌细胞增生，使子宫收缩力增强，增加子宫平滑肌对缩宫素的敏感性；促进输卵管发育和节律性收缩，有利于精子与卵子运行；使阴道黏膜上皮细胞增生、角化，糖原含量增加，糖原分解可使阴道内保持酸性环境，提高阴道对细菌感染的抵抗力。雌激素可刺激乳腺导管和结缔组织增生，促进乳房发育，维持第二性征。

2. **孕激素** 人类排卵后，卵巢黄体细胞分泌大量孕酮，排卵后 5~10d 达到分泌高峰，以后分泌量逐渐降低。孕酮对于排卵至关重要，抑制孕酮分泌就会抑制排卵。不过，这个过程因物种而有细微差别，母犬在排卵前就含有大量孕酮，孕酮对其性接受能力很重要。妊娠两个月左右，胎盘开始合成大量孕酮，取代卵巢成为孕酮的主要来源，用以维持妊娠。孕激素在外周血液中主要以结合型存在，游离存在量很少，约 48% 与皮质类固醇结合球蛋白或皮质醇结合球蛋白（corticosteroid binding globulin, CBG）结合，约 50% 与血浆白蛋白结合。

孕激素主要作用于子宫内膜和子宫平滑肌，促进处于增殖期的子宫内膜进一步增厚，为受精卵的着床提供适宜环境。孕激素能降低子宫肌细胞膜的兴奋性，降低妊娠子宫肌对缩宫素的敏感性，有利于胚胎在子宫腔内的生长发育。孕激素可促进乳腺腺泡的发育和成熟，为分娩后的泌乳做好准备。由于孕酮受体含量受雌激素的调节，因此，孕酮的绝大部分作用需要在雌激素作用的基础上才能发挥作用。

三、生殖过程

哺乳动物的完整生殖过程包括精子和卵子的生成、交配与受精、受精卵着床、胚胎发育、分娩、哺乳等多个环节。哺乳动物种类繁多，其生殖过程也不尽相同。

（一）排卵

成熟卵泡在 LH 分泌高峰的作用下，卵泡壁破裂，卵细胞与透明带、放射冠及卵泡液排出的过程，称为排卵。

1. **排卵个数** 不同种属动物在一个卵巢周期中成熟的卵子数目不同，同一种属不同动物的排卵数目也不同，并与季节、气候和光照等因素相关。如小鼠一次排卵 10~23 个（视品系而定）；人类及恒河猴的每个正常周期里，10~15 个较大的卵泡中仅有 1~2 个成熟卵子排出，多排卵约占所有周期的 1%~2%。

2. **排卵类型** 哺乳动物的排卵有自发性和诱发性两种类型。一类是动物不需交配刺激，按一定周期进行的成熟卵泡自行破裂排卵，称为自发性排卵（spontaneous ovulation）或非刺激性排卵，如人类、非人灵长类、啮齿类、猪、羊等。一类是只有经过交配的刺激，在促排卵素的影响下，在交配后 10~12h 才发生排卵，称为诱发性排卵或者反射性排卵（induced ovulation），如猫、兔、雪貂、水貂等。猫通常需要不止一次地交配才能诱导排卵。雌兔每两周发情一次，每次持续 3~4d，发情期间，雌兔卵巢内一次能成熟许多卵子，但这些卵子并不排出，只有经过雄兔的交配刺激后才能排出。如果不让雌兔交配，则成熟的卵子经 10~16d 后全部吸收，新的卵子又开始成熟。在诱导排卵过程中，交配对阴道的刺激信号通过脊髓传递到下丘脑，导致下丘脑释放促性腺激素释放激素（GnRH），紧接着 LH 和 FSH 大量释放。如果缺乏交配，其卵泡趋于退化。无论哪种排卵形式，在形成 GnRH 释放高峰之前都需要有升高的雌激素。

3. **排卵时间** 常用实验动物的发情周期、发情期和排卵时间见表 5-2。

4. **排卵机制** 见第四节雌性生殖功能的调节部分。

5. **黄体形成与退化** 大多数哺乳动物的黄体生成方式基本相同，由卵泡壁和卵泡内的颗粒细胞形成。排卵后,卵泡壁塌陷皱缩,从劈裂的卵泡壁血管流出血液和淋巴液,并聚集于卵泡腔内形成红体,此后随着血液的吸收和血管的生长,残留在卵泡中的颗粒细胞和内膜细胞在 LH 作用下增生肥大,并吸收类脂物质,形成黄体。如果没有妊娠发生,所形成的黄体在黄体期末退化,这种黄体称为周期性黄体,在人类称为月经黄体。如果发生妊娠,黄体则转变为妊娠黄体。黄体退化时,颗粒细胞转化的黄体细胞退化很快,表现在细胞质空泡化及核萎缩,微血管退化及供血减少,黄体体积变小,黄体细胞数量减少,逐渐被纤维细胞和结缔组织所代替,颜色变白称为白体。

从低等到高等,动物的产卵数量表现出减少的趋势,见表5-4。

表5-4 脊椎动物的产卵数

动物		每次产卵数目／个
鱼类	鳕鱼	3 000 000~7 000 000
	鲱鱼	30 000
两栖类	蛙	1 000~2 000
爬行类	蝰蛇	10~14
鸟类	雉	14
	鸫	4~5
哺乳类	犬	4~10
	人类	1

(二)受精

受精(fertilization)是指精子和卵子结合形成受精卵的生理过程。哺乳动物皆是体内受精、异体受精和单精受精。较多动物的卵子是单精受精,如硬骨鱼、无尾两栖类、哺乳类,软体动物、软骨鱼、有尾两栖类、爬行类和鸟类则为多精受精,即使受精时有多于一个精子进入卵内,但只有一个雄原核与雌原核融合,参与发育,这种多精受精称为生理性多精受精。在人类,只有一个精子可能使卵子受精。哺乳动物受精前精子和卵子的成熟过程包括:

1. **精子运行** 哺乳动物的精子在生成之初并没有完全成熟,在附睾滞留几天才能完成最终成熟,并获得运动能力。精子运动的能源物质主要由精液中的果糖、山梨醇和甘油磷酸提供。

人类精子射入阴道后,需要经过子宫颈、子宫腔、输卵管等生理屏障,才能达到输卵管壶腹部。子宫颈管是精子在女性生殖道内通过的第一个关口,排卵前,在雌激素的作用下,宫颈黏液清亮、稀薄,其中的黏液蛋白纵行排列成行,有利于精子的穿行。排卵后在孕激素的作用下,宫颈黏液变黏稠,黏液蛋白卷曲,交织成网,能阻止精子通过。精子在输卵管的运行主要受输卵管蠕动的影响,输卵管的蠕动由子宫向卵巢方向移动,排卵后,黄体分泌的大量孕酮能抑制输卵管蠕动。

2. **精子获能**(sperm capacitation) 人类和大多数哺乳动物的精子必须在雌性生殖道内停留一段时间,才能获得使卵子受精的能力,称为精子获能。成熟精子表面附着有附睾和精液中的一些由糖蛋白组成的去获能因子,抑制精子的受精能力。精子进入女性生殖道后,生殖道内存在的 α-淀粉酶、β-淀粉酶、β-葡萄糖苷酸酶,可水解去获能因子,精子才具有真正的受精能力。各种动物精子在雌性生殖道中获能的部位不同。子宫射精型动物如啮齿类、犬、猪等的精子获能开始于子宫，但主要部位在输卵管。阴道射精型动物如人类、兔等的精子获能始于阴道，当子宫颈开放时，子宫液流入阴道可使精子获能，但最有效的部位是子宫和输卵管，精子在子宫中获能需 6h 左右，在输卵管中约需 10h。各种动物精子获能所需时间不同，大鼠 2~3h，羊为 3~6h，牛为 2~20h。

3. **卵子运行**　大多数哺乳动物的卵子排出后，通过输卵管平滑肌的活动和纤毛运动的协同作用，运行到输卵管的壶腹部等待受精，大鼠卵到达壶腹的远端需要 2~5min，兔需要 8~10min，兔和羊排卵以后，成熟的卵于 2h 内转移到输卵管的中部，并停留于此将近 36h。灵长类的卵在壶腹部停留约 3d。卵子与精子一样需要经历一系列变化，才能达到生理上的进一步成熟。猪、绵羊排出的卵子虽已经过第一次减数分裂，但还需要进一步发育才能受精。犬排出的卵子仅处于初级卵母细胞阶段，需要在输卵管中完成再一次成熟分裂。

4. **卵子受精**　哺乳动物受精的部位在输卵管壶腹部。人类受精卵借助输卵管蠕动和纤毛推动，逐渐运行到子宫腔，在运行过程中，受精卵不断进行细胞分裂，受精后第 2~4d，分裂成桑椹胚，第 4~5d，桑椹胚进入子宫腔并继续分裂发育成晚期胚泡。进入子宫腔的胚泡在宫腔内漂浮 1~2d 后脱去透明带，逐渐与子宫内膜接触。大多数动物的受精卵到子宫腔的时间为 3~4d，袋鼠为 1d，犬和猫需要 6~7d，蝙蝠需要几周。

（三）胚胎着床

胚胎着床也称胚胎植入，指哺乳动物受精卵发育到一定阶段之后进入子宫腔，并与子宫内膜发生关系、建立母胎联系、形成功能性胎盘的过程。

1. **胚胎着床（implantation）**　处于活化状态的胚泡与处于接受态的子宫相互作用，胚胎滋养层细胞与子宫内膜建立紧密联系的过程。子宫对胚胎着床的敏感性可分为接受前期、接受期和非接受期。子宫处于接受态的时期称为着床窗口（implantation window），此时子宫环境最有利于胚泡着床。着床窗口的子宫接受性与胚泡活化状态是两个独立事件，只有胚胎发育到胚泡阶段和子宫分化到接受态同步进行，胚胎才能正常着床。

大多数哺乳动物的胚胎在着床前要脱去透明带，但兔和豚鼠的胚胎则在着床以后才脱去透明带。当这些动物的胚泡开始与子宫内膜接触时，滋养层细胞先将透明带的小部分溶解开，伸出伪足与子宫上皮接触，然后胚胎的大部分逐渐侵入子宫内膜，透明带才逐渐消失。

某些有袋类动物、蝙蝠、哺乳期间的大小鼠等还存在一种胚胎延迟着床（delayed implantation）的自然现象，指已经发育至囊胚阶段的胚胎在子宫中游离，不立即发生着床，而是经过一定时间间隔之后才植入子宫内膜。大多数动物的延迟着床呈季节性，与光周期、食物来源、温度等环境因素有关，目的在于将后代的出生时间调节在最适宜的自然条件下。如果大小鼠产后发情并交配成功，新受精的囊胚往往会处于延迟着床状态，这是由于哺乳期间母体的催乳素通过下丘脑和腺垂体反馈性抑制雌激素水平引起的。地鼠、豚鼠、兔、猪不发生延迟着床，灵长类动物是否发生延迟着床还不清楚。延迟着床维持一定时间之后可以重新被激活着床，维持时间因物种而已，大小鼠为 4~10d，臭鼬为 200d，小袋鼠为 10~11 个月。

2. **着床过程**　胚胎着床过程通常分为三个阶段。

（1）定位（apposition）：指滋养层细胞与子宫上皮细胞间的接触逐渐紧密。在小鼠和大鼠着床的早期，子宫腔逐渐发生闭合，腔上皮紧包着胚泡，使胚泡在子宫中的位置得以固定。子宫腔的闭合涉及子宫腔中液体的吸收和子宫内膜的水肿。

（2）黏附（attachment）：胚泡滋养层细胞与子宫内膜逐渐交织在一起，细胞膜间接触更加紧密。在小鼠，子宫腔的闭合需要孕酮的参与，但黏附反应的发生还需要雌激素的参与。兔没有子宫腔的闭合过程，胚泡膨大后充满子宫腔，使滋养层细胞与上皮紧密接触。水貂和恒河猴似乎也不存在典型的子宫腔闭合及对胚泡的包围过程，主要是胚泡膨大后导致滋养层细胞与子宫上皮间的接触。在人类，内细胞团侧的滋养层细胞与子宫内膜黏附，但在大小鼠，则是内细胞团对侧的滋养层细胞与子宫内膜黏附。

（3）侵入（invasion）：胚泡滋养层细胞融合、取代、穿过子宫内膜上皮细胞，以及继续穿过基膜，从而与母体建立血管联系，形成胎盘的过程。

3. **着床方式**　受精卵在输卵管中运行，不断进行卵裂和发育长大，到达子宫时形成具有多个子细胞的胚泡。根据滋养层细胞的行为和结局，胚胎着床方式分为如下四种基本类型，某些动物具有以上两种或者多种基本类型的植入特征（表5-5、图5-4）。着床方式决定了胎盘的血液循环方式和胎盘屏障的层次。

表 5-5　各种动物的胚胎着床时间 /d（引自杨增明等，2019）

动物	胚泡形成时间	胚胎进入子宫时间	着床时间	假孕后黄体退化时间
小鼠	3	3	4.5	10~12
大鼠	3	3	6	10~12
兔	3	3.5	7~8	12
猫	5~6	4~8	13~14	?
犬	5~6	8~15	18~21	?
绵羊	6~7	2~4	15~16	16~18
山羊	6~7	2~4	15~16	?
猪	5~6	2~2.5	11~14	16~18
人	4~5	4~5	7~9	12~14

（1）表面着床（superficial implantation）：猪、绵羊、山羊、牛的胚胎滋养层细胞仅与子宫的腔上皮细胞接触，但并不穿过子宫腔上皮。但羊和牛的滋养层细胞与腔上皮细胞有部分融合，基质细胞有类似蜕膜化的反应。

（2）侵入式穿入（intrusive penetration）：雪貂、豚鼠、恒河猴的胚胎滋养层细胞的突起穿过子宫上皮细胞，在基膜上停留一段时间后，继续向周围的基质穿入，但并不穿过毛细血管基膜，滋养层细胞最终包围大量的上皮细胞。

（3）置换式穿入（displacement penetration）：胚胎定位后，子宫腔上皮细胞发生死亡并脱落，胚胎滋养层细胞和基膜接触并在停留基膜上，之后基膜被下面的蜕膜化细胞的外细胞质突起所破坏，而不是由滋养层细胞所破坏。小鼠和大鼠的胚胎着床是典型的置换式穿入例子。

（4）融合式穿入（fusion penetration）：胚胎滋养层细胞的突起与子宫内膜的单个上皮细胞相融合。当上皮细胞变为合胞体时，就延伸、穿入基膜到内膜的血管中。上皮细胞间的合胞体向两侧扩展，最终在滋养层突起间的区域发生融合。兔是融合式穿入的典型例子。

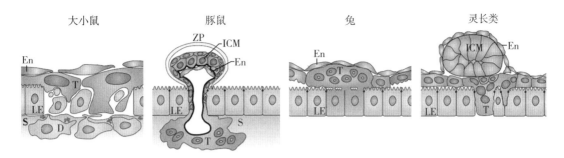

图 5-4　胚胎植入方式

（EN: embryonic endoderm, 胚胎内胚层; LE: luminal epithelium, 子宫腔上皮; S: stroma, 子宫基质; T: trophoblast, 滋养层细胞; D: decidua, 蜕膜细胞; ZP: zona pellucida, 透明带; ICM: inner cell mass, 内细胞团）

在小鼠和大鼠中，囊胚与腔上皮（LE）的黏附诱导黏附位点的上皮细胞发生凋亡，促使滋养层细胞穿透上皮层进入基质（stroma, S）。豚鼠的囊胚在植入前并不完全脱去透明带，而是经合体滋养层在局部穿出透明带（zona pellucida, ZP）后从上皮细胞间穿入基质，最终将胚泡定植与子宫基质。在家兔，成簇的滋养层细胞（滋养细胞团）与腔上皮细胞（luminal epithelium, LE）发生融合后形成共质体（symplasma）。在灵长类动物中，合体滋养层形成的位置与 ICM 邻近，经局部突出从子宫上皮细胞之间穿透基底膜

（四）妊娠维持

妊娠的维持主要依靠胎盘来完成，着床后的胚泡通过胎盘提供营养，胎盘、胎儿和母体的神经-内分泌之间的相互作用对于胎儿的生长发育以及妊娠维持非常重要。

1. 胎盘结构　哺乳动物的胎盘是胎儿尿囊绒毛膜和母体子宫内膜相结合部位的总称，是能进行物质交换的暂时性器官，可分为母体和胎儿两部分，总称胎盘（placenta）。胎盘内两部分的血液循环是两个独立体系，相互之间隔以数层结构，称为胎盘屏障。根据母体和胎儿血液之间的组织层次，可将胎盘区分为四种类型：

（1）上皮绒毛膜胎盘（epitheliochorial placenta）：见于马和猪，子宫上皮细胞和绒毛滋养层细胞接触，两者表面的微绒毛彼此融合，绒毛插入子宫内膜的绒毛囊中。在这种情况下，氧气、营养物质和免疫球蛋白（immunoglobulin）必须穿过子宫血管壁、结缔组织及上皮才能进入胚胎血液中。此类胎盘在母体血液和胎儿血液之间有 6 层组织，即子宫血管内皮、结缔组织、内膜上皮、绒毛（滋养层）上皮、结缔组织和胎儿血管上皮。

（2）结缔组织绒毛膜胎盘（syndesmochorial placenta）：只见于反刍动物。从妊娠 4 个月起，母体胎盘表面的内膜细胞开始变性消失，结缔组织和绒毛基部接触。妊娠后半期，整个母体胎盘表面及腺窝开口处失去上皮层，腺窝底部则保留有子宫内膜的上皮。此类胎盘在母体血液和胎儿血液之间，除子宫上皮失去外，其余 5 种组织均存在。

（3）内膜绒毛膜胎盘（endotheliochorial placenta）：见于犬和猫。母体血液和胎儿血液之间只有子宫血管内皮和绒毛的上皮、结缔组织及胎儿血管内皮共 4 层组织。

（4）血绒毛膜胎盘（hemochorial placenta）：见于啮齿类和灵长类动物。胎儿绒毛（包括绒毛上皮、结缔组织和胎儿血管内皮细胞）直接侵入母体血池中。

当然，胎盘膜层的减少有利于提高母体与胎体血液的物质交换速率。人的血绒毛膜胎盘转运钠离子的效率是猪的上皮绒毛膜胎盘的 250 倍。非人灵长类、兔类及啮齿类的尿囊胎盘具有高效的物质吸收能力，主要原因在于复杂的绒毛系统提供了巨大的表面积，子宫黏膜大面积酶解形成血窦，绒毛伸入血窦，分隔胎体血液和子宫之间的膜层几乎完全消失。

此外,根据妊娠时胎儿胎盘是否深入子宫内膜、子宫内膜组织被破坏的程度、分娩时母体子宫的出血程度以及子宫内膜组织的脱落程度等,将胎盘分为非蜕膜胎盘(non-deciduate placenta)和蜕膜胎盘(deciduate placenta)两种。分娩时胎膜和胎盘一起从子宫排出,合称胎衣。具有上皮绒毛膜胎盘的种类,其绒毛从子宫内膜凹陷中脱出,子宫内膜不会排出体外,分娩时不会出血,这类胎盘称为非蜕膜胎盘。蜕膜胎盘的情况与此不同,子宫组织受到胚泡严重酶解后与绒毛膜组织相互交织,子宫黏膜与胎体的血管贴得很紧,分娩时胎盘的子宫部分会被撕裂,导致出血。胎体产出后,子宫的平滑肌层及血管收缩,子宫收缩,产后出血很快被止住。胎盘的产出或脱落,相当于孕酮主要分泌源的突然消失,孕酮对催乳素的抑制作用随之减弱,而这一去抑制化的过程对于乳腺发挥泌乳功能至关重要。

2. **胎盘的生理功能** 胎盘是维持胎儿生长发育的器官,不仅对胎儿有保护作用,而且具有免疫、代谢、造血、屏障和内分泌功能,还担负着胎儿的消化、呼吸和排泄器官的作用。胎盘能分泌孕激素、雌激素、胎盘催乳素(placental lactogen,PL)和绒毛膜促性腺激素(chorionic gonadotropin,CG),如马的绒毛膜促性腺激素(eCG)、驴的绒毛膜促性腺激素(dCG)、绵羊的绒毛膜促性腺激素(oCG)。人胎盘除产生 hCG 之外,还分泌促肾上腺皮质激素(ACTH)、促黄体素释放激素(LHRH)和促甲状腺素释放素(TRH)。

3. **妊娠期** 各种动物妊娠期长短不一,受遗传、品种、年龄、季节、营养、胎儿数目和性别以及环境因素的影响。一般早熟品种、小型动物妊娠期比较短。

常见实验动物的妊娠时间见表5-6。金黄地鼠的妊娠期在啮齿类动物中最短,14~17d,平均15d,雌鼠每年可生5~7胎,每胎产仔约4~12只,平均7只。中国地鼠的妊娠期19~21d,平均20.5d。犬的妊娠期55~65d,每胎平均产仔6只。小型猪的妊娠期114d左右,经产雌猪一年能产2胎。猫的妊娠期60~68d,平均63d。猕猴的妊娠期165d左右,每胎产仔1个,极少2个,年产1胎。

表 5-6　常见实验动物的妊娠期和产仔数

动物种类	妊娠期 /d	产仔数 / 只
小鼠	20~21	6~10
大鼠	22	6~10
豚鼠	62	4~6
兔	30	5~8
犬	55~65	6~8
猫	63	4~7
猪	112~115	4~10
山羊	140~160	1~2
绵羊	144~160	1~2
恒河猴	148~180	1
旱獭	40~42	4~7

4. 妊娠期母体的生理变化 随着胎儿的生长发育,妊娠母体的生理功能发生一系列的适应性变化。

(1)乳腺发育:胎盘分泌的大量雌激素刺激母体乳腺导管发育,妊娠黄体和胎盘分泌的孕酮在乳腺导管系统发育的基础上进一步促进乳腺腺泡发育,使乳腺具备泌乳能力。乳腺的完善发育还需要催乳激素、胰岛素、皮质醇、甲状腺激素等的参与。

(2)内分泌变化:母体甲状腺、肾上腺、甲状旁腺、垂体等分泌的激素增加,使母体代谢过程明显增强,以适应胎儿发育的特殊需要。胎盘分泌的大量雌激素及孕激素负反馈抑制促性腺激素的分泌。因此,妊娠期间卵巢内的卵泡不再发育成熟,也无排卵。随着妊娠的进行,催乳素浓度逐渐升高,有促进乳腺发育的作用,为产后泌乳做准备。

(3)血液的变化:血浆容量增加,血液凝固能力提高,血沉加快。妊娠后期会出现生理性酮血症。

(4)其他变化:随着胎儿的生长发育,子宫体积增大挤压腹部内脏,使横膈运动受限而出现浅而快的胸式呼吸,挤压膀胱使排尿次数增多。由于孕妇及胎儿代谢产物的增多,肾小球滤过率增加,而肾小管的再吸收能力不能相应增加,出现糖尿和蛋白尿等症状。

(五)分娩

当妊娠期满,胎儿发育成熟时,母体将胎儿及其附属物从子宫排出体外的生理过程称为分娩(parturition)。

母体的形态和生理在分娩前会产生一系列的变化,根据动物种类的不同,这些变化通常出现在产前7~30d。例如,乳房在分娩前膨胀增大。大动物比较明显,例如,奶牛在产前10d左右出现,马和驴约在产前1个半月到两个月出现。猪在产前半月左右乳房基部与腹壁之间也出现明显的界限。子宫颈在分娩前1~2d开始肿大、松软和扩张。牛和羊比较明显,猪有时见于产前数小时,马则无此现象。

整个分娩期是从子宫开始出现阵缩直至胎衣排出为止,是一个连续完整的过程,大致分为开口期、产出期和胎衣排出期。子宫在开口期内发生阵缩,阵缩的频率、强度和持续时间逐渐加大、延长。开口期雌性动物的表现有种间差异,个体之间也不尽相同,常表现为食欲减退、时起时卧、轻微不安、尾根抬起、常做排尿姿势。开口期持续时间在不同动物有所不同,牛0.5~24h,绵羊3~7h,山羊4~8h,猪2~12h。

从子宫颈完全张开直至胎儿排出为止称为产出期。动物在产出期表现烦躁不安,时常起卧、前肢刨地、回顾腹部,呼吸与脉搏加快,最后侧卧,四肢伸直,强烈努责。牛的产出期为3~4h,绵羊的产出期约为1.5h。山羊的产出期约为3h。猪产出期持续时间根据胎儿数目及其间隔而定,第一个胎儿排出较慢,胎儿产出的间隔时间为10~60min。

猫、犬等动物的胎衣常随胎儿排出。胎衣排出的快慢因各种动物的胎盘组织构造不同而异。猪的胎盘属于上皮绒毛型,母体和胎儿胎盘组织结合较疏松,胎衣容易脱落,胎衣排出期平均为30min。羊的胎盘呈盂状(绵羊)或盘状(山羊),排出历时较短,绵羊为0.5~4h,山羊为0.5~2h。

(六)泌乳

乳腺发育及泌乳活动是哺乳动物最突出的形态生理特征。所有哺乳动物,除有袋类的雄性外,不论雌雄都有乳腺,但只有雌性动物乳腺才能充分发育而具备泌乳(lactation)功能,将母体的营养物质供给子代利用。

1. **乳腺发育** 乳腺是一种衍生的皮肤腺,由乳腺腺泡和导管系统构成的实质部分和结缔组织、脂肪组织构成的间质部分构成。乳腺的数目、形状、大小和位置因动物种类不同而有很大差异。人和非人灵长类只有 1 对位于胸部的乳腺,人的哺乳期约 10 个月至 1 年,猕猴的哺乳期半年以上。啮齿类和食肉类动物的乳腺沿着胸腹部分布,小鼠和大鼠的乳腺在胸部 3 对,蹊部 2 对,哺乳期 20~22d。豚鼠只有 1 对位于腹部的乳腺,哺乳期 2~3 周,雌鼠有相互哺乳的习性。金黄地鼠有乳腺 6~7 对,哺乳期为 21d。中国地鼠有乳腺 4 对,哺乳期为 20~25d。兔的乳腺 3 对,哺乳期约 40~45d。犬的哺乳期 45~60d。猫腹部有 4 对乳头,哺乳期 60d。小型猪有乳腺 7~9 对,哺乳期 60d 左右。牛的乳腺是 2 对,马、绵羊和山羊是 1 对,均位于腹股沟区,山羊的哺乳期 3 个月,绵羊的哺乳期 4 个月。

2. **乳汁生成** 乳腺腺泡和细小乳导管的分泌上皮细胞从血液中摄取营养物质生成乳汁,分泌入腺泡腔内。动物乳汁的基本成分包括水分、脂肪、蛋白质、乳糖、无机盐。其中球蛋白、酶、激素、维生素和无机盐等均由血液进入乳中,是乳腺分泌上皮对血浆选择性吸收和浓缩的结果,而乳蛋白(主要是酪蛋白、α 球乳白蛋白等)、乳脂和乳糖等则是上皮细胞利用血液中的原料,经过复杂的生物合成而来。乳腺腺泡合成乳汁的过程是一个需要 ATP 和酶的复杂生物化学过程。

各种哺乳动物乳汁的主要成分基本一致,但是组成比例和能量高低有差异(表 5-7)。

表 5-7 常见哺乳动物的乳汁组成(重量百分比、kcal/100g)

动物	水分	脂肪	酪蛋白	乳清蛋白	总蛋白	乳糖	灰分	能量
大鼠	79.0	10.3	6.4	2.0	8.4	2.6	1.3	137
兔	67.2	15.3	9.3	4.6	13.9	2.1	1.8	202
犬	76.4	10.7	5.1	2.3	7.4	3.3	1.2	139
山羊	86.7	4.5	2.6	0.6	3.2	4.3	0.8	70
猪	81.2	6.8	2.8	2.0	4.8	5.5	1.0	102
奶牛	87.3	3.9	2.6	0.6	3.2	4.6	0.7	66
树鼩	59.6	25.6	?	?	10.4	1.5	?	278
人类	87.1	4.5	0.4	0.5	0.9	7.1	0.2	72

3. **乳汁分泌** 乳汁的分泌受神经 - 体液调节,包括两个过程。

(1)泌乳发动:啮齿类在临产前开始分泌乳汁,人类和非人灵长类一般在分娩之后开始泌乳。泌乳发动依赖于一系列特定激素的调控。在分娩前后,雌激素和孕激素水平下降,解除了对下丘脑和垂体的抑制作用,引起催乳素迅速释放,同时肾上腺皮质激素含量增加,与催乳素协同发动泌乳。

(2)泌乳维持:乳腺能在相当长的一段时间内持续进行泌乳,一定水平的催乳素、肾上腺皮质激素、生长激素、甲状腺素是维持泌乳所必需,此外,吸吮产生乳腺导管系统内压也是维持泌乳所必需的。

4. 乳汁排出　在初生动物吸乳或挤乳之前,乳腺泡上皮细胞生成的乳汁连续分泌到腺泡腔内。当腺泡腔和细小乳导管充满乳汁时,腺泡细胞周围的肌上皮细胞和导管系统的平滑肌放射性收缩,将乳汁转移入乳导管和乳池。哺乳或挤乳时,引起乳房容纳系统的紧张度改变,使乳腺储积的乳汁迅速流出。

哺乳期是母体生命活动中最重要的阶段,消耗的能量远比妊娠期多,母体必须设法获得足够的能量才能满足子代的生长发育和自身身体状况维持的需要。实验表明,棉鼠(sigmodon hispidus)怀孕后的摄食量比非繁殖期增加25%,进入哺乳期后则增加66%,即使食物充足,哺乳期棉鼠的体重也下降11%。然而,尽管哺乳期间能量消耗很大,许多啮齿类、兔类等具有产后发情的现象,即怀孕和哺乳可同时进行。在这种情况下,母体一般会通过增加摄食量、延迟着床、减少胚胎数,甚或对胚胎进行重吸收的方式予以调节应对。

第四节　生殖功能调节

一、雄性生殖功能的调节

哺乳动物睾丸精曲小管的生精过程和间质细胞的内分泌功能均受下丘脑-腺垂体的调节(图5-5)。此外,控制性行为的高级脑中枢也对睾丸功能具有调节作用。

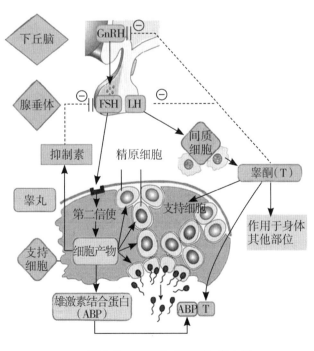

图 5-5　下丘脑 - 腺垂体 - 睾丸轴

（一）下丘脑 - 腺垂体 - 睾丸轴

下丘脑合成和分泌的促性腺激素释放激素（gonadotropin-releasing hormone，GnRH）经垂体门脉系统直接作用于腺垂体，促进腺垂体促性腺细胞分泌卵泡刺激素（FSH）和黄体生成素（luteinizing hormone，LH）。FSH 主要作用于精曲小管，影响精子生成，LH 主要作用于睾丸间质细胞，调节睾酮的分泌。

1. 对生精作用的影响 生精细胞没有 FSH 受体，FSH 受体主要存在于支持细胞膜中，FSH 与支持细胞上的 FSH 受体结合后，促进支持细胞分泌雄激素结合蛋白（androgen binding protein，ABP）。ABP 与睾酮结合转运至精曲小管内，提高睾丸微环境中睾酮的局部浓度，有利于生精过程。LH 与睾丸间质细胞上的 LH 受体结合，刺激间质细胞分泌睾酮，维持生精过程。

2. 对睾酮分泌的调节 间质细胞合成和分泌睾酮主要受垂体分泌的 LH 调节。LH 直接与间质细胞膜上的 LH 受体结合，促进胆固醇进入线粒体内合成睾酮。另外，LH 还可以增强间质细胞内睾酮合成相关酶的活性，从而加速睾酮合成。FSH 也可促进睾酮分泌，但不是直接作用，而是通过诱导 LH 受体合成来间接实现，FSH 和 LH 对间质细胞分泌睾酮具有协同作用。

（二）睾丸激素对下丘脑 - 腺垂体的反馈调节

睾丸分泌的雄激素和抑制素在血液中的浓度变化可对下丘脑 - 腺垂体进行反馈调节，从而维持生精过程和各种激素水平的稳态。

1. 雄激素 当血中睾酮浓度达到一定水平后，可作用于下丘脑和腺垂体，通过负反馈机制抑制 GnRH 和 LH 的分泌，但对 FSH 的分泌无影响。切除动物的睾丸后，垂体门脉血中的 GnRH 含量增加。在去势大鼠垂体细胞培养系统中加入睾酮，可抑制 LH 分泌，表明在下丘脑与垂体存在雄激素受体，负反馈作用发生在下丘脑与垂体两个水平。

2. 抑制素 外源性 FSH 可刺激离体培养的成年大鼠睾丸支持细胞分泌抑制素，两者间呈剂量 - 效应关系。给大鼠注射抑制素后，血液中 FSH 含量明显下降，而 LH 浓度无显著变化，提示 FSH 可促进抑制素分泌，而抑制素又可对腺垂体 FSH 的合成和分泌发挥选择性的抑制作用。

（三）睾丸内的局部调节

睾丸的功能除受到下丘脑 - 腺垂体的调控外，睾丸内部还存在局部调节系统。睾丸间质细胞可产生多种肽类物质，如胰岛素样生长因子（insulin-like growth factor，IGF）、转化生长因子（transforming growth factor，TGF）、表皮生长因子（epidermal growth factor，EGF）等生长因子，睾丸间质中的巨噬细胞能分泌肿瘤坏死因子（tumor necrosis factor，TNF）、白细胞介素（interleukin，IL）等多种细胞因子。这些生长因子和 / 或细胞因子可通过旁分泌或自分泌的方式参与睾丸功能的局部调节。此外，睾丸支持细胞能合成一些转运蛋白，如 ABP、转铁蛋白和细胞内视黄醇结合蛋白等，所转运的雄激素、铁、维生素 A 等物质在精子发生和成熟过程中发挥重要作用。

二、雌性生殖功能的调节

（一）下丘脑 - 腺垂体 - 卵巢轴

1. GnRH　下丘脑分泌 GnRH 的神经元细胞体位于下丘脑腹侧，主要集中分布在弓状核、下丘脑前区和视前核，分泌的 GnRH 通过垂体前叶的门脉系统到达垂体前叶，刺激存在 GnRH 受体的腺垂体促性腺细胞分泌 FSH 和 LH。大多数物种持续或经常性地分泌 GnRH 会下调 GnRH 受体数量，进而导致促性腺激素分泌减少。但 GnRH 的长期分泌反能引起母马（母驴）持续分泌促性腺激素。从母马的垂体静脉中可以检测到 FSH 和 LH 的比率会随着 GnRH 的脉冲式分泌而发生变化。较低频率 GnRH 分泌脉冲可刺激 FSH 优先分泌，而高强的分泌脉冲频率会致使 LH 的分泌多于 FSH。

2. FSH 和 LH　腺垂体促性腺细胞受 GnRH 刺激而分泌的 FSH 和 LH 通常以脉冲的方式分泌到血液，通过促进卵泡发育、排卵以及黄体发育来影响卵巢功能。FSH 和 LH 相互独立又相互联系，FSH 刺激卵泡的生长与发育。FSH 和 LH 共同调节卵泡发育到排卵前时期，LH 诱导卵泡成熟和排卵。大多数物种排卵后，依靠 LH 支持黄体的形成和孕酮分泌。

与雄性生殖系统相比，雌性体内的 FSH 和 LH 分泌调节复杂得多，它既受 GnRH 的影响，又受下丘脑神经递质和神经肽的影响，还受血浆雌激素的反馈调节。一般促性腺激素的分泌分为紧张性分泌（tonic secretion）和脉冲性分泌（surge secretion）两种模式。紧张性分泌模式是在一定浓度水平出现上下波动，具有一定的幅度和频率，如卵泡期 LH 的分泌具有低幅高频的特点。脉冲性分泌是指在紧张性分泌的基础上，出现周期性释放高峰，这是雌性动物所特有的，例如 LH 的分泌高峰可定时出现，但 FSH 脉冲性释放的程度远小于 LH。

3. **催乳素（prolactin，PRL）**　垂体除了分泌 FSH 和 LH 之外，垂体促乳细胞还分泌释放 PRL 参与调节哺乳、生殖和生长等多种生理功能。怀孕和哺乳期间，催乳素能够提高乳腺对雌激素和吸吮刺激的反应。与其他腺垂体激素不同，催乳素具有多个外周靶器官，如乳腺、肝、肾和性腺，但没有一个确定的靶器官激素与下丘脑构成调节轴，从而精确调节促乳细胞的分泌。

脑中存在多种刺激催乳素释放的因子。阿片肽和 5- 羟色胺通过抑制多巴胺能系统间接地影响催乳素释放。促甲状腺激素释放激素、血管活性肠肽和催产素（oxytocin）等都能直接刺激催乳素分泌。目前对下丘脑是否存在特异的催乳素释放因子，还未获得直接证据。促乳细胞的分泌还受催乳素的自身调节，催乳素可经垂体门脉系统逆流到达下丘脑的弓状核，引起弓状核中多巴胺合成的增加，从而抑制催乳素分泌，这样，就在下丘脑和腺垂体之间形成了短的负反馈环路。

4. 催产素　由下丘脑神经细胞分泌，随后进入垂体后叶，储存于神经末梢内。分娩时，子宫体或子宫颈受到膨胀牵引，反射性引起催产素释放，加强子宫平滑肌收缩。

（二）卵巢激素的反馈调节

在下丘脑 - 腺垂体的调节下，卵巢功能呈周期性变化，卵巢分泌的激素使子宫内膜发生周期性变化之外，还对下丘脑、腺垂体激素的分泌进行反馈性调节。雌激素和孕激素对

FSH、LH 和 GnRH 的分泌都具有正反馈和负反馈调控作用,具体情况取决于体内的激素环境(图 5-6),与卵巢功能的周期性变化密切相关。

1. **卵泡期**　卵泡早期(月经周期第 1~5d)的卵泡未发育成熟,雌激素与孕激素分泌量少,对垂体 FSH 和 LH 分泌的反馈作用较弱,因此,血中 FSH 和 LH 表现逐渐增高的趋势。FSH 促进颗粒细胞增殖,诱导颗粒细胞中的芳香化酶活性使雌激素分泌量逐渐增加,FSH 还刺激颗粒细胞产生抑制素。当雌激素和抑制素分泌达到一定水平时,选择性地反馈抑制 FSH 而非 LH,使血中的 FSH 水平有所下降。在卵泡晚期(月经周期第 6~14d),优势卵泡逐渐发育成熟,颗粒细胞分泌的雌激素持续升高,在排卵前一天左右,血中雌激素浓度到达最高值。在雌激素峰值的作用下,GnRH 分泌增强,刺激 FSH 和 LH 分泌,形成 LH 峰。雌激素这种促进 LH 大量分泌的作用称为雌激素的正反馈效应。

2. **排卵**　LH 峰是引发排卵的关键因素。在 LH 峰出现之前,由于初级卵母细胞周围的颗粒细胞分泌卵母细胞成熟抑制因子(oocyte maturation inhibitor, OMI),使

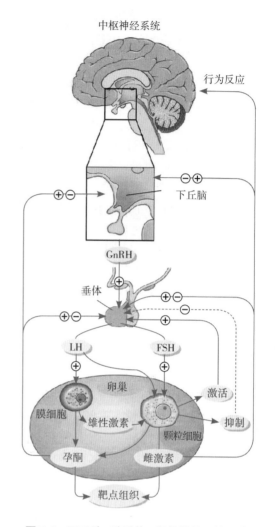

图 5-6　下丘脑 - 腺垂体 - 卵巢轴的反馈调节

卵母细胞的成熟分裂停止于初级卵母细胞阶段。LH 峰出现之后,抵消 OMI 的抑制作用,使初级卵母细胞恢复分裂,最终成熟卵泡突出于卵巢表面,形成透明的卵泡小斑(排卵孔)。LH 峰的出现还能促进卵泡细胞分泌孕激素和前列腺素,孕激素可激活纤溶酶、胶原酶、蛋白水解酶及透明质酸酶等,使卵泡壁溶解破裂,前列腺素可促使卵泡壁肌上皮细胞收缩,这些作用都有助于卵细胞从排卵孔排出。

3. **黄体期**　排卵后,卵泡颗粒细胞和内膜细胞分别转化为颗粒黄体细胞和膜黄体细胞。黄体细胞在 LH 的作用下分泌孕激素和雌激素,血中孕激素和雌激素水平逐渐升高,一般在排卵后 7~8d 形成雌激素的第二个高峰及孕激素峰值。由于高浓度雌激素与孕酮对下丘脑和腺垂体的负反馈作用,抑制下丘脑 GnRH 和腺垂体 FSH 和 LH 的分泌,使黄体期 FSH 和 LH 一直处于低水平。如果未能受精,黄体在排卵后 9~10d 开始退化,雌激素、孕激素分泌量逐渐减少,对腺垂体的负反馈作用减弱,FSH 和 LH 分泌又开始增加,于是进入下一个卵巢周期。若妊娠,则由胎盘组织分泌可替代 LH 的促性腺激素(如人绒毛膜促性腺素,human chorionic gonadotropin, hCG),以继续维持黄体的内分泌功能。

（三）卵巢功能的衰退

人类周期性卵巢活动的停止称为更年期（menopause）。一般女性性成熟持续约 30 年，45~50 岁卵巢功能开始衰退，对 FSH 和 LH 的反应性下降，卵泡停滞在不同发育阶段，不能按时排卵，同时，雌激素和孕酮的分泌减少，子宫内膜不再呈现周期性变化，使得阴道和子宫萎缩。卵巢激素的负反馈作用减弱之后，垂体促性腺激素分泌增加。非人灵长类动物不具有更年期，但是通常随着动物年龄的增长，发情周期会延长，生育功能逐渐衰退。

参 考 文 献

1. 朱大年，王庭槐. 生理学. 第 8 版. 北京：人民卫生出版社，2013.

2. 杨增明，孙青原，夏国良. 生殖生物学. 北京：科学出版社，2005.

3. 陈大元. 受精生物学. 北京：科学出版社，2000.

4. 侯林，吴孝兵. 动物学. 第 2 版. 北京：科学出版社，2016.

5. 刘凌云，郑光美. 普通动物学. 第 4 版. 北京：高等教育出版社，2009.

6. 杨秀平，肖向红，李大鹏. 动物生理学. 第 3 版. 北京：高等教育出版社，2016.

7. 陈守良. 动物生理学. 第 4 版. 北京：北京大学出版社，2012.

8. 欧阳五庆. 动物生理学. 第 2 版. 北京：科学出版社，2012.

9. 左明雪. 人体及动物生理学. 第 4 版. 北京：高等教育出版社，2015.

10. 左仰贤. 动物生物学教程. 第 2 版. 北京：高等教育出版社，2010.

11. WANG H, DEY SK. Roadmap to embryo implantation: clues from mouse models. Nat Rev Genet, 2006, 7（3）: 185-199.

12. 王海滨. 妊娠建立和维持的分子机制. 中国基础科学，2015，17（5）：3-11.

13. 梁晓欢，杨增明. 胚胎着床的调控机制. 科学通报，2013，58（21）：1997-2006.

14. 周正宇，薛智谋，邵义祥. 实验动物与比较医学. 苏州：苏州大学出版社，2012.

（谭冬梅　韩文莉　张　倩）

第六章

男性生殖疾病概述

第一节 发育异常疾病及先天畸形

一、小儿性别发育异常

性别发育异常（disorder of sex development）指各种原因引起的小儿出生后内外生殖器官和第二性征的发育畸形，主要包括真两性畸形、假两性畸形和性腺发育异常。两性畸形发生率为 0.18%~1.7%。真两性畸形（true hermaphroditism）指同一患者体内同时有卵巢和睾丸两种性腺组织，外生殖器显示性别模棱两可。女性假两性畸形（female pseudohermaphroditism）指患儿染色体核型为 46,XX，卵巢及内生殖器均正常，而外生殖器有畸形，表现为程度不同的男性化。男性假两性畸形（male pseudohermaphroditism）指患儿染色体核型为 46,XY，有睾丸，内或外生殖器发育不正常，表现为程度不同的女性化。性腺发育异常包括先天性睾丸发育不全症（Klinefelter 综合征）、性逆转综合征、先天性卵巢发育不全症（Turner 综合征）、混合性腺发育不全症、纯性腺发育不全症、无睾综合征等多种疾病。

（一）病因

性别畸形可由染色体或其所含遗传物质异常、性腺自身缺陷或激素靶器官缺陷以及由胎儿肾上腺产生或由母体所传递异常激素等因素引起。性染色体（女性 XX，男性 XY）决定着性腺始基分化为卵巢或睾丸。如有一条性染色体 Y 时，原始性腺髓质分化为睾丸，皮质退化。如有两条性染色体 X 而无性染色体 Y 时，原始性腺皮质分化为卵巢，髓质退化。从妊娠期第 8 周起至第 3 个月末，对于有睾丸者，胎睾将分泌苗勒抑制因子（Müllerian inhibitory factor，MIF）和睾酮两种激素，前者使副中肾管退化，中肾管发育；后者使中肾管分化为附睾、输精管及精囊，同时刺激原始外生殖器分化为前列腺和男性外生殖器，即生殖结节增大发育为阴茎头，尿生殖褶融合包绕前尿道，尾侧融合形成阴囊。女性的发育不依赖性腺及激素的作用，在有卵巢而无睾丸者，副中肾管上段衍变为输卵管，两侧中段融合成子宫，两侧下段合并成子宫颈及阴道上段，生殖结节成为阴蒂，生殖襞发育为大、小阴唇，同时中肾管逐渐退化（图 6-1）。

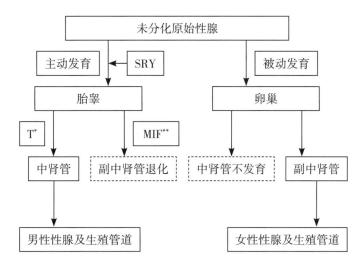

图 6-1 男女生殖系统分化发育示意图

* 睾酮缺乏导致男性生殖系统发育异常 ** 苗勒抑制因子 (MIF) 缺乏导致女性生殖系统发育异常

（二）诊断

病史明显的外生殖器畸形常常在出生时即被发现，但有些患儿常以尿道下裂、隐睾、阴蒂肥大、无阴道或以不育、无月经、男性乳房发育等主诉而就诊求医。

1. **体格检查** 包括外生殖器形态检查、性腺触诊。注意体态、毛发、第二性征、皮肤色素等体征。

2. **染色体和染色质检查** 染色体核型分析是确定患儿染色体性别的"金标准"。正常女性体细胞核的染色质可以在口腔黏膜细胞、阴道壁细胞、尿液沉淀细胞和皮肤组织等处的细胞中检查到，称为性染色质阳性，其中尤以口腔黏膜涂片检查最为常用。

3. **生化检查** 21- 羟化酶缺乏引起的性征异常是性别畸形中最常见。

4. **影像学检查** 超声检查可显示膀胱后发育较好的子宫，还可用于排除并发的肾、肾上腺发育异常，对腹股沟的性腺定位有较明确的诊断价值。

5. **性腺组织学检查** 先天性肾上腺皮质增生及部分激素不敏感综合征的患者，其病因可用生物化学方法确定；而其他两性畸形则依赖性腺组织学检查。腹腔镜能确定腹腔内性腺的情况。

（三）治疗

性别发育异常的治疗首先要评估决定选择保留何种性别，总的来说，不应根据性染色体来决定其性别，而主要根据外生殖器的形态和心理性别来决定，其他因素还包括：

1. **就诊时年龄** 性别的身份年龄在 2 岁左右，超过这一时期改变性别可能会发生心理障碍。

2. **生育潜力** 女性假两性畸形无论其男性化严重程度如何均有潜在生育力，因此应做女性抚养。但是，已有完全形成的阴茎且已被误作男性抚养、就诊时已在年长儿期，维持男性角色并切除内生殖器官是恰当选择。

3. **解剖学因素** 阴茎大小应作为男性抚养时考虑的首要指标，估计时应注意海绵体容积，排除阴茎下曲及耻骨前脂肪增厚造成的假性小阴茎表征。

4. 内分泌功能　由于外源性雌激素及睾酮用药方便,性腺产生激素的功能不是确定抚养性别的主要因素。若性腺有功能,应保留与抚养性别相应的性腺。两性畸形患儿治疗的目的是尽量使其成年后能有性生活能力,性别确定后,根据具体情况进行必要的手术和激素治疗。

两性畸形包括:

（1）真两性畸形:真两性畸形在抚养性别上较其他性别畸形选择余地更大,有利于作男性抚养的条件是阴茎发育良好、睾丸容积较满意且已下降或易于使之下降进入阴囊,但因内分泌功能将逐渐下降,青春期时多需要补充激素。性腺以卵巢为优势者宜作女性抚养,因其常有阴茎发育不良而子宫发育好,且完成女性外阴阴道成形亦无困难。

（2）女性假两性畸形:女性假两性畸形有生育可能,治疗一般使之向女性发展。外科修复合适阴道以备成人后的性生活、妊娠及生育;缩小阴蒂以美化女性外观。

（3）男性假两性畸形:男性假两性畸形患儿多数治疗后不能有男性功能,应使之向女性方向发展,作睾丸切除和外阴矫形,必要时作人工阴道手术。不管向男性或女性方向发展,体内的睾丸以切除为好。使之向女性发展的患者若女性化不足,可给予雌激素。

二、小儿肾和输尿管的先天性畸形

（一）肾结构发育异常

1. 肾发育不全（renal dysplasia）　指胚胎时期生肾组织因血液供给障碍或其他原因未能充分发育,肾脏体积小于正常 50% 以下,但肾单位及肾小管的分化和发育是正常的,只是肾单位的数目减少。肾脏表面呈分叶状,保持了原始幼稚型肾状态。肾发育不全的发病率约为 1/600。

（1）病因:多种原因引起肾小球严重破坏。

（2）诊断:双侧肾发育不全患者生后不久多因尿毒症而死亡。单侧病例中的一部分缺乏明显的临床症状。部分以头痛、肾性高血压就诊,也有因并发肾积水合并感染而就诊。诊断主要依靠超声等影像学检查。

（3）治疗:对有症状者,在对侧肾功能良好情况下,可做部分或全肾切除。双侧病变合并肾功能不全须考虑透析疗法或肾移植。

2. 多囊肾（polycystic kidney disease）　指肾实质中有无数大小不等的囊肿,使肾体积整个增大,囊内为淡黄色浆液,有时因出血而呈深褐色或红褐色。

（1）病因:病因不确切。肾囊肿共同特点为肾脏表面呈高低不平的覆有上皮细胞囊性突起。

（2）诊断:根据遗传性质、临床表现及病理等特点,可分为婴儿型及成人型。

1）婴儿型多囊肾:为常染色体隐性遗传疾病,发病率约 1/1 000,主要发生在婴儿,亦可发生在儿童和成人。发病年龄越早,肾脏病变越重,常于出生后不久死亡,只有极少数较轻类型,可存活至儿童甚至成人时期。双肾显著增大,表面光滑,切面蜂窝状,外形可见明显的胎儿肾分叶状态,肾盂肾盏受压变形狭小。远端肾小管和集合管均呈梭形囊状扩张,放射状排列。囊肿为扩张的集合管。均伴有肝脏病变,肝门静脉区结缔组织增生,常并发门静脉高压症。本病无治愈办法,只能对症处理。必要时进行肾移植或肝肾联合移植。

2）成人型多囊肾：属常染色体显性遗传性疾病，是肾脏囊性疾病中最常见的一种，占终末期肾病的 5%~10%。发病缓慢，常在 40 岁以后出现泌尿系症状。可有持续或间歇性腰痛、多尿、夜尿。实验室检查可见镜下或肉眼血尿，轻微蛋白尿，半数患者有高血压，可并发尿路感染和结石等。病变发展到晚期出现慢性尿毒症，最终死于尿毒症。肾小管与集合管间先天连接不良，尿液排出受阻，肾小管形成囊肿，病变为双侧性。肾表面及切面可见大小不等的囊肿。

（3）治疗：确诊的早期病例应积极采取减压手术和对症治疗，控制高血压及预防尿路感染。晚期患者可做透析及肾移植，整体预后差。

3. 单纯性肾囊肿（cystic kidney） 指肾实质出现一个或数个大小不等，且与外界不相通的囊腔，多为单侧病变，直径由 2~3cm 至 10cm 不等。多见于成人，儿童少见。囊内为浆液，亦可见囊内出血。发病率随年龄增长而增高，50 岁以上的成年人超声检查约有 50% 可发现这种囊肿。

（1）病因：尚不明确。

（2）诊断：较小囊肿无症状，较大囊肿可表现为腹胀不适，偶有血尿、尿路感染、高血压等，体查可扪及肾区包块。

（3）治疗：小囊肿无症状者不需治疗。囊肿直径在 4cm 以上者，可在超声引导下经皮作囊肿穿刺硬化治疗。巨大囊肿可做腹腔镜去顶减压术或开放式肾部分切除术。

（二）肾形态、位置及旋转异常

此类先天发育异常主要包括融合肾（fused kidney）、异位肾（renal ectopia）及肾旋转异常（renal malrotation）三大类。最常见的融合肾是马蹄肾（horseshoe kidney），是两肾上极或下极由横过中线的实质性峡部或纤维性峡部连接所致，发生率 1%~3%，男性较多。异位肾指肾脏定位发生异常，常位于盆腔、髂部、腹部、胸部、或发生交叉，盆腔异位肾、胸腔异位肾、交叉异位肾是常见的 3 种类型。肾旋转异常是指胚胎发育过程中（胚胎第 4~8 周），肾在上升时未发生旋转或未按照正常规律旋转，发生腹侧位型（未旋转）、侧位型（反向旋转）、腹中线位型（旋转不全）和背侧位型（旋转过度）等不同类型的旋转，最多见的是旋转不全，即肾盂朝向前方，如旋转过度，则肾盂朝向后侧。

1. 病因 病因尚不明确，机制复杂，多认为是基因与环境等多方面因素引起。

2. 诊断 诊断主要依靠静脉尿路造影、超声、CT 等影像学检查。

3. 治疗 无症状者一般无需治疗，当发生肾积水、肾功能损害时可考虑手术治疗。如需手术治疗，应作肾血管造影了解是否伴肾血管异常。当上述先天畸形并发症存在时，主要针对其并发症进行治疗。

（三）先天性输尿管畸形

肾及输尿管重复畸形、巨输尿管、输尿管异位开口比较常见。

1. 输尿管发育不全或缺如

（1）病因：由于输尿管芽发育有不同程度的缺陷所致，多在尸检时发现，临床少见。

（2）诊断：双侧者多为死胎；单侧者，常伴有该侧膀胱三角区缺如，发育不全的输尿管被纤维索条所代替，输尿管发育不全可包括远端闭锁，其上方的肾脏常缺如或为异常的残留肾。该肾可有积水，呈囊状扩大，临床上可触及包块。少数病例可触及包块，静脉尿路造影（intravenous urography，IVU）时肾脏不显影；CT 及 MRI 见不到肾盂及输尿管影像。多数病例术中方能确认。

（3）治疗：对侧肾功能正常时可做患侧肾及输尿管切除。

2. 肾及输尿管重复畸形 重复肾及输尿管畸形可为单侧性，亦可是双侧；女性略多于男性，比率为 1.6∶1，单侧比双侧多 6 倍。

（1）病因：仍不清楚，且十分复杂。

（2）诊断：常见类型有：①不完全性双输尿管畸形，状如 Y 形，远端进入膀胱时只有一个开口。两输尿管汇合点可发生于输尿管的任何部位。Y 形输尿管常并发输尿管反流，多发生于汇合点位于下 1/3 段的病例，由此引起的肾盂、输尿管积水是发生尿路感染的重要因素。②完全性双输尿管畸形其头端绝大多数伴发重复肾，但两肾常融合成一体，称为重肾，分为上肾段和下肾段两部，在肾的表面可见一浅沟为分界线，但其肾盂、输尿管及其血供各自分开。双输尿管各自引流其所属肾的尿液。一般上肾段较小，时常仅有一个大肾盏，肾盂及其输尿管常并发积水和感染或发育不全和功能不良，输尿管多伴发异位开口或输尿管囊肿。下肾段常有两个以上的大肾盏，但亦可能有相反的情况。静脉尿路造影（intravenous urography，IVU）可确诊，必要时可经输尿管口插管造影。

（3）治疗：对于无症状者无需手术治疗，并发尿路感染时对症治疗。治疗无效者行上肾段及其输尿管全长或大部切除。

3. 输尿管囊肿（ureterocele） 又称输尿管膨出，是由于输尿管开口狭窄及输尿管膀胱壁段肌层发育缺陷，尿液排出不畅，致输尿管末端逐渐膨大而形成囊肿突入膀胱腔。女孩的发病率为男孩的 3~4 倍，左侧稍多于右侧。3~7 岁者多见，且 80% 以上囊肿来自重肾。

（1）病因：尚不明确。

（2）诊断：依据开口部位可分为两种类型。

1）单纯型：也称原位输尿管囊肿。成人多见。一般无重复肾和重复输尿管畸形。囊肿侧的输尿管口位置正常或接近正常。囊肿一般不大，局限在膀胱壁的一侧。梗阻严重者囊肿较大，甚至压迫对侧输尿管开口，引起对侧输尿管继发性扩张，阻塞膀胱颈部而导致尿潴留。

2）异位型：临床以此种类型为主，占 60%~80%。女婴多见。绝大多数伴有患侧重复肾和双输尿管。异位输尿管囊肿较单纯型囊肿大，多位于膀胱基底部近膀胱颈或后尿道内，女孩用力排尿时，甚至可见部分囊肿从尿道口脱垂，造成尿路梗阻。肿物通常为葡萄大小，无感染时呈紫蓝色；若有感染，则囊肿壁变厚呈苍白色。患儿安静后多可自行复位。偶可发生肿物嵌顿，引起急性尿潴留。肿物自尿道口脱垂是输尿管囊肿诊断的重要依据，但仍需超声、IVU、膀胱造影、膀胱镜等进一步检查。

（3）治疗：有症状的囊肿，首选手术治疗。异位输尿管囊肿所属的上肾段往往已无功能，如伴发扩张积水应予切除。

4. 输尿管异位开口（ectopic ureteral orifice） 系输尿管没有进入膀胱三角区，开口于膀胱之外。异位输尿管口的位置在男性与女性不同。男性可开口于后尿道、输精管及精囊等部位，但仍在括约肌的近侧端，故无漏尿现象；而女性则可开口于前尿道、前庭区、阴道及子宫等部位，均在括约肌的远端，故常有点滴性尿失禁症状。女性发生率约为男性的 2~12 倍。80% 病例伴有重复肾和双输尿管畸形。异位开口的输尿管几乎都是引流重复肾的上肾段，偶有引流下肾段者；少数发生于单一的输尿管，而该侧肾脏往往发育不良。

（1）病因：病因不明的发育异常。

（2）诊断：女孩的输尿管异位开口均在外括约肌的远端，临床症状典型，即无间歇地滴尿和正常次数排尿。新生儿及婴儿前后两次正常排尿间，尿布或内裤总有浸尿。外阴甚至两侧大腿受尿液刺激继发湿疹乃至糜烂。如继发感染，滴尿混浊。年长儿可诉说腰背部胀痛。IVU、逆行造影、超声检查可确诊。

（3）治疗：输尿管异位开口只能手术治疗。手术包括切除重复肾的上肾段和所属的扩张输尿管。重复输尿管无增粗，无积水和无合并感染者也可进行重复输尿管膀胱再植手术治疗尿失禁。

5. 先天性巨输尿管（congenital megaureter） 又称为原发性巨输尿管症，系指输尿管远端没有任何器质性梗阻而输尿管明显扩张积水。这不同于下尿路梗阻、膀胱输尿管反流以及神经源性膀胱等所致的继发性输尿管扩张积水。

（1）病因：病因尚未完全阐明。可能由于输尿管远端管壁肌细胞的肌微丝和致密体发育异常或该段的肌束与胶原纤维间比例失调。输尿管明显扩张、积水、输尿管扩张段的管径可达 4mm 以上，管壁增厚，外观颇似肠管，其远端约数毫米输尿管似为狭窄，与扩张段形成鲜明对比，而实际上，该段输尿管解剖正常，并无机械性梗阻存在。患者肾脏可有不同程度的积水、肾实质萎缩。如有继发感染，则可形成输尿管积脓，有脓肾或结石。

（2）诊断：先天性巨输尿管并无特征的临床症状。因输尿管扩张积水，可表现为腹部包块。一般位于腹中部或偏向一侧。感染后可发热、腹痛、血尿或脓尿。有些只能在显微镜下见有红细胞，白细胞或脓细胞。有些患儿因有消化道症状，如食欲缺乏，厌食，或体重不增就诊。以腹部包块就诊者，先做超声检查，可发现扩张的输尿管与肾盂相连。有血尿或尿路感染者应常规做 IVU，可以发现肾积水和明显扩张积水的输尿管。膀胱镜检查输尿管插管注入造影剂行逆行造影，可显示扩张迂曲的输尿管。

（3）治疗：先天性巨输尿管常伴有尿路感染，最终将严重损害患侧肾功能。确诊后应积极采取手术治疗。

三、先天性肾积水

先天性肾积水（congenital hydronephrosis，CHN）指胎儿期就存在的肾集合系统扩张。国际胎儿泌尿协会将其定义为胎儿 24 周之前肾脏集合系统分离超过 0.5cm，而 24 周之后和新生儿期分离超过 1cm。超声检查的普及使胎儿和新生儿肾积水确诊病例越来越多。新生儿的肾积水的发生率为 1%~2%。

（一）病因

先天性肾积水的病因复杂，有梗阻性和非梗阻性肾积水。前者病因包括输尿管肾盂连接处梗阻（44%）、输尿管膀胱交界处梗阻（21%）、输尿管囊肿和异位输尿管（12%）、神经源性膀胱、后尿道瓣膜（9%）、尿道闭锁和阴道子宫积液等；后者包括原发性膀胱输尿管反流（14%）和生理性肾盂肾盏扩张、Prune-Belly 综合征等。梗阻性肾积水多为输尿管不全梗阻。如何确定病理性输尿管梗阻和如何确定积水肾脏功能是否进行性损害仍缺乏简单可靠的方法。

肾盂输尿管连接部梗阻（ureteropelvic junction obstruction，UPJO）是新生儿肾积水最常见的原因，占 85% 以上，指尿液不能顺利从肾盂进入上段输尿管，引起肾脏集合系统进行性扩张、肾脏损害。男性多于女性,男女之比为 2：1。左侧多于右侧。双侧者占 10% 左右,偶可见孤立肾肾积水。UPJO 可为输尿管肾盂交界处固有的、外在的或继发性梗阻。解剖异常梗阻多是固有的和外在性的梗阻。

1. **固有梗阻**　指肾盂输尿管连接部(UPJ)管腔狭窄,以输尿管壁病变为特征,伴或不伴输尿管扭曲。该段输尿管管腔狭窄,肌层肥厚或发育不良,纤维组织增生,影响了输尿管的蠕动功能,使尿液从肾盂向输尿管推进困难。主要包括：① UPJ 扭曲或折叠；②高位 UPJ；③ UPJ 瓣膜；④ UPJ 息肉。

2. **外来梗阻**　一般由供应肾下极动脉过早分支或腹主动脉直接分支供应肾下极的动脉血管压迫 UPJ 所致。

3. **继发性梗阻**　严重的膀胱输尿管反流(VUR)常引起输尿管扭曲,导致 UPJO,引起继发性肾积水。

（二）诊断

早期多无特殊临床症状,梗阻严重者可要有以下几种表现。

1. 可没有任何症状,偶在外伤后出现血尿而被发现。

2. **腹部肿块**　新生儿及婴儿约半数以上以无症状腹部肿块就诊。大量排尿后包块缩小是一重要的诊断依据。

3. **腰腹部间歇性疼痛**　绝大多数患儿能陈述上腹或脐周痛。

4. **血尿**　肾髓质血管破裂或轻微腹部外伤或合并尿路感染、结石均可引起。发生率 10%~30%,为肉眼或镜下血尿。

5. **尿路感染**　表现为尿频、尿急、排尿困难,常伴有高热、寒战和败血症等全身中毒症状。发生率低于 5%。

6. **高血压**　扩张的集合系统压迫肾内血管导致肾脏缺血,反射性引起肾素分泌增加,引起血压升高。

7. **多尿和多饮症状**　肾脏浓缩功能下降后,可表现为低比重尿、多尿和多饮症状。

8. **肾破裂**　扩张的肾盂受到外力发生破裂,表现为急腹症。

9. **尿毒症**　双侧或孤立肾积水晚期可出现氮质血症,有肾功能不全表现。患儿生长缓慢、发育迟缓、喂养困难或厌食等。

符合上述临床表现时要考虑肾积水,一般还需要进行下列一种或多种检查。其中超声、核素肾扫描检查(emission computed tomography,ECT)和 IVU 最为常用,CT 尿路造影(CT urography,CTU)和磁共振尿路造影(magnetic resonance urography,MRU)次之。通过检查,对肾积水的病因、积水程度、患肾的功能等可作出明确诊断,并可与实质性肿瘤、胆总管囊肿和其他泌尿系畸形相鉴别。

（三）治疗

轻度肾脏积水,体检时偶然发现无明显临床症状,可观察随访。有明显 UPJO 证据或肾脏进行性损害者应手术治疗。积水肾脏严重萎缩,丧失功能或合并严重感染,对侧肾脏正常的情况下可以考虑行积水肾脏切除手术。胎儿期发现的肾积水,出生后一周即行 B 超复查,约 1/3 患儿出生后可能恢复正常。体检等偶然发现的轻度肾积水,无临床症状,应先随访。发现肾积水进行性增大或肾功能进行性损害,或有腹痛、感染、结石等临床合并症时应及时手术治疗。

四、尿道下裂

尿道下裂(hypospadias)是男性下尿路及外生殖器常见的先天性畸形,尿道口出现在正常尿道口近侧至会阴部途径上,多数病例伴发阴茎下弯。尿道下裂可以是单一的缺陷,也可以是更复杂的问题如两性畸形的表型部分。

(一)病因

基因遗传因素:尿道下裂发病有明显的家族倾向,本病为多种基因遗传,但具体因素尚不清楚,20%~25%的临床病例中有遗传因素。内分泌因素:从胎睾产生的激素影响男性外生殖器的形成。若睾酮产生不足或睾酮转化成双氢睾酮的过程出现异常均可导致生殖器畸形。尿道下裂系胚胎期外生殖器发育异常所致。在胚胎期由于内分泌的异常或其他原因致尿道沟融合不全时,即形成尿道下裂。由于尿道远端的形成处于最后阶段,所以尿道口位于阴茎体远端的尿道下裂占比例最大。

(二)诊断

1. 典型的尿道下裂有三个特点:

(1)异位尿道口:尿道口可异位于从正常尿道口近端至会阴部尿道的任何部位。部分尿道口有轻度狭窄,其远端有黏膜样浅沟。尿道口附近的尿道经常有尿道海绵体缺损呈膜状。

(2)阴茎下弯:即阴茎向腹侧弯曲,多是轻度阴茎下弯。尿道下裂合并明显阴茎下弯约占35%。

(3)包皮的异常分布:阴茎头腹侧包皮因未能在中线融合,故呈 V 形缺损,包皮系带缺如,包皮在阴茎头背侧呈帽状堆积。少数的尿道下裂患者合并肛门直肠畸形、心血管畸形、胸壁畸形。重度尿道下裂病例常合并阴茎阴囊转位。也有合并阴茎扭转及小阴茎、重复尿道等。

2. 重度尿道下裂合并隐睾　要注意鉴别有无性别畸形,进一步检查包括:

(1)体检:观察患者的体形、身体发育、有无第二性征。检查生殖器时注意有无阴道,触摸双侧睾丸大小、表面及质地。

(2)检查染色体:口腔及阴道上皮的 X 性染色质。正常染色体男性 46,XY,女性性染色质阳性率在 10% 以上,而男性在 5% 以下。

(3)血游离皮质醇测定,尿 17 酮、17 羟孕酮类固醇排泄量测定等内分泌检查。

(4)腹腔镜性腺探查及活检。

此外,还需要与真两性畸形、女性假两性畸形、男性假两性畸形、混合性腺发育不全等进行鉴别诊断。

(三)治疗

患者因有阴茎下弯及尿道口位置异常,不能站立排尿,勃起疼痛及成年后不能生育,必须手术治疗。手术应于学龄前完成,近年多数作者主张 1 岁后就可手术,因 1~3 岁间阴茎只长大 0.8cm,可减少对小儿的心理影响及家长的焦虑。尿道下裂的治疗主要包括阴茎下弯矫正、尿道成形两个步骤。由于尿道下裂各型差异大,修复要求高,医师需结合患者特点及自己对各种手术的理解和经验去选择手术方法。

五、小儿隐睾

隐睾（cryptorchidism），指睾丸未能按照正常发育过程从腰部腹膜后下降至阴囊。隐睾包括睾丸下降不全（undescended testis）和异位睾丸（ectopic testis）。隐睾可发生于单侧或双侧，以单侧较为多见。单侧隐睾者，右侧的发生率略高于左侧。除较大儿童偶诉有短暂胀痛或并发症外，多数隐睾患儿一般并无自觉症状。临床主要表现为患侧阴囊发育差，阴囊空虚，扪不到睾丸。有时可于腹股沟部或阴囊外会阴部扪及睾丸，一般较正常小，局部可见隆起。隐睾睾丸常有不同程度的发育不良，体积明显小于健侧，质地松软。少数高度萎缩甚至消失，仅见精索血管残端。

（一）病因

隐睾的病因尚不完全清楚。目前认为隐睾的病因与内分泌、遗传和物理机械等多因素有关。下丘脑 - 垂体 - 睾丸轴失衡、睾丸分化异常、雄激素、抗 Müller 管激素、胰岛素样因子 3（INSL3）缺乏或不敏感均可引起隐睾。家族性隐睾也有报道。常染色体和性染色体的异常可引起隐睾的发生。睾丸下降的物理机械因素例如睾丸引带的牵引作用受损、腹压偏低等。

（二）诊断

根据临床表现和体格检查基本可以确诊。单侧者，患侧阴囊扁平、发育差、不对称。双侧者阴囊发育更差，甚至无明显阴囊。触诊患侧阴囊空虚，无睾丸。应注意与回缩性睾丸和滑动性睾丸鉴别。睾丸可以推入阴囊内，松手后可在阴囊内停留一段时间者为回缩性睾丸，属生理现象；睾丸推入阴囊，松手后立即退回原位则为滑动性睾丸，属隐睾。触不到睾丸的隐睾约 80% 手术中可在腹股沟管内或内环附近被发现。如为一侧找不到睾丸，称为单睾或单侧睾丸缺如，发生率占隐睾手术探查的 3%~5%。若双侧隐睾经探查，均未能发现睾丸，称为无睾畸形。B 型超声检查、人绒毛膜促性腺激素（HCG）刺激试验、腹腔镜、CT 和 MRI 是常用的辅助检查手段。

（三）治疗

隐睾诊断明确后应尽早治疗，使处于不正常位置的睾丸降至正常阴囊位置。生后 6 个月如睾丸仍未下降，则自行下降的机会已经极少。1 岁以内患儿可用激素治疗。激素治疗无效和就诊年龄超过 1 岁者应行睾丸固定手术治疗。目前指南推荐隐睾治疗年龄为 6~18 月龄。隐睾的病理改变随年龄增大而愈加明显，位置越高，病理损害越严重。通过治疗绝大部分睾丸能降入阴囊内，但有少部分睾丸即便降入阴囊内仍继续萎缩。

六、小儿包茎

包茎（phimosis）指包皮口狭小，使包皮不能翻转显露阴茎头。分先天性及后天性两种。

（一）病因

小儿出生时包皮口较小但皮肤正常、弹性好，包皮与阴茎头之间粘连，以后包皮口随小儿发育逐渐宽大，粘连逐渐吸收，包皮与阴茎头分离。一般 3~4 岁以后由于阴茎及阴茎头生长，包皮多可自行向上退缩，外翻包皮可显露阴茎头。后天性包茎亦称病理性包茎，多继发于阴茎头包皮炎及包皮和阴茎头的损伤，包皮口逐渐有瘢痕而失去弹性，包皮口有瘢痕性挛缩形成,失去皮肤的弹性和扩张能力,包皮不能向上退缩,并常伴有尿道口狭窄。这种包茎不会自愈。

(二)诊断

包皮口狭小者有排尿困难,尿线细,排尿时包皮膨起。有的包皮垢如黄豆大小,堆积于阴茎头的冠状沟处,透过包皮可见略呈白色的小肿块,常被家长误认为肿瘤而就诊。

(三)治疗

新生儿的包皮和阴茎头是粘连的,一般无需分开这些粘连。阴茎头包皮粘连通常在4岁时分开。有包皮或阴茎头炎症或感染的儿童,可分离包皮内板与阴茎头粘连。若发生嵌顿包茎,应尽早手法或者手术复位,情况和条件允许时也可急诊做包皮环切术。

七、成人睾丸下降不全

睾丸下降不全是指睾丸停留在下降过程的途中,未能进入阴囊,临床上也习惯称为隐睾症。隐睾症是男性先天性疾病,包括睾丸下降不全和异位睾丸,隐睾有 70% 停留在腹股沟,25% 位于腹腔内,约 5% 停留于阴囊上方或其他部位。隐睾多发生于单侧,双侧隐睾发生率为 10%~25%。隐睾常伴发腹股沟斜疝,停留在腹腔或腹股沟区的隐睾,由于温度比阴囊高,睾丸长期处在此环境下,发育不良,曲精小管退化,引起生精功能障碍。青壮年期隐睾还会恶变成睾丸肿瘤,故隐睾宜早期治疗。

(一)病因

在胚胎第 3 个月时,睾丸位于腹腔后壁近膈肌处,性腺原基和中肾通过一条腹膜褶而附着于后腹壁上,随着中肾的退化,腹膜褶的颅侧部消失,尾侧部变成一条细长的韧带与生殖膨隆相连形成引带,沿引带腹侧的腹壁形成鞘突,鞘突的生长增大形成腹股沟管。第 7 个月时,睾丸通过腹股沟管下降至阴囊内,鞘突包绕睾丸形成睾丸鞘膜,其上部萎缩闭锁形成鞘韧带,腹肌的生长使腹股沟管内、外环闭合,约在出生时鞘突闭合。隐睾的发生与激素水平、睾丸引带和精索过短有关,先天性睾丸发育不全使睾丸对促性腺激素不敏感,失去下降动力;睾丸引带异常或缺如,致使睾丸不能降至阴囊。

(二)诊断

睾丸下降不全主要表现为一侧或双侧阴囊空虚,阴囊内未触及睾丸。腹股沟区或阴囊上方可能触及睾丸状组织。成人双侧隐睾者,可造成男性不育。超声检查是目前对隐睾患者主要的影像学检查方法,多数隐睾容易在腹股沟管、内环附近或阴囊根部的表浅部位被探测到。

(三)治疗

青春期以前,睾丸萎缩不明显者,可行睾丸下降固定术,包括皮条牵引固定法和肉膜囊固定法。分离出睾丸,松解并游离精索,扩大阴囊,于睾丸引带处缝一针丝线,将睾丸引入阴囊底部并固定。

八、成人尿道狭窄

尿道狭窄是指尿道任何部位的机械性管腔异常狭小,使尿道内阻力增加而产生的排尿障碍性疾病。按病因可将尿道狭窄分为先天性尿道狭窄、炎症性尿道狭窄、外伤性尿道狭窄3大类。

（一）病因

各种原因使尿道黏膜或其下的尿道海绵体形成瘢痕，引起尿道管径缩小。先天性尿道狭窄多见于先天性尿道外口狭窄，尿道瓣膜、精阜肥大、尿道管腔先天性缩窄；炎症性尿道狭窄多见于淋病性尿道炎、支原体和衣原体等非特异性尿道炎；外伤性尿道狭窄多见于骑跨伤、骨盆骨折、尿道瘢痕挛缩。

（二）诊断

排尿困难是尿道狭窄最主要的症状，可轻可重，与尿道狭窄的程度有关。膀胱刺激症状及膀胱失代偿表现为尿频、尿急、排尿不尽，并逐渐出现剩余尿，最终出现尿潴留或充盈性尿失禁。前尿道狭窄可触及狭窄部位。尿道造影、尿道镜及膀胱尿道镜检查、超声检查、磁共振成像和尿流力学可确定尿道狭窄的位置、深度及程度。

（三）治疗

最安全的尿道扩张方法是使用尿道球囊扩张导管。此外还有尿道外口切开术、尿道内切开狭窄环及开放性尿道成形术。尿道外口切开术适用于尿道外口狭窄，开放性尿道形成术适用于复杂性尿道狭窄，特别是长段尿道狭窄。

第二节 炎 症

一、男性尿道炎

（一）淋菌性尿道炎

淋菌性尿道炎（gonococcal urethritis）在感染后3~5d开始出现症状，首先表现为尿道外口灼热、瘙痒及疼痛，尿道外口出现稀薄而透明的分泌物，1~2d后分泌物变为黏稠，呈黄白色脓性，可有尿道刺激症状、尿道疼痛和尿频。夜间阴茎可有痛性勃起。体检可见尿道外口及阴茎头红肿，触诊前尿道有压痛，挤压尿道口有脓液流出。2周后60%的患者可侵犯后尿道，主要症状为尿意窘迫、尿频、尿急、有时因括约肌痉挛可引起排尿困难、尿潴留以及排尿终末时疼痛或疼痛加剧，呈针刺样。

1. **病因** 病原菌为淋病奈瑟球菌，人类是淋病奈瑟球菌唯一的天然宿主，患者及无症状带菌者是淋病的主要传染源。性交传染是淋病主要传播形式，淋菌无需借助黏膜的损伤，可直接附着在完整的黏膜上而发病。淋菌性尿道炎的潜伏期为1~14d，平均4~5d。

2. **诊断** 淋菌性尿道炎的诊断主要依据病史、症状以及实验室检查。

（1）实验室检查：包括直接涂片，取泌尿生殖道分泌物涂片，行革兰氏染色镜检，可见多形核白细胞内有革兰氏阴性双球菌。

（2）淋菌培养：慢性淋病分泌物涂片找到白细胞外革兰氏阴性球菌或急性淋病治疗效果不佳者，需做淋菌培养及药敏试验。

（3）聚合酶链反应技术（polymerase chain reaction，PCR）：是建立在扩增淋病奈瑟球菌特异性DNA基础上的一种基因诊断方法，可以快速、特异敏感地检测淋病奈瑟球菌。PCR

只可作为性传播疾病(sexually transmitted disease, STD)诊断的补充而不能取代传统诊断。

3. 治疗 淋病的治疗原则强调早期诊断,早期治疗,治疗推荐使用抗生素例如头孢曲松、头孢克肟、环丙沙星等。治疗结束后 1~2 周复查,治愈标准为:①症状、体征全部消失;②在治疗结束后第 4~7d 从尿道取材(或前列腺按摩),做分泌物涂片和淋病奈瑟球菌培养,连续两次均为阴性。

(二)非淋菌性尿道炎

非淋菌性尿道炎(non-gonococcal urethritis)多见于青壮年性活动旺盛时期,在欧美各国的发病率为性传播疾病之首。在我国,非淋菌性尿道炎处于上升趋势,1991—2000 年全国年均增长 43.84%,潜伏期为 1~3 周,平均 10~14d。主要临床表现是排尿时疼痛及尿道有分泌物,尿道分泌物的特点是分泌物稀薄,量少,浆液性或稀薄脓性,自行流出者少,常要用手挤压尿道才能溢出。

1. 病因 非淋菌性尿道炎是因性交传染的一种尿道炎,病原体主要为沙眼衣原体或解脲支原体、人型支原体等多种特异性微生物。

2. 诊断 非淋菌性尿道炎的诊断主要依据不洁性交史、尿道口有稀薄脓性分泌物伴尿痛。直接涂片,取尿道分泌物、晨尿或距末次排尿后 2h 后的尿沉渣涂片,无革兰氏阴性双球菌,高倍视野下见到 10 个以上中性粒细胞,而又无肾脏疾病或膀胱感染、无前列腺炎或尿道损伤,可判断非淋菌性尿道炎。

3. 治疗 根据病原体选择抗生素,主要针对沙眼衣原体和支原体。治愈标准:临床症状消失 1 周以上,尿液澄清,尿道口无分泌物;尿沉渣镜检阴性;尿道刮片涂片阴性且衣原体、支原体检查阴性。

二、前列腺炎

前列腺炎(prostatitis)是成年男性的常见疾病。前列腺炎可发生于各年龄段的成年男性,约 50% 的男性在一生中的某个时期会受到前列腺炎的影响。

(一)病因

前列腺炎发病可能与季节、饮食、性活动、泌尿生殖道炎症、良性前列腺增生、职业、社会经济状况以及精神心理因素等有关。分为急性细菌性前列腺炎(acute bacterial prostatitis, ABP)、慢性细菌性前列腺炎(chronic bacterial prostatitis, CBP)、慢性前列腺炎 / 慢性骨盆疼痛综合征(chronic prostatitis/chronic pelvic pain syndromes, CP/CPPS)、无症状性前列腺炎(asymptomatic inflammatory prostatitis, AIP)。ABP 主要致病因素为病原微生物感染,病原体主要为大肠埃希菌。CBP 致病因素亦主要为病原体感染,病原体主要为葡萄球菌属。CP/CPPS 发病机制未明,多数学者认为可能是病原体感染、炎症、异常的盆底神经肌肉活动和免疫、心理、神经内分泌异常等共同作用结果。AIP 无临床症状,常因其他相关疾病检查时被发现,发病机制与 CP/CPPS 可能相同。

(二)诊断

ABP 突然发病,表现为寒战、发热、疲乏等全身症状,伴有会阴部和耻骨上疼痛,尿路刺激症状和排尿困难甚至急性尿潴留。CBP、CP/CPPS 临床症状类似,多有疼痛和排尿异常等,CBP 可表现为反复发作的下尿路感染。CP/CPPS 主要表现为骨盆区域疼痛,可见于会阴、阴茎、肛周部、尿道、耻骨部或腰骶部等部位,尤以射精痛更为影响患者生活质量。

直肠指检对前列腺炎的诊断非常重要,有助于鉴别会阴、直肠、神经病变或前列腺其他疾病,同时通过前列腺按摩获得前列腺液。尿常规分析及尿沉渣检查是排除尿路感染、诊断前列腺炎的辅助方法。细菌学检查:应进行中段尿的染色镜检、细菌培养与药敏试验,以及血培养与药敏试验。B超可发现前列腺结石或钙化,且前列腺大小与症状呈正相关。对于持续发热或药物治疗效果不佳的前列腺炎患者,CT或MRI有助于诊断前列腺肿。

（三）治疗

ABP一旦确诊应立即使用抗生素,治疗前留取血尿标本进行细菌培养,待培养结果后,再选用敏感抗生素治疗。推荐经静脉应用抗生素,如广谱青霉素、三代头孢菌素、氨基糖苷类等。CBP、CP/CPPS的临床进展性不明确,不足以威胁患者的生命和重要器官功能,并非所有患者均需治疗。

三、附睾炎

附睾炎(epididymitis)是附睾受到微生物、寄生虫感染或其他非感染因素刺激而发生的炎症反应,患者可有附睾疼痛、肿胀、血精、大腿或髋区疼痛等临床表现,常见发生于中青年男性。急性附睾炎(acute epididymitis)常由细菌、病毒、支原体、衣原体、真菌或丝虫等病原体感染附睾引起,也可由于附睾受到外力打击或尿液逆流进入附睾引起急性的疼痛与炎症反应。

（一）病因

引起附睾炎的微生物绝大多数是来自尿道的正常菌群以及感染前列腺或精囊的病原体沿输精管道逆行扩散,也可以由来自外界的病原体经尿道逆行扩散或由感染机体其他器官与组织的病原体随血流扩散引起。少数附睾炎患者可由于外伤、附睾扭转、穿刺或尿液逆流引起。40%~60%的附睾炎患者可同时伴有前列腺炎输精管炎等其他男性生殖器官的感染症。

（二）诊断

急性附睾炎常常发病较急,突然发生阴囊内胀痛,不少患者在睡眠时突然发生,多数为单侧发病。阴囊体检可发现患者阴囊肿大,皮肤红肿,并有触痛。附睾明显增大,轻者或早期仅尾部增大,重者整个附睾增大成为一个硬块,并有明显触痛,炎症波及睾丸及鞘膜时,睾丸增大,鞘膜有积液。血常规可发现血液白细胞总数及中性粒细胞增高,尿常规检查见白细胞增多。B超或彩超检查可显示附睾肿大、回声均匀或不均匀,局部低回声、血流丰富,可伴鞘膜内渗出积液增加等。

（三）治疗

急性附睾炎治疗以全身和局部治疗相结合。全身治疗包括卧床休息,合理的饮食,避免性生活和体力劳动,补液、应用广谱高效抗生素。局部治疗包括垫高阴囊,早期用冰袋冷敷以减少阴囊充血肿胀,后期用热敷或理疗加速炎症的吸收、消散。对肿胀明显、张力高或已形成脓肿者可切开引流。对于反复急性发作、症状较重的患者,可考虑行同侧输精管结扎或附睾切除术。

四、精囊炎

精囊炎(seminal vesiculitis)是由于微生物等病原体感染精囊引起的精囊炎症反应,患者可产生下腹或会阴部疼痛,尿频、尿急、尿痛、血精等临床表现。根据患者的发病情况及其病情缓急,分为急性精囊炎与慢性精囊炎。

(一)病因

急性精囊炎常见由非抗酸性细菌感染所致。病原体感染精囊的途径不同,患者可具有不同的早期临床表现。病原体由宿主的尿道或生殖道感染精囊者,患者常常以尿频、尿急、尿痛及终末血尿等局部症状为主要表现。病原体由血液循环感染精囊者,患者通常以畏寒、发热、恶心、呕吐等全身症状为主要表现。慢性精囊炎患者的症状较急性精囊炎患者的症状轻缓,以血精为主要特征,可有不同程度的尿频、尿急、尿痛或会阴部不适等症状。常见的致病菌有大肠埃希菌、葡萄球菌和链球菌等,以大肠埃希菌为主,约占80%。

(二)诊断

精囊炎发病年龄多在20~40岁,表现为射精时排出血精,精液呈粉红色或红色或伴血块。肛门指检可以摸到肿大的精囊,触摸时患者感觉疼痛,下腹部、会阴部及耻骨上的地方有轻度压痛。精液常规检查可发现精液中有大量红细胞、白细胞,死精增多,精子的活动力差,精液细菌培养可发现致病病原体。经直肠超声检查可显示精囊及其周围组织的形态结构变化,可作为血精症患者的首选检查。CT对治疗效果全程跟踪更具价值。MRI是血精性精囊炎较可靠的影像检查方法。

(三)治疗

急性精囊炎的治疗包括忌烟酒及辛辣刺激性食物,抗感染治疗根据细菌培养结果选用有效的抗生素,待症状完全消失,化验检查精液、前列腺液均阴性,无细菌生长,才可停药。慢性精囊炎的治疗方法基本与慢性前列腺炎的治疗方法相同。局部治疗以改善局部组织血液循环促进炎症吸收为目的,如热水坐浴、理疗等。

五、阴茎头炎

阴茎头炎(balanitis)常伴有包皮炎症,也称阴茎头包皮炎(balanoposthitis),常见未行包皮环切术的患者,是阴茎头与包皮间的弥漫性炎症,患者几乎都有包茎或包皮过长。阴茎头包皮炎是一种发病率最高的阴茎头包皮疾病,经常反复发生还可导致尿道口狭窄,甚至癌变。

(一)病因

脱落的上皮细胞、腺体分泌物和包皮垢杆菌在包皮腔内形成一个温热、潮湿的细菌培养基,一旦细菌进入即可引起炎症。最常由念珠菌感染引起,个别类型病因不明。

(二)诊断

念珠菌性阴茎头包皮炎为性传播性疾病,包皮内板或龟头冠状沟潮红,表现为红色丘疹,表面糜烂或白色丘疹,伴有白色奶酪样附着物,并有瘙痒。白色丘疹提示为酵母菌感染,如同鹅口疮一样,可轻轻擦拭去除。急性阴茎头包皮炎表现为阴茎头、冠状沟有水肿性红斑、丘疹、丘疱疹、糜烂、渗液和出血,严重者可出现水疱,局部疼痛,摩擦后更为明显,患者感到行动不便。继发细菌感染后可形成浅表的溃疡面,并有脓性分泌物。

（三）治疗

阴茎头包皮炎主要通过局部使用抗菌、抗真菌药物或皮质类固醇治疗,症状严重时可考虑全身治疗。

六、性传播疾病

（一）单纯疱疹病毒感染

生殖器疱疹病毒感染（genital herpes virus infection）是由单纯疱疹病毒通过性接触感染的一种常见的、易复发的、难治愈的性传播疾病,80%~95% 由单纯疱疹病毒 2 型（herpes simplex virus 2, HSV-2）引起,10%~15% 由 HSV-1 所致。

（二）梅毒

梅毒（syphilis）是由梅毒螺旋体（treponema pallidum, TP）主要通过性交或从母体通过胎盘传入,侵犯多系统多脏器的慢性传染性疾病。近年来,我国梅毒发病增长很快,自 1994 年以来,每年增幅都在 50% 以上,有的地区成倍数增长;1989—1993 年间,全国梅毒报道发病率约为 0.17/10 万;1994 年,达 0.39/10 万;1998 年,达 4.31/10 万;2001 年,全国梅毒发病率为 6.11/10 万。

（三）尖锐湿疣

尖锐湿疣（condyloma acuminatum）是由人乳头瘤病毒（human papilloma virus, HPV）感染所致的生殖器、会阴、肛门等部位的表皮瘤样增生性性传播疾病。多发于性活跃的人群中,主要通过性接触途径传播,其次是间接接触传播。其潜伏期为半个月至 20 个月,平均为 3 个月。现在将尖锐湿疣分为三种类型,即临床型、亚临床型、潜伏型。有典型的临床表现者为临床型;亚临床型指肉眼不能辨认的病变,但组织病理上有尖锐湿疣的改变,醋酸白试验阳性者;潜伏型则为 HPV 潜伏性感染,外观正常,可通过多种实验室检查发现存在 HPV 感染,醋酸白试验也呈阴性。临床型尖锐湿疣初发时,大都为淡红色小丘疹,逐渐增大、增多,相互融合成凹凸不平的乳头状、菜花状、鸡冠状新生物。

1. **病因** HPV 适于生长繁殖在人体表面潮湿的皮肤黏膜部位,尤其好发于皮肤黏膜交界处。男性包皮过长或细胞免疫功能低下等都是 HPV 的易感因素。潜伏期长短与机体免疫状况及受感染部位状况（如包皮过长、合并其他感染等）有密切关系。早期皮疹传染性大,超过 12 个月病期的男性尖锐湿疣反而不易感染性伴侣。

2. **诊断** 尖锐湿疣的确诊依靠病理检查。①特征性的变化是表皮的颗粒层和棘层出现灶性分布的空泡细胞,整个表皮过度角化或角化不良、棘层肥厚,形成乳头瘤样或假上皮瘤样增生;真皮常有水肿血管扩张,管周有不同程度的慢性炎性细胞浸润。②醋酸白试验（acetowhite test）。③免疫组化检查对组织中没形成空泡细胞和形态不够典型的早期病例具有诊断价值。

3. **治疗** 局部治疗有手术、冷冻、高频电刀、激光气化、电灼、化学腐蚀、细胞毒素治疗等。全身疗法的免疫治疗、中草药内服一般作为辅助治疗。对于病灶较小或早期病灶或亚临床型可以采用局部药物涂搽。局部物理治疗可采用 CO_2 激光（carbon dioxide laser）、高频电刀、液态氮或干冰进行烧灼或冷冻去除疣体。5- 氨基酮戊酸光动力疗法（5-aminlevulinic acid-photodynamic therapy, ALA PDT）是治疗外生殖器尖锐湿疣,明显降低其复发率的新疗法。对于较大的疣体常需要手术切除。

（四）性病性淋巴肉芽肿

性病性淋巴肉芽肿（lymphogranuloma venereum，LGV）又称腹股沟淋巴肉芽肿（lymphogranuloma inguinale）或第四性病。LGV 是一种有各种急性和晚期表现的慢性疾病，临床表现主要有生殖器初疮、局部淋巴结病、晚期象皮肿和直肠狭窄。本病多见于热带及亚热带，在发达国家已少见。LGV 发病高峰在性高峰年龄 20~30 岁，大多数病例是男性，女性少见。阴囊、阴茎象皮肿在感染后 1~20 年出现，它可能仅累及包皮、龟头和阴囊，阴茎或整个男性外生殖器，生殖器组织变硬和形态破坏，阴囊可能出现巨大象皮肿。

1. **病因**　本病系通过性交感染沙眼衣原体而产生的性病，主要侵犯外生殖器、腹股沟淋巴结、肛门、直肠。性病性淋巴肉芽肿主要是淋巴组织的病变，其基本的病理过程是栓塞性淋巴管炎和淋巴管周炎。

2. **诊断**　本病的诊断依赖于病原体的检查和血清学检查。衣原体分离通过用被检组织或分泌物接种在鼠脑、卵黄囊或组织培养，可分离出沙眼衣原体。荧光抗体染色方法可发现细胞内和细胞外的衣原体的原体和包涵体。采用 PCR 技术检查沙眼衣原体是一种具有高度敏感性和特异性的方法。

3. **治疗**　性病性淋巴肉芽肿的药物治疗包括多西环素、红霉素、四环素、阿奇霉素、复方新诺明。

（五）腹股沟肉芽肿（杜诺凡菌病）

腹股沟肉芽肿（granuloma inguinale）又名性病性肉芽肿（granuloma venereum）、杜诺凡病（Donovanosin）、杜诺儿肉身肿（Donovani granuloma）。发病初期在外生殖器出现红色坚实的小丘疹或结节，结节很快穿破皮肤表面形成无痛性边界清楚的堤状溃疡，向周围皮肤扩展，可在原发损害周边形成多个卫星状小溃疡，溃疡继续向深部和周边发展，可累及尿道、肛门或直肠等形成瘘管。本病呈慢性经过，可迁延数年到十几年，不能自愈，有的患者由于皮损广泛，可发生恶病质，继发感染而死亡。

1. **病因**　本病病原体为肉芽肿荚膜杆菌，又称杜诺凡菌，是一种革兰氏阴性短杆菌有荚膜，属克雷伯（Kleb）杆菌属。胃肠道可能是其自然栖所，同性恋男性更易感染。自体接种或其他方式也可能传染。本病的发病具有地方性和种族性，主要见于热带和亚热带。大多数在非洲、南美、加勒比海地区、新几内亚和印度东南部。

2. **诊断**　本病的诊断主要依靠性接触史以及临床表现。皮内接种 Donovan 抗原，观察皮肤阳性反应，补体结合试验检查患者血清抗体均可协助诊断。组织染色法可在溃疡边缘组织，肉芽组织及瘢痕组织内查见病菌。本病需与生殖器疱疹鉴别。

3. **治疗**　本病的治疗包括系统治疗和局部治疗。系统性治疗药物包括四环素、多西环素、红霉素、氯霉素、链霉素、庆大霉素等，青霉素无效。局部治疗可用高锰酸钾 1∶8 000 溶液清洗溃疡，涂抹红霉素或四环素软膏。

七、生殖器皮肤病

（一）会阴阴癣

会阴阴癣（tinea of perineum）是发生在会阴区的皮肤癣菌病，在男性主要表现在阴囊及阴囊两侧的股部皮肤。多由足癣散播引起,肥胖者多见。会阴区皮肤角质层真菌感染导致会阴阴癣的发生。

1. **病因** 常见真菌为石膏样小孢子菌、红色毛癣菌、絮状表皮癣菌和白色念珠球菌。

2. **诊断** 会阴阴癣的临床表现为最初出现小片红斑,表面少许鳞屑,并逐渐向四周蔓延,其上有丘疹、水疱及结痂。常伴有痒感。直接刮取鳞屑做显微镜检查或真菌培养是本病的主要诊断方法。

3. **治疗** 会阴阴癣的治疗以局部治疗为主,常用 1% 益康唑霜或克霉唑霜等,为防止复发,损害消失后再用药一段时间。

(二)扁平苔藓

扁平苔藓(lichen planus)又名红色扁平苔藓,以龟头部位淡紫色扁平丘疹融合而成的苔藓样斑块或环状损害为主要特征。

1. **病因** 病因至今尚无定论,普遍认为是一种细胞介导的自身免疫性疾病。

2. **诊断** 扁平苔藓的皮损可发生于龟头、包皮、阴茎及阴囊,也可发生于四肢,但躯干发生皮损者少见。常表现为一个丘疹逐渐扩大或由蓝色小丘疹融合成苔藓状或带鳞屑的斑块,边界清楚。根据皮损特点、好发部位等临床表现可作出诊断,或行皮肤活检确诊。扁平苔藓应与 Bowen 病、银屑病、念珠菌病、疥疮及固定性药疹鉴别。

3. **治疗** 扁平苔藓通常为自限性疾病,数年后可自愈。药物治疗主要是使用糖皮质激素及视黄酸制剂。

(三)阴囊湿疹

阴囊湿疹(eczema scroti)是湿疹中最常见一种类型,以特定发病部位命名,以局部剧烈瘙痒、小丘疹样皮损,伴有渗出及水肿。

1. **病因** 内因素与外因素的相互作用,患者往往存在过敏体质。外在因素如寒冷、炎热、干燥、多汗、搔抓、摩擦及动物皮毛、植物、化学物质等,食物中的海产品、牛羊肉、蛋类、奶类等。其他理化因素的影响(如内裤的用料、染料等)均可诱发或加重本病。内在因素如消化不良、营养障碍、肠道寄生虫、局部汗液的刺激等。神经精神因素对湿疹的发病亦有密切的关系。

2. **诊断** 阴囊部湿疹较其他部位的湿疹瘙痒剧烈,可分为湿型和干燥型。潮湿型湿疹整个阴囊肿胀突出,有结痂及皲裂,皮肤皱纹深阔,浸润肥厚,色素增加。干燥型大多干燥、有薄痂或鳞屑,呈灰色。有时皮损可累及肛门周围,少数也可延至阴茎。

3. **治疗** 避免各种外界刺激,勤洗勤换内裤,保持局部清洁,同时还应避免食用有刺激性的食物(如鱼、虾、浓茶、咖啡、酒类等)。全身治疗多用抗组胺类药物或联合服用镇静药物,必要时两种抗组胺类药物配合使用或交替使用。激素类药物一般不用,以免产生依赖性和复发。

(四)Reiter 综合征

Reiter 综合征是一种罕见的结膜炎、非淋球菌性尿道炎和不对称关节炎三联征。首先由 Reiter 于 1916 年报道,其特征为非化脓性关节炎、尿道炎及结膜炎,且常伴发于尿道感染或腹泻之后。主要发生于具有 HLA-B27 抗原的青年男性,其他可伴发环状龟头炎、口腔黏膜损害、虹膜炎及银屑病样皮肤改变等。临床上主要表现为尿道症状(尿道炎)、眼部症状(结膜炎)、关节病变(关节炎)和皮肤黏膜病变,四者可同时存在,也可先后发生。

1. 病因　最常见的感染原是可致尿道炎的微生物,例如耶尔森肠菌、弗氏志贺菌、淋病奈瑟菌、沙眼衣原体、分解尿素支原体、胎儿弧菌。部分患者有明显的家族史,自身免疫机制产生的抗体攻击 HLA-B27 病原体复合物或与病原体氨基酸序列有交叉反应的 HLA-B27 分子,然后对自身组织产生破坏。

2. 诊断　诊断时应高度警惕,因为患者在发病开始时通常不表现出所有典型的症状。美国风湿病协会采纳的诊断标准包括:超过 1 个月的外周关节炎,伴有尿道炎和 / 或宫颈炎和炎症性眼病。实验室检查急性期可有白细胞增高血沉加速,血清白蛋白减少,球蛋白增高,类风湿因子阳性。人类白细胞抗原(HLA-B27)阳性。关节 X 线检查,早期示软组织肿胀,骨质疏松,后期关节腔变狭,边缘骨质破坏等改变。

3. 治疗　Reiter 综合征是一种慢性的难治性疾病,为自限性疾病,轻者数周可消退,一般不需要特殊治疗,但慢性和复发病例则要考虑适当的对症疗法。

（五）白塞病

白塞病(Behcet disease)又名白塞综合征(BS)、眼 - 口 - 生殖器综合征(oculo oral-genital syndrome)、贝切特综合征,是一种以复发性口、生殖器溃疡和眼炎为主的三联征。同时常伴有结节性红斑、血栓性静脉炎、关节炎、胃肠道和中枢神经损害等。

1. 病因　1937 年 Behcet 在土耳其首先报告本病。近年来,有学者发现人类淋巴细胞抗原 HLA-B12 与 BS 皮肤黏膜型呈正相关。本病可能与病毒、链球菌及结核菌等感染因素引起的过敏有关。也有人则认为可能是慢病毒感染所致。

2. 诊断　初发症状是反复发作的口腔溃疡,男性生殖器溃疡的发生率低、症状轻,其局部表现和病程与口腔溃疡很相似,主要发生于阴囊、阴茎和阴茎头,也可发生于尿道口、会阴、肛门或直肠内。分泌物培养有大肠埃希菌、白色葡萄球菌及甲型链球菌等。

实验室检查缺乏特异性诊断标准,患者常伴有白细胞总数增多,血沉加快,C 反应蛋白阳性,类风湿因子阳性,血清黏蛋白和血浆铜蓝蛋白增加。纤维蛋白原、第Ⅷ因子、优球蛋白溶解时间均明显增高,纤维蛋白溶解活性降低。

3. 治疗　局部外用皮质类固醇,避免感染,疼痛的生殖器溃疡可局部运用麻醉剂。全身治疗目前暂无统一的标准治疗方案,应根据受累脏器的不同而选用相应的治疗药物,若多个脏器同时受累时,应以病情最重,预后最差的脏器为准进行选择。皮质类固醇疗法具有治标作用,为主要治疗用药。

（六）鲍温样丘疹病

鲍温样丘疹病(Bowenoid papulosis)是一种较少见的早期皮肤原位鳞状细胞癌,表现为生殖器黏膜或皮肤黏膜交界处多发性斑丘疹,是上皮内新生物的一种异型。发病年龄 20~90 岁,大多数在 60 岁以上,男性多于女性,皮损可发于身体任何部位的皮肤和黏膜。男性多发生在阴茎、龟头冠状沟和包皮处,皮损可沿冠状沟排列,或融合呈条带状,有轻度痒感及触痛,亦有部分病例以糜烂或溃疡为主要表现。

1. 病因　多数伴有 HPV 感染,特别是 HPV16、18、31、33、35 各型。其他因素如吸烟、接触砷剂、射线等也可导致本病。本病少见,为非生殖器特有皮肤肿瘤。

2. 诊断　诊断需要结合临床与病理。如果皮损多发,厚度及形态在不同部位有所差异的,应多点取材行病检以免漏取侵袭性病灶。暗红色斑片,表面有痂,边缘清楚,应考虑本病,活检发现特异性病理变化,可以确诊。多发皮损的 Bowen 病容易与脂溢性角化病和尖锐湿疣相混。单发皮损的 Bowen 病需与脂溢性角化病、尖锐湿疣及疖鉴别。

3. **治疗**　对表皮内肿瘤的治疗包括切除及消融术。

（七）乳房样湿疹样癌

乳房样湿疹样癌又称乳房外佩吉特病（Paget 病），是一种不常见的复发性外生殖器或胸部皮肤恶性疾病。虽然胸部临床表现常常提示潜在乳腺癌，但仅有约 15% 的外生殖器 Paget 病患者和恶性肿瘤有关。本病常发生在 40 岁左右的患者，女性少见，病程缓慢，病期半年至十多年。男性的阴茎、阴囊、会阴及腋窝处的皮肤上发生的一种进行性红斑湿疹样皮肤病变，边界清楚，并伴剧烈痛。

1. **病因**　原发性乳房外 Paget 病的起源目前仍有争论，有些学者认为是汗腺来源，另一些学者认为是多潜能上皮细胞的恶性肿瘤。继发性乳房外 Page 病的表皮病变常由深部直肠、子宫颈或胱癌扩展。

2. **诊断**　最初的症状通常是瘙痒。好发部位为外生殖器和其周围区域，包括周、会阴和外阴。临床疑诊的患者可做组织病理检查确诊。Paget 病应与生殖器湿疹、Bowen 病、银屑病、神经性皮炎、异位性皮炎、刺激性或过敏性接触性皮炎等鉴别诊断。

3. **治疗**　Paget 病的治疗包括切除或激光破坏。目前国内对本病首选治疗手段是局部扩大切除，对有真皮浸润的患者同时加局部淋巴结清扫。

第三节　肿　　瘤

一、前列腺癌

前列腺癌是男性前列腺的恶性肿瘤，主要包括前列腺腺癌（prostate cancer）、前列腺癌内膜样癌（endometrial carcinoma of the prostate）、前列腺黏液癌（mucinous carcinoma of prostate）。前列腺腺癌是指发生在前列腺的上皮性恶性肿瘤，前列腺癌内膜样癌又称导管癌，在前列腺癌中约占 0.8%，前列腺黏液癌较少见，预后比同样级别的前列腺癌差。前列腺癌早期常无症状，随着肿瘤的发展，增大的前列腺腺体压迫尿道可引起进行性排尿困难。肿瘤压迫直肠可引起大便困难或肠梗阻，压迫神经引起会阴部疼痛。

（一）病因

随年龄增加前列腺癌的发病率也明显升高。前列腺癌的发病还与性活动、饮食习惯有关。

（二）诊断

直肠指诊对前列腺癌的诊断和分期有重要价值。前列腺特异性抗原（prostate specific antigen, PSA）是前列腺癌最为常见的免疫学指标，也是目前诊断前列腺、评估各种治疗效果和预测预后的一个重要且可靠的肿瘤标记物。前列腺穿刺活检可作为确诊前列腺癌的方法。

（三）治疗

前列腺癌一般发展缓慢，早期前列腺癌患者可采用根治性前列腺切除术。内分泌治疗的方法包括去势（手术去势或药物去势）和抗雄激素治疗（比卡鲁胺或氟他胺）或去势 + 抗雄激素治疗。对于中期前列腺癌患者应采用综合治疗方法,如手术+放疗、内分泌治疗+放疗等。对激素敏感型晚期前列腺癌患者以内分泌治疗为主。

二、睾丸肿瘤

睾丸肿瘤(testiculoma)较少见,占全身恶性肿瘤的1%,占男性生殖系统肿瘤的3%~9%,而在15~34岁的年轻男性中睾丸肿瘤为最常见的恶性肿瘤之一。睾丸肿瘤分为原发性和继发性两类。绝大多数为原发性,占90%~95%,继发性仅占5%~10%,原发性肿瘤分为生殖细胞肿瘤和非生殖细胞肿瘤两大类。生殖细胞肿瘤发生于精曲小管的生殖上皮,分为精原细胞瘤和非精原细胞瘤,其中精原细胞瘤最为常见,生长速度较缓慢,预后一般较好;非精原细胞瘤如胚胎癌、畸胎癌、绒毛膜上皮癌等,比较少见,但恶性程度高,较早出现淋巴和血行转移。非生殖细胞肿瘤发生于睾丸间质细胞。继发性睾丸肿瘤较为罕见。

(一)病因

尚不明确。其中先天性因素包括隐睾或睾丸未降是最常见的危险因素,家族遗传因素、Klinefelter综合征、睾丸女性化综合征、雌激素分泌过量、内分泌障碍等也可能与睾丸肿瘤的发病相关。获得性因素包括睾丸损伤、细菌感染并发睾丸炎、职业和环境等。

(二)诊断

触诊时睾丸肿大,表面光滑,质坚硬,无弹性,常为精原细胞瘤,如睾丸内有增大的结节多为胚胎癌或畸胎瘤。超声检查是睾丸肿瘤的首选检查。CT和MRI用于病情复杂时协助诊断。CT可显示肿瘤三维大小及与邻近的组织的关系,鉴别睾丸肿块是囊性或实性准确率达到90%~100%,并能区别肿瘤中心坏死液化与囊肿。MRI可显示血管结构,减少临床分期误差达22%。睾丸肿瘤血清标记物如绒毛膜促性腺激素β亚单位、甲胎蛋白、乳酸脱氢酶、胎盘碱性磷酸酶等对临床早期诊断有一定帮助。

(三)治疗

一般采用手术、放疗和化疗的综合疗法。睾丸切除术适用于任何类型的睾丸肿瘤,所强调的是应当采用经腹股沟途径的根治性睾丸切除术。单纯睾丸切除往往达不到彻底的治疗效果,需配合膜后淋巴结清除术,以达到根治的目的。

三、阴茎肿瘤

阴茎癌(carcinoma of penis)是起源于阴茎头、冠状沟和包皮内板黏膜以及阴茎皮肤的恶性肿瘤。是阴茎最常见的恶性肿瘤,占阴茎肿瘤的90%以上,发病年龄多在30岁以上。阴茎癌最常见的病理类型是鳞状细胞癌,约占阴茎癌的95%,基底细胞癌和腺癌罕见。早期表现为包皮或阴茎头的类丘疹、疣或溃疡病变,逐渐增大,一般无疼痛。晚期阴茎癌呈典型菜花样,阴茎大部被癌肿破坏。患者一般无排尿困难。

(一)病因

不明确,包茎、包皮过长、包皮垢及炎症的长期刺激是阴茎癌的重要致病因素,人乳头状病毒感染是阴茎癌发生发展的促进因素,另外阴茎癌的发病还与阴茎疣病史、阴茎皮疹、阴茎裂伤、吸烟、性伙伴数量等危险因素有关。

（二）诊断

典型的阴茎癌患者，通过临床查体，诊断并不困难。任何情况下，阴茎头或包皮存在溃疡或肿块时都应怀疑有阴茎癌，如通过长期抗生素治疗无效时，应行活组织检查以明确诊断。阴茎癌患者常伴有单侧或双侧腹股沟淋巴结转移，表现为淋巴结坚硬、固定、无压痛。

（三）治疗

外科手术切除原发肿瘤和腹股沟淋巴结，并配合放疗、化疗等综合治疗。早期肿瘤局限于包皮，深部无浸润，无淋巴结转移者可行包皮环切术。原位癌可行激光治疗。大多数阴茎癌局限于阴茎，无淋巴转移，一般需行阴茎部分切除。

四、附睾肿瘤

附睾肿瘤（epididymal tumor）临床比较少见，绝大多数为原发性，占男性生殖系肿瘤的2.5%，其中80%为良性肿瘤。

（一）病因

附睾肿瘤发病原因至今不明，除一般肿瘤的诱发因素，例如损伤、感染、放射线、化学致癌物质、病毒等都有可能导致附睾肿瘤，隐睾症的未降睾丸往往易恶变成附睾肿瘤。

（二）诊断

临床上根据附睾良性肿瘤发病缓慢，好发于附睾尾部或头部，肿瘤一般不超过3.0cm大小，呈圆形或卵圆形，表面光滑，界限清楚，质地硬韧，无压痛或压痛不明显等特点可进行诊断。B超检查可确定肿瘤病变，并与睾丸鞘膜积液、血肿等鉴别。CT或MRI检查有助于发现淋巴结和其他脏器的转移。放射性核素或X线淋巴管造影对了解淋巴系统的转移很重要。附睾肿瘤极易误诊为附睾结核、慢性附睾炎、精子性肉芽肿、精液囊肿等。随着对本病认识的提高，采用B超及针吸细胞学检查，有助于术前对本病的诊断。

（三）治疗

手术是治疗附睾肿瘤的主要方式。良性肿瘤可行单纯肿瘤或附睾切除术。如术中组织冰冻切片检查确诊为恶性肿瘤，则应行精索高位切断的睾丸附睾切除术。原发性附睾肿瘤转移途径与睾丸肿瘤相似，可向腹膜后淋巴结、肺、肝、骨等转移。

五、精囊肿瘤

精囊肿瘤（seminal vesicle tumour）分为良性肿瘤和恶性肿瘤，又分为原发性和继发性两种，其中原发性精囊恶性肿瘤是起源于精囊腺上皮的一种罕见的恶性肿瘤。

（一）病因

精囊肿瘤甚为罕见，一般多见于青壮年，可能与性旺盛期有关。

（二）诊断

精囊恶性肿瘤初期症状不明显，部分患者可有不同程度的盆底疼痛、尿频、尿急、排尿困难、血尿、排精困难及血精等，如果肿瘤顶起膀胱颈部，会引起排尿困难，甚至尿潴留，肿瘤压迫侵犯直肠也可以有大便性状改变，肿瘤侵犯神经时，则可发生持续性会阴部严重疼痛或胀满疼痛。通过直肠指检、膀胱镜检查、CT、输精管与精囊造影等方法可作诊断，直肠指检可在前列腺上方触及不规则硬块，无压痛，与前列腺分解不清。CT可明确肿瘤部位、性质以及肿瘤与周围的关系。精囊造影有时可显示输精管梗阻、精囊变形等。

（三）治疗

对于局限性精囊腺癌可行单纯精囊切除；对已侵犯前列腺者可行根治性前列腺、精囊切除术；对于肿瘤较大、侵犯周围者可行双侧精囊、前列腺、膀胱根治性切除术。辅助治疗多采用雌激素治疗和放射治疗，可延长部分患者生存时间。

六、尿道肿瘤

（一）尿道上皮癌

男性尿道上皮癌（epithelial carcinoma of the male urethra）是非常罕见的恶性肿瘤，原发性男性尿道上皮癌以球膜部尿道最多，阴茎部尿道次之，前列腺部尿道最少。原发性尿道上皮癌发病年龄为13~91岁，多数患者为40岁以上。可能表现为排尿不适、血尿、尿线变细、分叉甚至尿潴留。患者尿道口可出现黄色浆液性或血性分泌物，有时也可出现尿道流血。

1. **病因**　相关危险因素尚不明确，一般认为可能与炎症、慢性刺激以及尿道狭窄有关。

2. **诊断**　男性尿道上皮癌好发于后尿道，无法触及肿块，早期诊断非常困难。B超检查腹股沟淋巴结有无肿大。尿脱落细胞可作为初筛方法。尿路造影是筛查尿道尿路上皮癌的有效手段，可发现尿道占位病变、梗阻、尿外渗和尿道瘘等。膀胱镜可发现菜花样新生物，并对可疑病变行活组织检查。CT和磁共振（MRI）可发现盆腔有无肿大淋巴结，可对尿道上皮癌进行很好的分期，尿道上皮癌术前行MRI检查可以明确有无淋巴结转移。

3. **治疗**　目前没有标准的治疗方式。对于前尿道的表浅、局限的尿路上皮癌，可行尿道部分切除术，如果肿瘤侵犯阴茎海绵体需行阴茎部分或全切除。表浅的、分化良好的肿瘤也可经尿道电切除。对后尿道的表浅肿瘤阴茎及尿道膀胱切除术＋膀胱灌药是一种很好的治疗方式，位于后尿道的大约半数已失去手术时机，放疗可作为一种姑息治疗方式。

（二）尿道平滑肌瘤

男性尿道平滑肌瘤（male urethral leiomyoma）是一种发生于尿道平滑肌间叶组织的良性肿瘤，发病率低，最常见的生长部位是近端尿道。尿道平滑肌瘤较小时临床通常没有症状，当肿物逐渐生长增大后，主要临床症状是尿道外口突出的无痛性肿物，以及肿物逐渐增大引起排尿不畅后出现的反复尿路感染、排尿困难、尿潴留、疼痛、尿失禁等。

1. **病因**　尿道平滑肌瘤的发病机制目前仍然不明确。

2. **诊断**　体格检查时可以看见尿道外口突出的肿物。彩超、CT、磁共振以及尿道镜和膀胱镜等影像学检查及镜检有助于确定肿物大小、位置、形态结构，帮助鉴别诊断。

3. **治疗**　手术切除是尿道平滑肌瘤有效的治疗方法，根据生长于尿道的不同部分采取不同的治疗方法。位于尿道外口的肿物行局部肿物切除术。如肿物巨大，且靠近膀胱颈部，可经腹手术切除。

（三）尿道血管瘤

男性尿道血管瘤（male urethral hemangioma）发生于20~40岁青壮年，临床表现主要有无诱因尿道出血或肉眼血尿，部分患者尿道血管瘤较大时还会造成尿道狭窄、排尿困难。

1. **病因**　不明确,是一种先天性动静脉畸形或血管瘤,与局部慢性刺激和静脉曲张有关。本病可以独立存在,也可以作为全身血管瘤的一部分。

2. **诊断**　对尿道血管瘤临床诊断主要依靠尿道镜检查或尿道造影。

3. **治疗**　根据血管瘤的部位、大小可选用非手术治疗和手术治疗。非手术治疗目前主要指激光治疗、硬化栓塞治疗等。采用明胶海绵对膜部尿道血管瘤进行选择性动脉栓塞治疗或者采用 2% 聚乙二醇单十二醚(polidocanol)为硬化剂,对全尿道血管瘤进行硬化治疗。手术治疗包括经尿道电灼、电切术和开放性手术。

第四节　男 科 疾 病

一、阴茎勃起功能障碍

勃起功能障碍(erectile dysfunction, ED)指阴茎持续(至少 6 个月)不能达到或维持足够的勃起硬度以获得满意的性生活。

(一)病因

勃起功能障碍可以分为心理性 ED、器质性 ED 和混合性 ED 三类。心理性 ED 主要指各种精神、心理因素,如紧张焦虑、抑郁及夫妻感情不和等,引起的勃起功能障碍。器质性 ED 主要由神经性因素、血管性因素、手术或外伤、内分泌疾病等因素引起。混合性 ED 指心理因素及器质性病变共同导致 ED 发生。

(二)诊断

对于勃起功能障碍的诊断一般并不困难,需要对患者进行详细的评估。特殊检查包括夜间阴茎胀大试验、阴茎海绵体注射血管药物试验、彩色双功能超声检查、阴茎海绵体测压、阴茎海绵体造影、选择性阴茎动脉造影、勃起功能障碍的神经检测等。

(三)治疗

1. **性心理治疗**　着重于性知识教育和心理咨询,逐渐消除患者的心理障碍。

2. **口服药物治疗**　磷酸二酯酶 5 抑制剂可以提高阴茎海绵体平滑肌细胞内 cGMP 水平,起到治疗 ED 的作用。激素类药物也称为雄激素替代治疗,主要用于内分泌性 ED,包括原发性和继发性性腺功能低下导致的 ED。外用药物治疗 ED 的机制是通过药物渗透皮肤,进入海绵体,使平滑肌松弛,血管扩张。前列腺素 E1 乳膏涂抹于龟头,大约 30min 起效,总有效率为 67% 左右。

3. **注射治疗**　目前临床上应用较多的海绵体内注射血管活性药物有罂粟碱、酚妥拉明和前列腺素 E1。这些血管活性药物能够松弛阴茎海绵体海绵窦平滑肌和/或阴茎动脉平滑肌而达到阴茎勃起的作用。

二、阴茎异常勃起

正常成年男性在性生活或持续性刺激下,阴茎勃起可以维持数分钟甚至 1 小时以上。若在非上述状态下,阴茎持续勃起超过 4 小时,称为阴茎异常勃起(priapism)。

（一）病因

阴茎异常勃起临床上较为少见,可分为动脉性阴茎异常勃起、静脉阻塞性阴茎异常勃起和特发性阴茎异常勃起。动脉性阴茎异常勃起的病因包括海绵体动脉撕裂,血液直接汇入海绵窦;阴茎海绵体内注射血管活性药物引起长时间的动脉平均平滑肌舒张,海绵窦内血流量持续增加,超过一定时间可转化成静脉阻滞性异常勃起等。静脉阻塞性阴茎异常勃起较动脉性阴茎异常勃起常见,后果也较为严重。一些药物可影响神经平滑肌诱导阴茎异常勃起,主要有全身应用的抗精神病药、镇静药、抗高血压药、中枢兴奋药以及海绵体内注射治疗 ED 的血管活性药物。特发性阴茎异常勃起:约 60% 的阴茎异常勃起原因不明,病史显示多数起病与过度性刺激有关,刺激性药物可促进此病发生。

（二）诊断

病史是诊断的重要步骤。还应重点了解既往有无反复发作及发作、消退时的环境和勃起持续时间等。海绵体动脉血流超声多普勒检查和海绵体内血气分析可帮助判断异常勃起的类型、病情的严重程度和预后。动脉性阴茎异常勃起海绵体内抽出的血液为鲜红色,表现为高流率,几乎正常的氧饱和度、二氧化碳含量。静脉阻塞性阴茎异常勃起海绵体抽出的血液为暗红色或紫黑色,表现为低流率,低氧、高二氧化碳和酸中毒。阴茎海绵体造影缺乏静脉回流影像,由于海绵体内淤血、凝血块形成,海绵体内可出现充盈缺损。

（三）治疗

1. **保守治疗**　阴茎海绵体内抽血、生理盐水灌洗,或者阴茎海绵体内应用肾上腺素类药物,如此反复进行,直至抽出液颜色变红,海绵体疲软。

2. **介入治疗**　疑为损伤性动脉出血引起的动脉性阴茎勃起异常,可在阴部内动脉造影的同时行出血动脉栓塞治疗。

3. **手术治疗**　若保守治疗无效超过 36~48h,应行手术治疗。通过外科手术将海绵窦内的积血引流出来,恢复正常的海绵体动脉血供。

三、早泄

早泄(premature ejaculation)的定义目前尚有争议,通常指男性在性交时不能对射精进行控制,在阴茎插入阴道或者刚刚插入阴道即发生射精。由于男性和女性的性反应模式不同,在性交过程中如果男性的射精潜伏期过短,就会影响到女性性高潮。所以也有将女性在性交过程中达性高潮的频度不足 50% 定义为早泄。但是由于男性射精潜伏期和女性性高潮频度受影响的因素不尽相同,所以上述定义还有待改进。

（一）病因

精神心理因素,如抑郁、不安、精神症、敌对心等。阴茎感觉过敏感或阴茎感觉神经兴奋性增高。阴茎头部感觉诱发潜伏期比正常人明显缩短。外生殖器及前列腺疾病,如包皮炎、龟头炎、前列腺炎等器质性病变。

（二）诊断

通过详细询问病史,了解射精潜伏期以及性生活中配偶的满意度可诊断早泄。针对早泄的病因可对早泄者进行精神心理分析,了解患者的精神心理情况,必要时可测定阴茎感觉神经值,了解感觉度和感觉神经功能。

（三）治疗

根据发病原因选择合适的治疗手段。精神心理因素导致的早泄可通过心理疏导和一些特殊的训练方法来克服心理障碍，如性感集中训练法消除对性行为的恐惧。大脑皮层射精中枢的兴奋性可被 5- 羟色胺所抑制，所以一些 5- 羟色胺类抗抑郁药物已经用于临床治疗早泄。性交过程中，当男性感到高度兴奋，将要射精时，可将阴茎抽出女性阴道，并用双手大拇指放置于阴茎背侧的冠状沟，其他四指放在阴茎腹侧，用力捏紧 15~20s，这种方法可以抑制射精反射，降低阴茎感觉的敏感度。将局部麻醉药物的喷剂或软膏剂在性交前涂抹于阴茎头部，通过局部麻醉作用来降低阴茎感觉的敏感度，达到延缓射精潜伏期的目的。

四、男性不育

男性不育症（male infertility）系指夫妇婚后同居 2 年以上，未用任何避孕措施，由于男性方面的原因造成女方不孕者，称为男性不育症。

（一）病因

男性不育可分为原发性和继发性不育两大类。原发性男性不育是指男性从未使女性受孕；继发性男性不育是指曾使女性伴侣妊娠，但现在不育，一般继发性男性不育较少出现先天性异常、严重少精子症或无精子症。继发性男性不育可因某些影响生育的疾病史或有毒物质接触史，如男性附属性腺感染、精索静脉曲张和接触放射线、苯、杀虫剂等引起。

（二）诊断

在详细询问病史和体格检查结果的基础上，选择必要的实验室检查及影像检查。

（三）治疗

男性不育症的治疗目的是使女方妊娠并正常分娩。先尝试简单、方便、无创或微创的方法进行治疗。对绝对性不育应采用手术治疗及辅助生殖技术。

五、成人包茎

阴茎体皮肤在阴茎头处形成皮肤返折，覆盖在阴茎头上，即为包皮。包茎是指包皮完全覆盖阴茎头而且不能上翻至阴茎冠状沟。包茎和包皮过长时包皮内有包皮垢积聚，常可形成包皮结石，并发包皮炎，引起包皮口红肿疼痛、尿道口分泌物增多、局部痒痛等症状。

（一）病因

多数男性在青春期前均存在包皮过长，称为生理性包皮过长。如青春期以后阴茎头仍未外露，则称为病理性包皮过长。包茎和包皮过长多为先天性，包茎可分为：①生理性包茎，新生儿包皮内板和阴茎头表面有轻度粘连，阻碍包皮翻转至冠状沟。生后 2~3 年内，随着上皮粘连被吸收而自然消失。②真性包茎，指 3 岁以后包皮仍不能翻转至冠状沟者。③继发性包茎，包皮过长者由于创伤、反复感染引起包皮口瘢痕形成，造成包皮口狭窄，包皮不能上翻。

（二）诊断

包皮过长的阴茎在疲软状态下，阴茎头被包皮完全包裹，勃起时仍不能露出阴茎头，但能手法翻开包皮,露出阴茎头。若包皮口狭窄,无法手法翻开包皮露出阴茎头者,诊断为包茎。包茎者有大量包皮垢堆积于包皮下冠状沟处,甚至部分患者可以看见或扪及包皮下肿块样包皮垢。

（三）治疗

行包皮环切手术,手术后除防止阴茎勃起出血和发炎外,还应注意包扎敷料的干燥,万一被尿液浸湿应及时更换,一般术后5~7d拆线。

六、前列腺增生

良性前列腺增生(benign prostatic hyperplasia,BPH)是一种最常见的引起中老年男性排尿障碍良性疾病,主要临床表现为下尿路症状(lower urinary tract symptoms,LUTS)。BPH发病率随着老年男性年龄增长而增加,临床前列腺增生的发病率,40~49岁为14%,50~59岁为24%,60~69岁为43%,70~79岁为40%。

（一）病因

至今病因仍不完全清楚,老龄和有功能的睾丸是前列腺增生发病的两个重要因素,两者缺一不可。随着年龄增大体内性激素平衡失调以及雌、雄激素的协同效应等也可能是前列腺增生的重要病因。

（二）诊断

BPH临床上主要有三组症状,即膀胱刺激症状、梗阻症状及梗阻并发症。

1. 膀胱刺激症状 尿频是BPH最常见的症状。

2. 梗阻症状 初期表现为需要等候片刻后才能排出尿液,排尿费力。随着病程的进展,出现尿线变细、无力、射程短,甚至尿不成线,尿液呈滴沥状排出。排尿时不能将膀胱内尿液排空,发生尿潴留。

3. 梗阻并发症 可伴有血尿、尿路感染、上尿路扩张等。

通常需做下列检查:

1. 国际前列腺症状评分(international prostate symptom score,IPSS) 是目前国际公认的判断BPH患者症状严重程度的最佳手段。

2. 直肠指检 是重要的检查方法。

3. 超声。

4. 尿流率检查。

5. 血清前列腺特异性抗测定 对排除前列腺癌,尤其前列腺有结节时十分必要。

（三）治疗

前列腺增生症应根据患者的症状、梗阻程度及并发症情况选择治疗方案。

1. 药物治疗 治疗前列腺增生的药物很多,常用的药物有α肾上腺能受体拮抗剂(α受体拮抗剂)、5α还原酶抑制剂和植物类药等。

2. 手术治疗 经尿道前列腺切除术(TURP)适用于大多数良性前列腺增生患者,是目前最常用的手术方式。近年以来,经尿道前列腺切除术和经尿道前列腺激光手术也得到越来越多的应用。经尿道微波治疗、经尿道球囊扩张术、前列腺尿道支架以及经直肠高强度聚焦超声(HIFU)等对前列腺增生引起的梗阻症状均有一定疗效。

第五节　其 他 疾 病

一、尿道损伤

尿道损伤(urethral injuries)是泌尿系统最常见的损伤,尿道损伤可分为开放性、闭合性和医源性损伤三类。开放性损伤多因弹片、锐器伤所致,常伴有阴囊、阴茎或会阴部贯通伤;闭合性损伤常因外来暴力所致,多为挫伤或撕裂伤。会阴部骑跨伤时将尿道挤向耻骨联合下方,引起尿道球部损伤。骨盆骨折引起尿生殖膈移位,产生张力,将膜部尿道撕裂。医源性损伤是由尿道腔内器械直接损伤所致。

（一）前尿道损伤

前尿道损伤的尿道位置浅,损伤范围小,体征明显。前尿道损伤主要是骑跨伤,也可发生于贯穿伤和医源性损伤。尿道阴茎部损伤时,如阴茎筋膜完整,血液及尿液渗入局限于阴茎筋膜内,表现为阴茎肿胀;如阴茎筋膜亦破裂,尿外渗范围扩大,与尿道球部损伤相同。

1. **病因**　前尿道损伤多发生于球部,尿道球部固定耻骨联合下,不活动,当会阴骑跨于硬物时,尿道球部受硬物及耻骨钳夹作用造成"骑跨伤",引起尿道球部损伤。反复插导尿管、进行膀胱镜尿道检查也可引起前尿道损伤。

2. **诊断**　根据病史、典型症状及血肿、尿外渗分布的区域可确定诊断。诊断性导尿可了解尿道的完整性和连续性。逆行尿道造影可显示尿道损伤部位及程度。

3. **治疗**　出血严重者行会阴部压迫止血。挫伤及轻度裂伤时,无需特殊治疗,必要时留置尿管1周。部分尿道断裂可安放尿管,保留2~3周。尿道完全断裂时行尿道吻合,作耻骨上膀胱造瘘。

（二）后尿道损伤

后尿道损伤的损伤部位深,穿行尿生殖膈的膜部尿道较固定,前列腺部尿道及膀胱在盆腔内,有一定活动范围,膀胱充盈时,减速运动可导致膜部与前列腺尿道部交界处断裂。骨盆骨折时,由于剪力作用引起膜部尿道损伤或骨片刺伤膜部尿道。

1. **病因**　男性后尿道损伤常见于交通事故或挤压伤多伴有骨盆骨折。

2. **诊断**　骨盆骨折后尿道口有出血且不能排尿,会阴部血肿,直肠指检前列腺向上移位、有浮动感,直肠前壁扪及软性肿块,可诊断后尿道损伤。骨盆前后位X线片可以显示骨盆骨折的表现。尿道显影时无造影剂外溢,提示挫伤或部分裂伤;有造影剂外溢,提示部分破裂;造影剂未进入近端尿道而大量外溢,提示严重破裂或断裂。

3. **治疗**　损伤严重伴出血休克者,需采取输血、输液等抗休克措施。尿潴留不宜导尿或未能立即手术者,可行耻骨上膀胱穿刺吸出膀胱内尿液。尿道挫伤及轻度裂伤,尿道连续性存在而排尿不困难者,无需特殊治疗。尿道裂伤或尿道断裂时插入尿管引流1周。病情严重者应行耻骨上膀胱造瘘。如果发生尿外渗,在尿外渗区做多个皮肤切口,深达浅筋膜下,彻底引流外渗尿液,并做耻骨上膀胱造瘘。

二、睾丸扭转

睾丸扭转（testicular torsion，TT）是指精索扭转后睾丸和附睾等出现血运障碍，并发生一系列病理生理改变的器质性病变，是一种主要发生在青少年的泌尿外科急诊之一，常为单侧，左侧发病率高于右侧。发病有两个高峰期，分别是新生儿期和青春期，据统计，睾丸扭转在新生儿发生率为1/7 500，在青少年中发病高峰为12~18岁。睾丸扭转可分为鞘膜内型、鞘膜外型和睾丸系膜型3种类型，其中，鞘膜内型最常见，占90%以上，多见于儿童和成年人。

（一）病因

主要病因是解剖结构异常，主要诱因是夜间迷走神经兴奋、睾丸的被迫转动、阴囊外伤及剧烈活动。睾丸扭转多发生于睡眠中，这是由于睡眠中迷走神经兴奋，提睾肌随阴茎勃起而收缩增加，引起睾丸顺精索旋转提高。睡眠中姿势不断变化，两腿经常挤压睾丸，使睾丸位置被迫改变，发生扭转。睾丸扭转在冬季发病最高，春季次之，发病原因可能与温度有关，在寒冷季节阴囊收缩活动较强。

（二）诊断

睾丸扭转时表现为阴囊或睾丸的急性剧烈疼痛，早期主要体征提睾反射消失、阴囊抬高试验（Prehn征）阳性、患侧睾丸位置的抬高、附睾外在形态异常。睾丸扭转的不典型症状和隐匿体征表现为急性腹痛，可伴有恶心呕吐、发热等，但没有明显阴囊疼痛。不典型症状和隐匿体征的睾丸扭转患者容易被漏诊、误诊。彩色多普勒超声为睾丸扭转可疑患者的首选影像学检查，能清晰反映患者的病灶形态、质地及血流情况，具有良好的临床价值。放射性核素 ^{99m}Tc 扫描是诊断睾丸扭转的"金标准"，诊断的准确性可达100%。扫描可见扭转睾丸的血运明显减少，呈现放射性不聚集的"冷结节"。

（三）治疗

睾丸扭转起病6h以内，囊内无渗液、皮肤无水肿时，应争取手法复位。手术治疗时，将睾丸、精索复位后，根据睾丸色泽及质地、扭转方向及度数，判断睾丸血供情况，行睾丸固定或睾丸切除术。

三、阴茎损伤

阴茎损伤是一种少见的泌尿外科急症，多见于青壮年。阴茎损伤原因多样，无论是单纯阴茎损伤或伴发于其他损伤之后，早期诊断并及时治疗对于预防损伤后远期并发症尤为重要。按照阴茎损伤是否与外界相通，将其分为闭合性损伤和开放性损伤两大类。

（一）闭合性阴茎损伤

闭合性阴茎损伤多由钝性暴力所致，在阴茎充血勃起时，因白膜紧张变薄，脆性增加，此时在受到非纵向外力作用即容易破裂，造成阴茎海绵体断裂。患者阴茎处无皮肤创口，但血肿、弯曲症状明显，常与尿道外伤同时发生。

1. 阴茎折断　当钝性暴力作用于勃起阴茎时可致单侧或双侧海绵体白膜破裂，甚至发生海绵体组织折断或合并尿道损伤，阴茎偏位形成典型的"茄子畸形"。阴茎折断以根部最多见,中央部位次之,前部少见。多数患者根据病史及查体能确诊。彩超检查为首选的影像学检查,帮助确定损伤部位。尿道未损伤而阴茎折断较轻的患者可行保守治疗,包括局部压迫包扎、导尿、抗炎、止血治疗。严重者需进行阴茎折断修补术。

2. **阴茎挫伤**　多由于阴茎在非勃起状态下遭受直接暴力打击或踢伤、骑跨伤所致。手淫时过度揉搓或粗暴性交也可造成阴茎挫伤。临床表现为阴茎皮肤肿胀,皮下少量出血。尿道海绵体一般无损伤。通过病史及查体多能确诊。

3. **阴茎绞窄**　发生绞窄的最常见原因为性欲异常,有些患者为增加勃起时间或寻求性兴奋,用金属环、瓶子、安全套等环状物套住阴茎所致。阴茎被束缚的初期主要是浅静脉及淋巴回流受阻,可造成阴茎肿胀、剧烈疼痛,多数患者排尿不受影响。患者就诊时可因皮肤及软组织肿胀而看不到绞窄物,应详细询问病史,仔细体格检查。

4. **包皮创伤性淋巴管炎**　对阴茎长期反复刺激所引起的阴茎淋巴管纤维增生。患者发病前有频繁手淫、粗暴性交史,由此导致淋巴管硬化。患者多因发现条索状物就诊。对患者行阴茎X线片检查无钙化及其他异常。本病是一种自限性疾病,节欲一段时间后多能自行恢复消失。

5. **阴茎脱位**　在阴茎疲软状态下其根部受到严重外力作用,造成阴茎、耻骨韧带及支持组织撕裂、阴茎移位,可位于会阴部、阴囊部、下腹壁或腹股沟皮下。对确诊患者尽早手术处理。自阴茎根部切开,清除血肿、复位阴茎、缝合支持韧带。吻合尿道并留置尿管。

(二)开放性阴茎损伤

开放性阴茎损伤多有典型的外伤史,伤后组织炎症水肿,出血明显。依据病史查体可确诊,一般不需辅助检查。

1. **阴茎皮肤撕脱伤**　由于阴茎及会阴皮肤松弛、移动性大加之男性外生殖器位置突出,易发生阴茎皮肤撕脱伤。可发生于机器卷入伤、打架斗殴或树枝刮伤。多数患者阴茎阴囊皮肤同时撕脱,不累及海绵体和尿道。病史体征典型,容易诊断。阴茎皮肤缺损少、挫伤不重者,可在清创后原位缝合或游离周围皮肤行无张力缝合。对于阴茎大量脱皮者,在清创后行中厚皮片植皮或带蒂皮瓣植皮并留置尿管。

2. **阴茎截断**　为锐利器具直接切割所致,可发生于意外伤、自虐或个人攻击情况下,常伴有大出血或休克。患者疼痛剧烈,在血压恢复前可用止血带扎紧阴茎近端止血。将切除的阴茎部分应用显微外科技术吻合阴茎背动脉和阴茎背浅深静脉,一般认为离断6h内吻合效果较好。

3. **包皮系带伤**　多由于性交所致,发生损伤的患者往往有包皮系带过短或解剖异常。断裂后有出血疼痛,易于诊断。多不主张行单纯的原位系带缝合术,包皮系带成形术能使系带延长、阴茎完全伸直,增加局部承张能力。

四、精索静脉曲张

精索静脉曲张(varicocele,VC)系指精索内静脉回流受阻或瓣膜失效致血液反流,使阴囊内的精索蔓状静脉丛发生扩张、迂曲。多见于青壮年。

(一)病因

原发性精索静脉曲张中,精索静脉的瓣膜不健全,行径长,周围支持的组织较薄弱而发生曲张,尤其是左侧精索静脉的解剖和右侧有所不同,右侧精索静脉成锐角进入下腔静脉,其静脉压低,血液回流较畅,而左侧精索静脉呈直角回流入肾静脉,血流阻力大,因此精索静脉曲张好发于左侧。发生肾肿瘤时,深静脉及下腔静脉内癌栓形成或肾积水阻碍精索静脉回流,也可引起精索静脉曲张。

（二）诊断

轻度患者可用 Valsalva 试验来检查。精索静脉曲张的主要辅助检查有 B 超、彩色多普勒、放射性核素阴囊血池扫描、选择性肾静脉及精索内静脉造影等。精索静脉曲张的超声诊断标准:①平静呼吸时精索静脉最大的内径(D)≥1.8mm,Valsalva 试验时 DR > 2.0mm;② Valsalva 试验阳性,即 Valsalva 试验时彩色及频谱多普勒测及反流信号且反流持续时间 TR ≥ 1s,同时满足上述标准者诊断为精索静脉曲张。

（三）治疗

无症状或症状较轻的精索静脉曲张可试行非手术治疗,包括阴囊托带、局部冷敷、避免性生活过度等,以降低睾丸温度,减少盆腔及会阴部充血。手术治疗是目前最有效的方法。手术后可改善局部坠胀症状,病程愈长,睾丸功能损害愈重,恢复生育的可能性就愈小,因此宜尽早在青少年期就行手术治疗。

五、成人鞘膜积液

鞘膜积液(hydrocele)即鞘膜囊内积聚液体超过正常。睾丸在胚胎早期位于腹膜后第 2~3 腰椎旁,以后逐渐下降,到胎儿出生前后,睾丸经腹股沟管下降到阴囊内,同时腹膜随睾丸一起下移,腹膜在内环口以下形成鞘状突。覆盖在睾丸和附睾的腹膜称为鞘膜脏层,而靠近阴囊组织的部分称为鞘膜壁层。正常鞘膜腔内仅分泌少量浆液,若分泌过多或吸收减少,均可造成鞘膜囊内或沿着未闭锁的鞘状突发生不同类型的积液。

（一）病因

原发性鞘膜积液多数无明显原因,病理检查鞘膜常见为慢性炎症改变,可能与创伤和炎症有关。继发性是由原发疾病引起,如睾丸炎、附睾炎、精索炎、创伤等,表现为急性鞘膜积液。

（二）诊断

鞘膜积液的诊断较为容易。一侧或双侧阴囊内肿块,呈慢性无痛性逐渐增大,肿物有囊性波动感,质较光滑。透光试验阳性。若积液呈脓性、血性或乳糜性,则透光试验为阴性,若鞘膜壁因炎症而增厚,也可使光线透过减弱。B 型超声检查肿物呈液性暗区,可穿刺出黄色清亮液体,亦可为乳糜性或血性,并有助于睾丸肿瘤和腹股沟疝等鉴别诊断。

（三）治疗

成人鞘膜积液主要是手术治疗。最常用的为鞘膜翻转术,即切开鞘膜吸去液体再行鞘膜翻转术。对较大的鞘膜积液且壁厚者,可切除多余的壁层鞘膜,再翻转缝合。

六、尿道结石

尿道结石(urethral calculus)仅占所有尿路结石的 1% 以下,大多数是从膀胱下移到尿道,故其成分与膀胱结石或上尿路结石相同。膀胱结石在发展中国家多见,故尿道结石也多见。

（一）病因

传统认为尿道结石常继发于膀胱结石,多见于儿童与老年人。因尿道狭窄等疾病引起的原发尿道结石罕见,尿道憩室内也可形成结石。

（二）诊断

尿道结石典型症状为排尿困难,点滴状排尿,尿线变细或分叉,伴尿痛,重者可发生急性尿潴留及会阴部剧痛。除典型症状外,可有血尿及尿道分泌物,可扪及硬结并有压痛。后尿道结石可产生性交痛及性功能障碍。患者既往多有肾绞痛病史及尿道排出结石史。男性患者前尿道结石在阴茎或会阴部可以摸到结石,后尿道结石经直肠指检可触及。超声检查能发现后尿道强光团及声影,X线检查是尿道结石的主要诊断依据,能显示绝大多数结石。此外,尿道镜检查能直接见到结石。

（三）治疗

尿道结石的治疗应根据结石的大小、形态、部位,尿道局部病变以及有无并发症等情况选择适当的方法。前尿道结石采用阴茎根阻滞麻醉下,压迫结石近端尿道,阻止结石后退,注入无菌液体石蜡,再轻轻地向尿道远端推挤,钩取或钳出,取出有困难者可选择内镜下碎石后取出。后尿道结石可用尿道探条将结石轻轻地推入膀胱,再按膀胱结石处理。目前已可采用尿道镜或输尿管镜气压弹道碎石或钬激光碎石等腔内手术的方法处理前、后尿道结石。

七、前列腺结石

前列腺结石（prostate stones）是由前列腺腺体或腺泡内淀粉样小体钙化而形成。淀粉样小体由层状结构、含有卵磷脂和白蛋白的含氮物质围绕脱落的上皮细胞而形成,无机盐（磷酸钙和碳酸钙）浸透淀粉样小体并使之转变为结石,因此其80%的成分是磷酸钙和碳酸钙,其余20%为有机物（其中蛋白占8%左右、胆固醇占3.7%~10.6%）。前列腺结石的体积很小,一般为2~5mm的圆形或卵圆形小体,但数量可以很多（有时可多达几百个）。

（一）病因

常见于50岁以上男性,随年龄增高而增加,常常伴随有前列腺炎和前列腺增生症。目前认为与前列腺增生有关的腺管堵塞是结石形成的主要易患因素,感染也可能与某些前列腺结石的形成有关。

（二）诊断

前列腺结石一般不产生尿路梗阻,也没有明显临床症状,在行X线检查或经直肠B超检查时偶尔发现。在X线片上可以看到前列腺区域内有弥漫分布的致密阴影或呈马蹄形或环形的阴影。B超检查也可以诊断前列腺结石。膀胱镜检查可发现前列腺增大,偶可看到前列腺表面有小的深褐色结石颗粒。

（三）治疗

有明显症状者,可行经尿道前列腺电切汽化术或经耻骨上前列腺切除术。对多发结石和合并难治性感染者可行前列腺全切术和双侧精囊切除术。

八、精囊结石

精囊结石（spermatic calculus）极其罕见。其核心常由上皮细胞和黏液样物质组成,沉淀一些含钙物质。结石表面光滑、质硬,直径为1~10mm。

（一）病因

精囊结石的病因并不明晰,其发病机制包括精囊炎、射精管梗阻、精囊解剖畸形、尿液回流进入射精管以及精液中缺乏蛋白酶等。

（二）诊断

精囊结石可无明显症状。结石停留于射精管中阻碍精液排出时,患者可有血精、勃起时疼痛、射精时会阴部不适,并可导致不育。直肠指检时在前列腺外上缘偶尔可触及结石,精囊变硬、有压痛,有时可能与精囊和输精管结核钙化相混淆。X线摄片可发现精囊部位有结石阴影。

（三）治疗

对于无症状精囊结石,可不治疗。在射精管梗阻严重的情况下,可以进行经尿道精囊镜取石术以及经尿道精囊镜钬激光碎石取石术等。

参 考 文 献

1. HERSHKOVITZ E, ARAFAT M, LOEWENTHAL N, et al. Combined adrenal failure and testicular adrenal rest tumor in a patient with nicotinamide nucleotide transhydrogenase deficiency. Pediatr Endocrinol Metab, 2015, 28（9-10）: 1187-1190.

2. 周立军,高莉娟,刘殿勇,等. 新生儿睾丸扭转3例临床分析. 中国实验诊断学, 2013, 17（11）: 2102-2103.

3. 张拾命,黄道中. 超声造影诊断睾丸扭转2例. 中国医学影像学杂志, 2011, 19（11）: 822-823.

4. XU YM, QIAO Y, SA YL, et al. Substitution urethroplasty of com- plex and long-segment urethral strictures: a rationale for procedure selection. Eur Urol, 2007, 51（4）: 1093-1099.

5. XU YM, QIAO Y, SA YL, et al. One-stage urethral reconstruction using colonic mucosa graft for the treatment of a long complex urethral stricture. J Urol, 2004, 171（1）: 220-223.

6. 徐月敏,乔勇,撒应龙,等,复杂性尿道狭窄8cm以上的外科治疗. 中华外科杂志, 2006, 44（10）: 670-673.

7. XU YM, SA YL, FU Q, et al. A preliminary report of lingual mucosal urethroplasty for the treatment of urethral strictures. J Urol, 2008, 179（14）: 15-16.

8. XU YM, SA YL, FU Q, et al. Transpubic access using pedicle tubularized labial urethroplasty for the treatment of female urethral strictures associated with urethrovaginal fistulas secondary to pelvie Fracture. Eur Urol, 2009, 56（1）: 193-200.

9. 吴阶平. 吴阶平泌尿外科学. 济南:山东科学技术出版社, 2004.

10. 那彦群,郭震华. 实用泌尿外科学. 北京:人民卫生出版社, 2009.

11. SHARP VJ, TAKACS EB, POWELL CR. Prostatitis: diagnosis and treatment. Am Fam Physician, 2010, 82

（4）：397-406.

12. KRIEGER JN, NYBERG U, NICKEL JC. NIH consensus definition and classification of prostatitis. JAMA, 1999.

13. 朱学骏. 现代皮肤病性病诊疗手册. 北京：北京医科大学出版社，2001.

14. 赵辨. 临床皮肤病学. 南京：江苏科技出版社，2001.

15. BAMHILL KL, CROWSON AN, BUSAN KJ. Tesbook of Dematopathology. New York：MeGraw-Hill Ine，1998.

16. 吴志华. 现代皮肤性病学. 广州：广东人民出版社，2000.

17. SANTOS DA, BARROS MES, HAMDAN JS. Establishing a method of inoculum preparation for susceptibility testing of Trichophyton rubrum and Trichophyton mentagrophytes. J Clin Microbiol, 2006, 44（1）：98-101.

18. 郑力强，韩向春，张威，等. Reiter 综合征 1 例. 中国皮肤性病学杂志，2010（7）：648-649.

19. SAMPAIO-BARTS PD, CONDE RA, DONADI EA, et al. Frequency of IILA-27 and its alleles in patients with Reiter syndrome ompari-son with tile frequency in other spondyloarthropathies and a healthy control population. Rheumatol Int, 2008, 28（5）：483-486.

20. 史文毅，王旭东，曲才杰，等. 白塞病 55 例临床分析. 中国皮肤性病学杂志，2014，6：579.

21. 那彦群. 中国泌尿外科疾病诊断治疗指南. 北京：人民卫生出版社，2007.

22. WEIN AJ. CAMPBELL-WALSH UROLOGY. 9th ed. Philadelphia：Elsevier Inc，2007.

23. CATALONA WJ, LOEB S. The PSA era is not over for prostate cancer. Eur Urol, 2005, 48（4）：541-545.

24. 张元芳，孙颖浩. 实用泌尿外科和男科学. 北京：科学出版社，2019.

25. 孙泽禹，孙光，孙颖浩. 睾丸肿瘤. 北京：人民卫生出版社，2006.

26. MAYER F, STOOP H, SEN, et al. Aneuploidy of human testicular germ cell tumors is associated with amplification of centrosomes. Oncogene, 2003, 22（25）：3859-3866.

27. ALBERS P, ALBRECHT W, ALGABA F, et al. Guidelines on testicular cancers. Eur Urol, 2005, 48（6）：885-894.

28. DINDYAL S, BHUVA N, SOORIAKUMARAN P. Therapy of testicular cancer：a surgeon's view. Expert Rev Anticancer Ther, 2005, 5（1）：109-112.

29. CABANAS RM. An approach for the treatment of penile carcinoma. Cancer, 1997, 39：456.

30. 郭应禄，胡礼泉. 男科学. 北京：人民卫生出版社，2003.

31. ROSEN RC, RILEY A, WAGNER G, et al. The International Index of Erectile Function（IIEF）：a multidimensional scale for the assessment of erectile dysfunction. Urology, 1997, 49（6）：822-829.

32. GOVIER FE, MCLURE RD, KRAMER-LEVIEN D. Endocrine screening for sexual dysfunction using free testosterone estimate. J Urol, 1996, 156（2 Pt 1）：405-408.

33. 陈在贤. 实用男科学. 第 2 版. 北京：人民卫生出版社，2013：84-126.

34. PASQUALOTTO FF, PASQUALOTTO EB, SOBREIRO BP, et al. Clinical diagnosis in men undergoing infertility investigation in a university hospital. Urol Int, 2006, 76（2）：122-125.

35. CHECK JH. Treatment of male infertility. Clin Exp Obstet Gynecol, 2007, 34（4）：201-206.

36. BACCETTI B, Piomboni P, Bruni E. et al. Effect of follicle stimulating hormone on sperm quality and pregnancy rate. Asian J Androl, 2004, 6(2）: 1330-1337.

37. 陈军, 孟宏舟, 蔡松良. 创伤性后尿道断裂的急诊处理. 中华急诊医学杂志, 2008, 17(1）: 97-98.

38. 梅骅, 章咏裳. 泌尿外科手术学. 北京: 人民卫生出版社, 2000.

39. 夏庆华, 许纯孝, 张怀强. 骨盆骨折后尿道损伤和阳痿. 临床泌尿外科杂志, 2000, 15(7）: 309-310.

40. UYETURK U, TERZI EH, GUCUK A, et al. Prevention of torsion induced testicular injury by Rhodiola rosea. Urology, 2013, 82(1）: 254-256.

41. HUANG WY, CHEN YF, CHANG HC, et al. The incidence rate and characteristics in patients with testicular torsion: a nationwide, population based study. Acta Paediat, 2013, 102(8）: 363-367.

42. 王富军, 韩哲. 以急性腹痛为首发症状的青少年及幼儿睾丸扭转临床分析. 中华泌尿外科杂志, 2015, 6: 454-457.

43. ALTINKILIC B, PILATZ A. Detection of normal intratesticular perfusion using color coded duplex sonography obviates need for scrotal exploration in patients with suspected testicular torsion. J Urol, 2013, 189(5）: 1853-1858.

44. JACK GS, GARRAWAY I, REZNICHEK R, et al. Current treatment options for penile fractures. Rev Urol, 2004, 6(3）: 114-120.

45. MYDLO JH, HARRIS CF, BROWN JG. Blunt, penetrating and ischemic in-juries to the penis. J Urol, 2002, 168(4）: 1433-1435.

46. ISHIKAWA T, FUJISAWA M, TAMADA H, et al. Fracture of the penis: nine cases with evaluation of reported cases in Japan. Int J Urol, 2003, 10(5）: 257- 260.

47. 乔勇, 胡晓勇, 徐月敏, 等. 阴茎折断诊断及手术疗效长期观察. 临床泌尿外科杂志, 2008, 5(23）: 377-378.

48. NARAYNSINGH V, MAHRAJ D, KURUVILLA T, et al. Simple repair of frac- tured penis, JR Coll Surg Edinb, 1998, 43(2）: 97-98.

49. 初洪钢, 郭瑞强, 孙彬, 等. 高频超声在诊断精索静脉曲张中的应用. 中华超声影像学杂志, 2005, 14 (3）: 215-217.

50. 孙则禹, 戴玉田, 顾晓箭, 等. 电视腹腔镜下精索静脉高位结扎术. 中华男科学, 2000, 6(3）: 164-166.

51. 吴忠标, 陈柏君, 张大宏. 睾丸钟摆畸形与睾丸扭转 22 例报告. 中华泌尿外科杂志, 2005, 26(10）: 709-711.

（魏光辉　吴盛德　王德林）

第七章

男性生殖疾病动物模型

第一节　小儿常见生殖疾病动物模型

小儿泌尿生殖系统疾病范畴很广，主要涉及先天结构畸形、肿瘤、炎症和创伤。部分结构畸形没有临床症状，无并发症可终生不被发现，亦不需处理。有些则引起严重问题，如肾损害，甚至威胁患儿生命。随着医学研究和临床技术的进步，小儿泌尿生殖系统疾病的诊疗水平得到了极大的提高。然而，仍有很多疾病的致病机制不清，在很大程度上限制了疾病治疗效果。因此，构建小儿泌尿生殖疾病的动物模型，不仅有利于进一步阐明疾病的发生机制，而且可能更新或颠覆以往的治疗方案，提高治疗水平。

一、隐睾动物模型

（一）疾病定义与流行病学

隐睾（cryptorchidism）或称为睾丸下降不全（undescended testes），是指由于各种体内、外因素的影响，睾丸不能正常地从腹膜后沿着腹股沟管降至阴囊内而停留在腹膜后、腹股沟管或阴囊入口处。隐睾的发病率近年来有升高的趋势，目前国外报道，足月儿隐睾发生率为 1.0%~4.6%，早产儿隐睾发生率明显升高，为 1.1%~45.3%。我国尚缺少大样本的发病率研究。隐睾的发生与多种因素有关，在发病机制上，大部分学者认为内分泌因素在其中起到了重要的作用。鉴于隐睾发生的确切机制尚未完全阐明，所以相关分子机制仍需进一步研究。隐睾实验动物模型在隐睾机制研究中起到不可或缺的作用，隐睾模型可用闭合腹股沟管手术，或邻苯二甲酸酯、氟他胺、雌激素等药物诱导来建立。

（二）造模机制与方法

哺乳动物产生成熟精子的过程包括睾丸生精小管中的精子发生、附睾内精子的成熟。精子的发生对温度变化非常敏感，该过程在比体温低 1.5~2℃的睾丸内进行。传统闭合腹股沟管手术隐睾试验动物模型的建立是将大鼠睾丸脂肪垫固定在两侧腹壁双侧，然后缝合腹股沟和腹部，从而避免睾丸滑出腹腔。这一手术方法较好地模拟了人隐睾症。采用大鼠尾部悬吊，利用反重力法构建隐睾试验动物模型，取得较大创新突破，实验组大鼠睾丸均滑入腹，形成隐睾，并在解悬吊 8 周内保持稳定性。手术和尾部悬吊造模的方法，适用于研究隐睾对精子产生、生精功能的危害，不适合研究隐睾如何产生的分子机制。

睾丸的下降与遗传、环境（包括激素）因素密切有关，遗传因素尚不可控，激素因素却容易干预。此外，工业污染的严重程度与隐睾的发生率密切相关。因此，采用药物诱导隐睾的动物模型更适用于研究隐睾产生的分子机制。邻苯二甲酸酯(phthalates)作为一种重要的环境内分泌干扰因子(environmental endocrine disruptor, EED),能通过干扰人和动物正常内分泌功能导致雄性的性分化异常、隐睾产生、生殖功能下降。采用邻苯二甲酸酯法(拟雌激素和抗雄激素)对孕鼠进行灌胃也能构建隐睾动物模型,因为胚胎期接触雌激素可导致仔鼠泌尿生殖系统出现缺陷,如隐睾、尿道下裂、成年后生育力下降、附睾囊肿等。氟他胺等是雄激素受体拮抗剂,能阻断雄激素受体与睾酮、双氢睾酮的结合,而双氢睾酮对雄性器官(如阴茎、睾丸、附睾)的发育起主要作用,因而可以影响睾丸下降,诱导隐睾发生。

1. 闭合腹股沟管手术法 该隐睾试验动物模型的建立是将大鼠睾丸脂肪垫固定在两侧腹壁双侧,然后缝合腹股沟和腹部,从而避免睾丸滑出腹腔,造成实验性隐睾。

2. 尾吊法 体重 150 ± 10g 雄性 Wistar 大鼠,适应性饲养 1 周后,采用悬吊笼单笼饲养。大鼠尾部无水乙醇脱脂,吹干,以医用胶布从尾根部沿一侧面向远端形成半环,勾挂于悬吊笼横梁所连的铰链上。调整高度使大鼠前肢承重,后肢悬空去负荷,身体与水平成30°,大鼠可 360° 活动,自由觅食饮水。3 周后解除悬吊,随机挑选部分大鼠,以 10% 水合氯醛350mg/kg 体重麻醉大鼠,迅速剥取其一侧睾丸和附睾,称重后将睾丸和附睾尾置于 Boin 固定液中,常规石蜡包埋切片,HE 染色,光镜观察组织结构改变。8 周后处死其余大鼠,对比观察。

3. 邻苯二甲酸酯法(DEHP) 体重 30g 左右雌性和雄性 KM 小鼠合笼之后,将交配成功的雌鼠随机分开饲养,自妊娠期第 12d 起至分娩后第 3d,将 DEHP[剂量为 100~500mg/(kg·d)]溶于玉米油于每日上午 8∶00~11∶00 灌胃给药。幼鼠出生后 1 个月左右检测隐睾发生情况。立体显微镜下观察睾丸、附睾位置和大体形态,测量睾丸大小(根据 Macomber 公式:V=1/4π × D² × L × K,其中 V:睾丸体积,D:横径,L:纵径,K:0.9),电子天平称取睾丸重量 W。睾丸、附睾组织切片行 HE 染色,光镜下观察组织细胞形态,测定平均精曲小管直径(MSTD)和睾丸活检评分(TBS)。随机选择新鲜睾丸标本供透射电镜观察。必要时可采用免疫组化链霉亲和素-生物素复合物(SABC)法分别测定各组睾丸和附睾组织雌激素受体(ER)和雄激素受体(AR)表达水平;采用双抗体竞争性放射免疫测定法(RIA)检测血清睾酮(T)、雌激素(E2)、黄体生成素(LH)和卵泡刺激素(FSH)水平等进一步研究其内在机制。必要时可处死各组雄性仔鼠并取睾丸进行观测,收集血液并分离血清,-20℃下储存待激素测定。

4. 雌激素法 BALB/c 小鼠雌雄按 2∶1 配对,于下午 17 时同笼,第二天清晨观察到阴栓定义为第 0.5d。另选母性好、有喂养经验的作为代乳鼠。代乳鼠怀孕较试验组孕鼠早2~4d。孕鼠在孕 12~16d 连续每天上午 8∶30~9∶00 皮下注射苯甲酸雌二醇 5mg/(kg·d),母鼠于孕 21 天脱颈椎处死后剖宫产,将存活的仔鼠交代乳鼠喂养。立体显微镜下观察新生雄性小鼠的阴茎包皮、尿道口位置、排尿情况、乳头发育情况,称体重和测量肛生殖节距离。取雄性仔鼠,观察睾丸的位置、前列腺发育、乳头退化延迟情况。存活的仔鼠出生后 4 周,观察有无尿道下裂,同时进行畸形判定。

5. 抗雄激素法(如氟他胺) 将 7~8 周龄 BALB/c 小鼠按照雄雌比 1∶2 配对合笼。次日清晨即检查阴栓,若有阴栓存在,该日即定为妊娠 0.5d。在妊娠第 12~21d 连续十天给予雌鼠每日皮下注射由丙二醇配制的氟他胺液 100~400mg/kg。新生雄性小鼠出生时用立体显微镜下观察阴茎包皮、尿道口位置、排尿情况、乳头发育情况,称体重和测量肛生殖节距离,记录 F1 代雄鼠的数量及有无畸形。

（三）模型特点与应用

传统闭合腹股沟管手术建立隐睾试验动物模型较好地模拟了隐睾症发生后的睾丸发育温度环境等改变，但操作烦琐，大鼠容易出现术后感染而造成死亡，手术也会造成睾丸和腹腔粘连，为取材时剥取睾丸造成困难。新型尾部悬吊法模型会引起大鼠睾丸滑入腹腔，致使局部温度升高，从而造成睾丸萎缩，生精细胞凋亡；而且大鼠即使在解除悬吊8周后，睾丸仍停留在腹腔，结构及功能没有恢复，保持一定稳定性。尾吊法建立的隐睾模型可以完全避免传统模型感染率、死亡率高以及腹腔组织及睾丸粘连等缺点，大鼠无创伤、无感染且稳定性好，能有效提高实验的成功率。

药物诱导的隐睾模型不仅可以研究隐睾所带来的一系列损害，而且可用于隐睾病因的分子机制研究。在激素诱导隐睾模型中，出生4周时，根据较高温度下（32~35℃，30min）睾丸不能坠入阴囊判定为隐睾。邻苯二甲酸酯是近年来的研究热点，也被用于诱导隐睾发生，随着邻苯二甲酸酯浓度的提升，隐睾发生率随之增高，500mg/（kg·d）时，隐睾发生率可达50%以上。至于进一步提高邻苯二甲酸酯浓度在增加隐睾发生率的同时是否增加其他并发情况或孕母鼠致死率，仍需进一步研究。必要时可将交配成功的雌鼠用于不同剂量邻苯二甲酸酯在隐睾发病机制中的作用。有学者指出，氟他胺法诱导隐睾时，400mg/（kg·d）是一个比较理想的剂量（诱导成功率达40%左右），低于此数值，隐睾诱导不完全导致发生率低下，而超过此值，容易引起母鼠流产。药物诱导小鼠隐睾组织形态学表现为生殖细胞数减少、大量多核细胞、曲精小管直径减小等，这与临床上的隐睾病理组织观察结果相吻合，因此药物诱导的隐睾模型与临床更接近，更适合进一步研究阐述其发生机制等。

二、尿道下裂动物模型

（一）疾病定义与流行病学

尿道下裂（hypospadias）是一种因前尿道发育异常而致尿道开口达不到正常位置的尿道畸形，常并发阴茎下弯、包皮发育异常、隐睾等其他泌尿生殖系畸形，是男性泌尿系统常见的先天性畸形。尿道下裂在男性新生儿中发病率达1/250~1/125，我国的发病率为3/1 000。尿道下裂发生在胚胎期，小鼠与人类尿道的发育具有很强的相似性，例如，两个上皮边缘的融合、一个上皮缝中线的闭合以及接下来的细胞再塑等。所以，通常选用小鼠作为构建尿道下裂的实验动物模型，建立尿道下裂模型的方法主要有内分泌因素类、抗组胺类、环境因素类及饮食因素类等动物模型。目前多采用邻苯二甲酸酯、雌激素、抗雄激素（如氟他胺）和孕激素等内分泌因素造模。

（二）造模机制与方法

尿道下裂的病因及发病机制尚不清楚。流行病学调查发现，大量释放到环境中的人工合成化学物能干扰正常激素的调节过程，这些环境污染物绝大部分具有拟雌激素或抗雄激素的作用，对野生动物、实验动物、人类的生殖系统发育产生影响。胚胎期接触雌激素可导致泌尿生殖系统出现缺陷，如隐睾、尿道下裂、成年后生育力下降、附睾囊肿等。

苯甲酸雌二醇在体内很快转化成17β-雌二醇，是动物体内天然存在的活性最强的雌激素。氟他胺是雄激素受体拮抗剂，能阻断雄激素受体与睾酮、双氢睾酮的结合，而双氢睾酮对雄性器官（如阴茎、睾丸、附睾）的发育起主要作用，尿道的形成与雄激素密切相关。因此,雄激素拮抗剂氟他胺可以诱导尿道下裂的发生。目前国内外多采用大鼠和小鼠来建立模型。

1. **邻苯二甲酸酯法(DEHP)** 按1:1比例将雄、雌性SD大鼠合笼,每天上午9~10时检查有无阴栓,发现阴栓的当天确定为孕0.5d(gestation day, GD 0.5)。孕12~19d予以剂量500~1 000mg/(kg·d)DEHP连续灌胃1周。分娩当天确定为出生后0d(postnatal day, PND0)。于PND1对新生仔鼠计数,并用游标卡尺测量雄性新生仔鼠肛门至生殖器之间的距离(anogenital distance, AGD),电子天平称体质量,于PND30时,逐个检查雄鼠阴茎的弯曲度、尿道开口部位,判断有无尿道下裂。

10%水合氯醛液腹腔注射麻醉(用量4ml/kg)PND30新生仔鼠,将新生大鼠仰卧位固定四肢于通风柜内,剪去阴茎皮肤周围毛发,用游标卡尺测量阴茎根部到阴茎顶端的垂直距离为阴茎长度。然后平阴茎根部切下整个阴茎,用4%多聚甲醛固定24h,HE染色后观察。

2. **雌激素法** BALB/c小鼠雌雄按2:1配对,观察到阴栓为第0.5d。另选母性好、有喂养经验的作为代乳鼠。代乳鼠怀孕较试验组孕鼠早2~4d。孕鼠在孕12~16d上午8:30~9:00连续5d皮下注射苯甲酸雌二醇5mg/(kg·d),母鼠于孕21天脱颈椎处死后剖宫产,将存活的仔鼠交代乳鼠喂养。肉眼观察新生小鼠AGD和乳头退化延迟情况,立体显微镜或扫描电镜下观察新生雄性小鼠的阴茎包皮、尿道口位置、排尿情况、乳头发育情况及睾丸位置,称体重和测量肛生殖节距离。取雄性仔鼠,出生后日剖,观察睾丸的位置、前列腺发育、乳头退化延迟情况。存活的仔鼠出生4周时,根据小鼠阴茎体分离、阴茎弯曲、包皮皱襞未融合、尿道开口异常来判定尿道下裂,同时进行畸形判定。

3. **抗雄激素法(氟他胺)** 将6~8周龄BALB/c小鼠按照雄雌比1:2配对于当日下午17时合笼。次日清晨若有阴栓存在,该日即定为妊娠0.5d。在妊娠第12~21d连续10d给予皮下注射由丙二醇配制的氟他胺液100~400mg/(kg·d)。新生雄性小鼠出生时用立体显微镜下观察阴茎包皮、尿道口位置、排尿情况、乳头发育情况,称体重和测量肛生殖节距离,记录F1代雄鼠的数量及有无畸形。部分雄鼠可于孕期、出生时及出生后第5周解剖,常规染色后光镜下检查。

（三）模型特点与应用

邻苯二甲酸酯及雌激素法尿道下裂试验动物模型在出生4周(约1个月)时,根据小鼠阴茎体分离、阴茎弯曲、包皮皱襞未融合、尿道开口异常来判定尿道下裂和隐睾发生。随着邻苯二甲酸酯浓度提高,子代雄鼠总尿道下裂发生率及重型尿道下裂发生率均提升。氟他胺法也可于出生后4~5周观察上述指标,诱导尿道下裂成功可达45%~80%(有报道称诱导成功率更高)。在苯甲酸雌二醇浓度选择上,5mg/(kg·d)是一个较为合适而又有较高诱导率的剂量。氟他胺法诱导尿道下裂时,300mg/(kg·d)是一个比较理想的剂量(尿道下裂诱导率可达80%),低于此数值,尿道下裂发生率随着氟他胺浓度增加而升高,而超过此值,尿道下裂发生率反而下降,甚至引起母鼠流产。在雄激素作用下,来自内胚层的泌尿生殖窦(即尿道板)尿道襞引导向阴茎头顶部延伸,其过程是敞开和连续的,在孕13~14d整个尿道板由背侧向腹侧开始融合形成完整尿道,因此孕12~16d(或稍延长)是尿道形成的关键时期,只有在此期用药阻碍尿道襞融合才能诱导出尿道下裂模型。诱导药物剂量和干预时期是此实验动物模型成功的关键之一。

与大鼠相比,BALB/c小鼠易于饲养,与人类有更多的基因同源序列,更具有代表性。

尿道下裂患儿由于生殖器外观及排尿方式的异常，造成患儿生理及心理发育障碍，甚至影响成年后的正常性生活。因此，该模型是研究尿道下裂发病机制和发育过程，进而有效减少尿道下裂发病率的有效工具之一。

三、精索静脉曲张动物模型

（一）疾病定义与流行病学

精索静脉曲张（varicocele，VC）是指精索的静脉回流受阻引起的血液淤滞，导致蔓状静脉丛伸长、扩张和迂曲。精索静脉曲张是男科常见病，发病率占男性人群的 10%~15%，多见于 20~30 岁的青壮年。近些年来，精索静脉曲张在儿童群体中越来越受到重视。根据国外统计，7~10 岁组发病率为 2.44%，11~14 岁组为 16.53%，15~18 岁组为 20.61%，19~22 岁组高达 27.30%。我国部分地区的儿童精索静脉曲张发病率 7~10 岁组为 5.73%，略高于国外报道水平。虽然国内外发病率略有差异，但均表明儿童期精索静脉曲张发病率随年龄增长而升高。

（二）造模机制与方法

动物的左肾静脉受压后形成左侧精索内静脉曲张，建立类似的侧支循环，均回流至髂静脉末端。精索内静脉、输精管静脉和提睾肌静脉与蔓状静脉丛相互交通，蔓状静脉丛的扩张、迂曲形成了许多静脉窦，从而构成了精索静脉曲张。

体重 220~300g 的雄性 SD 大鼠，10% 水合氯醛（3.33ml/kg）或 5% 水合氯醛（6ml/kg）腹腔麻醉后，取腹正中切口约 5cm，暴露腹腔部分。确认左侧肾脏，左肾上腺静脉、左精索静脉位置后，仔细分离左肾静脉，在左肾上腺静脉与下腔静脉之间的左肾静脉处放置一根直径 0.50~0.80mm 的金属杆，用 4-0 丝线将其与左肾静脉一同结扎，使静脉直径大约缩小一半。结扎完成后抽出金属杆，可见左肾静脉迅速扩张。以 4-0 的丝线缝合伤口。对照组大鼠显露左肾静脉过程相同，在显露左肾静脉后只穿线打结，而不缩窄左肾静脉。手术后 8 周麻醉大鼠，剖腹观察，若出现左侧精索内静脉扩张（精索静脉最大直径 > 1mm）且两个肾脏重量相似，则表明手术成功。假手术大鼠未见扩张。

术后 12 周，麻醉后暴露双侧肾脏，采用 10ml 空针注射器分别取下腔静脉血 4~5ml，3 000rpm，离心 15min，取上层血清保存于 –20℃待测。后切取左侧睾丸，大鼠脱颈椎法处死，剪除睾丸周围筋膜及附睾，用冷盐水洗净，滤纸吸干水分，置于 10% 中性甲醛溶液中固定 24h 后石蜡包埋切片。

（三）模型特点与应用

青少年的精索静脉曲张对睾丸的生长及组织学损害具有累积特性。术后 8 周大鼠的左侧精索内静脉扩张且两个肾脏重量相似，左侧和右侧的精索静脉直径有显著差异。精索静脉曲张可以引起睾丸生精细胞大量凋亡，各级生精细胞数减少，进而导致男性不育。人类与大小鼠一样，在左肾静脉受压后，其脉管反应是形成左侧精索内静脉曲张。上诉精索静脉曲张动物模型是目前国内外公认的成熟的疾病模型，可以进一步探讨男性不育的机制问题。

四、睾丸肿瘤动物模型

（一）疾病定义与流行病学

睾丸肿瘤（testicular neoplasm）是临床上少见肿瘤之一，但恶性程度比例较高，占男性肿瘤的1.0%~1.5%，是儿童常见的肿瘤之一，可分为良性肿瘤和恶性肿瘤。恶性肿瘤起病隐匿，若发现不及时，常发生转移，预后不佳。

（二）造模机制与方法

Walker-256是目前广泛认可的大鼠可移植性肿瘤细胞株，植入体内能较好地模拟人类恶性肿瘤的膨胀性和浸润生长方式，采用该细胞株进行睾丸注射，观察其成瘤效果以及特点。

Walker-256肿瘤细胞，采用SD大鼠活体传代。体重200~250g雄性SD大鼠采用10%水合氯醛0.3ml/100g腹腔麻醉后，无菌条件下将1×10^5 Walker-256肿瘤细胞约0.1ml种植于睾丸内。术后每周行彩色多普勒超声检查，观察肿瘤的形成情况。之后，处死大鼠，取睾丸和可疑脏器，用10%甲醛溶液固定，常规石蜡包埋，进行HE染色，进行肿瘤的大体观察和病理学检查。大鼠睾丸内均出现肉眼可见的肿瘤结节，成瘤率为100%。实验大鼠14d内在饮食和活动等各方面未见明显变化，触诊睾丸可及质地较硬，睾丸增大。21d后实验大鼠逐渐出现体重下降，食量减小，行动减少，精神不佳，毛色无光泽，体重轻度减轻，部分模型鼠出现腹水。35d后大鼠开始出现死亡。

解剖模型大鼠，肉眼观察发现14d后全部大鼠睾丸内均出现肉眼可见的肿瘤结节，随着时间的延长，瘤体体积逐渐增大，至28d肿瘤逐渐侵犯精索以及腹腔内。HE病理学检查睾丸组织内见不规则的肿瘤病灶，肿瘤细胞排列紧密，体积较大，异型性明显，形态不规则，核大浓染，浆少、核分裂象多见、肿瘤内可见部分坏死，炎症细胞浸润；同时曲精小管出现坏死，结构破坏。

（三）模型特点与应用

该模型与人类睾丸恶性肿瘤发展过程相似。采用肿瘤细胞注射法建立大鼠睾丸移植瘤，不仅成瘤率较高，成瘤周期短，而且便于在肿瘤的形成过程中对其进行超声影像学和病理学研究等优点。

五、睾丸卵黄囊瘤动物模型

（一）疾病定义与流行病学

卵黄囊瘤（yolk sac tumor）又称幼稚型胚胎性癌（infantile embryonal carcinoma），是一类恶性生殖细胞瘤。儿童生殖细胞肿瘤占小儿睾丸肿瘤的60%~75%。卵黄囊瘤也是最常见的小于3岁的儿童睾丸肿瘤。若早期发现和治疗，这类疾病有很好的预后。睾丸生殖细胞肿瘤的发生率在过去的40年里增加了2倍，达7.5/10万。

（二）造模机制与方法

人恶性肿瘤的裸鼠异种移植瘤模型是研究肿瘤形态、病理、生化代谢、染色体核型、细胞动力学及特殊功能的重要方法。

在无菌条件下切取患儿肿瘤组织在超净工作台上，将肿瘤组织切成$1mm^3$小块，生理盐水冲洗,用套管针植入 4 周龄 BALB/C-nu-nu 雄性裸小鼠腹股沟皮下,接种工作在标本离体后 45min 内完成。定期观察移植部位,待肿瘤长至直径 2~3cm 时,脊椎脱臼法处死裸鼠,用同样方法进行下一轮接种,每代 10~20 只不等,连续传代。定期观察肿瘤生长情况,记录肿瘤生长的潜伏期和肿瘤生长速度,当肿瘤直径达 3mm 时,每隔 5d 用游标卡尺测量,瘤的最大直径 a 及横径 b,按公式 $V=\pi/6 \times a \times b^2$ 计算肿瘤体积。用指数函数先计算其生长速率 $K=(InV_t-InV_0)/t$,再计算其生长曲线及倍增时间 $T_d=In2/K$。所有瘤鼠处死后立即取肿瘤组织、肝、肺等组织进行 HE 染色,观察肿瘤病理形态。可见肿瘤细胞异型性明显,核大,深染,排列紊乱,瘤细胞体积大,胞质丰富,染色较浅,核圆形或椭圆形,排列成肾小球结构样和疏松网状结构,有的形成假乳头样结构,肿瘤细胞围绕小血管成乳头状,其内壁也有肿瘤细胞覆盖,形成套管状结构,为标志性改变(Schiler Duval 小体)。该模型亦可观测瘤鼠是否有肝肺等重要器官转移。

(三)模型特点与应用

本实验动物模型操作简便,结果易于观察,成瘤率稳定。历时 15 个月,在裸鼠皮下传 7 代,成瘤率逐渐升高:前三代的成瘤率分别为 20%、40%、65%,此后接种成瘤率为 100%,肿瘤生长潜伏期为 32d。通过一系列检测方法证明其保持所来自瘤源的生物学特性,是一个良好的卵黄囊瘤动物模型。

六、睾丸炎动物模型

(一)疾病定义与流行病学

睾丸炎(orchitis)是一种以睾丸内炎症细胞浸润、生精小管损伤为特征的炎性病变。临床上最常见的症状是急性疼痛和肿胀。感染传播途径包括性传播和非性传播。睾丸炎可以影响精子的质量与数量,是男性不育的主要病因之一。年轻男性的主要病因是性传播疾病,而老年男性最常见的病因是泌尿道感染。睾丸炎可分为细菌性睾丸炎、病毒性睾丸炎及非特异性睾丸炎。细菌性睾丸炎大多数是由邻近的附睾发炎所引起,所以又称为附睾 - 睾丸炎(epididymo-orchitis)。自身免疫性睾丸炎(experimental autoimmune orchitis,EAO)是生殖免疫学疾病中的一种,以睾丸慢性炎症为主要病理改变,是研究慢性自身免疫性炎病理的有效模型。

(二)造模机制与方法

通过不同的方式使睾丸处于炎性状态,由致炎因子本身或激活的睾丸免疫活性细胞释放炎性递质而引起生精小管、生精上皮的改变。

1. **冰醋酸法** 成年雄性 SD 大鼠,麻醉后向左侧睾丸内注入 10% 冰醋酸 0.03ml,随后将睾丸复还原位,手术关腹。术后 2~3 周,取模型动物睾丸作常规组织切片,镜下病理组织学观察显示,睾丸生精小管发生明显退行性变,其病变由睾丸周围组织向睾丸组织中心逐渐加重,生精小管的管状结构依然保存,但小管管壁细胞排列紊乱,细胞层次减少,提示睾丸炎模型复制成功。

2. **自身免疫性睾丸炎(EAO)** 以百日咳杆菌为辅助佐剂,采用完全弗氏佐剂睾丸匀浆主动免疫法建立大鼠 EAO 模型。选用 10~22 周龄雄鼠 Wistar 大鼠,体重 150~200g。取下正常 Wistar 大鼠的睾丸,去掉表面纤维膜,在等量的盐水中稀释,在 Omni 混合均质仪中处理 30s，制成浓度为湿重（ww）500mg/ml 的睾丸匀浆（TH）。将大鼠睾丸均浆（0.4ml）与完全弗氏佐剂等体积混匀制成乳化抗原，在每只 Wistar 大鼠的足垫和夹脊多点皮下注射，每次 200mg（ww）TH，共注射 3 次，每次间隔 14d。前两次免疫后立即静脉注射 1×10^{10} 个百日咳杆菌。第三次免疫后，腹腔注射 5×10^9 个百日咳杆菌。第一次免疫后 80d，取模型动物睾丸，常规制备电镜、光镜切片，镜下进行组织学观察观察和免疫荧光检查。同时，采集血样，检测血液中的 TH 抗体。

（三）模型特点与应用

冰醋酸法建立的模型在大鼠体内可检测到抗睾丸组织抗体的存在，且病变中有淋巴细胞的浸润，故可推测此模型的病变发生过程中同时有体液免疫与细胞免疫参与。相比于 EAO 动物实验模型，排除了佐剂的影响，实验结果稳定可靠，更加模拟自然发病情况。但是，此方法建模后常出现大鼠睾丸与周围大肠及组织的粘连，对寻找睾丸和附睾带来难度。

EAO 模型的特点是在睾丸内产生抗生殖细胞抗原的自身抗体、局部白细胞积聚和促炎细胞因子上调，从而损害精子发生和生育。睾丸组织病理学表现为间质淋巴细胞浸润和生精小管损伤，主要表现为生殖细胞凋亡和严重细胞崩解。虽然小鼠和人类的免疫系统结构相似，但在先天和适应性免疫反应方面都存在一些差异，在解释从啮齿动物模型获得的数据时需谨慎。此外，EAO 模型还存在建模时间较长的缺点。

七、隐匿阴茎动物模型

（一）疾病定义与流行病学

隐匿性阴茎（concealed penis）是指各种原因所致的阴茎被埋藏于皮下或皮下脂肪之中，从外表看阴茎非常短小，主要包括埋藏阴茎、隐匿阴茎、蹼状阴茎等，其病因和病理改变是先天性的。隐匿阴茎是小儿泌尿外科常见疾病，在我国儿童的发病率为 0.67%，仅次于包茎和包皮过长。隐匿性阴茎有真性和假性之分，假性隐匿性阴茎是由于孩子过于肥胖，阴茎埋藏在脂肪层内，所以外露的部分较小，仅见到松松的阴茎皮肤。有些孩子在出生时正常，如果在生长过程中进食过多，运动量少，一旦脂肪积累，阴茎就渐渐隐埋皮下。真性隐匿性阴茎则由于阴茎在发育时腹部皮肤没有紧贴阴茎向前延伸，阴茎皮肤发育差，短小呈漏斗样，阴茎隐匿于耻骨下方。隐匿阴茎模型以大鼠为宜。

（二）造模机制与方法

以手术方法将阴茎隐匿在皮下。

1. 阴茎根部荷包缝合法（intra-purse suture of the penile root）　0.3% 苯巴比妥钠 30mg/kg 腹腔注射麻醉 2 周龄 SD 大鼠。取大鼠阴茎根部胸膝位 6 点钟方向，作 3~5mm 长的横切口，用小号无创缝合针带 3-0 普通缝合线，从切口内一侧进针绕阴茎根部一圈，切口另一侧出针，线结打在切口内。打结时将阴茎向下推送，使整个阴茎干位于缝线水平以下，然后收紧缝线、打结。

2. 阴茎包皮折叠缝合法（folding suture of the prepuce）　0.3% 苯巴比妥钠 30mg/kg 腹腔注射麻醉 2 周龄 SD 大鼠后，用小号无创缝合针带 3-0 普通缝合线，从阴茎冠状沟相当于 2 点钟处进针，垂直向下，贴阴茎白膜表面走行，从阴茎根部出针；在缝线另一端穿针，从冠状沟相当于 4 点钟处进针，阴茎根部出针；再经皮下隧道穿到前一出针孔处出针，收紧缝线后,打结于针孔内。在阴茎冠状沟8点和10点处进行相同的操作。

对所有存活实验动物每周检查包埋情况2次。向腹侧推包皮,同时在阴茎根部向外推挤阴茎干,不能露出或只能露出前端阴茎头的为包埋成功。

（三）模型特点与应用

阴茎根部荷包缝合法及阴茎包皮折叠缝合法造模成功率约分别为36.7%和56.7%,180天后解除包埋后埋藏阴茎均能满意显露。整个包埋过程从幼鼠阶段开始,经过了整个性发育成熟及活动期,可较全面反映在各个性发育阶段包埋所产生的影响,从解剖角度看阴茎包埋情况与人类隐匿阴茎极为相似,包埋过程中发现模型与隐匿阴茎的自然病程很大程度上相一致为研究人类隐匿性阴茎病理生理奠定了一定基础。

八、先天性肾积水动物模型

（一）疾病定义与流行病学

先天性肾积水(congenital hydronephrosis)是指胎儿期就存在的肾集合系统扩张。国际胎儿泌尿协会将其定义为胎儿24周以前肾脏集合系统分离超过0.5cm,24周之后和新生儿期分离超过1.0cm。本症可见于胎儿至出生后各年龄组,随着近年来超声检查的普及和孕母健康产检意识的提高,胎儿期发现先天性肾积水的病例数剧增。新生儿的肾积水发生率约1%~2%。肾积水病因复杂,有梗阻性和非梗阻性肾积水,发病机制不甚清楚。小鼠是最常用的实验动物。目前国外已建立基因缺陷动物模型模拟人类先天性肾脏和尿路畸形并研究其发生机制。最近,有用2,3,7,8-四氯二苯并二噁英(2,3,7,8-tetrachlorodibenzo-p-dioxin,2,3,7,8-TCDD)诱导小鼠肾积水实验动物模型,该方法简单,与临床疾病更为接近,被广泛接受。

（二）造模机制与方法

*ROBO 2*基因缺陷小鼠可表现出不同程度的先天性肾积水,在人类家族性的膀胱输尿管反流(vesicoureteric reflux,VUR)和肾积水中,*ROBO 2*的缺陷也起着重要作用。用超声生物显微镜无创检测新生小鼠泌尿系统先天畸形,与应用解剖学方法得到的泌尿系统形态进行对比,结果显示超声生物显微镜检测的敏感性和特异性均达到100%。

1. *ROBO 2*基因缺陷小鼠肾积水动物模型 将*ROBO 2*基因敲除的C57BL/6小鼠 ROBO $2^{flox/del5}$ 与 ROBO $2^{del5/+, EIIa(+)}$ 进行杂交,产生4种基因型:ROBO $2^{del5/del5, EIIa(+)}$、ROBO $2^{del5/+, EIIa(+)}$、ROBO $2^{flox/del5, EIIa(+)}$ 和 ROBO $2^{flox/+, EIIa(+)}$。已证实 ROBO $2^{del5/del5, EIIa(+)}$ 小鼠出生后短时间内即因重度双侧肾脏积水而死亡,ROBO $2^{del5/+, EIIa(+)}$ 和 ROBO $2^{flox/+, EIIa(+)}$ 表现型完全正常,而 ROBO $2^{flox/del5, EIIa(+)}$ 随着 ROBO 2 表达量的不同,可出现从完全正常到不同程度的先天性尿路畸形等多种情况,如单侧或双侧VUR、肾积水、重复肾等。可根据情况选取多对处于性成熟期的*ROBO 2*基因敲除的C57BL/6小鼠(ROBO $2^{flox/del5}$ 和 ROBO $2^{del5/+, EIIa(+)}$),交配产仔,建立动物模型。

新生小鼠可采用Vevo 770 UBM系统的RMV 708(two real-time microvisualization,RMV)超声探头,频率为55MHz,焦距为4.5mm,分辨率为 $62.5\mu m \times 28\mu m$。在B-mode模式下以30Hz帧速率扫描获得,图像中的灰度值代表组织的回声量。当小鼠存肾积水时,图像结果显示肾盂区域无回声,无回声区大小代表积水的严重程度。

2. **TCDD诱导小鼠先天性肾积水** 10~12周龄C57BL/6J小鼠合笼交配,次日发现阴栓记为妊娠第0.5d。妊娠第12d始,孕鼠以2,3,7,8-TCDD(25μg/kg,用玉米油配制成2μg/ml)灌胃。妊娠第18~20d灌胃结束。小鼠出生后4周,剖腹取胎鼠肾,组织学观察确定肾积水的发生。胎鼠标本用4%多聚甲醛固定,石蜡包埋,HE染色后观察。根据肾积水的程度将胎鼠肾积水分为五级:0级,肾盂完全被肾乳头填充;1级,肾盂轻度扩张;2级,肾乳头缩小,肾盂显著扩张;3级,肾乳头非常小,肾组织被压缩;4级,肾乳头消失,肾组织菲薄。必要时可同时行免疫组化及蛋白组学研究。

（三）模型特点与应用

肾积水动物模型较难建立,通过*ROBO 2*基因缺陷建立肾积水动物模型成功率约为37.5%。由于小鼠遗传背景清晰、饲养简单、繁殖快,是最为常用的转基因/基因缺陷动物模型。但是小鼠个体小,肾脏长径6~9mm,无创检测是一个难题。VisualSonics超声生物显微镜的空间分辨率可以达到30μm,是一种先进的超声检测设备,已经应用于许多小动物模型的检测。此超声生物显微镜的利用,在形态学检测上可以有效取代解剖实验小鼠,在得到实验数据的同时可以对实验对象进行无创个体化随访研究,这将是肾积水研究的又一重大飞跃。

第二节 成人常见生殖疾病动物模型

一、成人睾丸下降不全动物模型

（一）疾病定义与流行病学

睾丸下降不全是指睾丸下降障碍,停留在下降过程的途中,未能进入阴囊,临床上也习惯称为隐睾症,其发育与生殖系统先天性畸形、肿瘤等的发生密切相关。睾丸的发育需伴随自身的下降过程,如未能按照正常发育过程从腰部腹膜后下降至阴囊则出现隐睾症。睾丸下降不全常合并不同程度的发育不良,引起生育能力下降、睾丸恶变以及心理创伤等。近年来研究表明,睾丸下降异常、发育不全以及男性不育和睾丸肿瘤等的发生率都在持续性大幅度地增加。

（二）造模机制与方法

目前的动物模型主要包括机械模型、激素诱导模型和转基因模型三种。①物理方法:通过关闭腹股沟管、将睾丸固定在腹股沟筋膜上以及切断睾丸引带,机械性阻止睾丸下降;②化学方法:激素诱导干扰影响睾丸下降,如在睾丸下降期给予外源性的雌激素如雌二醇、雌三醇等;③生物方法:通过敲除基因建立转基因小鼠动物模型。根据睾丸经腹下降和经腹股沟阴囊下降的两个不同时间段,围绕雄激素代谢的下丘脑-垂体-性腺轴,建立起多种转基因小鼠动物模型。

1. **经腹下降期异常** 睾丸的经腹下降主要受睾丸引带的膨胀和颅侧悬韧带的退化所控制,睾丸间质细胞分泌的胰岛素样生长激素3(INSL3)是刺激引带生长的主要因子。基于*INSL3*基因的功能,相关转基因小鼠动物模型主要包括INSL3$^{-/-}$小鼠、Great$^{-/-}$小鼠等。Hoxa10$^{-/-}$小鼠、Hoxa11$^{-/-}$小鼠由于*Hoxa-10*及*Hoxa11*基因缺乏,子宫、输卵管发育缺陷和睾丸的经腹下降受阻。P450Arom^{+}小鼠由于过度表达P450芳香酶,导致雄激素通过芳香构化转变为雌激素的量增加,过量的雌激素抑制了 INSL3 的分泌,影响了引带的发育。

2. 经腹股沟阴囊下降期异常 雄激素一直被认为是调节睾丸经腹股沟阴囊下降期的主要因素,早先有研究认为雄激素由睾丸分泌后直接作用于睾丸引带,并使之收缩牵引睾丸下降。近来,有研究则认为雄激素对睾丸下降的影响是通过生殖股神经(GNF)而间接实现,雄激素通过作用于脊髓前角的 GFN 细胞核中的 AR 调节 GFN 使其末端释放神经递质降钙素基因相关肽(CGRP),后者再直接作用于睾丸引带上的相应受体使引带产生节律性收缩和高运动性,从而引导睾丸从腹股沟降入阴囊,但实际情况可能更为复杂。围绕雄激素代谢的下丘脑 - 垂体 - 性腺轴已建立起的转基因动物模型包括:

(1)GnRH–/– 小鼠:GnRH 缺乏,促性腺激素 LH 和 FSH 的释放受阻,睾丸功能低下,循环雄激素不足。这种小鼠表现为青春期发育延迟、小阴茎和睾丸经腹股沟阴囊下降期异常。

(2)LuRKO 小鼠:敲除 LH 受体基因的小鼠致使 LH 不能发挥其生物作用,睾丸经腹股沟阴囊下降受阻。

(3)Desrt–/– 小鼠:纯合小鼠表现为生殖能力下降,生长停滞,雄性生殖器官发育异常。

(4)转基因侏儒小鼠模型:在侏儒突变小鼠中插入两个侏儒基因位点(pgTgN40ACha 和 pgTgN40BCha)而建立,表现为身体器官的重量等比例减少及睾丸经腹股沟阴囊下降不全。

3. 内分泌干扰动物模型 通过产前子宫暴露氟他胺而建立,通常在睾丸的经腹下降期(大鼠孕 19d)给药。氟他胺是一种竞争性的 AR 拮抗剂,通过与雄激素竞争 AR 来拮抗雄激素的生物作用,包括阻止引带球的发育而阻止睾丸的经腹股沟阴囊下降。氟他胺还可减少睾丸引带的有丝分裂和降低交感神经的紧张性,并通过此机制来阻止睾丸下降。

(三)模型特点与应用

通过手术造成的睾丸下降不全的机械模型与实际的病理状况差异很大,而通过雌激素引起的内分泌源性睾丸下降不全的激素诱导模型,其机制可能非常复杂。根据睾丸下降的两个不同时间段即经腹下降期和经腹股沟阴囊下降期分别在分子水平建立动物模型,为探讨睾丸下降的具体调控机制提供了非常有针对性的研究工具。近年来,对睾丸发育过程中的下降机制的研究有明显进展,突出地表现在基于分子水平的多种睾丸下降异常动物模型的建立,而这些动物模型又反过来被用于更深入地研究睾丸下降的分子调控机制。

大鼠和小鼠对性激素敏感性较高,可较好地模拟人类妊娠,已逐渐成为睾丸下降不全机制研究的首选动物模型,然而在胚胎期和新生儿期发生重大变化的时间内,内分泌作用的方式和激素的敏感性等方面与人均有很大差异,其研究价值还有一定的局限性。犬、猪、羊和非灵长类动物的解剖结构、激素分泌方面与人相似之处较多,猪和人类具有相似的睾丸引带形态和睾丸下降时间,所以也常被用作睾丸下降不全的动物模型,但猪与人类胎儿的激素环境不相似,睾丸引带出现时的激素水平也有一定的差异,猪的睾丸引带在胚胎期血清睾酮水平很低的时候出现,在血液循环中雄激素浓度上升的时候反而出现退变,而人类、羊和犬的睾丸引带出现在睾酮水平相对较高的时候,而在睾酮浓度较低的时候退变。

二、睾丸扭转动物模型

(一)疾病定义与流行病学

睾丸扭转(testicular torsion,TT)是由于睾丸和精索本身的解剖异常或活动度增大所造成的泌尿外科急症之一,主要发生在青少年,常为单侧,左侧发病率高于右侧,双侧同时发生扭转比较罕见。发病有两个高峰期,分别是新生儿期和青春期,据统计,睾丸扭转在新生儿发生率为 1/7 500,在 25 岁以下青少年中的发生率,美国为 4.5/10 万,韩国为 2.9/10 万,中国台湾为 3.5/10 万。睾丸扭转后缺血再灌注损伤(ischemical reperfusion injury, IRI)是造成睾丸损伤的主要机制。若诊断及治疗不及时,将破坏睾丸生精细胞及发育表达相关蛋白,从而引起生精上皮细胞凋亡,病情严重时,甚至会导致不育。

(二)造模机制与方法

睾丸扭转多发生于阴囊外伤,睾丸的被迫转动以及剧烈活动之后,如"钟摆样畸形",活动度增大。一般选用 SD 或 Wistar 健康未成熟雄性大鼠或者 8 周龄成熟大鼠。2% 戊巴比妥钠腹腔麻醉注射后,下腹正中小切口,切开一侧阴囊,游离睾丸,切除睾丸引带,分离周围筋膜至附睾头,绕精索顺时针扭转睾丸 720°,肉膜白膜缝合固定防止自发复位,阴囊缝合。睾丸扭转若干小时后,第二次切开同侧阴囊,将睾丸反向旋转至自然位置,复位固定,并用 4 号丝线缝合阴囊,以修复扭转。在修复扭转之前,要时刻检查睾丸,以确保睾丸仍处于扭转状态。最后,将睾丸送回阴囊,直到用特定的方法收集组织为止。

(三)模型特点与应用

大鼠睾丸扭转模型符合大多数临床上睾丸扭转患者的损伤机制,可以根据实验方案设计不同的扭转时间和扭转程度,并可观察睾丸扭转后的形态变化,患侧睾丸与健侧睾丸的区别,以及对睾丸组织做进一步的组织学检测以及生精细胞凋亡的相关检测。睾丸扭转 / 复位是一个缺血再灌注损伤发生发展过程,它是导致患侧和对侧睾丸功能受损的主要原因。单侧睾丸扭转可引起内脏交感神经冲动释放增加,使对侧睾丸血管壁的肌肉收缩,血供减少,当解除扭转或切除扭转睾丸后又可使对侧睾丸的血流增加,从而造成了对侧睾丸的局部缺血 - 再灌注损伤,从而产生一系列睾丸扭转复位后生精细胞凋亡增多的病理生理因素。

通过建立睾丸扭转模型,对未成熟大鼠与成熟大鼠单侧睾丸扭转后,在不同的扭转时间下,对对侧睾丸造成的损害进行比较,将对青春期及成年人睾丸扭转的治疗生精功能的恢复具有重要意义。

三、前列腺炎动物模型

(一)疾病定义与流行病学

前列腺炎(prostatitis)是成年男性的常见疾病,主要表现为会阴部不适、尿痛、残尿感、下腰痛、尿道灼热、尿频、小腹痛等症状。前列腺炎可发生于各年龄段的成年男性,有资料显示约有 50% 的男性在一生中的某个时期会受到前列腺炎的影响。

(二)造模机制与方法

制造前列腺炎的动物模型方法主要有:①自身免疫反应诱导 CNP 动物模型;②去势结合雌激素诱导 CNP 动物模型;③化学性 CNP 动物模型;④自发性 CNP 动物模型。

自身免疫反应诱导的前列腺炎动物模型是应用配制的大鼠前列腺蛋白液,再辅以佐剂进行前列腺内注射引发的大鼠免疫性前列腺炎模型。去势结合雌激素诱导 CNP 动物模型采用去势治疗加用雌激素,使动物体内激素水平失调,雌雄激素平衡被破坏,进而使前列腺产生非细菌性炎症反应。化学性 CNP 动物模型依据角叉菜胶是一种致炎剂,前列腺内注入角叉莱胶后,前列腺液中白细胞数增加,卵磷脂小体减少,前列腺液细菌培养阴性,均符合临床非细菌性前列腺炎的表现。正常前列腺液内含有大量卵磷脂,前列腺炎时巨噬细胞吞噬大量脂类,使前列腺液内的卵磷脂减少或消失,此种方法是直接在大鼠前列腺内注射化学性物质,诱导前列腺组织产生非细菌性炎症。角叉莱胶制剂最为常用,具有对前列腺组织的损害小、建模更接近于慢性炎症的优势。自发性 CNP 动物模型是依据某些老鼠可以出现自发性慢性前列腺炎,但自发率较低。

1. **自身免疫反应诱导 CNP 动物模型** 不同浓度的前列腺蛋白液辅以佐剂建立自身免疫性前列腺炎大鼠模型,并通过观察前列腺组织病理切片以及测定炎性因子白细胞介素(interleukin, IL)8、IL-10 和免疫球蛋白 IgA、IgM 的表达水平来对此种模型的有效性进行评价;Altuntas 等运用前列腺特异性蛋白 p25 建造大鼠自身免疫性前列腺炎模型,并对其有效性进行研究,结果发现,模型鼠前列腺组织肿瘤坏死因子 α、IL-17A、干扰素 γ 及 IL-1β 明显升高,而且尿频、尿流率降低,会阴部疼痛等症状表现突出,与人类前列腺炎和 / 或慢性骨盆疼痛综合征症状极为相似,说明此种建模方法是有效的。

2. **去势结合雌激素诱导 CNP 动物模型** 17β- 雌二醇联合去势法对 SD 大鼠进行建模并探究其有效性及量效关系。实验组去势后分别采用高、中、低三种不同浓度的 17β- 雌二醇进行给药,三种不同浓度组均可以成功诱导前列腺炎性改变,炎性程度与给药剂量存在相关性,高剂量组 [0.25mg/(2ml·kg)] 炎性病变更为明显,低剂量组 [0.15mg/(2ml·kg)] 相对弱些。

3. **化学性 CNP 动物模型** 体重 200~250g 雄性 Wistar 大鼠经乙醚麻醉暴露前列腺,在精囊内注入 1% 角叉莱胶生理盐水溶液 0.1~0.2ml(也可注入到前列腺腹叶内),然后缝合腹壁切口。手术后 24h 即可形成非细菌性前列腺炎的模型。对照组注射等体积生理盐水。角叉莱胶致炎后 3h 处死动物,称量前列腺湿重。取前列腺液 10μl,放入白细胞稀释液中,计数白细胞总数。另取 1 滴前列腺液涂片,镜下检查卵磷脂小体的密度,其评分标准为:卵磷脂小体占 1/4 视野为 1 分,1/2 为 2 分,3/4 为 3 分,满视野为 4 分。取前列腺液于无菌下接种到肉汤琼脂培养基平皿内,37℃培养 48h 后检查有无细菌生长。

4. **自发性 CNP 动物模型** SD 大鼠可以出现自发性慢性前列腺炎,但自发率较低。小鼠自发性前列腺炎的概率较小,但经实验研究非肥胖糖尿病小鼠也可能成为较好的建模对象,非肥胖糖尿病小鼠有可能成为自发性前列腺炎动物模型的建模对象。

(三)模型特点与应用

免疫法建模较其他方式持续时间较长、成功率高、建模时间短、病理相似。雌激素联合去势造模方式对无菌术要求较高、建模时间较长、操作烦琐复杂,再者获取的前列腺标本均有不同程度的缩小,为以后实验取材增加了难度。角叉莱胶注射诱发的大鼠 CNP 模型能更好地模拟出炎症机制的变化。由于盆底疼痛症状是前列腺炎和 / 或慢性骨盆疼痛综合征最主要的临床症状,此模型对模仿人类前列腺炎和 / 或慢性骨盆疼痛综合征的症状也更为理想。但此建模方法也存在弊端,化学性建模方式是直接在前列腺内进行注射化学性药物诱发的炎症,势必会对前列腺组织造成很大的损坏;而且此方式模拟的前列腺炎性机制相近,与急性前列腺炎、慢性前列腺炎有一定差距,不少研究发现,化学性建模方法的有效持续时间多在 1 个月之内,更长更久的持续效果还未有深入研究。自发性建模方法成本高、时间长、重复性差,较少选用,但其病理特异性高,还是有一定优势的。

四、梅毒动物模型

（一）疾病定义与流行病学

梅毒是侵犯多系统多脏器的慢性传染性疾病,致病菌为由梅毒螺旋体(treponema pallidum,TP),主要通过性交或从母体通过胎盘传播。近年来,我国梅毒发病增长很快,自1994年以来,每年增幅都在50%以上,有的地区成倍数增长。1989—1993年,全国梅毒报道发病率约为0.17/10万,1994年达0.39/10万,1998年达4.31/10万,2001年时,全国梅毒发病率为6.11/10万。

（二）造模机制与方法

梅毒螺旋体虽在人工培养基上不易培养成功,但可在猿猴、白鼠、仓鼠、豚鼠、家兔体内繁殖。猿猴在生理病理方面与人类有极大的相似性,是研究许多疾病的理想模型,但由于其较为珍贵,大量应用于实验研究不太现实,故不作为梅毒研究的首选动物模型。TP可在小鼠体内存活,但不会产生明显的临床表现。仓鼠多用于地方性梅毒的研究。地方性梅毒由苍白密螺旋体地方亚种引起,又称非性病性梅毒,临床表现与性病性梅毒相类似,但其不通过性途径传播。由于近些年地方性梅毒发病率极低,仓鼠梅毒模型的应用已很少见到。

梅毒的造模一般采用生物方法,主要通过梅毒螺旋体接触法感染豚鼠、兔。

用Nichols株接种豚鼠,在感染后的4~7d注射部位可出现硬丘疹(直径4~5mm),之后进展为更严重的溃疡样损害(10~15d发生硬下疳)。之后病原体开始播散,硬下疳可能会持续30~60d左右,这取决于豚鼠的品系,这与人体发病经过极为相似。之后皮损完全愈合,但是细菌持续在体内以潜伏状态存在。除了皮损的出现,豚鼠并无其他症状。螺旋体及抗体主要出现在腹股沟淋巴结、心脏以及豚鼠的大脑,这也与人类非常相似。人与豚鼠都会产生天然的抗螺旋体抗体(IgG及IgM),对感染产生反应后,可产生特异性、非特异性抗体以及循环免疫复合物。豚鼠在感染后的体液免疫及组织病理方面与人类非常相似。与其他的啮齿类动物(小鼠、大鼠、仓鼠)相比,豚鼠模型比较适合进行梅毒研究,因其更易于感染。虽然与豚鼠相比家兔模型的易感性更好,但豚鼠的价格低廉而且纯系种属更容易获取,所以曾大量应用于实验研究。豚鼠模型多用于先天梅毒及新生儿梅毒的研究,并发现其也是研究非性病梅毒如雅司病的很好的动物模型。

家兔的梅毒模型与人类梅毒有很多相似性。睾丸注射TP后可产生与人体硬下疳类似的皮损,并可发展为二期梅毒——全身皮损。不予治疗的家兔可发生长期的潜伏感染,进展为晚期梅毒。

（三）模型特点与应用

与人类疾病相反,豚鼠梅毒不会发展为二期(影响皮肤及内脏)及三期梅毒。因此,豚鼠适合作为一期梅毒的研究模型。虽然豚鼠的先天梅毒发病并不明显,但是由于围生期梅毒无法在人体以及其他动物模型中进行探讨,豚鼠成了研究各种围生期免疫及临床内容方面的重要资源。兔作为最适于进行梅毒研究的模型,现已被实验室大量使用,但由于其近交系及基因剔除的品系已无法获得,在一定程度上限制了家兔模型的使用。

五、精索静脉曲张动物模型

（一）疾病定义与流行病学

精索静脉曲张（varicocele，VC）系指精索内静脉回流受阻或瓣膜失效导致血液反流，使阴囊内的精索蔓状静脉丛发生扩张、迂曲。在青春期大约有 15% 的男性被发现有精索静脉曲张，左侧显著。精索静脉曲张在青春期早期前很少出现明显的临床表现，一旦出现，便不再会消退。

（二）造模机制与方法

应用手术方法结扎或者缩窄精索静脉回流途径的血管，造成精索静脉血液回流不畅，导致局部静脉扩张迂曲和伸长，从而引起睾丸、附睾等一系列病理变化，建立精索静脉曲张模型。但是大鼠左侧精索静脉存在相当大的解剖变异，有髂总静脉和左肾静脉两条走行方向。大多数 SD 大鼠左精索静脉直接回流入左肾静脉，左肾静脉部分结扎，可以造成左侧精索静脉回流不畅，导致局部静脉扩张迂曲，可建立精索静脉模型。

1. **左肾静脉部分结扎**　选取 7 周龄雄性 SD 大鼠，3% 戊巴比妥 40mg/kg 对大鼠实施腹腔麻醉。麻醉成功后取仰卧位将大鼠四肢固定于解剖板，良好显露腹部，备皮。以乙醇消毒大鼠腹部。取腹正中切口，剪刀依次剪开皮肤及肌层，进入腹腔。纱布卷将腹腔内容推向右侧，显露肾脏、结肠和下腔静脉，分离左侧肾静脉入下腔静脉入口处，紧邻入口处将肾静脉钝性分离一通道，去除周围脂肪组织，置一根直径约为 0.8mm 的金属杆，与左肾静脉一起结扎，结扎后将金属杆拔出，腹腔内注入青霉素，关腹。

2. **左侧肾静脉部分结扎 + 结扎精索静脉侧支**　选取 7 周龄雄性 SD 大鼠，3% 戊巴比妥 40mg/kg 对大鼠实施腹腔麻醉。麻醉成功后采用腹部正中切口，在左侧精索静脉和左肾上腺静脉内侧，下腔静脉外侧将左肾静脉分离一钝性通道，将直径 0.8mm 金属杆置于该处左肾静脉上与左肾静脉一同用 4-0 丝线结扎，结扎后拔出金属杆，使左肾静脉缩窄。观察并分离左侧精索静脉的侧支，包括与髂总静脉的分支，将这些侧支一并完全结扎。

3. **精索静脉主干结扎**　选取 7 周龄雄性 SD 大鼠，3% 戊巴比妥 40mg/kg 对大鼠实施腹腔麻醉。麻醉成功后于下腹正中切口切开腹壁，充分暴露两侧睾丸、精索静脉主干（可在手术显微镜下操作），于精索静脉主干汇入大血管处用 8-0 无创伤缝线缝扎，两支者或与输精管静脉交通者应分别结扎。应用青霉素消毒创面，连续缝合腹肌，垂直褥式缝合皮肤。

（三）模型特点与应用

左肾静脉部分结扎制作 VC 模型的优点在于左肾静脉便于寻找，手术操作简便。但是大鼠精索静脉走行存在多种不同的变异情况，虽然大部分大鼠左侧精索静脉汇入左肾静脉，但是一部分大鼠的精索静脉与下腔静脉、膀胱前列腺周围静脉丛、左输尿管伴行静脉等交通相连，所以有造模失败的可能，失败率大概在 20%~30%。左肾静脉部分结扎的同时结扎精索静脉沿途分支可以提高造模的成功，但是对操作者的手术技巧有较高的要求。结扎精索静脉主干更符合人类精索静脉曲张的血流动力学改变，在不人为地增加肾静脉内压、不影响肾脏和肾上腺功能的同时，成功地诱导了大鼠精索静脉。但是结扎精索静脉主干需要对大鼠精索静脉走行有着深入的了解，需要精细的手术操作，有的精索静脉主干存在分支，需要分别进行结扎。

六、勃起功能障碍动物模型

（一）疾病定义与流行病学

勃起功能障碍（erectile dysfunction，ED）指阴茎持续（至少 6 个月）不能达到或维持足够的勃起硬度以获得满意的性生活，既往称为"性无能"或者"阳痿"。Kinsey 等在 1948 年发现阳痿的发病率随着年龄而呈增加趋势。现代概率抽样技术已经被用于美国 ED 数据的调查，结果显示 18~29 岁男性中有 7%、30~33 岁有 9%、40~49 岁有 11%、50~59 岁有 18% 存在 ED。

（二）造模机制与方法

阴茎勃起是神经血管共同作用的结果，依赖于完整的神经传导通路、健全的阴茎组织结构以及充足的动脉充盈压，三者缺一不可。引起勃起功能障碍（erectile dysfunction，ED）的因素很多，主要分为血管性 ED 动物模型、内分泌性 ED 动物模型、神经性 ED 动物模型以及心理性 ED 动物模型。

1. 血管性 ED 动物模型

（1）手术方法建立急性血管性 ED 模型：选用 6 月龄大小 SD 大鼠，在大鼠两侧臀区做纵行切口，显微镜下，分离阴部内动脉，最后，用 7-0 丝线结扎其主干及阴茎分支。通过电刺激海绵体神经，在指定的时间点（6h、3d、7d、3 周和 6 周）监测海绵体腔内压力（ICP），评价 ED 模型是否成功，电刺激结扎后的 SD 大鼠，其 ICP 上升程度较正常大鼠明显下降。

（2）构建髂内动脉粥样硬化建立慢性血管性 ED 模型：选用 6~7 月龄雄性新西兰家兔，体重 3~3.5kg，勃起功能正常，每天喂家兔专用常规颗粒饲料，同时按 1% 比例加胆固醇，按 4% 比例加入猪油，胆固醇及猪油溶解后充分混匀，均匀喷洒在常规颗粒饲料中。早晚各喂食 1 次，自由饮水。首次投药喂养 5~7d 后，施行双侧球囊导管髂内动脉扩张成形术损伤髂内动脉内皮。所有动物分别在术后第 4 周、第 8 周进行交配实验、阴茎血管双核素检测及选择性数字减影动脉造影检查检测，鉴定模型是否成功。

2. 内分泌性 ED 动物模型

（1）STZ 糖尿病性 ED 模型：选用雄性 SD 大鼠，体重 200~300g，腹腔注射链脲佐菌素（strepto-zotocin，STZ）60mg/kg。定期测量大鼠体重。2 周后，空腹（大鼠禁食 12h 以上）状态下取鼠尾血进行血糖监测，同时称量大鼠体重。空腹血糖 16.6mmol/L 或有明显的重量减轻、多饮、多食，毛色变暗淡，缺少光泽，活动减少等典型糖尿病的表现提示糖尿病大鼠模型构建成功。此时应用 APO 勃起实验、阴茎海绵体测压试验等检测 ED 造模是否成功。

（2）四氧嘧啶糖尿病性 ED 模型：选用雄性 SD 大鼠，体重 200~220g，禁食 18h 后，经腹腔左注射现配的 2%~3% 的四氧嘧啶溶液，剂量为 200mg/kg。分别于四氧嘧啶注射后第 3d、第 1 周和第 2 周测定空腹血糖。晨间空腹血糖大于 16.6mmol/L，或有明显的体质量减轻、多饮、多食，毛色变暗淡，缺少光泽，活动减少等典型糖尿病的表现提示糖尿病大鼠模型构建成功。应用 APO 勃起实验检测 ED 造模是否成功。

（3）性腺功能减退性 ED 模型：选取 1 月龄 SD 或 Wistar 雄性大鼠，体重 100~120g，将大鼠麻醉固定后，在阴囊处作前正中线切口，暴露睾丸，分离并结扎输精管后行睾丸切除术，缝合皮肤。术后肌内注射青霉素钠 2 万 U/kg，连续 3d。应用交配实验验证模型是否成功。大鼠的勃起潜伏期显著延长，对雌鼠嗅舔及爬跨次数较正常组减少，附性器官明显萎缩，提示模型构建成功。

3. **神经性 ED 动物模型**

（1）海绵体神经损伤性 ED 模型：选用成年雄性 SD 大鼠，体重 300~350g。麻醉成功后，显露大鼠前列腺，于前列腺腹侧和输精管之间的区域进行钝性和锐性分离，解剖前列腺背侧叶。主盆神经节（major pelvic ganglia, MPG）位于前列腺背侧叶，使用手术显微镜分离 MPG，海绵体神经（cavernous nerve, CN）起源于 MPG，用手术剪在距离主盆神经节（MPG）5mm 左右处直接切断 CN，此时建立 CN 不可逆损伤性模型。也可以应用止血钳持续压迫 CN 2min，或者应用干冰冷冻，此时建立的为 CN 可逆性损伤模型。监测海绵体腔内压力（ICP）评价 ED 模型是否成功。

（2）脊髓损伤性 ED 模型：选用 7 周龄，雄性 SD 大鼠，体重 250~300g，有正常的勃起功能。麻醉后，逐步手术沿着椎板骨膜和棘突间间隙将两侧竖脊肌进行锐性分离，使第 9 和第 11 胸椎之间的椎板和棘突充分暴露并用蚊式钳将其咬除，打开 T10 椎管以使硬膜囊背面及两侧暴露充分。将直径约 3.5mm 圆形薄塑料垫片置于 T10 脊髓表面，用改良的 Allen 装置，将 10g 的克氏针以损伤力度为 50gcf 力度自由落体，制备急性不完全脊髓损伤模型，并迅速移去克氏针和垫片，可见脊髓组织水肿、淤血（硬脊膜完整并呈紫红色），见大鼠出现痉挛性摆尾反射，双下肢及躯体回缩扑动后，双后肢弛缓性瘫痪。对照组暴露脊髓但不损伤脊髓。三周后进行 APO 诱导勃起试验，判断模型是否建立成功。

4. **心理性 ED 动物模型** 重复应激性小鼠性行为低下模型。悬吊应激方法是以动物尾部为支点将其悬吊于水面上，造成动物身体和心理应激，致性行为低下。但动物接受同种应激原一定时间后可产生耐受性，通过延长悬吊时间可增加应激强度，避免动物产生耐受现象。

选用雄性昆明小鼠，体重 25~30g，以尾部为支点将其悬吊于水面上，高度以小鼠前肢刚接触水面为宜，水温（25±1）℃。每日悬吊 1 次，连续 12d，并通过逐渐延长悬吊时间增加应激强度。第 1~3d 每天悬吊 2h，第 4~6d 每天 3h，第 7~9d 每天 4h，第 10~12d 每天 5h，悬吊时间为 9:00~14:00。悬吊第 10 天开始，将雄性小鼠放入单只饲养的动情期雌性小鼠笼中，观察 20min 记录如下性行为：舔、跨骑、交配的发生数、发生率及跨骑潜伏期。亦可取雄性小鼠与雌性小鼠合笼（雌：雄为 3:1），置于暗室内观察，记录合笼至第 1 次交配的时间（交配潜伏期）及 20min 内的交配次数。于末次应激后 30mim 取血，肝素抗凝，分离血浆，测定血浆皮质醇及水平。造模成功的指标：悬吊 6d 后，雄性小鼠性行为开始下降，悬吊 12d 性行为明显降低，表现为舔、跨骑和交配次数明显减少，跨骑潜伏期显著延长，跨骑和交配率明显降低。同时血浆皮质醇水平降低；而皮质酮水平明显升高。末次应激后恢复 24h，动物的性行为仍然处于低下状态。

（三）模型特点与应用

急性血管性 ED 模型主要模拟的是急性血管损伤、动脉粥样硬化、动脉狭窄及心功能异常等急性损伤导致血管灌注不足的病理情况，其优点是该病理过程发生速度较快。髂内动脉粥样硬化建立慢性血管性 ED 模型模拟的是动脉粥样硬化、高脂血症、高胆固醇血症等病理情况。模型构建时间较长，但是适合研究 ED 与高脂血症、动脉粥样硬化等疾病的关系，较好地模拟了动脉粥样硬化引起 ED 的病理生理过程。STZ 诱导的糖尿病性 ED 的大鼠模型此法具有成本低，操作简单快捷的特点，是目前最常用的糖尿病性 ED 模型造模方法。四氧嘧啶糖尿病性 ED 模型中四氧嘧啶成本低,造模操作简单,是糖尿病性 ED 模型主要方法之一。性腺功能减退性 ED 模型与临床上阳痿有一定差异,但操作简单,重复性好,目前较常用。海绵体神经损伤性 ED 模型主要模拟外周神经损伤引起的勃起功能障碍,模型重复性好,但是需要应用较为精细的手术器械,同时也要了解海绵体神经的解剖定位。脊髓损伤性 ED 模型临床相似性和重复性好,可以较好地反映大鼠脊髓损伤后勃起功能障碍情况。身心应激是生殖内分泌疾病,是男性性功能低下的重要诱因。本模型具有与临床接近的特点,并且稳定性、重复性好,可操作性强,无需特殊仪器设备。

七、阴茎异常勃起动物模型

(一)疾病定义与流行病学

正常成年男性在性生活或持续性刺激下,阴茎勃起维持数分钟甚至 1h 以上。若在非上述状态下,阴茎持续勃起超过 4h,称为阴茎异常勃起(priapism)。阴茎异常勃起是阴茎持续勃起的一种病理状态、与性刺激并没有因果关系。阴茎异常勃起除缺血型外,往往伴随疼痛和触痛。绝大多数的阴茎异常勃起发生在夜间勃起,当平滑肌松弛、静脉通道受压的状态下。

(二)造模机制与方法

阴茎异常勃起是镰刀状红细胞贫血症(sickle cell disease,SCD)的主要并发症之一,40% 的 SCD 患者表现阴茎异常勃起。采用转基因技术制造的 SCD Tg 小鼠可表现出镰状细胞病患者的绝大部分临床特征,如镰状红细胞、贫血、脾大、阴茎异常勃起等。腺苷脱氨酶(adenosine deaminase,ADA)是腺苷代谢过程中的重要酶类之一。ADA 基因缺陷小鼠无腺苷脱氨酶表达,小鼠表现出全身组织、器官的高腺苷水平,尤其是阴茎组织的腺苷浓度远高于其他组织而引起阴茎异常勃起。

1. SCD Tg 小鼠模型　SCD Tg 小鼠是采用转基因技术敲除小鼠血红蛋白 α 链和 β 链基因,并同时导入人血红蛋白 α 链和 βs 链基因,该小鼠即可表达与患者相同的镰状细胞血红蛋白(HbS)。SCD Tg 纯合子小鼠 β 链的两个等位基因均为人 βs 链基因,故可表达人镰状细胞血红蛋白。而 SCD Tg 杂合子小鼠 β 链的两个等位基因分别为人 β 链基因和小鼠 β 链基因,所以能正常表达小鼠的 β 链,无镰状细胞病的表现。由于 SCD Tg 纯合子雌性小鼠存在哺乳障碍,可以采用 SCD Tg 纯合子雄性小鼠与 SCD Tg 杂合子雌性小鼠交配繁殖后代。

2. ADA 基因缺陷小鼠模型　应用转基因技术构建 ADA 基因缺陷小鼠。ADA-/- 纯合子小鼠的同源染色体的等位基因缺少 ADA 基因,无法表达 ADA 蛋白,表现出 ADA 缺陷表型。ADA+/- 杂合子小鼠因含一条基因的染色体,可正常表达蛋白,与野生型小鼠无异。ADA-/- 纯合子小鼠出生后若不予以替代治疗,一般数周内将死于免疫缺陷。所以一般要常规给予基因缺陷小鼠替代治疗至其性成熟,维持其体内的正常腺苷水平。需按用药方案给予 ADA 基因缺陷小鼠定期注射聚乙二醇腺苷脱氨酶(polyethylene glycol-modified adenosine deaminase,PEG-ADA)至其性成熟(12 周),随后停止治疗,使小鼠体内的腺苷水平升高,引起阴茎异常勃起。

ADA-/- 雌性小鼠体质相对较弱,怀孕过程常发生死亡,故选择 ADA+/- 杂合子雌性小鼠与 ADA-/- 纯合子雄性小鼠交配繁殖,由此种方法获得 ADA-/- 纯合子小鼠。

（三）模型特点与应用

SCD Tg 小鼠是目前公认和广泛使用的阴茎异常勃起动物模型，推荐应用。*ADA* 基因缺陷小鼠模型主要应用于腺苷信号通路在阴茎异常勃起及纤维化中的作用机制研究。

八、男性不育动物模型

（一）疾病定义与流行病学

男性不育症（male infertility）系指夫妇婚后同居 2 年以上，未用任何避孕措施，由于男性方面的原因造成女方不孕者，称为男性不育症。通常一对夫妇每个月的怀孕概率是 20%~25%，1 年之内是 90%。不孕不育夫妇中约 20% 的不育症由男方原因引起。

（二）造模机制与方法

精子的正常产生依赖于睾丸局部温度低于体温，最适合男性睾丸的温度在 34~35.5℃之间，一旦睾丸周围温度因某种原因异常升高，就可能出现生精障碍，故可通过给予睾丸热效应建立生精功能异常的动物模型。对实验动物生殖器官进行辐射处理可使生精细胞及精子 DNA 链发生断裂，同时生精小管的正常结构发生改变，继而影响生精功能。药物例如雷公藤、己烯雌酚等可导致明显的生精障碍并显著降低生殖细胞和精子的质量，从而构建不育模型。

1. 物理方法

（1）热损伤模型：选取 Wistar 大鼠，体重 300~350g，麻醉成功后，下半身躯干浸没在 43℃水中 30min，连续操作 6d。每次操作后立刻检查阴囊确保没有热效应导致的皮肤损伤。1 天后对大鼠睾丸进行病理切片可以发现生精小管内细胞紊乱，生发上皮细胞从管状基底膜分离。14 天温浴法后，生精小管的直径大幅度减少，生精小管内仅残存有功能紊乱的支持细胞（Sertoli 细胞）。

（2）放射线损伤模型：选取 8~10 周龄的雄性 BALB/c 小鼠，体重 26~30g，小鼠麻醉后置于直线加速器下，X 线照射睾丸局部，面积约 2cm×2cm，深度约 1cm。照射剂量为 1 400~1 600cGy，照射时间为 10min。另取 8~10 周的雌性 BALB/c 小鼠，与雌性小鼠按 1∶1 合笼，观察雌鼠妊娠情况，同时亦可对小鼠睾丸组织进行病理切片，检测模型是否构建成功。

（3）机械损伤模型：利用手术将睾丸移位或进行肾静脉结扎造成精索静脉曲张建模。

1）隐睾建造不育模型：选取成年雄性 SD 大鼠，3% 戊巴比妥钠 40mg/kg 腹腔麻醉，麻醉成功，下腹部切口切开腹腔。然后通过两侧远端睾丸引带的引导，将睾丸移入腹腔，形成隐睾，最后缝合腹股沟管。检测血浆水平可以监测到 LH、FSH、睾酮水平。与雌性小鼠按 1∶1 合笼，观察雌鼠妊娠情况，检测模型是否构建成功。

2）精索静脉曲张建造不育模型：详见精索静脉曲张建模章节，建模成功后，与雌性小鼠 1∶1 合笼，观察雌鼠妊娠情况，检测模型是否构建成功。

2. 化学方法

（1）雷公藤多苷：雷公藤多苷可出现死精子症及少精子症等不良反应，利用此不良反应制备不育症的动物模型。选取成年 BALB/c 雄性小鼠，体重 25g 左右，雷公藤多苷片溶解于羧甲基纤维素钠中制备混悬液。给予雷公藤多苷 30mg/kg 灌胃，每日灌胃 1 次，连续 4 周，建立不育模型。与雌性小鼠按 1∶1 合笼，观察雌鼠妊娠情况，同时亦可对小鼠睾丸组织进行病理切片,检测模型是否构建成功。

（2）白消安：白消安主要应用于治疗恶性肿瘤,是一种治疗髓细胞性白血病药物。其不良反应之一为破坏生育能力。但长期服用可导致体内沉积,抑制生殖干细胞分化,导致生殖功能异常。故应用白消安可以建立不育模型。选用4~6周龄的雄性SD大鼠,首次10mg/kg体重腹腔注射白消安,21天后再次腹腔注射20mg/kg的白消安,第二次注射35天后,检测大鼠精子形态、活力、检测模型是否构建成功。或者单次腹腔注射30mg/kg的白消安。56天后检测大鼠精子形态、活力、检测模型是否构建成功（大鼠生精周期为56天,故在此时检测精子形态）。

（3）环磷酰胺：烷化剂环磷酰胺的抗癌作用及不良反应与白消安有相似之处,亦可导致无精子或精子减少。应用环磷酰胺可以损害小鼠的生精功能,构建不育动物模型。选取4~5周龄的雄性BALB/c小鼠,将环磷酰胺400mg用生理盐水稀释至4mg/ml。小鼠腹腔注射环磷酰胺,每次剂量为50mg/kg体重,每周2次,连用5周。

（4）己烯雌酚：选取8周龄的SD大鼠,将己烯雌酚溶解于橄榄油中,1mg/kg己烯雌酚灌胃,持续两周。

3. 基因敲除方法 细胞内的磷脂氢谷胱甘肽过氧化物酶（GPx4）能够直接减少过氧化磷脂,具有较强的抗氧化作用。将小鼠睾丸精母细胞内*GPx4*基因特异性敲除后,雄性小鼠附睾上分离的无GPx4精子无法与卵母细胞在体外结合,表现为前向运动能力下降以及线粒体膜电位降低,继而出现如精子中段发夹样鞭毛弯曲和线粒体膨大等精子异常结构。提示特异性敲除雄性小鼠精子内*GPx4*后表现为精子活动力严重下降,同时精子畸形率显著提高。

（三）模型特点与应用

不育动物模型建模方法较多,不同造模方法各有利弊,目前还没有出现公认的最佳造模方法。化学法制作生精障碍动物模型具有简便、成本低的优点,但是模型的制作过程中化学药品会对动物其他系统的器官造成损害,使造模成功率有所降低。物理方法造模对于动物生殖系统的损伤较为明确,但是对生精功能的抑制不彻底。通过手术法制作生精障碍动物模型,对动物的干预措施最为明确,不影响生殖系统以外的器官。但是手术制作生精障碍动物模型多用于特定疾病所引起的继发性不育。随着研究的深入以及基因工程技术的成熟,免疫机制深入探索,或许将出现更稳定、简便的造模方法。

九、前列腺癌动物模型

（一）疾病定义与流行病学

前列腺癌（prostate cancer）是指发生在前列腺的上皮性恶性肿瘤,其发病率具有明显的地理差异,前列腺癌为西方国家最常见的男性恶性肿瘤,致死率为男性恶性肿瘤的第三位。在我国,由于人口老年化、生活与饮食习惯西方化及PSA筛查的应用,前列腺癌成为近年来发病率及死亡率上升最快的肿瘤之一。2000—2005年患病率每年增长12.6%,在2005—2011年每年增长率4.7%,为发病率增长最快的男性肿瘤。与此同时,前列腺癌死亡率每年增长5.5%。

（二）造模机制与方法

DMAB、BOP、MNU、雄激素等化学药物或试剂可致癌，致癌剂可单独致癌，也可两两结合致癌并且致癌效果更好。移植性肿瘤动物模型指把动物或人的肿瘤移植到同系、同种或异种动物体内，经传代后，它的组织学类型明确，移植成活率、生长速度、自发消退率、宿主荷瘤寿命、侵袭和转移等生物学特性稳定。移植性肿瘤动物模型分为同种移植和异种移植两大类，将动物肿瘤移植于同系或同种动物体内称为同种移植，具有成瘤率高、生长快、受体动物免疫功能正常等特点；异种移植是将人体或其他动物肿瘤移植到另一种属的动物，为了克服种间免疫排斥，受体动物常使用免疫缺陷型，移植的方法有原位移植和异位移植，根据移植方式的不同可分为肿瘤细胞悬液接种法，肿瘤组织块移植法。

1. **化学方法**　取 4 周龄的雄性裸鼠或 SCID 鼠，5% 水合氯醛按 300mg/kg 腹腔注射麻醉小鼠，仰卧位固定后碘伏常规消毒腹部及腹部以下皮肤，下腹部正中线近生殖器处切开约 1cm，游离肌肉剪开腹膜，解剖暴露膀胱、前列腺及精囊腺，牵出部分膀胱及精囊腺，充分暴露前列腺前侧叶，用 1ml 注射器向小鼠前列腺内注入 MNU 溶液（100mg/kg），术后 1 周饮水中加入庆大霉素预防感染。

2. **生物造模法**

（1）细胞悬液原位注射法：取 4 周龄的雄性裸鼠或 SCID 鼠，麻醉后手术暴露前列腺前侧叶，将前列腺癌细胞与 matrigel 基质胶混合，调整细胞浓度为 5×10^7 个 /ml，用 1ml 注射器吸取细胞悬液 0.8ml，将癌细胞混悬液行前列腺被膜下注射。恢复脏器原解剖位置，用 6-0 缝合线缝合腹膜，4-0 缝合线缝合皮肤，送回笼中观察。

（2）外科原位种植法：将新鲜前列腺癌组织剪碎至 1mm³ 大小，置于冰上备用。取 4 周龄的雄性裸鼠或 SCID 鼠，麻醉后充分暴露前列腺前侧叶，显微镜下轻轻剥离前列腺前侧叶中间筋膜，将肿瘤块移植在两叶间形成的间隙，依次缝合前列腺及其表面筋膜、腹膜、皮肤。

3. **基因工程法**　SV40 病毒产生的肿瘤蛋白可阻断抑癌基因 *P53* 与 *Rb* 的信号作用通路，从而引起前列腺癌性突变。通过 SV40 携带 probasin 蛋白的启动子的一个片段转入小鼠受精卵细胞中，成功培育成的 TGAMP 小鼠 10~20 周龄 100% 发生局灶性前列腺癌，大多数肿瘤位于背侧叶，并且表现出前列腺癌侵袭与转移相应的演进过程。

（三）模型特点与应用

诱发性前列腺癌模型可用于对可疑的致癌因素进行验证，体内实验中能否诱发出肿瘤是环境因素致癌与否的最终确定指标，诱发前列腺癌的过程可以观察到每阶段组织细胞的变化，为肿瘤的发生发展机制研究提供了材料和方法。目前最具有实用价值的模型是 MNU 或 DMAB 与睾酮联合诱导产生的大鼠前列腺癌模型，这两种模型癌肿起源部位为背侧叶，与人类前列腺癌的起源部位相同，且发病率高、具有转移性，能够很好地模拟人前列腺癌临床特征，是研究中应用较多的化学诱导型前列腺癌模型。移植性肿瘤动物模型的优点是接种一定量的前列腺癌细胞后，可以使一群动物带有同样的肿瘤，生长速率一致，个体差异较小，移植成功率高，可连续传代，易于客观判断疗效，可用于抗癌药物筛选。转基因模型扩大了前列腺癌动物模型的选择范围，但由于专利原因，获取前列腺癌转基因模型费用高，且转基因建模等待周期长，裸鼠难形成大体积瘤体，难以被常用的影像学检测手段所捕捉到。

十、男性生殖系统真菌和放线菌感染动物模型

（一）疾病定义与流行病学

泌尿系真菌感染常见部位为肾脏和膀胱。致病真菌的来源分为有内源性和外源性两种。内源性真菌主要有念珠菌、隐球菌和曲霉菌，存在于正常人皮肤表面和口腔、肠道、肛门及阴道中，这些真菌通常为正常菌群的成员，为条件致病真菌。外源性真菌主要有芽生菌、球孢子菌和组织胞浆菌，这些真菌为非条件致病菌，一旦侵入人体即可致病。念珠菌感染也可为外源性感染，如患有念珠菌性阴道炎的女性可使其性伴侣发生念珠菌性包皮龟头炎。

（二）造模机制与方法

目前制备泌尿系真菌感染造模动物通常用生物法，即利用真菌菌株直接接种于小鼠体内，形成系统性的真菌感染。选择 SPF 级 ICR 小鼠，体重 22~26g，4~6 周龄。环磷酰胺腹腔注射，1 次 /24h，共注射 3 次，注射剂量为 100mg/kg，第 4 天进行念珠菌接种。将念珠菌进行培养，制成接种浓度为（3.0~5.0）× 10^5cells/ml，采用 1ml 注射器，每只小鼠经尾静脉接种酵母型念珠菌进行感染。接种当天称量每只小鼠体重，根据体重确定每只小鼠的接种剂量，常用接种剂量为 0.2ml 菌液 /20g 体重。

（三）模型特点与应用

在系统性真菌感染小鼠模型，肾脏是真菌感染的主要靶器官。该模型可应用于系统性念珠菌感染的致病机制，免疫防御及抗真菌药物筛选等研究领域。

十一、前列腺增生动物模型

（一）疾病定义与流行病学

良性前列腺增生（benign prostatic hyperplasia, BPH）主要是上皮和间质细胞增生，并引起下尿路症状、膀胱出口梗阻，是引起中老年男性排尿障碍最常见的一种良性疾病，主要临床表现为下尿路症状（LUTS）。BPH 的发病率随着老年男性年龄的增长而增加。组织学前列腺增生通常发生在 40 岁以后，以后发病率逐渐增高，80 岁以上接近 90%。临床前列腺增生的发病率，40~49 岁为 14%、50~59 岁为 24%、60~69 岁为 43%、70~79 岁为 50%。

（二）造模机制与方法

常用动物包括犬类、大鼠和小鼠。犬与人类一样，可发生自发性良性前列腺增生，前列腺增生程度、发生率也随年龄增长而增加。而鼠类的前列腺背外侧叶组织学上与人类相似，因此，也可用于模拟研究人类前列腺疾病。

1. 犬自发性 BPH 模型 选取 10~18kg（7~10 岁）的雄性老龄杂种家犬，先经直肠指诊，发现前列腺明显增大者，再经 B 型超声检查或剖腹实测以测定前列腺体积大小，以体积大于 18cm³ 者为前列腺增生的合格模型。

2. 化学方法

（1）大鼠雄激素诱导 BPH 模型：选用 3~4 月龄的 SD 雄性大鼠，无菌条件下经阴囊结扎双侧睾丸后摘除，手术后恢复 1 周，每天皮下注射丙酸睾酮 5mg/kg，连续 21d，于第 22 天处死动物并固定前列腺组织标本，可见大鼠前列腺组织上皮呈高柱状复层及乳头状增生，平

滑肌增厚,间质明显充血水肿,提示造模成功。

（2）小鼠雄激素诱导 BPH 模型:BALB/C 小鼠在 SPF 级实验室内先适应性生长 1 周,腹腔内注射丙酸睾酮注射液原液 12.5mg/kg,每天 1 次,连续 20d。

3. 手术方法(尿生殖窦植入法小鼠 BPH 模型) 处死受孕母鼠,剖出胎鼠,取尿生殖窦置于生理盐水内备用。然后选取 7~10 周龄雄性小鼠,向前列腺腹叶植入 3 个同品系的尿生殖窦组织,术后恢复 3d,分组并进行实验干预,30d 后剖取前列腺称重并进行测定。

（三）模型特点与应用

犬自发性 BPH 模型与人类前列腺增生最为接近,被认为是迄今研究抗前列腺增生药物的理想动物模型。雄激素诱导 BPH 模型可见大鼠前列腺组织上皮呈高柱状复层及乳头状增生,平滑肌增厚,间质明显充血水。该方法简单,操作方便,排除了自身激素的影响,可用于研究相关生化指标的表达,也可反映前列腺的组织形态学变化。但是大鼠需先去势,不能真实反映人类有睾丸存在的前提下发生 BPH 的真实特征。小鼠雄激素诱导 BPH 模型是在睾丸存在和高雄激素水平基础上建立,在发病机制和病理特征上更趋近临床。尿生殖窦植入法类似于人类发生的胚胎再唤醒并能反映发病过程中的间质-上皮相互作用,这种植入促使成年动物前列腺、尿道周围区域胚胎组织生长能力重新恢复。该模型为非激素依赖性,反映组织间相互影响和激素环境在人类 BPH 中发生的作用,可评价各类型 BPH 药物。但手术要求高,操作复杂,易失败。

参 考 文 献

1. 朱斌,傅骞,郝喜娟,等. 一种新的大鼠隐睾模型的建立. 中国比较医学杂志,2012,22(5):64-67.

2. 魏光辉,王炜,邓永继. 环境内分泌干扰因子 DEHP 与隐睾发病相关性的实验研究. 中华小儿外科杂志,2004,6:70-74.

3. 翟青新,招霞,哈惠馨. 小鼠的生殖特性及阴栓. 实验动物科学,2009,26(02):62-63,67.

4. 魏光辉,王炜,邓永继,等. 邻苯二甲酸二-(2-乙基)己酯致小鼠隐睾睾丸和附睾的组织病理学改变. 中华男科学杂志,2004,10(11):807-810,814.

5. 贾永峰,云志中,马可为,等. 大鼠先天性隐睾睾丸病理形态学研究. 中国误诊学杂志,2010,10(18):4285-4288.

6. 翟青新,招霞,哈惠馨. 小鼠的生殖特性及阴栓. 实验动物科学,2009,26(02):62-63,67.

7. FISHER JS, MACPHERSON S, MARCHETTI N, et al. Human 'testicular dysgenesis syndrome': a possible model using in-utero exposure of the rat to dibutyl phthalate. Human reproduction, 2003, 18(7): 1383-1394.

8. 袁耀美,张茨,白晨. 不同剂量氟他胺诱导小鼠建立尿道下裂及隐睾模型研究. 新乡医学院学报,2012,29(04):241-242,245.

9. 魏光辉,李明勇,陈柏林,等. 塑化剂邻苯二甲酸二(2-乙基)己酯诱导大鼠尿道下裂的研究. 第三军医大学学报,2012,34(20):2124-2126.

10. 贺厚光,张炜,吴天麟,等. 苯甲酸雌二醇诱导小鼠尿道下裂动物模型的建立. 中华男科学杂志,2007,1:3-7.

11. HE HG, HAN CH, ZHANG W. A Mouse Model of Hypospadias Induced by Estradiol Benzoate. Cell biochemistry and biophysics, 2015, 73(3): 589-592.

12. YAMADA G, SATOH Y, BASKIN Ls, et al. Cellular and molecular mechanisms of development of the external genitalia. Differentiation, 2003, 71(8): 445-460.

13. 刘建军, 杨宇如, 董强. 实验性精索静脉曲张模型的建立及其对睾丸的影响. 华西医学, 2006, 3: 538-539.

14. 冯栋栋. 精索静脉曲张对睾丸支持细胞及睾丸组织内睾酮的影响. 石家庄: 河北医科大学, 2011.

15. 刘建军. 实验性大鼠左侧精索静脉曲张对睾丸 Leydig 细胞的影响. 成都: 四川大学, 2006.

16. 黄承凤, 林小珍, 刘志强, 等. 大鼠 Walker-256 移植性睾丸恶性肿瘤模型的建立及动态观察. 江西医药, 2017, 52(01): 37-38, 44.

17. 王红卫, 卓忠雄, 赵树文, 等. 大鼠 Walker-256 皮下移植瘤模型的建立及其超声评价. 临床超声医学杂志, 2007, 2: 68-71.

18. 陈聪德, 陈肖鸣, 胡才学, 等. 卵黄囊瘤裸鼠移植瘤模型的建立及其生物学特性的研究. 中华小儿外科杂志, 2009, 30(3): 176-179.

19. 曹源, 尹子霄, 俞文君, 等. 睾丸炎症模型的研究进展. 中华男科学杂志, 2018, 24(01): 82-85.

20. 余伟民, 程帆, 张孝斌, 等. 两种隐匿阴茎大鼠模型的建立及比较. 中华男科学杂志, 2007, 10: 879-882.

21. 马勇, 周林, 郭剑明, 等. 超声生物显微镜无创检测新生小鼠先天性肾积水. 复旦学报(医学版), 2014, 41(03): 344-347.

22. 魏光辉, 刘明学, 刘靖, 等. 2, 3, 7, 8-TCDD 所致胎鼠肾积水发生机制的研究. 中华小儿外科杂志, 2009, 30(4): 253-256.

23. BERKOWIZ GS, LAPINSKI RH, DOLGIN SE, et al. Prevalence and natural history of cryptorchidism. Pediatrics, 1993, 92(1): 44-49.

24. SKAKKEBAEK NE, RAJPERT-DEMEYTS E, MAIN KM. Testicular dysgenesis syndrome: An increasingly common developmental disorder with environmental aspects. Hum Reprod, 2001, 16(5): 972-978.

25. NG SL, BIDARKAR SS, SOURIAL M, et al. Gubernacularcel division in diferentrodent models of cryptorchidism supports indirect and rogenicaction via the genitofemoral nerve. J Pediatr Surg, 2005, 40(2): 434-441.

26. SHONO T, SUITA S, KAI H, et al. Short-time exposure to vinclozolin in utero induces testicular maldescenta sociated with aspinal nucleus alteration of the genitofemoral nerve in rats. J Pediatr Surg, 2004, 39(2): 217-219.

27. LEE PA, COUGHLIN MT. The single testis: Paternity after presentation as unilateral cryptorchidism. J Urol, 2002, 168(4): 1680-1682.

28. 周玲燕, 叶箐箐, 蒋国平. 超声诊断新生儿睾丸扭转及分类的价值及意义. 中华小儿外科杂志, 2013, 34(9): 709-710.

29. MANSBACH JM, FORBES P, PETERS C. Testicular torsion and risk factors for orchiectomy. Arch Pediatr Adolesc Med, 2005, 159(12): 1167-1171.

30. 徐波, 陈海琛, 黄国显, 等. 褪黑激素对大鼠睾丸扭转缺血和再灌注损伤的保护作用. 中华小儿外科杂志, 2012, 33(7): 532-535.

31. TURNER TT, LYSIAK JJ, SHANNON JD, et al. Testicular torsion alters the presence of specific proteins in the mouse testis as well as the phosphorylation status of specific proteins. J Androl, 2006, 27(2): 285-293.

32. 姚启盛, 叶章群, 王晓康, 等. 大鼠一侧睾丸扭转对侧睾丸改变的实验研究. 中华男科学, 2003, 9(8): 586-588.

33. 戴应和, 龙小琴, 刘晨琪, 等. 角叉菜胶诱导慢性非细菌性前列腺炎动物模型的制备与评价. 中国实验动物学报, 2017, 25(5): 544-549.

34. 杨永诗, 赵维明, 修有成. 慢性非细菌性前列腺炎动物模型研究进展. 医学综述, 2016, 22(16): 3196-3198.

35. 李天赋, 李卫巍, 吴秋月, 等. 自身免疫性前列腺炎大鼠模型的建立. 中华男科学杂志, 2014, 20(5): 414-418.

36. ALTUNTAS CZ, DANESHGARI F, VEIZI E, et al. A novel murine model of chronic prostatitis /chronic pelvic pain syndrome(CP/CPPS)induced by immunization with a spermine binding protein(p25)peptide. Am J Physiol Regul Integr Comp Physiol, 2013, 304(6): 415-422.

37. JACKSON CM, FLIES DB, MOSSE CA, et al. Strain-specific induction of experimental autoimmune prostatitis(EAP)in mice. Prostate, 2013, 73(6): 651-656.

38. CAMERON CE, LUKEHART SA. Current status of syphilis vaccine development: need, challenges, prospects. Vaccine, 2014, 32(14): 1602-1609.

39. ABDOLRASOULI A, CROUCHER A, HEMMATI Y, et al. A case of endemic syphilis, Iran. Emerg Infect Dis, 2013, 19(1): 162-163.

40. WICHER K, WICHER V. Experimental syphilis in guinea pig. Crit Rev Microbiol, 1989, 16(3): 181-234.

41. LAFOND RE, LUKEHART SA. Biological basis for syphilis. Clin Microbiol Rev, 2006, 19(1): 29-49.

42. WICHER K, WICHER V, ABBRUSCATO F, et al. Treponema pallidum subsp. pertenue displays pathogenic properties different from those of T. pallidum subsp. pallidum. Infect Immun, 2000, 68(6): 3219-3225.

43. SIMMONS JK, DIRKSEN WP, III BEH, et al. Canine prostate cancer cell line(Probasco)produces osteoblastic metastases in vivo. Prostate, 2014, 74(13): 1251-1265.

44. ANIDJAR M, SCARLATA E, CURY FL, et al. Refining the orthotopic dog prostate cancer(DPC)-1 model to better bridge the gap between rodents and men. Prostate, 2012, 72(7): 752-761.

45. ITTMANN M, HUANG J, RADAELLI E, et al. Animal models of human prostate cancer: the consensus report of the New York meeting of the Mouse Models of Human Cancers Consortium Prostate Pathology Committee. Cancer Res, 2013, 73(9): 2718-2736.

46. 赵家友, 宋春生. 精索静脉曲张模型概述. 中国性科学, 2016, 25(2): 7-8.

47. SHAFIK A, WALI MA, ABDEL AZIS YE, et al. Experimental model of varicocele. Eur Urol, 1989, 16(4): 298-303.

48. 杨栋, 海波, 汪隆旺, 等. 大鼠精索静脉曲张模型的制作及变异分析. 临床泌尿外科杂志, 2012, 27(10): 782-784.

49. 尧冰, 韩大愚, 邓春华, 等. 青春期大鼠左侧精索静脉的解剖变异及其在实验性左侧精索静脉曲张模型中的运用. 中华男科学杂志, 2014, 20(6): 505-509.

50. ZHANG Y, GAO X, LIU X, et al. A new experimental inbred Wistar ratvaricocele model: anatomy of the left spermatic vein and the effect on histology. Andrologia, 2008, 40(1): 13-17.

51. 燕浩, 王琼, 肖冬冬, 等. 勃起功能障碍的动物模型建立及检测评价. 中华男科学杂志, 2017, 23: 1032-1037.

52. LIN C S, HO H C, GHOLAMI S, et al. Gene Expression Profiling of an Arteriogenic Impotence Model. Biochem Biophys Res Commun, 2001, 285(2): 565-569.

53. 陈斌, 王益鑫, 黄旭元, 等. 血管性勃起功能障碍动物模型的建立. 中国男科学杂志, 2006, 3: 11-17.

54. ABAZI H, WYNNE B M, TOSTES R, et al. Metformin Treatment Improves Erectile Function in an Angiotensin II Model of Erectile Dysfunction. J Sex Med, 2013, 10(9): 2154-2164.

55. 程祎, 韦安阳, 李煜罡. 糖尿病性勃起功能障碍大鼠模型的建立. 南方医科大学学报, 2008, 30(4): 564-566.

56. 熊春翔, 宗少晖, 曾高峰, 等. 大鼠 Allen's 脊髓损伤模型的建立及评价. 广西医科大学报, 2011, 28(02): 215-217.

57. PÁSZTY C. Transgenic and gene knock-out mouse models of sickle cell anemia and the thalassemias. Curr Opin Hematol, 1997, 4(2): 88-93.

58. PÁSZTY C, BRION CM, MANCI E, et al. Transgenic knockout mice with exclusively human sickle hemoglobin and sickle cell disease. Science, 1997, 278(5339): 876-878.

59. ADEYOJU AB, OLUJOHUNGBE AB, MORRIS J, et al. Priapism in sickle-cell disease: incidence, risk factors and complications-an international multicentre study. BJU Int, 2002, 90(9): 898-902.

60. NING C, QI L, WEN J, et al. Excessive penile norepinephrine level underlies impaired erectile function in adenosine A1 receptor deficient mice. J Sex Med, 2012, 9(10): 2552-2561.

61. 王昊, 陈亮. 生精障碍动物模型研究进展. 中国性科学, 2017, 26(09): 102-104.

62. KANTER M, AKTAS C, ERBOGA M. Heat stress decreases testicular germ cell proliferation and increases apoptosis in short term: an immunohistochemical and ultrastructural study. Toxicology and Industrial Health, 2013, 29(2): 99-113.

63. 刘风华, 杨冬梓, 王沂峰, 等. 睾丸性不育动物模型的建立. 中华男科学杂志, 2007(02): 125-129.

64. PANAHI M, KESHAVARZ S, RAHMANIFAR F, et al. Busulfan induced azoospermia: Stereological evaluation of testes in rat. Vet Res Forum, 2015, 6(4): 273-278.

65. YU ZZ, CHEN J, SHOU PQ, et al. Effects of micronutrients on the reproduction of infertility rat model induced by adenine. Int J Clin Exp Med, 2014, 7(9): 2754-2762.

66. REN L, MEDAN M S, OZU M, et al. Effects of Experimental Cryptorchidism on Sperm Motility and Testicular Endocrinology in Adult Male Rats. Journal of Reproduction and Development, 2006, 52(2): 219-228.

67. SZABO EK, MACCALLUM DM. The contribution of mouse models to our understanding of systemic candidiasis. FEMS Microbiol Letters, 2011, 320(1): 1-8.

68. REPENTIGNY LD. Animal models in the analysis of Candida hostpathogen interactions. Microbiology, 2004, 7(4): 324-329.

69. MACCALLUM DM. Hosting infection: experimental models to assay candida virulence. Int J Microbiol, 2012, 2012: 1-12.

70. ZHANG LX, YAN KZ, ZHANG Y, et al. High-throughput synergy screening identifies microbial metabolites as combination agents for the treatment of fungal infections. Proc Natl Acad Sci USA, 2007, 104(11): 4606-4611.

71. BELL D A, ROSE S C, STARR N K, et al. Percutaneous nephrostomy for non-operative management of fungal urinary tract infections. J Vas Interv Radio, 2015, 4(2): 311-315.

72. 孙伟桂, 叶章群, 米振国, 等. 改良简化的小鼠 BPH 模型及其特点. 中国男科学杂志, 2008, 22(1): 24-27.

73. 宋春生, 赵家有. 良性前列腺增生动物模型研究进展. 中国性科学, 2013, 22(1): 13-15.

74. YU M, YOON J, GIPP JW, et al. Sonic hedgehog-responsive genes in the fetal prostate. J Biol Chem, 2009, 284(9): 5620-5629.

75. BANERJEE PP, BANERJEE S, LAI JM, et al. Age-dependent and lobe-specific spontaneous hyperplasia in the brown Norway rat prostate. Biol Reprod , 1998, 59(5): 1163-1170.

76. OZDEN C, OZDAL OL, URGANCIOGLU G, et al. The correlation between metabolic syndrome and prostatic growth in patients with benign prostatic hyperplasia. Eur Urol, 2007, 51(1): 199-203.

77. 黄冬妍, 吴建辉, 孙祖越. 前列腺增生药物评价模型分类及特点比较. 中华男科学杂志, 2014, 20(2): 181-185.

（王德林　吴盛德　魏光辉）

第八章

女性生殖疾病概述

第一节　女性生殖器官发育异常

女性生殖器官在胚胎发育形成过程中,若受到某些内在或外在因素的干扰,可导致发育异常。常见的女性生殖器官发育异常主要包括:①正常生殖管道形成受阻,如处女膜闭锁、阴道横隔、阴道纵隔、阴道闭锁和宫颈闭锁等;②副中肾管衍生物发育不全,如先天性无子宫、无阴道、子宫发育不良、单角子宫、始基子宫、输卵管发育异常等;③副中肾管衍生物融合障碍,包括双子宫、双角子宫、弓型子宫和中隔子宫等。由于女性生殖器官胚胎发生过程较为复杂,导致发育异常的原因尚不完全清楚,动物模型建立有一定困难且对疾病诊疗的指导价值有限,目前文献报道的关于女性生殖发育异常动物模型少见,仅有子宫发育不良动物模型。

女性生殖器官发育异常少数在出生时即被发现而得到诊断,大多数在青春期因原发性闭经、腹痛、婚后性生活困难、流产或早产就医时被确诊。处理原则包括建立正常的解剖结构和生理功能、提供生育条件。本节根据不同的发病部位分述如下。

一、外生殖器发育异常

处女膜闭锁(imperforate hymen)又称无孔处女膜,是临床最常见的外生殖器发育异常,人群发生率为 0.015%。

(一) 病因

系泌尿生殖窦上皮未能贯穿前庭部所致。

(二) 诊断

根据临床表现、妇科检查即可诊断。其主要表现为青春期后出现进行性加剧的周期性下腹痛,但无月经来潮。妇科检查时见处女膜向外膨隆,表面呈紫蓝色,无阴道开口。

(三) 治疗

手术治疗。即将处女膜作 X 形切开,同时切除多余的处女膜瓣。

二、阴道发育异常

(一) MRKH 综合征

MRKH 综合征(Mayer-Rokitansky-Kuster-Hauser syndrome)表现为先天性无阴道

（congenital absence of vagina），发生率为 1/5 000~1/4 000，绝大多数合并有无子宫或仅有始基子宫，卵巢功能多为正常。

1. 病因　系双侧副中肾管发育不全或双侧副中肾管尾端发育不良所致。

2. 诊断　根据临床表现、妇科检查、盆腔 B 型超声检查、染色体及性激素检查即可诊断。其主要临床表现为青春期后原发性闭经或婚后性交困难。妇科检查时见外阴和第二性征发育正常，但无阴道口或仅在阴道外口处见一浅凹陷，直肠 - 腹部诊和盆腔 B 型超声检查往往不能发现子宫。约 15% 患者合并泌尿道畸形，个别伴有脊椎异常。染色体核型为 46，XX，血内分泌激素正常。

3. 治疗　建议 18 岁之后，准备有性生活之前进行治疗。可先用非手术治疗方法，顶压法是常用的非手术治疗方法，即用阴道模型进行机械扩张。不适宜机械扩张或机械扩张无效者，行阴道成形术。手术方法有乙状结肠代阴道、羊膜或盆腔腹膜成形、生物补片法阴道成形术、带血管的肌皮瓣再造阴道等。对有发育正常子宫的患者，初潮时即应行阴道成形术，同时引流宫腔积血并将人工阴道与子宫相接，以保留生育功能。

（二）阴道闭锁

阴道闭锁（atresia of vagina）根据闭锁的部位分为阴道下段闭锁和阴道完全闭锁，其中阴道下段闭锁也称为Ⅰ型阴道闭锁，阴道上段及宫颈、子宫体均正常；阴道完全闭锁也称为Ⅱ型阴道闭锁，多合并宫颈发育不良、宫体正常或子宫畸形。

1. 病因　泌尿生殖窦发育缺陷。

2. 诊断　根据临床表现、妇科检查及超声、磁共振即可诊断。Ⅰ型阴道闭锁主要表现为阴道上段扩张，严重时合并宫颈宫腔积血。妇科检查无阴道开口，但闭锁处黏膜表面色泽正常，亦不向外膨隆，直肠指诊扪及向直肠凸出的阴道积血包块。阴道完全闭锁者因经血逆流至盆腔，可导致盆腔子宫内膜异位症，超声检查及磁共振成像可以协助诊断。

3. 治疗　应尽早手术，以解除阴道阻塞，使经血引流通畅为原则。术后定期扩张阴道以防瘢痕挛缩。

（三）阴道横隔

阴道横隔（transverse vaginal septum）多位于阴道上中段交界处，有孔为不完全横隔，无孔为完全横隔，较少见。

1. 病因　系因两侧副中肾管会合后的尾端与泌尿生殖窦相接处未贯通或部分贯通。

2. 诊断　根据临床表现及妇科检查即可诊断。不完全性横隔位于阴道上段者往往无症状，位置较低者多因性生活不满意而就医。完全性横隔有原发性闭经及周期性下腹痛并进行性加剧。妇科检查发现阴道较短或仅见盲端，肛诊时可扪及宫颈和宫体。

3. 治疗　一般应手术切除横隔并缝合切缘以防粘连。术后短期放置模型防止瘢痕挛缩。若系分娩时发现横隔，如横隔薄，可在胎先露部下降至横隔处并将横隔撑得极薄时切开，横隔厚者分娩时应行剖宫产。

（四）阴道纵隔

阴道纵隔（longitudinal vaginal septum）　有两类即完全纵隔及不完全纵隔。

1. 病因　系因双侧副中肾管会合后，中隔未消失或未完全消失。常合并双宫颈、双子宫、同侧肾脏发育不良。

2. 诊断　根据临床表现及妇科检查即可诊断。阴道完全纵隔常无临床表现，不完全纵隔可有性生活困难或不适,另一些至分娩时产程进展缓慢才确诊。妇科检查可见阴道被一纵行黏膜壁分为两个纵行通道。

3. **治疗**　若纵隔影响性交时,应将其切除,创面缝合以防粘连。若临产后发现纵隔阻碍胎先露部下降,可沿隔的中部切断,分娩后缝合切缘止血。

(五)阴道斜隔综合征

阴道斜隔分为三类:Ⅰ型为无孔斜隔,Ⅱ型为有孔斜隔,Ⅲ型为无孔斜隔合并宫颈瘘管。

1. **病因**　病因不明,可能由于一侧副中肾管向下延伸未达到泌尿生殖窦而形成盲端。常合并双宫颈、双子宫及斜隔侧肾缺如。

2. **诊断**　根据临床表现、妇科检查及超声检查即可诊断。发病年龄较轻,有痛经,Ⅰ型较重,Ⅱ型月经间期少量出血,Ⅲ型经期延长,也有月经间期少量出血。Ⅱ型和Ⅲ型合并感染,可有脓性分泌物。妇科检查:Ⅰ型肿物较硬,伴增大子宫及附件肿物;Ⅱ型和Ⅲ型囊性肿物张力较小,压迫时有陈旧性出血,穿刺抽出陈旧性血即可诊断。超声检查可见一侧宫腔积血,阴道旁囊肿,同侧肾缺如。

3. **治疗**　建议手术治疗,手术时机以经期为宜,做最大范围的隔切除,术后不需放阴道模具。

三、先天性宫颈发育异常

先天性宫颈发育异常(congenital abnormal of the cervix)临床罕见,类型包括宫颈缺如、宫颈闭锁、先天性宫颈管狭窄、宫颈角度异常、先天性宫颈延长症伴宫颈管狭窄、双宫颈等。

1. **病因**　多因形成子宫段副中肾管发育或融合异常所致。

2. **诊断**　根据临床表现、妇科检查及超声、磁共振检查即可诊断。若患者子宫内膜有功能时,青春期后可出现周期性腹痛,经血逆流引起盆腔子宫内膜异位症和子宫腺肌病。

3. **治疗**　手术穿通宫颈,使子宫与阴道相通,若宫颈未发育,行子宫切除术。

四、子宫发育异常

子宫发育异常临床上较为常见。按发育程度分为子宫未发育、发育不全及发育畸形。子宫未发育或发育不良包括先天性无子宫(congenital absence of uterus)、始基子宫(primordial uterus)、幼稚子宫(infantile uterus);子宫发育畸形包括单角子宫(uterus unicornis)、残角子宫(rudimentary horn of uterus)、双子宫(uterus didelphys)、双角子宫(uterus bicornis)、纵隔子宫(septum uterus)。

(一)子宫未发育或发育不良

1. **病因**　多因两侧副中肾管汇合后停止发育所致。常合并无阴道,但卵巢发育正常,第二性征不受影响。直肠-腹部诊扪不到子宫,盆腔超声未能发现子宫影像。

2. **诊断**　根据临床表现、妇科检查及超声检查即可诊断。先天性无子宫或始基子宫无症状,常因青春期后无月经来潮就诊。幼稚子宫者月经量较少,婚后不生育。直肠-腹部诊可扪及小而活动的子宫。

3. **治疗**　先天性无子宫或始基子宫可不予处理,幼稚子宫有周期性腹痛或宫腔积血者需手术切除。幼稚子宫无排卵者主张小剂量雌激素加孕激素序贯治疗促进子宫生长。

（二）单角子宫

1. **病因**　系因一侧副中肾管发育,另侧副中肾管未发育或未形成管道。未发育侧的卵巢、输卵管、肾脏同时缺如。

2. **诊断**　根据临床表现、妇科检查及超声检查即可诊断。单角子宫常无症状,妊娠可发生在单角子宫,但妊娠中、晚期反复流产、早产较多见。

3. **治疗**　可不做特殊处理。

（三）残角子宫

1. **病因**　系因一侧副中肾管发育正常,另一侧发育不全形成残角子宫,可伴有该侧泌尿系发育畸形。

2. **诊断**　根据临床表现、妇科检查及超声检查即可诊断。残角子宫内膜有功能者有周期性出血且与正常宫腔不相通,往往因宫腔积血而出现痛经,甚至并发子宫内膜异位症。残角子宫妊娠人工流产时无法探及,至妊娠 16~20 周时破裂而出现典型输卵管妊娠破裂症状,若不及时手术切除破裂的残角子宫,可因大量内出血而死亡。

3. **治疗**　残角子宫诊断后需切除残角子宫及同侧输卵管。残角妊娠子宫应及时切除。

（四）双子宫

1. **病因**　系因两侧副中肾管完全未融合,各自发育形成两个子宫体和两个宫颈,阴道也完全分开,左右侧子宫各有单一的输卵管和卵巢。

2. **诊断**　根据临床表现、妇科检查及子宫输卵管造影即可诊断。多无自觉症状,通常在人工流产术、产前检查甚至分娩时偶然发现。伴有阴道纵隔可有相应症状。妇科检查可扪及子宫呈分叉状。宫腔探查或子宫输卵管造影可见两个宫腔。

3. **治疗**　一般不需治疗,当有反复流产,应除外染色体、黄体功能以及免疫因素后是否行矫正术尚有争议。

（五）双角子宫

1. **病因**　系因两侧副中肾管完全未融合,导致子宫底部融合不全呈双角。

2. **诊断**　一般无症状,检查时可扪及宫底部有凹陷。超声、磁共振、子宫输卵管造影有助于诊断。

3. **治疗**　一般不予以处理。若双角子宫出现反复流产时,可行子宫整形术。

（六）纵隔子宫

最常见的子宫畸形,分为两类:从子宫底至宫颈内口将宫腔完全隔为两部分为完全纵隔;仅部分隔开为不全纵隔。

1. **病因**　系因两侧副中肾管融合不全,在宫腔内形成中隔。

2. **诊断**　往往根据超声、子宫输卵管造影或宫腹腔镜检查确诊。

3. **治疗**　纵隔子宫影响生育时应予以手术治疗。可在腹腔镜监视下宫腔镜切除中隔,术后宫腔放置金属节育器,防止纵隔创面形成粘连,数月后取出宫内节育器(IUD)即可妊娠。

五、输卵管发育异常

罕见,常见类型有:①单侧输卵管缺失:系该侧副中肾管未发育;②双侧输卵管缺失:

常见于无子宫或始基子宫者；③单侧（偶尔双侧）副输卵管：为输卵管分支，具有伞部，内腔与输卵管相通或不通；④输卵管发育不全、闭塞或中段缺失：类似结扎术后的输卵管。

1. **病因** 副中肾管头端发育受阻所致，常合并子宫发育异常。

2. **诊断** 几乎均为手术时偶然发现。

3. **治疗** 除输卵管部分节段缺失可整形吻合外，其他均无法手术。希望生育者需借助辅助生殖助孕技术。

六、卵巢发育异常

卵巢发育异常有：①卵巢未发育或发育不良：双侧卵巢缺失常为先天性性腺发育不良所致，可为低促性腺激素低性腺激素原因，其中部分为 Kallmann 综合征，亦可以为高促性腺激素低性腺激素及 45,X 染色体核型异常导致的卵巢不发育；②副卵巢，罕见，一般副卵巢远离卵巢部位，可位于腹膜后；③异位卵巢：卵巢形成后仍停留在原生殖嵴部位，未下降至盆腔内。

第二节 炎 症

生殖系统炎症是妇女常见疾病，包括下生殖道的外阴炎、阴道炎、宫颈炎和上生殖道的盆腔炎性疾病（pelvic inflammatory disease，PID），即子宫内膜炎、输卵管炎、输卵管卵巢炎、盆腔腹膜炎以及盆腔结缔组织炎。下生殖道的炎症常以局部刺激症状为主要表现，如阴道分泌物增多、外阴或阴道瘙痒不适、灼热感，可伴有泌尿系统感染症状。治疗上针对病原菌进行局部用药或全身用药。盆腔炎性疾病的常见症状为下腹痛、发热、阴道分泌物增多。PID 最常见的病理类型为输卵管炎。若 PID 未得到及时正确的治疗又会导致 PID 后遗症（不孕、异位妊娠、慢性盆腔痛等）的发生，因此应给予及时、广谱、经验化和个体化的抗生素治疗和 / 或手术治疗。女性生殖器结核是由结核分枝杆菌引起的特异性炎症，常继发于其他部位结核，以输卵管结核和内膜结核最为常见，常导致不孕和月经失调。治疗以抗结核药物为主。性传播疾病（sexually transmitted diseases，STD）是指主要通过性接触、类似性行为间接接触传播的一组传染病。我国目前重点监测的病种有梅毒、淋病、艾滋病、生殖道衣原体感染、尖锐湿疣、生殖器疱疹、软下疳及性病性淋巴肉芽肿。STD 不仅可在泌尿生殖器官发生病变，还可局部甚至全身播散导致不孕、生殖器畸形、毁容等特征性后遗症，严重者甚至危及生命。孕妇患 STD 可造成母婴传播，引起胎儿或新生儿感染致严重并发症和后遗症。因此，对 STD 高危人群进行性健康教育、筛查、预防和治疗是 STD 防治的全球性公共健康问题。

生殖系统炎症动物模型的建立主要有物理方法、化学方法及生物方法。其中生物方法的致炎机制与人类生殖系统炎症接近，是较理想的造模方法。

一、外阴及阴道炎症

（一）非特异性外阴炎

非特异性外阴炎（non-specific vulvitis）是由物理、化学因素而非病原体所致的外阴皮肤或黏膜的炎症。

1. **病因**　外阴与尿道、肛门邻近,经常受到经血、阴道分泌物、尿液、粪便的刺激,若不注意皮肤清洁易引起外阴炎。此外,穿紧身化纤内裤导致局部通透性差,局部潮湿以及经期使用卫生巾的刺激,均可引起非特异性外阴炎。

2. **诊断**　外阴皮肤瘙痒、疼痛、烧灼感,于运动、性交、排尿及排便时加重。检查见局部充血、肿胀、糜烂,常有抓痕,严重者形成溃疡或湿疹。慢性炎症可使皮肤增厚、粗糙、皲裂,甚至苔藓样变。

3. **治疗**　积极寻找并消除病因。局部治疗可用具有抗菌消炎作用的药物坐浴及外用。坐浴后根据病原菌种类选择使用抗生素软膏或紫草油,也可选用中药煎水熏洗外阴部。急性期还可选用红外线等局部物理治疗。

（二）前庭大腺炎

前庭大腺炎(bartholinitis)是指病原体侵入前庭大腺而引起的局部炎症。

1. **病因**　前庭大腺位于两侧大阴唇下 1/3 深部,腺管开口于处女膜与小阴唇之间,病原体(主要为内源性病原体)容易侵入而引起炎症。急性炎症发作时,病原体首先侵犯腺管,腺管呈急性化脓性炎症时往往因肿胀或渗出物凝聚而阻塞,脓液不能外流、积存而形成脓肿,称前庭大腺脓肿。

2. **诊断**　炎症多为一侧。局部肿胀、疼痛、灼热感,行走不便,有时会致大小便困难。检查见局部皮肤红肿、发热、压痛明显。当脓肿形成时,可触及波动感,严重者直径可达 5~6cm,也可自行破溃,有脓液流出,患者可出现发热以及腹股沟淋巴结胀痛等全身症状。

3. **治疗**　急性期需卧床休息,局部保持清洁。根据病原体选用敏感抗生素。可选用清热、解毒中药局部热敷或坐浴。脓肿形成者可切开引流并做造口术,并放置引流条,尽量避免切口闭合后反复感染或形成囊肿。

（三）前庭大腺囊肿

1. **病因**　前庭大腺囊肿(bartholin cyst)系因各种原因(慢性炎症、先天性腺管狭窄、损伤等)导致前庭大腺腺管开口部阻塞,分泌物积聚于腺腔而形成。

2. **诊断**　前庭大腺囊肿大小不等,囊肿小无感染时患者可无自觉症状,若囊肿大,患者可感到外阴有坠胀感或有性交不适。囊肿可继发感染形成脓肿而反复发作。

3. **治疗**　行前大腺囊肿造口术。

（四）滴虫阴道炎

1. **病因**　滴虫阴道炎(trichomonal vaginitis)是由阴道毛滴虫引起。

2. **诊断**　主要症状是阴道分泌物增多及外阴瘙痒,间或有灼热、疼痛、性交痛等。检查见阴道黏膜充血,甚至形成"草莓样"宫颈,后穹隆分泌物呈灰黄色、黄白色稀薄液体或黄绿色脓性分泌物,常呈泡沫状、有臭味。阴道分泌物中找到滴虫即可确诊。临床常用的是生理盐水悬滴法,显微镜下见到呈波状运动的滴虫及增多的白细胞被推移。对可疑患者可送培养。

3. **治疗**　主要治疗药物为抗滴虫药物甲硝唑及替硝唑。对目前性伴侣及症状出现前 4 周内的性伴侣均应进行治疗,并告知患者及性伴侣治愈前应避免无保护性交。

（五）外阴阴道假丝酵母菌病

1. **病因**　外阴阴道假丝酵母菌病(vulvovaginal candidiasis, VVC)是由假丝酵母菌引起。

2. **诊断** 主要表现为外阴瘙痒、灼痛、性交痛以及尿痛,外阴瘙痒程度居各种阴道炎症之首,严重时坐卧不宁,异常痛苦。阴道分泌物的特征是白色稠厚呈凝乳或豆腐渣样。若在阴道分泌物中找到假丝酵母菌的芽孢或菌丝即可确诊。若有症状而多次镜检为阴性或为顽固病例,可采用培养法同时行药物敏感试验。

3. **治疗** 单纯性 VVC 可局部或全身应用抗真菌药物。唑类抗真菌药的疗效高于制霉菌素。对于复发性外阴阴道假丝酵母菌病(recurrent vulvovaginal candidiasis, RVVC),即一年内有症状的 VVC 发作 4 次或以上,要积极寻找并去除诱因,同时行真菌培养及药物敏感试验,根据结果选择抗真菌药物治疗,该治疗分为强化治疗及巩固治疗,在强化治疗达到真菌学阴性后,给予巩固治疗至半年。

(六)细菌性阴道病

细菌性阴道病(bacterial vaginosis, BV)是阴道内正常菌群失调所致的一种混合感染。

1. **病因** BV 时,阴道内乳杆菌减少而其他微生物大量繁殖,主要有加德纳菌、厌氧菌以及人型支原体,其中以厌氧菌居多,其代谢产物使阴道分泌物的生化成分发生相应改变,使阴道碱化。阴道碱性环境不利于乳杆菌的黏附和生长,而利于加德纳菌等厌氧菌的生长,从而引发 BV。

2. **诊断** 主要表现为阴道分泌物增多,有鱼腥臭味,性交后加重,可伴有轻度外阴瘙痒或烧灼感。分泌物呈灰白色,均匀一致,稀薄,常黏附于阴道壁,但黏度很低,容易将分泌物从阴道壁拭去,阴道黏膜无充血的炎症表现。

BV 的 Amsel 临床诊断标准,下列 4 项中有 3 项阳性即可临床诊断 BV:①匀质、稀薄、白色的阴道分泌物;②阴道 pH > 4.5;③胺臭味试验(whiff test)阳性;④线索细胞阳性。

3. **治疗** 选用抗厌氧菌药物,主要有甲硝唑、克林霉素。

(七)萎缩性阴道炎

萎缩性阴道炎(atrophic vaginitis)是因体内雌激素水平降低,阴道黏膜萎缩,乳杆菌不再为优势菌,其他病原体过度繁殖或入侵而引起的阴道炎症。

1. **病因** 萎缩性阴道炎常见于自然绝经或人工绝经后,也可见于产后闭经或药物假绝经治疗的妇女。常见病原体为需氧菌、厌氧菌或两者的混合感染。

2. **诊断** 主要症状为阴道分泌物增多及外阴灼热感、瘙痒不适,可伴性交痛。阴道分泌物稀薄,呈淡黄色,严重者呈脓血性。检查见阴道呈萎缩性改变,阴道壁菲薄,上皮皱襞变平或消失。阴道黏膜充血,有小出血点,有时见浅表溃疡。溃疡面可与对侧粘连,严重时造成狭窄甚至闭锁,炎症分泌物引流不畅可形成阴道或宫腔积脓。

3. **治疗** 治疗原则为补充雌激素增加阴道抵抗力,抗生素抑制细菌生长。

(八)婴幼儿外阴阴道炎

1. **病因** 由于婴幼儿的解剖特点(幼女外阴发育差,不能遮盖尿道口及阴道前庭)、生理特点(新生儿出生 2~3 周后体内雌激素水平逐渐降低,阴道内 pH 上升)及不良卫生习惯(外阴不洁、大便污染、外阴损伤或蛲虫感染)等,容易发生炎症。

2. **诊断** 主要症状为阴道分泌物增多,呈脓性。可伴有泌尿系统感染症状。若有小阴唇粘连,可出现尿流变细或分流。检查可见外阴及阴道口黏膜充血、水肿,有脓性分泌物自阴道口流出。病变严重者,外阴表面可见溃疡,小阴唇可发生粘连,遮盖阴道口或尿道口。在检查时还应做肛诊排除阴道异物及肿瘤。

3. 治疗　①保持外阴清洁、干燥；减少摩擦；②针对病原体选择相应的药物治疗；③其他相应处理：有蛲虫者，给予驱蛲治疗；有阴道异物者及时取出异物；对小阴唇粘连者，外涂雌激素软膏后多可松解。

二、宫颈炎症

（一）急性宫颈炎

急性宫颈管黏膜炎症指宫颈局部充血、水肿，上皮变性、坏死，黏膜、黏膜下组织、腺体周围见大量中性粒细胞浸润，腺腔中可有脓性分泌物。

1. 病因　急性宫颈管黏膜炎症的病原体包括性传播疾病病原体（如淋病奈瑟菌、沙眼衣原体、单纯疱疹病毒、巨细胞病毒和生殖支原体）和内源性病原体（需氧菌、厌氧菌，尤其是引起 BV 的病原体）。

2. 诊断　主要表现为阴道分泌物增多，呈黏液脓性，以及经间期出血、性交后出血等。妇科检查见宫颈充血、水肿、黏膜外翻，有黏液脓性分泌物附着甚至从宫颈管流出。子宫颈管黏膜或者外移的柱状上皮质脆，容易诱发接触性出血。

两个特征性体征，具备一个或两个同时具备，显微镜检查子宫颈或阴道分泌物白细胞增多，可作出急性宫颈炎症的初步诊断。

（1）宫颈管棉拭子标本上，肉眼见到脓性或黏液脓性分泌物。

（2）用棉拭子擦拭宫颈管口的黏膜时，由于黏膜质脆，容易诱发出血。

3. 治疗　主要为抗生素药物治疗。可根据不同情况采用经验性抗生素治疗及针对病原体的抗生素治疗。

（二）慢性宫颈炎

1. 病因　慢性宫颈炎症（chronic cervicitis），指宫颈间质内有大量淋巴细胞、浆细胞等慢性炎细胞浸润，可伴有宫颈腺上皮及间质的增生和鳞状上皮化生。

2. 诊断　患者可有阴道分泌物增多，淡黄色或脓性，性交后出血，月经间期出血，偶有分泌物刺激引起外阴瘙痒或不适。妇科检查可发现宫颈黏膜外翻、水肿或宫颈呈糜烂样改变，少数严重者可呈颗粒状或乳头状突起，表面覆有黄色分泌物或宫颈口可见黄色分泌物流出。病理类型包括慢性宫颈管黏膜炎、宫颈息肉和宫颈肥大。

3. 治疗　慢性宫颈管黏膜炎通常需要进行病原体的检查，并给予相应处理；宫颈息肉行息肉摘除术，并送病理组织学检查。宫颈肥大若能排除其他疾病，一般无需治疗。

三、盆腔炎性疾病

盆腔炎性疾病（pelvic inflammatory disease，PID）指一组女性上生殖道的感染性疾病，主要包括子宫内膜炎、输卵管炎、输卵管卵巢脓肿（tubo-ovarian abscess，TOA）、盆腔腹膜炎，其中最常见的是输卵管炎。

1. 病因　PID 的病原体分外源性及内源性病原体，两种病原体可单独存在，通常为混合感染。外源性病原体主要为 STD 的病原体，常见的病原体为淋病奈瑟菌、沙眼衣原体，其他尚有支原体，包括人型支原体、解脲脲原体及生殖支原体。内源性病原体来自原寄居于阴道内的菌群,包括需氧菌及厌氧菌,以混合感染多见。

2. **诊断** 常见症状为下腹痛、发热、异常阴道分泌物或异常阴道出血。

PID 的诊断标准(2015 年美国 CDC 诊断标准)

最低标准

宫颈举痛或子宫压痛或附件区压痛

附加标准

口腔温度 ≥ 38.3℃

子宫颈异常黏液脓性分泌物或脆性增加

阴道分泌物生理盐水湿片镜检见到大量白细胞

红细胞沉降率升高

血 C 反应蛋白升高

实验室证实的宫颈淋病奈瑟菌或沙眼衣原体阳性

特异标准

子宫内膜活检证实子宫内膜炎

阴道超声或磁共振检查显示输卵管增粗,输卵管积液,伴或不伴有盆腔积液、输卵管卵巢肿块,或腹腔镜检查发现 PID 征象

3. **治疗** 以抗生素治疗为主,必要时行手术治疗。

抗生素的治疗原则:经验性、广谱、及时及个体化。①经验性抗生素:根据药敏试验选用抗生素较合理,但通常需在获得实验室结果前即给予抗生素治疗,因此,初始治疗往往是选择经验性抗生素;②广谱抗生素:由于 PID 多为混合感染,选择的抗生素应覆盖所有可能的病原体,包括淋病奈瑟菌、沙眼衣原体、支原体、厌氧菌和需氧菌等;③及时:诊断后应立即开始治疗,诊断 48 小时内及时用药将明显降低 PID 后遗症的发生;④个体化选择抗生素:应综合考虑安全性、有效性、经济性、患者依从性等因素选择治疗方案,根据疾病的严重程度决定静脉给药或非静脉给药。

手术治疗主要用于抗生素控制不满意的 TOA 或盆腔脓肿。手术指征有:①药物治疗无效;②脓肿持续存在;③脓肿破裂。手术可根据情况选择经腹手术或腹腔镜手术。

四、生殖器结核

女性生殖器结核(genital tuberculosis),又称结核性盆腔炎。输卵管结核占女性生殖器结核的 90%~100%,即几乎所有的生殖器结核均累及输卵管。其次为子宫内膜结核,占生殖器结核的 50%~80%,常由输卵管结核蔓延而来。另外还包括卵巢结核、宫颈结核、盆腔腹膜结核。

1. **病因** 由结核分枝杆菌引起。

2. **诊断** 多数患者缺乏明显症状,阳性体征不多,故诊断时易被忽略。

常用的辅助诊断方法:①子宫内膜病理检查:是诊断子宫内膜结核最可靠的依据。应在经前 1 周或月经来潮 6 小时内诊刮,应注意刮取子宫角部内膜,并将刮出物送病理检查,在病理切片上找到典型结核结节,诊断即可成立,但阴性结果并不能排除结核的可能;② X 线检查:胸部 X 线片、盆腔 X 线片,子宫输卵管碘油造影可能见到宫腔呈不同形态和不同程

度狭窄或变形,输卵管管腔有多个狭窄部分,呈典型串珠状改变;③腹腔镜检查;④结核分枝杆菌检查;⑤结核菌素试验。

3. **治疗** 采用抗结核药物治疗为主,休息营养为辅的治疗原则。抗结核化学药物治疗,应遵循早期、联合、规律、适量、全程的原则。支持疗法及手术治疗。

五、性传播疾病

性传播疾病(sexually transmitted diseases,STD)是指主要通过性接触、类似性行为及间接接触传播的一组传染病。目前,我国规定的 STD 监测病种有梅毒、淋病、艾滋病、生殖道衣原体感染、尖锐湿疣、生殖器疱疹、软下疳及性病性淋巴肉芽肿。

(一)淋病

1. **病因** 淋病(gonorrhea)是由淋病奈瑟菌引起的泌尿生殖系统化脓性感染。

2. **诊断** 淋病奈瑟菌感染最初好发于宫颈、尿道、前庭大腺等下泌尿生殖道,引起宫颈管黏膜炎、尿道炎、前庭大腺炎,也称为女性无并发症淋病(uncomplicated gonococcal infections)。若无并发症淋病未经治疗,淋病奈瑟菌可上行感染引起子宫内膜炎、输卵管炎、输卵管积脓、盆腔腹膜炎、输卵管卵巢脓肿、盆腔脓肿等,导致淋菌性盆腔炎,称为女性有并发症淋病(complicated gonococcal infections)。实验室检查包括分泌物涂片检查见中性粒细胞内有革兰氏阴性双球菌,检出率较低;核酸扩增试验(nucleic acid amplification tests,NAAT)敏感性及特异性高;淋病奈瑟菌培养。

3. **治疗** 治疗原则是及时、足量、规范应用抗生素。目前选用的抗生素以第二代头孢菌素为主。

(二)梅毒

1. **病因** 梅毒(syphilis)是由梅毒螺旋体引起的侵犯多系统的慢性 STD。梅毒螺旋体几乎可累及全身各器官,产生各种症状和体征,临床表现复杂,并可通过胎盘传染给胎儿,导致流产、早产、死产和先天梅毒,危害极大。

2. **诊断** 早期梅毒包括一期梅毒、二期梅毒及早期潜伏梅毒,病程在 2 年以内;晚期梅毒包括三期梅毒及晚期潜伏梅毒,病程在 2 年以上。一期梅毒主要表现为硬下疳及硬化性淋巴结炎,一般无全身症状。二期梅毒主要表现为皮肤黏膜损害,典型的为皮肤梅毒疹。三期梅毒主要表现为永久性皮肤黏膜损害(结节性梅毒疹、梅毒性树胶肿),并可侵犯多种组织器官(骨梅毒、眼梅毒、心血管梅毒、神经梅毒等),严重者危及生命。

实验室检查包括病原学检查、梅毒血清学检查:①非梅毒螺旋体抗原试验;②梅毒螺旋体抗原试验等,具有快速、敏感、特异性强的特点,用于证实试验。

3. **治疗** 以青霉素治疗为主,用药要尽早、足量、规范。性伴侣应进行梅毒的检查及治疗,治疗期间禁止性生活。

(三)尖锐湿疣

1. **病因** 尖锐湿疣(condyloma acuminate)是由低级别人乳头瘤病毒(human papilloma virus,HPV)感染引起的鳞状上皮增生性疣状病变。

2. **诊断** 临床症状多以外阴赘生物就诊。典型病例肉眼即可作出诊断,对体征不典型者,需进行辅助检查以确诊。包括细胞学检查、醋酸试验、阴道镜检查及 HPV 核酸检测。

活组织病理检查确诊。

3. **治疗**　尚无根除 HPV 方法,治疗仅为去除外生疣体,改善症状和体征。主要采用局部药物和物理治疗,病灶较大者可行手术切除。并建议同时筛查其他 STD。

（四）生殖道衣原体感染

1. **病因**　女性生殖道衣原体感染主要为沙眼衣原体感染,是常见的 STD。沙眼衣原体主要感染柱状上皮及移行上皮而不向深层侵犯,可引起宫颈黏膜炎、子宫内膜炎、输卵管炎,最后导致不孕、异位妊娠等并发症。

2. **诊断**　由于沙眼衣原体感染无特征性临床表现,临床诊断较困难,常需实验室检查确诊。包括:① NAAT;②沙眼衣原体培养;③抗原检测:直接免疫荧光法和酶联免疫吸附试验。

3. **治疗**　一般原则,应做到早期诊断,早期治疗,及时、足量、规范应用抗生素,治疗方案个体化。

（五）生殖器疱疹

1. **病因**　生殖器疱疹(genital herpes)是由单纯疱疹病毒(herpes simplex virus, HSV)感染引起的生殖器及肛门皮肤溃疡的 STD,呈慢性反复发作过程。HSV 分 HSV-1 及 HSV-2 血清型,生殖器疱疹主要由 HSV-2 引起。

2. **诊断**　主要表现为生殖器及肛门皮肤散在或簇集小水疱,破溃后形成糜烂或溃疡,伴有疼痛,随后结痂自愈。临床表现往往不典型,需依据实验室检查确诊。实验室检查包括:①病毒培养;② NAAT;③病毒抗原检测;④抗体检测。

3. **治疗**　生殖器疱疹为易复发疾病,尚无彻底治愈方法。治疗目的是减轻症状,缩短病程,减少 HSV 排放,控制其传染性。抗病毒治疗以全身抗病毒药物为主,局部治疗为辅。

（六）获得性免疫缺陷综合征

1. **病因**　获得性免疫缺陷综合征(acquired immunodeficiency syndrome, AIDS)又称艾滋病,是由人免疫缺陷病毒(human immunodeficiency virus, HIV)引起的 STD。HIV 可引起 T 淋巴细胞损害,导致持续性免疫缺陷,多个器官出现机会性感染及罕见恶性肿瘤,最后导致死亡。

2. **诊断**　AIDS 大致分为急性 HIV 感染、无症状感染和艾滋病三个阶段。需结合流行病学史(不安全性生活史、静脉吸毒史、输入未经 HIV 抗体检测的血液或血液制品、HIV 抗体阳性者所生的子女或职业暴露史)、临床表现及实验室检查诊断。诊断艾滋病必须是 HIV 抗体阳性,而 HIV RNA 和 P24 抗原的检测有助于诊断,尤其是能缩短“窗口期”和帮助早期诊断新生儿的 HIV 感染;病毒载量测定和 CD4$^+$T 淋巴细胞计数是判断疾病进展和治疗时机、评价疗效和预后的两项重要指标。

诊断标准:

（1）急性期:患者近期内有流行病学史和临床表现,实验室检查 HIV 抗体由阴性转为阳性;或仅实验室检查 HIV 抗体由阴性转为阳性。

（2）无症状期:有流行病学史,无任何临床表现,抗 HIV 抗体阳性;或仅 HIV 抗体阳性。

（3）艾滋病期:有流行病学史,HIV 抗体阳性,加上下述各项中的任何一项;或 HIV 抗体阳性,CD4$^+$T 淋巴细胞数 < 200/mm^3。原因不明的 38℃以上持续不规则发热,超过 1 个月;慢性腹泻次数多于 3 次/日,超过 1 个月;6 个月之内体重下降10% 以上;反复发作的口腔白假丝酵母菌感染;反复发作的 HSV 感染或带状疱疹病毒感染;肺孢子菌肺炎;反复发生

的细菌性肺炎;活动性结核或非结核分枝杆菌病;深部真菌感染;中枢神经系统占位性病变;中青年人出现痴呆;活动性巨细胞病毒感染;弓形虫病;青霉菌感染;反复发生的败血症;卡波西肉瘤;淋巴瘤。

3. 治疗　目前尚无治愈方法,主要为抗病毒治疗及一般支持对症处理。

(1)抗逆转录病毒治疗(antiretroviral therapy, ART):ART 可以最大限度地抑制病毒复制,保存和恢复免疫功能,降低病死率和 HIV 相关性疾病的发病率,提高患者的生活质量,减少 AIDS 的传播。目前,抗逆转录病毒药物有 3 大类可供选择:①核苷类逆转录酶抑制剂(NRTIs);②蛋白酶抑制剂(P1);③非核苷类逆转录酶抑制剂(N-NRTIs)。联合用药(鸡尾酒疗法)可增加疗效。

(2)免疫调节药物:干扰素、白细胞介素、丙种球蛋白及中药制剂等调整免疫功能。

(3)常见合并症采取对症治疗。

第三节　肿　瘤

机体的正常组织和细胞是胚胎萌芽的发育、分化和成熟而形成,在成熟机体内所有组织均保留幼稚的生发层细胞,具有增生、分化和成熟的能力,不断补充老化、衰亡的细胞和修复损伤、死亡的组织和细胞。肿瘤的发生亦是由幼稚的生发层细胞增生而来,但处于分化不良或成熟不全状态。所以肿瘤细胞只发生在有增生能力的组织,而不是直接从已经分化成熟的细胞逆转为未分化细胞。

不同组织类型的肿瘤来自机体不同组织的生发层细胞。胚胎越早期的细胞分化程度越低,分化潜能也越大,卵裂球尚无明显分化,为全能细胞,可以向各胚层分化,从卵裂球开始分化为三胚层,三胚层的发育只能限定在各自的分化范围内。肿瘤的发生和细胞分化同样,化生的组织界限亦都按一定分化程序形成,不能超越胚层间界限,因此,从胚胎发生起源和组织分化程序来理解肿瘤的组织发生,对正确认识肿瘤的形态变化有重要指导意义。

女性生殖系统的胚胎发育有很多特殊性,肿瘤的组织发生亦十分复杂,因此肿瘤的组织类型很多。根据不同的发病部位分述如下。

一、外阴肿瘤

(一)外阴良性肿瘤

外阴良性肿瘤较少见,主要有来源于上皮细胞的外阴乳头瘤及来源于中胚叶的纤维瘤、平滑肌瘤和脂肪瘤等。较大的外阴良性肿瘤治疗原则为手术切除。

(二)外阴恶性肿瘤

外阴恶性肿瘤占女性生殖系统原发恶性肿瘤的 3%~5%,好发于绝经后妇女,但有约40% 发生于 40 岁以下的妇女。以鳞状细胞癌最常见,占外阴恶性肿瘤的 80% 以上,其他包括恶性黑色素瘤、基底细胞癌、前庭大腺癌等。

1. 病因　发病相关因素包括人乳头瘤病毒感染和非 HPV 感染相关病变,如外阴硬化性苔藓和分化型外阴鳞状上皮内瘤变等。40%~60% 的外阴癌与 HPV 感染相关,超过 50%

是 HPV16 型感染。

2. **诊断** 组织学检查是确诊外阴癌的唯一方法。结合病史、症状及妇科检查,对一切外阴赘生物、溃疡和可疑病灶均应尽早行活组织病理检查,取材应有足够的深度,建议包含邻近的正常皮肤及皮下组织,可在阴道镜指引下取可疑病灶部位活检,做外阴细胞学检查、影像学如超声、磁共振、CT 等有助于诊断。

3. **治疗** 早期肿瘤以手术为主,晚期肿瘤手术结合放化疗,转移病例姑息、对症及支持治疗。对早期患者在不影响预后的前提下,尽可能缩小手术范围,最大限度保留外阴的正常结构,以提高生活质量。

二、宫颈肿瘤

子宫颈肿瘤包括良性肿瘤和恶性肿瘤。其中子宫颈良性肿瘤以肌瘤最为常见,诊断及处理原则与子宫肌瘤相同。

宫颈癌是最常见的妇科恶性肿瘤,起源于子宫颈上皮内病变,两者病因相同,均为高危性 HPV 持续感染所致。其中,宫颈浸润性鳞状细胞癌最多,占宫颈癌的 75%~80%,近年来子宫颈腺癌发病率有所上升,占宫颈癌的 20%~25%。少见类型如腺鳞癌、内膜样癌等上皮性癌,神经内分泌肿瘤及间叶性肿瘤等。以下着重介绍宫颈鳞癌及其癌前病变。

1. **病因** 子宫颈鳞状上皮内病变(cervical squamous intraepithelial, SIL)是与子宫颈癌密切相关的一组病变,大部分低级别病变可自然消退,但高级别病变具有癌变潜能。SIL 反映了子宫颈癌发生发展过程中的连续过程,通过筛查发现 SIL,及时治疗,是预防子宫颈浸润癌行之有效的措施。SIL 形成后继续发展,突破上皮下基底膜,浸润间质,形成子宫颈浸润癌。SIL 和子宫颈癌与人乳头瘤病毒(human papilloma virus, HPV)感染、多个性伴侣、吸烟、性生活过早(< 16 岁)、性传播疾病、经济状况低下、口服避孕药和免疫抑制等因素相关。

目前已知的 HPV 共 160 多个型别,其中 40 余种与生殖道感染有关,其中 13~15 种与 SIL 和子宫颈癌密切相关。近 90% 的 SIL 和 99% 的宫颈癌组织发现有高危型 HPV 感染,其中约 70% 与 HPV16 和 18 相关。接种 HPV 预防性疫苗可以实现宫颈癌的一级预防。

2. **诊断** 子宫颈细胞学检查是 SIL 及早期宫颈癌筛查的基本方法,特异性高,敏感性低。HPV 检测敏感性较高,但特异性较低,与细胞学检查联合可用于 25 岁以上的女性的宫颈癌筛查,也可用于 21~25 岁女性细胞学初筛为轻度异常的分流。如筛查异常,建议行阴道镜检查,子宫颈活组织检查是确诊宫颈病变的可靠方法。若需要了解子宫颈管病变情况,应行子宫颈管搔刮(endocervical curettage, ECC)。对于活检病理为高级别鳞状上皮内病变(HSIL),但不能除外浸润癌者,或者活检结果为微小浸润癌需要测量肿瘤范围或者除外进展期浸润癌者,需行宫颈锥切术。

3. **治疗** 约 60% 的低级别鳞状上皮内病变(LSIL)可自然消退,随访过程中病变发展或持续存在超过 2 年者应进行治疗,包括冷冻或激光等消融治疗;HSIL 可发展为浸润癌,需行宫颈锥切术。其中,经宫颈锥切确诊,年纪较大、无生育要求、有其他妇科良性疾病手术指征的 HSIL 也可进行筋膜外全子宫切除术。宫颈癌的治疗应根据临床分期、患者年龄、生育要求、全身情况、医疗技术水平等综合考虑制订适当的个体化治疗方案。采用手术和放疗为主,化疗为辅的综合治疗。手术包括腹腔镜手术和开腹手术。

2018 年妇科肿瘤学会（SGO）上有研究报道，宫颈癌腹腔镜手术和经典开腹手术对比，微创手术复发率更高。基于中国较高的发病率，中国医生每年完成的腹腔镜手术数量应该是较多的，需要重新讨论、审视腹腔镜路径用于治疗宫颈癌的优缺点。

三、子宫肿瘤

常见的子宫良性肿瘤为子宫平滑肌瘤，恶性肿瘤为子宫内膜癌和子宫肉瘤。

（一）子宫平滑肌瘤

子宫肌瘤是女性生殖器官最常见的良性肿瘤，由平滑肌和结缔组织组成。常见于 30~50 岁的女性，20 岁以下少见。因肌瘤多无症状，临床报道发病率远低于肌瘤真实发病率。

1. **病因** 确切病因尚未明了。高危因素为年龄大于 40 岁、初潮年龄小、未生育、晚育、肥胖、多囊卵巢综合征、激素补充治疗、黑色人种和子宫肌瘤家族史等。这些因素均与子宫肌瘤的发病风险增加密切相关。发病机制可能与遗传易感性、性激素水平有关。

2. **诊断** 根据患者病史、体征和超声结果多数即可诊断。应与卵巢实性肿瘤、子宫腺肌瘤和子宫恶性肿瘤相鉴别。

3. **治疗** 无症状的子宫肌瘤一般无需治疗，特别是近绝经期妇女。药物治疗适用于症状较轻、近绝经期或全身情况不宜手术者。治疗药物包括：促性腺激素释放激素类似物、米非司酮等。手术治疗包括子宫肌瘤剔除术和全子宫切除术。手术路径可采取宫腹腔镜手术或者开腹、经阴道手术。手术适应证包括：肌瘤导致月经过多、继发贫血者；严重腹痛、性交痛或慢性腹痛、有蒂肌瘤扭转引起的急性腹痛；肌瘤体积较大引起膀胱、直肠的压迫症状者；因肌瘤导致不孕或反复流产者；怀疑有肉瘤变者。其他治疗方法如子宫动脉栓塞术和高能聚焦超声均为非主流方法，主要适用于不能耐受或者不愿手术者。

（二）子宫内膜癌

子宫内膜癌是发生于子宫内膜的上皮性恶性肿瘤，为女性生殖道三大恶性肿瘤之一。占女性生殖道恶性肿瘤的 20%~30%。近年来发病有上升趋势。

1. **病因** 确切病因尚不清楚。高危因素包括：年龄大于 45 岁、糖尿病、肥胖、高血压、无孕激素拮抗的性激素使用史、多囊卵巢综合征、功能性卵巢肿瘤（分泌雌激素的卵巢肿瘤）、无排卵型异常子宫出血、初潮早、不孕不育、他莫昔芬治疗、肿瘤家族史（尤其是内膜癌或肠道肿瘤）、卵巢和乳腺癌病史。建议高危人群每年筛查，筛查方法包括子宫内膜取样及经阴道彩超。

目前将内膜癌分为两种类型，Ⅰ型是雌激素依赖型，可能是在无孕激素拮抗的雌激素长期作用下发生子宫内膜增生、不典型增生继而癌变；Ⅱ型是非雌激素依赖型，发病与雌激素无明确关系。Ⅰ型多见，均为子宫内膜样腺癌，患者较年轻，多伴有肥胖、高血压、糖尿病、不孕不育或者绝经延迟，或伴有无排卵性疾病、功能性卵巢肿瘤、长期服用单一雌激素或他莫昔芬病史，肿瘤分化较好，*PTEN* 基因失活和微卫星不稳定是常见的分子事件；Ⅱ型内膜癌的病理形态多为少见类型，如子宫内膜浆液性癌、透明细胞癌和癌肉瘤等，多见于老年妇女，肿瘤恶性程度高，分化差，*P53* 基因突变和 *HER2* 基因过度表达是常见的分子事件。

近年研究发现，子宫内膜癌的二元论分型存在分子特征的交叉，因此有学者通过基因组序列分析,根据分子特征将内膜癌分为四种亚型:POLE 突变型;微卫星不稳定型、低拷贝型和高拷贝型。该分子分型对内膜癌的预后有较高的预测价值,POLE 突变型预后较好,而高拷贝型预后不良。

子宫内膜增生分为两类:不伴有子宫内膜不典型增生和不典型增生,前者属于良性病变,后者属于癌前病变。大多子宫内膜癌为散发病例,约有 5% 与遗传有关。其中关系最密切的是林奇综合征,也称遗传性非息肉结直肠癌综合征,是一种由错配修复基因突变引起的常染色体显性遗传病,与年轻女性的内膜癌发病有关。

2. **诊断** 诊断性刮宫是常用的诊断方法,组织学检查是子宫内膜癌确诊的依据。宫腔镜检查可以直接观察宫腔及宫颈管内状态,直视下活检对于局灶性内膜癌的诊断和评估宫颈是否受侵更为准确。影像学检查如超声可初步了解子宫内膜情况,为选择进一步检查提供参考。磁共振成像对肌层浸润深度和宫颈间质是否浸润有较准确的判断,腹部 CT 可以协助判断有无子宫外转移。对于绝经后阴道流血、绝经过渡期月经紊乱,均应排除子宫内膜癌后再按良性疾病处理。

3. **治疗** 根据肿瘤累及范围及组织学类型,结合患者年龄及全身情况制订适宜的治疗方案。早期患者以手术为主,术后根据高危因素选择辅助治疗。晚期患者采用手术、放疗、药物治疗等综合治疗;对于影像学评估局限于子宫内膜的高分化子宫内膜样癌的年轻患者,可考虑采用孕激素治疗为主的保留生育功能治疗。

(三)子宫肉瘤

子宫肉瘤少见,约占所有女性恶性肿瘤的 1%,来源于子宫肌层、肌层内结缔组织和内膜间质,也可继发于子宫平滑肌瘤。

1. **病因** 女性生殖系统的间叶性肿瘤,与全身各处的间叶性肿瘤的组织发生是一致的。间叶性肿瘤发生来自中胚层的原始间叶组织(间充质),或称为未分化间叶组织。

所有间叶性肿瘤根据其发生来源组织的不同分化阶段,同样可表现为不同分化能力,形成不同分化程度和恶性程度的肿瘤。越处于分化早期的细胞构成的肿瘤分化越低,性质越恶。由于间叶细胞具有双向或多向分化潜能,因此常发生多种间叶细胞成分混合的肿瘤,比如纤维瘤,血管脂肪瘤等。混合成分在 2 种以上的肿瘤(除外肿瘤本身的间质成分的纤维组织)称间叶瘤或间叶肉瘤。根据不同的组织来源,分为单一间叶来源和混合性上皮间叶来源。

子宫平滑肌肉瘤分为原发性和继发性两种,其中原发性平滑肌肉瘤指由具有平滑肌分化能力的细胞组成的恶性肿瘤,是子宫最常见的恶性间叶性肿瘤。另外有子宫内膜间质肉瘤、腺肉瘤等相对少见的病理类型。继发性平滑肌肉瘤为原已存在的平滑肌瘤恶变。

2. **诊断** 因子宫肉瘤临床表现与子宫肌瘤及其他恶性肿瘤相似,术前诊断较为困难。确诊依据为组织学检查。

3. **治疗** 治疗原则以手术为主。强调子宫应完整切除并取出,术前怀疑肉瘤者,禁用子宫粉碎器。低级别子宫内膜间质肉瘤孕激素受体多为高表达,大剂量孕激素治疗有一定疗效。但整体来说,子宫肉瘤复发率高,预后差。

四、卵巢肿瘤及输卵管肿瘤

卵巢肿瘤是常见的妇科肿瘤,可发生于任何年龄。其中卵巢上皮性癌(卵巢癌)的发病率居妇科肿瘤的第 2 位,致死率居第 1 位。输卵管恶性肿瘤曾被认为是较为罕见的,但随着组织学及分子遗传性的证据表明,曾被归类于卵巢癌或原发性腹膜癌中的 40%~60% 可能起源于输卵管,故可将卵巢、输卵管及原发腹膜肿瘤归于一类疾病。卵巢肿瘤组织成分非常复杂,是全身各器官原发肿瘤类型最多的器官,不同类型的组织学结构和生物学行为有很大差别。根据 WHO 制定的女性生殖器肿瘤组织学分类(2014 版),卵巢肿瘤分为 14 大类,其中主要组织学类型分为:上皮性肿瘤、生殖细胞肿瘤、性索 - 间质肿瘤及转移性肿瘤。分述如下:

（一）上皮性肿瘤

85%~90% 原发性卵巢恶性肿瘤来源于上皮细胞,浆液性癌是上皮性卵巢癌(epithelial ovarian carcinoma, EOC)最常见的组织学亚型,基于组织学和临床行为的相似性,它被认为与输卵管及腹膜浆液性癌密切相关。

1. **病因**　随着人类基因组研究和二代测序的普及,对卵巢癌的易感基因已经有了初步了解,尤其是 *BRCA1/2*,其致病突变占据所有上皮性卵巢癌病例的 20% 左右。在美国国立癌症综合网络的指南中,上皮性卵巢癌患者都应该接受遗传咨询和检测。这些患者三代以内的血亲也应该接受相应的肿瘤遗传咨询和检测。

根据目前形态学和分子遗传学的研究进展,卵巢癌主要存在两种不同的发病途径,即"卵巢癌的二元发病模式"。Ⅰ型卵巢癌包括低级别浆液性、低级别内膜样、透明细胞、黏液性和移行细胞癌。总体来看,这些肿瘤生长缓慢,发病时主要局限于卵巢。Ⅰ型卵巢癌的遗传学相对较稳定,临床进展缓慢,恶性度低,Ⅰ期术后预后好,5 年生存率达 85% 以上。多数病例对于铂类化疗药物不敏感。Ⅱ型卵巢癌占卵巢癌的 75%,主要包括高级别浆液性癌、部分高级别内膜样癌、未分化癌和恶性混合性中胚叶肿瘤(癌肉瘤)。多伴有 *TP53* 基因突变,但少有 *KRAS* 基因的突变。Ⅱ型卵巢癌生长迅速,侵袭性强,恶性度高,早期即出现转移,对于铂类化疗药物敏感,其中 15%~20% 具有卵巢癌遗传素质(遗传性 *BRCA* 突变携带者)。

一些专家提出,所有这些癌症均起源于输卵管。"大部分高级别浆液性癌来自输卵管伞端"是近年来研究最热,进展最多,相对比较成熟的学术观点,也是新的卵巢癌发病理论的核心内容和最大亮点。在早期卵巢癌防治止步不前的情况下,如果能够明确输卵管是Ⅱ型卵巢癌的主要来源,那么遗传性 *BRCA 1/2* 突变及卵巢癌家族史的女性只需切除双侧输卵管,即可起到很好的预防作用。新的理论和学说必将使卵巢癌的诊断、预防和治疗手段产生突破性进展,带来深远影响。

2. **诊断**　结合病史和体征,辅以必要的辅助检查,如超声、磁共振、盆腔 CT 等,肿瘤标志物如 CA125 是目前应用最为广泛的卵巢上皮性肿瘤的生物标志,被美国 FDA 批准用于监测已确诊 EOC 女性对治疗的反应,常常超适应证地被单独或联合其他血清生物学标记物和 / 或盆腔超声用来评估附件包块。另外,CA199 是一种黏蛋白,在卵巢癌患者中可能升高,但在卵巢癌的处理中很少使用,CEA 升高多见于与胃肠道或卵巢相关的黏液性癌。很多 EOC 的生物标志物仍在研究阶段。已报道的可能有用的血清标志物包括:骨桥蛋白、间皮素、溶血磷脂酸(lysophosphatidic acid, LPA)、结合珠蛋白、甲状腺素转运蛋白、载脂蛋白 A1、血清 C 反应蛋白等。

另外,2009 年引入的 OVA1 检测包含 5 种血清生物标志物的检查,可用于评估计划接受附件包块手术发生恶性肿瘤的可能性；恶性肿瘤风险计算法、指数、ADNEX 模型虽未在临床广泛开展，但诸多前瞻性研究证实均可用于卵巢癌的预测。

3. **治疗** 不同于其他一些类型的癌症，对疑似上皮性卵巢癌（epithelial ovarian cancer，EOC）的患者，即使处于晚期，也几乎总是要进行手术。手术的必要性在于：获取组织以证实诊断、评估疾病的程度（即分期）、尝试进行最佳减瘤，这对成功治疗至关重要。

大约 25% 肿瘤局限于卵巢（Ⅰ期）或超出卵巢但局限于盆腔（Ⅱ期）。初始治疗采用最大限度的减瘤操作。美国妇科肿瘤学组（GOG）将最佳减瘤定义为残余肿瘤的最大直径小于 1cm。减瘤手术后残余病灶的大小与生存期呈负相关；因此，应在初始手术操作时尽量切除所有肉眼可见的肿瘤。推荐由有丰富的减瘤手术经验的妇科肿瘤医生进行手术，因为能否达到最佳减瘤部分取决于手术医生的判断、经验和积极性（Grade 1B）。可能推荐行全身性化疗，也可能不推荐。其余 75% 的 EOC 女性的肿瘤已扩散至整个腹膜腔或侵及主动脉旁淋巴结或腹股沟淋巴结（Ⅲ期），或肿瘤已扩散至更远的部位（Ⅳ期）。这些患者的标准治疗是手术后行全身性化疗。最佳的减瘤手术联合以铂类为基础的有效化疗已被证明可显著改善这些患者的生存期。

尝试保留生育功能最常见于有低度恶性倾向的卵巢肿瘤或非上皮性卵巢癌年轻患者。Ⅰ A 期 EOC 也可以选择保留生育功能。如果考虑行保守手术（单侧输卵管卵巢切除术），应进行全面的手术分期操作，包括冲洗、网膜切除术、阑尾切除术和淋巴结活检，且结果均应为阴性，也必须进行彻底的腹部探查并对所有异常部位进行活检，应进行子宫内膜活检以除外子宫内膜癌。如果对侧卵巢外观正常，大多数手术医生不会常规对其进行活检。其理论依据是，临床隐匿的双侧卵巢受累只见于 2.5% 进行卵巢恶性肿瘤分期者，并且卵巢手术可能损害未来的生育力，而保留未来的生育力是保守手术的目的。

希望保留生育能力的患者应该清楚地认识到有关该治疗结局的资料有限，尤其是几乎没有关于疾病复发频率和结局、促排卵或激素避孕安全性的信息。对于一侧卵巢病变分化良好、已接受全面分期手术、但为保留生育功能而只进行了有限的器官摘除的年轻女性，建议其在完成生育后或在 35 岁前行子宫切除术并切除剩余的卵巢。

近年来，聚腺苷二磷酸 - 核酸聚合酶（PARP）抑制剂治疗上皮性卵巢癌取得显著进展，可明显改善复发性卵巢癌患者的疗效。此外，化疗联合血管内皮生长因子（VEGF）受体抑制剂有一定疗效。

（二）生殖细胞肿瘤

卵巢生殖细胞肿瘤（ovarian germ cell neoplasm，OGCN）来源于卵巢原始生殖细胞，肿瘤可能为良性或恶性。这些肿瘤占所有卵巢肿瘤的 20%~25%，但仅占所有卵巢恶性肿瘤的 5%。OGCN 主要在 10~30 岁的年轻女性中发生，占该年龄段女性卵巢肿瘤的 70%。除成熟畸胎瘤等少数组织类型以外，大多类型为恶性肿瘤。

1. **病因** 男女性腺都是生殖嵴发生，到胚胎第 7 周时生殖腺在结构上还不能分辨为睾丸或卵巢，此时为未分化性腺。在未分化性腺中已经存在原始生殖细胞，其来源并非生殖嵴表面上皮，而是从近尿囊附近的卵黄囊背侧的内胚层细胞发生，乃是精原细胞或者卵原细胞前身，在胚胎第 6 周时沿后肠的背系膜迁移到生殖嵴，加入到生殖腺索中。

生殖细胞移行与生殖细胞各型肿瘤的组织发生有密切关系。可归纳为以下几种：①原始生殖细胞在移行中若停留在卵巢外，则为性腺外生殖细胞肿瘤的发生来源，如性腺外畸胎瘤;②原始生殖细胞已达到未分化性腺(原始性腺,既未包裹亦未发育),为胚条性腺,为无性细胞瘤和性腺母细胞瘤等胚胎性肿瘤的发生基础;③原始生殖细胞移行至卵巢后,仍具有全能性分化潜能,既可重演胚胎的胚层分化,形成胚胎样体,为多胚瘤的来源;也可向胚体和胚外结构分化,分别形成胚胎瘤和各型畸胎瘤、卵黄囊瘤、原始绒毛膜细胞癌,并可形成胚体性和胚外性混合任何形式的联合肿瘤。

OGCN 可大致分为如下类型:向胚胎样肿瘤分化的 OGCN(畸胎瘤及其亚型和无性细胞瘤)和主要向胚胎外胚源性细胞群分化的 OGCN,或兼具上述两种分化的 OGCN。包括:畸胎瘤——良性囊性成熟畸胎瘤是最常见的 OGCN。当皮样囊肿的组成部分发展为体细胞恶性肿瘤时,可进展为某些恶性 OGCN(称为成熟囊性畸胎瘤恶变)、未成熟畸胎瘤。无性细胞瘤是男性精原细胞瘤的女性发病形式,实质上由未成熟的生殖细胞构成。卵黄囊瘤是向卵黄囊 / 原始胎盘形式分化的癌(上皮肿瘤)。混合生殖细胞肿瘤通常是卵黄囊畸胎瘤、无性细胞瘤和 / 或胚胎性癌的组合。罕见 OGCN 为单纯胚胎性癌、非妊娠绒毛膜癌及单纯多胚瘤。无性细胞瘤、未成熟畸胎瘤、卵黄囊肿瘤和混合性生殖细胞肿瘤占恶性 OGCN 病例的 90%。单纯胚胎性癌和非妊娠绒毛膜癌罕见,单纯多胚瘤非常罕见。

2. **诊断** OGCN 常产生特异性的激素,尤其是 β-hCG 或 AFP。患者通常因一种或多种下述体征和症状就诊:腹部膨大——由于肿块本身、腹水或两者皆有;腹痛——由于肿瘤破裂或扭转;性早熟、不规则阴道流血——可能由于产生 hCG;妊娠症状——由于产生 hCG。

OGCN 经常与激素或酶的活性有关。如果某些组织学成分存在敏感性高、特异性不同的标志物,可在血清中测出其中某些蛋白。一些肿瘤标志物存在于某些(但非所有)具有特定组织学的肿瘤中。不同肿瘤类型产生的肿瘤标志物如下:hCG——胚胎细胞癌和卵巢绒毛膜癌、混合性生殖细胞肿瘤、某些无性细胞瘤。AFP——卵黄囊瘤、胚胎细胞癌和多胚瘤癌、混合性生殖细胞肿瘤、某些不成熟畸胎瘤。多数无性细胞瘤患者的 AFP 正常。乳酸脱氢酶(lactate dehydrogenase, LDH)——无性细胞瘤。根据患者的病史、辅助检查可初步诊断。组织学诊断为确诊依据。

3. **治疗** 几乎所有病例均需手术以明确 OGCN 的组织学诊断、治疗和分期(如为恶性)。可进行卵巢切除术、卵巢囊肿剥除术或卵巢肿块切除术,具体取决于临床情况与冰冻切片的检查结果。在根治性手术治疗前,应确定诊断。

关于术后生育及激素补充的问题,2018 年欧洲肿瘤内科学会颁布的新版指南指出,生殖细胞肿瘤患者激素补充疗法是安全的。复发性卵巢生殖细胞恶性肿瘤,如果仍有治愈的可能,应首先推荐在有条件做骨髓移植的单位进行大剂量化疗。放射治疗仅用于局部复发的姑息治疗。

(三)性索间质细胞肿瘤

卵巢性索间质肿瘤来源于原始性腺中的性索和间质组织,占卵巢肿瘤的 5%~8%。此类肿瘤常有内分泌功能,故又称为卵巢功能性肿瘤。

1. **病因** 胚胎 5 周时,体腔上皮增生形成两条棱形隆起,为生殖嵴,是男女性腺发生来源。在未分化性腺阶段(5~7 周),生殖嵴形成不规则上皮索,即性索。男女性腺分化完成后,性索即成为男女性腺间质中的特殊性间质细胞,具有多向分化潜能。因此,无论是卵巢还是睾丸,均有两种间质存在,一种为特殊性多性索间质,一种是非特殊性的普通支持组织。

性索间质由向男女性分化的间质细胞构成,具有内分泌功能。女性的性索间质细胞既可向上皮分化形成颗粒层细胞,又可向间质分化形成卵泡膜细胞。发生肿瘤时,即为颗粒细胞瘤和卵泡膜细胞瘤。由于性索间质是由向男女性分化的间质细胞构成,因此可发生具有两性特点的肿瘤,即两性母细胞瘤的发生来源。

2. **诊断** 临床表现通常与卵巢上皮性肿瘤女性患者的表现方式相同(如腹部或盆腔症状、体格检查或影像学发现附件肿块)。此外,分泌雌激素或雄激素的性索间质肿瘤可导致内分泌依赖性临床表现。因此,对于表现出雌激素过多体征(如儿童性早熟、异常子宫出血、子宫内膜增生或癌变)或雄激素过多体征的患者,尤其当其存在附件包块时,应考虑该病的诊断。

3. **治疗** 性索间质肿瘤通常在被诊断时尚处于早期。即使是恶性性索间质肿瘤,也通常被认为是低级别的。这类肿瘤罕有淋巴结转移。美国 SEER 国家癌症数据库的数据显示,该病被诊断时的分期分布如下:局限于卵巢(57%),扩散至周围器官、组织或局部淋巴结(15%),远处转移(22%)。肿瘤的扩散模式及远处转移的可能性因组织学亚型的不同而大不相同。

大多数卵巢性索-间质肿瘤是良性的,通过手术进行治疗。恶性性索间质肿瘤被诊断时通常处于早期,单纯采用手术治疗。通常不需要进行淋巴结清扫术。对于某些特定的患者,可选用辅助性化学治疗。对于大部分因性索间质肿瘤而接受手术治疗的患者,建议对ⅠA期疾病患者进行治疗后监测,而非进行辅助化疗(Grade 2C)。对于肿瘤累及卵巢表面(ⅠC期)或更晚期(Ⅱ期及之后)的患者,建议进行辅助化疗(Grade 2C)。

对于肿瘤复发或转移的女性,如果可行,建议予以手术治疗(Grade 2C)。对于已接受了切除术无残留病灶的患者,建议术后给予以铂类为基础的化疗(Grade 2C)。对于不适合手术或者手术后有残留病灶的患者,建议内科治疗。可采用的方案可能包括:以铂为基础的化疗、内分泌治疗和应用血管生成抑制剂。针对已有多次复发的女性的治疗方案可借鉴针对复发性上皮性卵巢癌的治疗方案。对于根治术后的患者,不建议使用激素替代治疗。

(四)卵巢转移性肿瘤

由其他器官或组织转移至卵巢形成的肿瘤均称为卵巢转移性肿瘤或卵巢继发性肿瘤。占卵巢肿瘤的5%~10%,其中常见的卵巢转移性肿瘤是库肯勃瘤(Krukenberg tumor)。

1. **病因** 最常见的原发部位是胃和结肠。确切的转移途径尚不明确,可能包括血行转移、淋巴转移和种植转移。各种转移途径并非孤立存在,可能通过多种方式转移至卵巢。

2. **诊断** 临床表现缺乏特异性。可在诊断原发肿瘤的同时发现卵巢转移,亦可以盆腔包块伴腹痛、腹胀、盆腹腔积液为首发症状。可伴有贫血、恶病质等晚期肿瘤征象。

3. **治疗** 治疗原则是缓解和控制症状。若原发肿瘤已切除并无其他远处转移或复发迹象,转移瘤局限于盆腔时可行全子宫及双附件切除,尽可能切除盆腔转移灶。术后根据原发肿瘤性质给予放化疗。

第四节 生殖内分泌

女性生殖内分泌疾病是妇科常见病,通常由下丘脑-垂体-卵巢轴的功能异常或靶细胞效应异常所致,部分还涉及遗传因素、生殖器官发育异常等。

正常子宫出血即月经，其机制为：正常有排卵的妇女在一个卵巢周期的末期，如所排出的卵子未受精，则黄体退化，外周血的雌孕激素水平下降，出现子宫出血，临床上表现为月经。正常月经有规律的周期性，周期长度为 21~35 天，平均 28 天，经期出血的时间持续 2~8 天，平均 3~7 天。每次月经的失血量平均为 5~80ml，超过 80ml 为月经过多，小于 5ml 为月经过少。经血在子宫内膜局部生成的纤维蛋白溶解酶的作用下液化而不凝，有防止子宫腔粘连的作用，但出血多时仍可有大小不等的血块，经血内还含有坏死脱落的子宫内膜组织碎片及组织液。月经出血停止后宫腔内不留瘢痕。

一、异常子宫出血

异常子宫出血（abnormal uterine bleeding，AUB）是妇科常见的症状和体征，作为总的术语，指与正常月经的周期频率、规律性、经期长度、经期出血量中的任何一项不符，源自子宫腔的异常出血。不包括妊娠期、产褥期、青春期前和绝经后出血。

根据出血时间，AUB 可分为经间期出血（intermenstrual bleeding，IMB）、不规则子宫出血（metrorrhagia）、突破性出血（breakthrough bleeding，BTB）。出血量较多者为出血，量少者为点滴出血。根据发病缓急，AUB 可分为急性和慢性两类。急性 AUB 是指发生严重的大出血，需要紧急处理以防进一步失血的 AUB，可见于有或无慢性 AUB 史者。慢性 AUB 是指近6 个月内至少出现 3 次 AUB，无需紧急处理，但需进行规范诊疗的 AUB。

（一）病因

AUB 病因分为两大类九个类型。按英文首字母缩写为 "PALM-COEIN"，"PALM" 存在结构性改变，可采用影像学技术和 / 或病理学方法明确诊断。而 "COEIN" 无子宫结构性改变。

"PALM-COEIN" 具体是指与 AUB 相关的疾病：子宫内膜息肉（polyp）AUB-P、子宫腺肌病（adenomyosis）AUB-A、子宫平滑肌瘤（leiomyoma）AUB-L、子宫内膜恶变和不典型增生AUB-M、全身凝血相关疾病（coagulopathy）AUB-C、排卵障碍（ovulatory dysfunction）相关的AUB-O，子宫内膜局部异常 AUB-E、医源性 AUB-I、未分类（not yet classified）的 AUB-N。

导致 AUB 的病因，可以是单一因素，也可以多因素并存，有时还存在原发病导致的其他临床表现。既往所称的 "功能失调性子宫出血"，包括 "无排卵功血" 和 "排卵性功血" 两类，前者属于 AUB-O，后者包括黄体功能不足和子宫内膜不规则脱落等，涉及 AUB-O 和AUB-E。根据中华医学会妇产科学分会内分泌学组 2014 年建议，不再使用功能失调性子宫出血的名称。

（二）诊断

对于可疑子宫内膜病变，宫腔镜检查取代子宫内膜活检进行病理证实，已被全球广泛接受，尤其是目前更新型的微型宫腔镜门诊检查。

（三）治疗

治疗必须始终以恰当的诊断为导向。控制急性失血的同时纠正贫血，针对病因进行相应的治疗。对于无排卵性子宫出血，口服短效避孕药、放置左炔诺孕酮宫内节育器（levonorgestrel intrauterine device，LNG-IUD）或其他孕激素治疗能降低子宫内膜增生或子宫内膜癌的风险。

子宫内膜去除术是子宫出血过多或经期延长的微创治疗方法，其适用于药物治疗失败或不愿进行长期药物治疗者。在减少经量方面，子宫内膜去除术和放置 LNG-IUD 疗效相当，通常仅用于所有其他治疗方法均失败的女性。

二、多囊卵巢综合征

多囊卵巢综合征（polycystic ovary syndrome，PCOS）又称 Stein-Levental 综合征，由 Stein 和 Levental 于 1935 年首次报道，是由遗传和环境因素共同导致的常见内分泌代谢疾病，在育龄妇女中，发病率为 6%~21%。临床特征包括：月经异常、不孕、高雄激素血症、卵巢多囊样改变等，可伴有频繁出现的心血管疾病相关危险因素，包括肥胖、葡萄糖耐受不良、血脂异常和阻塞性睡眠呼吸暂停等，是 2 型糖尿病、心血管疾病和子宫内膜癌发病的高危因素。

（一）病因

PCOS 的发病机制目前尚不明确，与遗传及环境因素密切相关，涉及神经内分泌及免疫系统的复杂调控网络。研究表明，PCOS 是一种多基因病，目前的候选基因研究涉及胰岛素作用相关基因、高雄激素相关基因和慢性炎症因子相关基因等。宫内高雄激素环境、环境内分泌干扰物如双酚 A、持续性有机污染物、抗癫痫药、营养过剩和不良生活方式等均可增加 PCOS 的发生风险。

（二）诊断

通过询问患者的病史，尤其是体重的改变，家族史等、全身体格检查，盆腔超声检查及实验室检查结果综合分析可作出初步诊断。

多囊卵巢（polycystic ovarian morphology，PCOM）是超声检查对卵巢状态的一种描述。定义为：一侧或双侧卵巢 B 超最大切面内直径 2~9mm 的卵泡数 ≥ 12 个，和 / 或卵巢体积 ≥ 10ml（卵巢体积按 0.5 × 长径 × 横径 × 前后径计算）。

（1）育龄期 PCOS 的诊断：根据 2011 年及 2018 年中国卫健委行业标准和中华医学会妇产科分会妇科内分泌学组 PCOS 指南的诊断标准，采用以下诊断名称：

1）疑似 PCOS：月经稀发或闭经或不规则子宫出血是诊断的必需条件。另外再符合下列两项中的一项：①高雄激素临床表现或高雄激素血症；②超声下表现为卵巢多囊改变。

2）确诊 PCOS：具备上述疑似 PCOS 诊断条件后还必须逐一排除其他可能引起高雄激素的疾病和引起排卵异常的疾病才能确定 PCOS 的诊断。

（2）青春期 PCOS 的诊断：对于青春期 PCOS 的诊断必须同时符合以下 3 个指标：初潮后月经稀发持续至少 2 年或闭经；高雄激素临床表现或高雄激素血症；超声下卵巢多囊改变。同时应排除其他疾病。

大多数专家组建议对表现为多毛症的女性进行血清总睾酮浓度的初始测定。如果担心可能是由分泌雄激素的肿瘤引起的雄激素过多症（女性在年龄较大时出现多毛症并迅速进展、有男性化的征象），建议测定血清脱氢表雄酮和总睾酮以寻找雄激素过多症的肾上腺来源原因。

总之，诊断过程中必须排除常见的与 PCOS 表现相似的疾病。针对成人的指南推荐筛查先天性肾上腺皮质增生症（congenital adrenal hyperplasia，CAH）、库欣综合征、高催乳素血症、甲状腺功能障碍以及肢端肥大症等。一旦诊断为 PCOS，心血管代谢风险评估应包括对血压和 BMI 的测量、空腹血脂测定和口服葡萄糖耐量试验。

（三）治疗

PCOS病因不明，无有效的治愈方案，以对症治疗为主，且需长期的健康管理。

该疾病对患者的影响是终生性的，不孕、代谢综合征、2型糖尿病的风险增加，心血管疾病的风险可能也增加。有多毛、持久性痤疮、月经不规则或肥胖的任何青春期女性都应考虑PCOS。生育力评估可推迟至患者准备好受孕时。不过，患者应在诊断PCOS后开始改变生活方式，如减肥和运动，因为较低BMI与排卵和受孕可能性提高有关。

总体治疗目标包括：减轻雄激素过多的表现；治疗基础代谢异常并减少2型糖尿病和心血管疾病的危险因素；预防长期无排卵导致的子宫内膜增生症和子宫内膜癌；对无妊娠要求的患者产生避孕作用，因为月经稀发的女性仍可间歇性排卵，可能发生意外妊娠；对有妊娠要求的女性诱导排卵治疗。

具体治疗方法包括：

1. 调整生活方式 对于肥胖型多囊卵巢综合征患者，应控制饮食和增加运动以降低体重和缩小腰围，可增加胰岛素敏感性、降低胰岛素、睾酮水平，从而恢复排卵和生育功能。

2. 药物治疗 包括调整月经周期、短效复方口服避孕药、周期性使用孕激素及雌孕激素周期序贯治疗等；另外，缓解高雄激素症状是治疗的主要目的，主要包括短效COC治疗和螺内酯。对于有代谢异常的患者，调整代谢治疗非常重要。基础治疗控制不好的肥胖患者可选择奥利司他口服治疗以减少脂肪吸收；二甲双胍是胰岛素增敏剂，适用于PCOS伴胰岛素抵抗、PCOS不孕、枸橼酸氯米酚抵抗患者促性腺激素促排卵之前的预治疗。吡格列酮为噻唑烷二酮类胰岛素增敏剂，联合二甲双胍具有协同治疗作用，常作为双胍类药物疗效不佳时的联合用药选择，用于无生育要求的患者。

3. 手术治疗 包括卵巢打孔术和卵巢楔形切除术，后者临床现已弃用。腹腔镜卵巢打孔术不常规推荐，仅适用于枸橼酸氯米酚，来曲唑治疗无效、顽固性LH分泌过多、因其他疾病需要腹腔镜检查、随诊条件差不能进行促性腺激素治疗监测者。选择BMI ≤ 34kg/m²、基础LH > 10U/L，游离睾酮水平高的患者作为手术治疗对象。可能出现的问题包括：治疗无效、盆腔粘连、卵巢功能不全等。

三、经前期综合征

经前期综合征（premenstrual syndrome）指反复在黄体期出现周期性以情感、行为和躯体障碍为特征的综合征，月经来潮后症状自然消失。治疗包括调整生活状态和心理治疗，辅以必要的抗焦虑、抗抑郁药物。

四、绝经综合征

绝经综合征（menopause syndrome）指妇女绝经前后出现性激素波动或减少所致的一系列躯体及精神心理症状。绝经分为自然绝经和人工绝经。自然绝经指月经停止来潮12个月及以上，FSH > 40IU/L，E2 < 20pg/ml。人工绝经指双卵巢经手术切除或放射线照射导致的绝经，该类人群更易发生绝经综合征。

（一）病因

临床表现包括近期症状及远期症状。前者包括月经紊乱、血管舒缩症状、自主神经失调症状和精神神经症状，后者包括泌尿生殖器绝经后综合征（genitourinary syndrome of menopause，GSM）、骨质疏松、阿尔茨海默病和心血管病变等。

（二）治疗

绝经综合征的治疗目标为缓解近期症状，早期发现、有效预防骨质疏松症、动脉硬化等老年性疾病。绝经期激素治疗（menopausal hormone therapy，MHT）是针对绝经相关健康问题而采取的一种医疗措施，可有效缓解绝经相关症状，改善生活质量。美国内分泌学会发布的临床实践指南给出了个性化治疗方案，该方案是根据开始治疗前计算的女性基线心血管疾病风险和乳腺癌风险而制订。与其他大多数指南一样，美国内分泌学会指南也认为MHT可以用于治疗绝经期症状，但不宜用于预防心血管疾病、骨质疏松或痴呆。

目前认为，对于绝经后10年内或年龄小于60岁并且有症状的健康女性，只要没有MHT的禁忌证，如乳腺癌、冠状动脉性心脏病、既往静脉血栓栓塞事件或脑卒中，或活动性肝病病史，启用MHT是安全的。有子宫的女性应使用雌孕激素联合治疗，而子宫切除后的女性应使用无拮抗的雌激素治疗。对于仅有阴道萎缩症状的女性，建议经阴道应用雌激素。MHT的主要药物为雌激素，辅以孕激素。单用雌激素适用于子宫已切除者，单用孕激素适用于绝经过渡期功能失调性子宫出血。剂量和用药方案应当个体化，以最小剂量且有效为最佳。

五、高催乳素血症

各种原因导致的血清催乳素异常升高，＞1.14nmol/L（25μg/L）时为高催乳素血症（hyperprolactinemia）。

（一）病因

垂体疾病是引起高催乳素血症的最常见原因，以垂体催乳素瘤最常见。1/3以上患者为垂体微腺瘤（直径＜1cm），空蝶鞍综合征也可使血清催乳素升高。其他病因包括：颅咽管瘤或者下丘脑炎症等也可导致催乳素抑制因子（PIF）的分泌，导致催乳素升高；原发性甲状腺功能减退，导致TSH升高，从而刺激PRL升高；多囊卵巢综合征、自身免疫性疾病、长期服用抗精神病药、抗抑郁药等也可导致血清PRL轻度或明显升高。

（二）诊断

应激状态可以暂时增加PRL分泌。因此，如果血清PRL偏高，推荐在垂体MRI之前重复测定血清PRL水平，尤其是PRL水平小幅升高的患者（＜50μg/L）。所有这类女性均应接受甲状腺疾病筛查，因为甲状腺功能减退有时可引起高催乳素血症。影像学检查的目的是评估下丘脑病变或垂体病变的可能性。在有催乳素腺瘤的情况下，影像结果可以确定病变是微腺瘤还是大腺瘤（大小分别为≤1cm或＞1cm）。

临床特征为溢乳、月经紊乱或闭经、不孕及头痛、视野缺失等。

（三）治疗

治疗前应明确病因，对因治疗。药物治疗主要是甲磺酸溴隐亭，能缩小肿瘤体积、使闭经-溢乳妇女的月经和生育能力得以恢复。新型溴隐亭（parlodel）长效注射剂可克服口服药物造成的胃肠功能紊乱,用法为 50~100mg,每 28 天注射一次,起始剂量为 50mg。其他药物包括:喹高利特和维生素 B$_6$ 等。当垂体肿瘤产生明显压迫及神经系统症状或药物治疗无效时,应考虑手术切除肿瘤。放射治疗适用于不能坚持或耐受药物治疗,不愿手术或不能耐受手术者。不主张单纯放疗。

六、早发性卵巢功能不全

早发性卵巢功能不全(premature ovarian insufficiency,POI)指女性在 40 岁前出现的卵巢功能减退,主要表现为月经异常(闭经、月经稀发或频发)4 个月以上、促性腺激素水平间隔4 周以上至少 2 次测定 FSH > 25U/L。

(一)病因

POI 的常见病因包括遗传因素、医源性因素、免疫因素和环境因素等。目前,半数以上 POI 病因不明,称为特发性 POI。在 2017 年中国专家共识中,根据是否曾出现自发月经,将 POI 分为原发性和继发性 POI。

遗传因素占 POI 病因的 20%~25%,包括染色体异常和基因变异。散发性 POI 患者的染色体异常率高于家族性患者,原发性 POI 患者染色体异常率显著高于继发性 POI 患者。目前有 13 个基因被在线人类孟德尔遗传数据库(Online Mendelian Inheritance in Man,OMIM)命名为卵巢早衰(POF)基因,其中 *NOBOX*(*POF5*)、*FIGLA*(*POF6*)、*ERCC6*(*POF11*)、*MSH5*(*POF13*)由中国学者发现。

医源性因素包括手术、放疗和化疗。手术引起卵巢组织缺损或局部炎症,放化疗可诱导卵母细胞凋亡或破坏颗粒细胞功能。自身免疫功能失调可能造成卵巢功能损伤,但是免疫因素究竟为因或是为果尚无定论。部分 POI 患者伴有自身免疫性疾病,其中自身免疫性甲状腺疾病、Addison 病与 POI 关系最为密切。不良的环境因素、不良生活方式(包括不良嗜好)也可能影响卵巢功能。

(二)治疗

POI 的发病机制尚不明确,目前尚无有效的方法恢复卵巢功能。

1. 心理及生活方式干预　缓解患者心理压力,告知患者尤其是年轻患者,仍有偶发排卵的可能。规律运动、戒烟、避免接触生殖毒性物质、适当补充钙剂和维生素 D。

2. 遗传咨询　根据家族史和遗传学检测结果评估遗传风险,为制订生育计划、保存生育力、预测绝经提供指导。对于 POI 或有家族史的女性,可使用高通量基因检测技术筛查致病基因。对于家系中携带遗传变异的年轻女性,建议尽早生育,或在政策或相关措施允许的情况下进行生育力保存,方法包括:胚胎冷冻、成熟卵母细胞冷冻、未成熟卵母细胞体外成熟技术和卵巢组织冷冻等。

3. 药物治疗　包括激素补充治疗和非激素治疗两个方面。激素补充治疗(hormone replacement therapy,HRT)不仅可以缓解低雌激素症状,而且对于心血管疾病和骨质疏松可起到一级预防作用。若无禁忌证,POI 患者均应给予 HRT。

(1)原发性 POI:当 POI 发生于青春期前时,患者无内源性雌激素,从青春期开始至成年期必须持续治疗,以利于青春期发育。因大量雌激素可加速骨骼成熟,影响身高,应在结合患者意愿的情况下,建议从 12~13 岁开始,从小剂量开始补充雌激素,起始剂量可为成人剂量的 1/8~1/4,模拟正常的青春期发育过程。必要时可联合应用生长激素,促进身高生长。再根据骨龄和身高的变化,在 2~4 年内逐渐增加雌激素用量,有子宫并出现阴道流血者应开始加用孕激素以保护内膜,无子宫者单用雌激素即可。当身高不再增长时,有子宫的原发性 POI 患者转为标准剂量雌孕激素序贯治疗。

（2）继发性 POI:在无禁忌证情况的基础上,尽早开始 HRT,鼓励持续治疗至少到平均的自然绝经年龄。使用标准剂量,不强调小剂量,有子宫的 POI 患者雌激素治疗时应添加孕激素,如仅为改善泌尿生殖道萎缩症状时,可经阴道局部补充雌激素。POI 患者需要 HRT 时间较长,建议选用天然或者接近天然雌激素及孕激素治疗。治疗期间每年定期随访,进行有效性和安全性检测。必要时调整用药方案,用药种类和剂量等。

非激素治疗:适用于存在 HRT 禁忌证、不愿接受 HRT 治疗的 POI 患者,包括植物类药物:如黑升麻异丙醇萃取物等;植物类雌激素主要为杂环多酚类,长期持续服用可能降低心血管疾病风险、改善血脂水平并改进认知能力。目前,POI 非激素治疗的临床证据非常有限,尚不能作为 HRT 的替代方案,仅作为辅助治疗或暂时性的替代治疗。另外,卵母细胞体外激活、免疫、干细胞、基因编辑等前沿治疗方法仍处于研究阶段。

卵巢组织冻存移植是近年国际国内预防医源性 POI 的有效预防与治疗方法。

第五节　妊娠相关疾病

正常妊娠时,胚胎着床在宫腔的适当部位,并继续生长发育,至足月时临产分娩。若胚胎种植在宫腔以外、或胚胎、胎儿在宫内生长发育的时间过短或过长、或母体出现各种妊娠特有的脏器损害,即会出现妊娠相关疾病。

一、自然流产

胚胎或胎儿尚未具有生存能力而妊娠终止者,称为流产（abortion）,不同国家和地区对流产妊娠周数有不同的定义。国外多以 20 周为界,我国仍将妊娠未达到 28 周、胎儿体重不足 1 000g 而终止者,称为流产。发生在妊娠 12 周前者,称为早期流产,而发生在妊娠 12 周或之后者,称为晚期流产。流产分为自然流产和人工流产。

按自然流产发展的不同阶段,分为以下临床类型:

（1）先兆流产（threatened abortion）:指妊娠 28 周前先出现少量阴道流血,常为暗红色或血性白带,无妊娠物排出,随后出现阵发性下腹痛或腰背痛。妇科检查宫颈口未开,胎膜未破,子宫大小与停经周数相符。经休息及治疗后症状消失,可继续妊娠;若阴道流血量增多或下腹痛加剧,可发展为难免流产。

（2）难免流产（inevitable abortion）:指流产不可避免,在先兆流产基础上,阴道流血量增多,阵发性下腹痛加剧,或出现阴道流液（胎膜破裂）。妇科检查宫颈口已扩张,有时可见胚胎组织或胚囊堵塞于宫颈口内,子宫大小与停经周数基本相符或略小。

（3）不全流产（incomplete abortion）:难免流产继续发展,部分妊娠物排出宫腔,还有部分残留于宫腔内或嵌顿于宫颈口处,或胎儿排出后胎盘滞留宫腔或嵌顿于宫颈口,影响子宫收缩,导致出血,甚至发生休克。妇科检查见宫颈口已扩张,宫颈口有妊娠物堵塞及持续性血液流出,子宫小于停经周数。

(4)完全流产(complete abortion):指妊娠物已全部排出,阴道流血逐渐停止,腹痛逐渐消失。妇科检查宫颈口已关闭,子宫接近正常大小。

（一）病因

包括胚胎因素、母体因素、父亲因素和环境因素。

1. **胚胎因素** 胚胎染色体异常是早期流产最常见的原因,占50%~60%,中期妊娠流产约占1/3,晚期妊娠胎儿丢失仅占5%。染色体异常包括数目异常和结构异常,前者以三体最多见,有13-三体、16-三体、18-三体、21-三体和22-三体,其次为X单体,三倍体及四倍体少见;后者引起流产并不常见,主要有平衡易位、倒置、缺失和重叠及嵌合体等。

2. **母体因素**

（1）全身性疾病:孕妇患全身性疾病,如严重感染、高热疾病、严重贫血或心力衰竭、血栓性疾病、慢性消耗性疾病、慢性肝肾疾病或高血压等,均可能导致流产。TORCH感染虽对孕妇影响不大,但可感染胎儿导致流产。

（2）生殖器异常:子宫畸形(如子宫发育不良、双子宫、双角子宫、单角子宫、纵隔子宫等)、子宫肌瘤(如黏膜下肌瘤及某些肌壁间肌瘤)、子宫腺肌病、宫腔粘连等,均可影响胚胎着床发育而导致流产。宫颈重度裂伤、宫颈部分或全部切除术后、宫颈内口松弛等所致的宫颈功能不全,可导致胎膜早破而发生晚期流产。

（3）内分泌异常:女性内分泌功能异常(如黄体功能不全、高泌乳素血症、多囊卵巢综合征等)、甲状腺功能减退、糖尿病血糖控制不良等,均可导致流产。

（4）强烈应激与不良习惯:妊娠期无论严重的躯体(如手术、直接撞击腹部、性交过频)或心理(过度紧张、焦虑、恐惧、忧伤等精神创伤)的不良刺激均可导致流产。孕妇过量吸烟、酗酒、过量饮咖啡、二醋吗啡(海洛因)等毒品,均可能导致流产。

（5）免疫功能异常:包括自身免疫功能异常和同种免疫功能异常。前者主要发生在抗磷脂抗体、狼疮抗凝血因子阳性的患者,临床上可仅表现为自然流产、甚至复发性流产,也可同时存在有风湿免疫性疾病(如系统性红斑狼疮)等;少数发生在抗核抗体阳性、抗甲状腺抗体阳性的孕妇。后者是基于妊娠属于同种异体移植的理论,母胎的免疫耐受是胎儿在母体内得以生存的基础。母胎免疫耐受有赖于孕妇在妊娠期间能够产生足够的针对父系人白细胞抗原的封闭性因子,如夫妇的HLA相容性过大,可以造成封闭性因子缺乏、或自然杀伤细胞的数量或活性异常升高,有可能导致不明原因复发性流产。

3. **父亲因素** 有研究证实精子的染色体异常可导致自然流产。但临床上精子畸形率异常增高是否与自然流产有关,尚无明确的证据。

4. **环境因素** 过多接触放射线和砷、铅、甲醛、苯、氯丁二烯、氧化乙烯等化学物质,均可能引起流产。

（二）诊断

诊断自然流产一般并不困难,根据病史及临床表现能确诊,仅少数需要行辅助检查。确诊自然流产后,还应确定其临床类型,决定相应的处理方法。

1. **病史** 询问患者有无停经史和反复流产史;有无早孕反应、阴道流血,阴道流血量及持续时间;有无阴道排液及妊娠物排出;有无腹痛、腹痛部位性质、程度;有无发热、阴道分泌物性状及有无臭味等。

2. 体格检查 测量体温血压,注意有无贫血及感染征象。消毒外阴后行妇科检查,注意宫颈口是否扩张,有无妊娠物堵塞宫颈口;子宫大小与停经周数是否相符,有无压痛;双侧附件有无压痛、增厚或包块。操作应轻柔。

3. 辅助检查

(1)超声检查:可明确妊娠囊的位置、形态及有无胎心搏动,确定妊娠部位和胚胎是否存活,以指导正确的治疗方法,若妊娠囊形态异常或位置下移,预后不良。不全流产及稽留流产均可借助超声检查协助确诊。妊娠 8 周前经阴道超声检查更准确。

(2)尿、血 hCG 测定:采用胶体金法 hCG 检测试纸条检测尿液,可快速明确是否妊娠。为进一步判断妊娠转归,多采用敏感性更高的血 hCG 水平动态测定,正常妊娠 6~8 周时,其值每日应以 66% 的速度增长,若 48 小时增长速度 < 66%,提示妊娠预后不良。

(3)孕酮测定:测量血孕酮水平,能协助判断先兆流产的预后。

(三)治疗

1. 先兆流产 适当休息,禁性生活。黄体功能不全者可肌内注射黄体酮 20mg,每日一次,或口服孕激素制剂;甲状腺功能减退者可口服小剂量甲状腺素片。经治疗,若阴道流血停止,超声检查提示胚胎存活,可继续妊娠若临床症状加重,超声检查发现胚胎发育不良,血 hCG 持续不升或下降,表明流产不可避免,应终止妊娠。

2. 难免流产 一旦确诊,应尽早使胚胎及胎盘组织完全排出。早期流产应及时行清宫术,对妊娠物应仔细检查,并送病理检查;如有条件可行绒毛染色体核型分析,对明确流产的原因有帮助。晚期流产时,子宫较大,出血较多,可用缩宫素 10~20U 加于 5% 葡萄糖注射液 500ml 中静脉滴注,促进子宫收缩,当胎儿及胎盘排出后检查是否完全。应给予抗生素预防感染。

3. 不全流产 一经确诊,应尽快行刮宫术或钳刮术证实宫腔内无残留组织。阴道大量出血伴休克者,应同时输血输液,并给予抗生素预防感染。

4. 完全流产 流产症状消失,超声检查,宫内无残留妊娠物,若无感染征象,无需特殊处理。

5. 稽留流产 处理较困难。胎盘组织机化,与子宫壁紧密粘连,致使刮宫困难。晚期流产稽留时间过长可能发生凝血功能障碍。处理前应检查血常规、血小板计数及凝血功能,并做好输血准备。

6. 流产合并感染 治疗原则为控制感染的同时尽快清除宫内残留物。若阴道流血不多,先选用广谱抗生素 2~3 天,待感染控制后再行刮宫。若阴道流血量多,静脉滴注抗生素及输血的同时,先用卵圆钳将宫腔内残留大块组织夹出,使出血减少,切不可用刮匙全面搔刮宫腔,以免造成感染扩散。术后应继续用广谱抗生素,待感染控制后再行彻底刮宫。若已合并感染性休克者,应积极进行抗休克治疗,病情稳定后再行彻底刮宫。若感染严重或盆腔脓肿形成,应行手术引流,必要时切除子宫。

二、妊娠期肝内胆汁淤积症

妊娠期肝内胆汁淤积症(intrahepatic cholestasis of pregnancy, ICP)是妊娠中、晚期特有

的并发症,发病有明显的地域和种族差异,智利、瑞典及我国长江流域等地发病率较高。临床表现主要为皮肤瘙痒,生化检测血清总胆汁酸升高。ICP 对孕妇是一种良性疾病,但对围产儿可能造成严重的不良影响。

（一）病因

目前尚不清楚,可能与女性激素、遗传、免疫及环境等因素有关。

1. **雌激素** ICP 多发生在妊娠晚期、多胎妊娠、卵巢过度刺激病史及既往口服避孕药者,以上均为高雌激素水平状态。高雌激素水平可能与雌激素代谢异常,及肝脏对妊娠期生理性增加的雌激素高敏感性有关。雌激素可使 Na^+-K^+-ATP 酶活性下降,导致胆汁酸代谢障碍;或使肝细胞膜中胆固醇与磷脂比例上升,胆汁流出受阻;或作用于肝细胞表面的雌激素受体,改变肝细胞蛋白质合成,导致胆汁回流增加。

2. **遗传和环境因素** 流行病学研究发现,ICP 发生率与季节有关,冬季高于夏季。此外,ICP 发病率也有显著的地域区别、家族聚集性和复发性,这些现象表明 ICP 可能与遗传和环境有一定关系。

（二）诊断

根据典型临床症状和实验室检查,ICP 诊断并不困难。但需排除其他导致肝功能异常或瘙痒的疾病。

1. **临床表现** 孕晚期出现皮肤瘙痒,少数人有黄疸等不适,分娩后瘙痒症状迅速消失。

2. **实验室检查**

（1）血清胆汁酸测定:血清总胆汁酸（total bile acid, TBA）测定是诊断 ICP 的最主要实验证据,也是监测病情及治疗效果的重要指标。空腹血清 TBA ≥ 10μmol/L 伴皮肤瘙痒是 ICP 诊断的主要依据。

（2）肝功能测定:大多数 ICP 患者的天冬氨酸氨基转移酶（AST）、丙氨酸氨基转移酶（ALT）轻至中度升高,为正常水平的 2~10 倍,一般不超过 1 000U/L, ALT 较 AST 更敏感;部分患者谷氨酰转移酶（GGT）升高和胆红素水平升高,血清胆红素水平的升高以直接胆红素为主。肝功能多在分娩后 4~6 周恢复正常。

（3）病毒学检查:诊断 ICP 应排除病毒感染,检查肝炎病毒、EB 病毒及巨细胞病毒感染等。

（4）肝脏超声:ICP 患者肝脏无特异性改变,但建议检查肝脏超声排除有无肝脏及胆囊的基础疾病。

3. **ICP 分度** 对 ICP 的严重程度进行分度有助于临床管理,常用的指标包括血清总胆汁酸、肝酶水平、瘙痒程度以及是否合并其他异常。总胆汁酸水平与围产结局密切相关。

（1）轻度:血清总胆汁酸 10~39.9μmol/L,主要症状为瘙痒,无其他明显症状。

（2）重度:血清总胆汁酸 ≥ 40μmol/L,症状严重伴其他情况,如多胎妊娠、妊娠期高血压疾病、复发性 ICP、既往有因 ICP 的死胎史或新生儿窒息死亡史等。满足以上任何一条即为重度。

（三）治疗

治疗目标是缓解瘙痒症状,改善肝功能,降低血胆汁酸水平,延长孕周,改善妊娠结局。

1. **一般处理** 休息差者夜间可给予镇静药物。每 1~2 周复查肝功能。

2. **胎儿监测** 建议通过胎动、电子胎心监护等密切监测胎儿情况。

3. **降胆酸治疗**　能减轻孕妇胆汁淤积的生化指标和围产儿预后。

4. **辅助治疗**

（1）促胎肺成熟：地塞米松可用于有早产风险的患者。

（2）改善瘙痒症状：炉甘石液、薄荷类、抗组胺药物对瘙痒有缓解作用。

（3）预防产后出血：当伴发明显的脂肪痢或凝血酶原时间延长时，可补充维生素 K，每日 5~10mg，口服或肌内注射。

5. **产科处理**　ICP 孕妇会发生突发的不可预测的胎死宫内，因此选择最佳的分娩方式和时机，获得良好的围产结局是对 ICP 孕期管理的最终目的。关于 ICP 终止妊娠的时机需考虑孕周、病情严重程度及治疗效果等进行综合判断，遵循个体化评估的原则。

终止妊娠的方式：①阴道分娩：轻度 ICP、无产科和其他剖宫产指征、孕周 < 40 周者，可考虑阴道试产。产程中密切监测宫缩及胎心情况，做好新生儿复苏准备，若可疑胎儿窘迫应适当放宽剖宫产指征。②剖宫产：重度 ICP；既往有 ICP 病史并存在与之相关的死胎死产及新生儿窒息或死亡病史；高度怀疑胎儿窘迫或存在其他阴道分娩禁忌证者，应行剖宫产终止妊娠。

三、妊娠期高血压疾病

妊娠期高血压疾病（hypertensive disorders complicating pregnancy）是妊娠与血压升高并存的一组疾病，发生率 5%~12%。该组疾病包括妊娠期高血压（gestational hypertension）、子痫前期（preeclampsia）、子痫（eclampsia），以及慢性高血压并发子痫前期（chronic hypertension complicating preeclampsia）和妊娠合并慢性高血压（chronic hypertension complicating pregnancy），严重影响母婴健康，是孕产妇和围产儿病死率升高的主要原因。

子痫前期 - 子痫是妊娠期特有的疾病，在妊娠 20 周之后发生。本病是一种动态性疾病，病情可呈持续性进展，这就是子痫前期 - 子痫严重程度的延续性。轻度子痫前期只代表诊断时的状态，任何程度的子痫前期都可能导致严重不良预后，因此不再诊断"轻度"子痫前期，而诊断为子痫前期，以免造成对病情的忽视，将伴有严重表现的子痫前期诊断为"重度"子痫前期，以引起临床重视。

（一）病因

至今病因和发病机制尚未完全阐明：子痫前期是一种多因素、多机制及多通路致病的疾病，无法以"一元论"来解释，这就是子痫前期病因的异质性，有学者提出子痫前期发病机制"两阶段"学说。第一阶段为临床前期，即子宫螺旋动脉滋养细胞重铸障碍，导致胎盘缺血、缺氧，释放多种胎盘因子。第二阶段胎盘因子进入母体血液循环，促进系统性炎症反应的激活及血管内皮损伤，引起子痫前期 - 子痫多样化的临床表现。有关病因和发病机制的主要学说有以下几种：

1. **子宫螺旋小动脉重铸不足**　正常妊娠时，细胞滋养层细胞分化为绒毛滋养细胞和绒毛外滋养细胞（extra villous trophoblast, EVT），EVT 包括间质外绒毛外滋养细胞（interstitial extravillous trophoblast, iEVT）和血管内绒毛外滋养层细胞（endovascular extravillous trophoblast, enEVT）。iEVT 负责浸润子宫内膜基质直至子宫肌层的内 1/3 处，enEVT 则进入子宫螺旋小动脉管腔并逐渐替代血管壁平滑肌细胞、内皮细胞，使动脉由高阻力低容量血管转变为低阻力高容量血管以提高胎盘的血流量,确保母胎之间物质交换正常进行和胎儿发育。但子痫前期患者绒毛外滋养细胞浸润能力受损,造成"胎盘浅着床"和子宫螺旋动脉重铸极其不足,仅蜕膜层血管重铸,子宫螺旋动脉的管径为正常妊娠的1/2,血管阻力增大,胎盘灌注减少,从而引发子痫前期的一系列症状。但造成子宫螺旋小动脉重铸不足的机制尚待研究。

2. **炎症免疫过度激活** 子痫前期患者无论是母胎界面局部还是全身均存在炎症免疫反应过度激活现象。现有证据显示,母胎界面局部处于主导地位的天然免疫系统在子痫前期发病中起重要作用,Toll样受体家族、蜕膜自然杀伤细胞、巨噬细胞等的数量、表型和功能异常均可影响子宫螺旋小动脉重铸,造成胎盘浅着床。特异性免疫研究集中在正常妊娠时母体的 Th1/Th2 免疫状态向 Th2 漂移,但子痫前期患者蜕膜局部 T 淋巴细胞向 Th1 漂移。近年发现,$CD4^+CD25^+$ 调节性 T 细胞参与 Th1/Th2 免疫状态的调控。当 Treg 细胞显著减少时,促进 Th1 占优势,使母体对胚胎免疫耐受降低,引发子痫前期。

3. **血管内皮细胞受损** 血管内皮细胞损伤是子痫前期的基本病理变化之一,它使扩血管物质如一氧化氮、前列环素 I2 合成减少,而物质如内皮素、血栓素 A2 等合成增加,从而促进血管痉挛。此外血管内皮损伤还可激活血小板及凝血因子,加重子痫前期的高凝状态。引起子痫前期血管内皮损伤的因素很多,如炎性介质:肿瘤坏死因子、白细胞介素 -6、极低密度脂蛋白等,还有氧化应激反应。

4. **遗传因素** 子痫前期的发生具有家族倾向性,提示遗传因素与该病发生有关,但遗传方式尚不明确。由于子痫前期的异质性,尤其是遗传和环境因素的交互作用产生了复杂的表型。在子痫前期遗传易感性研究中,尽管目前已定位了十几个子痫前期染色体易感区域,但在该区域内进一步寻找易感基因仍面临很大的挑战。

5. **营养缺乏** 已发现多种营养因素如低白蛋白血症、钙、镁、锌、硒等缺乏与子痫前期发生发展可能有关,但是这些证据需要更多的临床研究进一步证实。

(二)诊断

根据病史、临床表现及辅助检查即可作出诊断,由于该病临床表现的多样性,应注意评估有无多脏器损害。

1. **病史** 注意询问妊娠前有无高血压、肾病、糖尿病、系统性红斑狼疮、血栓性疾病等病史,有无妊娠期高血压疾病家族史,了解患者此次妊娠后高血压、蛋白尿、视力模糊、上腹疼痛、少尿、抽搐等症状出现的时间和严重程度。

2. **高血压** 同一手臂至少 2 次测量,收缩压 ≥ 140mmHg 和 / 或舒张压 ≥ 90mmHg 定义为高血压。若血压较基础血压升高 30/15mmHg,但低于 140/90mmHg 时,不作为诊断依据,但需严密观察,对首次发现血压升高者,应间隔 4 小时或以上复测。对于收缩压 ≥ 160mmHg 和 / 或舒张压 ≥ 90mmHg 的严重高血压,为观察病情指导治疗,应密切观察血压。为确保测量准确性,应选择型号合适的袖带(袖带长度应该是上臂围的 1.5 倍)。

3. **尿蛋白** 高危孕妇每次产检均应检测尿蛋白,尿蛋白检查应选中段尿,对可疑子痫前期孕妇应测 24 小时尿蛋白定量。尿蛋白的诊断标准有:①尿蛋白 ≥ 0.3g/24h;②尿蛋白定性 ≥(＋)。

4. **辅助检查** 应进行常规检查:①血常规;②尿常规;③肝功能;④肾功能、尿酸;⑤凝血功能;⑥心电图;⑦电子胎心监护;⑧超声检查胎儿、胎盘和羊水等。

（三）治疗

治疗目的是控制病情、延长孕周、尽可能保障母儿安全。治疗原则主要为降压、解痉、镇静等；密切监测母儿情况；适时终止妊娠是最有效的处理措施。

四、妊娠期糖尿病

糖尿病是一种较常见的内分泌代谢障碍性疾病。与妊娠相关的糖尿病包括：一种为原有糖尿病（diabetes mellitus, DM）的基础上合并妊娠，又称糖尿病合并妊娠（显性），包括 1 型和 2 型糖尿病；另一种为妊娠后发生或首次发现的糖尿病（隐性），称妊娠期糖尿病（gestational diabetes mellitus, GDM）。糖尿病孕妇中 80% 以上为妊娠期糖尿病，孕妇糖尿病对母儿均有较大危害。

（一）病因

妊娠可使隐性糖尿病显性化，使既往无糖尿病的孕妇发生妊娠期糖尿病，使原有糖尿病患者的病情加重。妊娠期糖代谢的复杂变化，主要表现在：

1. 妊娠对葡萄糖的需求增加　胎儿能量的主要来源是通过胎盘从母体获取葡萄糖；孕期肾血流量及肾小球滤过率均增加，但肾小管对糖的再吸收率不能相应增加，导致部分孕妇排糖量增加，尿糖阳性；雌激素和孕激素增加母体对葡萄糖的利用。所以孕妇空腹血糖低于非孕妇，孕妇长时间空腹易发生低血糖和酮症酸中毒。

2. 胰岛素抵抗和分泌相对不足　到妊娠中晚期，孕妇体内抗胰岛素样物质增加，如胎盘生乳素、雌激素、孕激素、皮质醇和胎盘胰岛素酶等，使孕妇对胰岛素的敏感性随孕周增加而降低。为了维持正常糖代谢的水平，胰岛素需求量就必须相应增加，对于胰岛素分泌受限的孕妇，妊娠期不能维持这一生理代偿变化而导致血糖升高，使原有糖尿病加重或出现妊娠期糖尿病。

（二）诊断

1. 孕妇具有 DM 高危因素或者医疗资源缺乏地区，建议妊娠 24~28 周首先检查空腹血糖（FPG）。FPG ≥ 5.1mmol/L，可以直接诊断为 GDM；而 4.4mmol/L ≤ FPG < 5.1mmol/L 者，应尽早做 75g 葡萄糖 OGTT；FPG < 4.4mmol/L，可暂不行 75g OGTT。

2. 有条件的医疗机构可在妊娠 24~28 周直接行口服葡萄糖耐量试验（OGTT）：FPG ≥ 5.1mmol/L，服糖后 1 小时 ≥ 10.0mmol/L，服糖后 2 小时 ≥ 8.5mmol/L，一项以上达到或超过标准即可诊断 GDM。

口服葡萄糖耐量试验（OGTT）：空腹 8 小时，测定空腹血糖值后，饮用含 75g 葡萄糖的水 300ml，5 分钟内饮完，分别于服糖前、服糖后 1 小时、服糖后 2 小时抽取血标本，测定血糖值。

3. 孕妇具有 GDM 高危因素，首次 OGTT 结果正常者，必要时在妊娠晚期重复 OGTT。

（三）治疗

维持血糖正常范围，减少母儿并发症，降低围产儿死亡率。

1. 妊娠前咨询　糖尿病患者妊娠前进行全面体格检查，包括血压、心电图、眼底、肾功能，确定糖尿病的分级，决定能否妊娠。

2. 妊娠期处理　包括血糖控制和母儿监护。

3. 分娩时机　原则上在加强母儿监护、控制血糖的同时，尽量推迟终止妊娠的时间。

4. 分娩方式　糖尿病本身不是剖宫产的指征,有巨大儿、胎盘功能不良、胎位异常或其他产科指征者,应行剖宫产。

五、羊水栓塞

羊水栓塞(amniotic fluid embolism,AFE)系指在分娩过程中,羊水进入母体血液循环后引起的肺栓塞、休克、弥散性血管内凝血、肾衰竭及骤然死亡等一系列严重症状的综合征。为极其严重的分娩期并发症,发生在足月分娩者产妇,死亡率可高达 70%~80%。发生率约为 1/20 000。

(一)病因

羊水进入母体血液循环的确切机制尚不清楚,可能是高位破膜或胎盘边缘的胎膜破裂将羊水挤入胎膜与宫壁胎盘边缘血窦间,宫缩过强或强直性子宫收缩使羊水挤入已破损的小静脉血管内,前置胎盘或胎盘早剥使母体血窦开放等均是羊水侵入的途径。因此,经产妇及产程中宫缩过强或急产、合并胎膜早破、前置胎盘、胎盘早剥及子宫破裂、胎盘面积过大尤其附着子宫下段后壁以及剖宫产术等均为发生羊水栓塞的高危因素。

(二)诊断

产程中或分娩前后短时间内,产妇突然发生寒战、呼吸困难、躁动等症状,有 30% 直接表现为抽搐症状,随后出现发绀及血压下降。有肺水肿者可咳粉红色泡沫样痰,肺部听诊可闻及湿啰音,随即出现休克及昏迷。发病急骤者,甚至惊叫一声后血压消失,于几分钟内迅速死亡。约 1/3 在半小时内猝死于过敏性休克,另 1/3 于 1 小时内死于心、肺功能衰竭,其他 1/3 渡过此两期幸存者可出现凝血功能障碍及肾衰竭表现,如血不凝或少尿、尿毒症等,甚至在纠正休克、控制出血后,仍可死于肾衰竭。

根据上述临床表现结合下列辅助检查可作出诊断。主要辅助检查包括:①胸部 X 线摄片可见肺水肿形成的点、片状浸润阴影,可伴右心扩大;②抽取下腔静脉血涂片,镜下可查到羊水中的有形成分存在;③凝血功能检查有相应异常改变;④尸检证实在肺小动脉或毛细血管内有羊水成分的栓塞。

(三)治疗

羊水栓塞发病突然、病情进展凶险,很难防范。从病史上要高度重视有前置胎盘、胎盘早剥或胎盘边缘血窦破裂以及急产、宫缩过强产妇;剖宫产时在娩出胎儿及胎盘前吸净羊水;产程中密切关注产妇的病情变化。一旦发病,迅速组织抢救:①急性休克期:以纠正呼吸循环衰竭为主,首先给予正压吸氧及抗过敏治疗,可静脉滴注氢化可的松 100~200mg 加于 5%~10% 葡萄糖注射液 50~100ml 中快速静脉滴注,再用 300~800mg 加于 5% 葡萄糖注射液 250~500ml 中静脉滴注,日达 500~1 000mg;或先静注地塞米松 20mg,后静脉滴注 20mg;其次在扩容同时解除肺动脉高压,扩容可输血、输液,解除肺动脉高压首选罂粟碱 30~90mg 溶于 25% 葡萄糖 20ml 内缓慢静注,日量不超过 300mg,心率慢者可用阿托品 1mg 加入 10%~25% 葡萄糖液 10ml 中,每 15~30 分钟静脉推注 1 次,直至面部潮红、症状缓解为止,心率 > 120 次 /min 慎用,目前多建议使用米力农、西地那非等;合并右心衰竭、心率快时则应改用氨茶碱 250mg 加入 25% 葡萄糖 20ml 中缓慢静注,必要时每 24 小时可重复使用 1~2 次;治疗心衰亦可用毛花苷丙 0.2~0.4mg 加入 25% 葡萄糖 20ml 中静注;在强心、扩容抗休克同时,亦可应用血管活性药物,并注意纠正酸中毒等。②纠正弥散性血管内凝血:已发生血不凝时,应积极补充凝血因子,如输新鲜血、纤维蛋白原及血小板等,并可应用抗纤溶药物。③防治肾衰竭:已纠正休克并补足血容量,仍有少尿时,可用呋塞米 20~40mg 静注或 20% 甘露醇 250ml 静脉滴注。④产科处理:病情好转后尽快终止妊娠,第一产程者可考虑剖宫产分娩,第二产程者可根据情况阴道助产。⑤产后用肾毒性小的广谱抗生素预防感染。

六、妊娠合并病毒性肝炎

病毒性肝炎是严重危害人类健康的传染病,主要包括甲型(HAV)、乙型(HBV)、丙型(HCV)、丁型(HDV)及戊型(HEV)五种肝炎病毒,近年又发现庚型肝炎病毒和输血传播病毒。妊娠的任何时期都有被肝炎病毒感染的可能,以乙型肝炎病毒感染最常见。重症肝炎仍是我国孕产妇死亡的重要原因之一。

(一)病毒性肝炎对妊娠的影响

1. 对母体的影响 妊娠早期患急性肝炎可使妊娠反应加重;中晚期则使妊娠期高血压疾病发病率增高,可能与肝炎时对醛固酮的灭活能力下降有关;由于凝血因子合成功能减退,产后出血发生率增加,若为重症肝炎常并发 DIC,孕产妇死亡率明显升高。

2. 对胎儿及新生儿的影响 容易发生流产、早产、死胎和死产,新生儿死亡率明显升高。妊娠期患病毒性肝炎,胎儿可通过垂直传播而感染,尤以乙型肝炎母婴传播率较高。婴儿 T 淋巴细胞功能尚未完全发育,对乙型肝炎表面抗原(HBsAg)有免疫耐受,容易成为慢性携带状态。围产期感染的婴儿,有相当一部分将转为慢性病毒携带状态,以后容易发展为肝硬化或原发性肝癌。

3. 母婴传播 肝炎病毒的母婴传播情况因病毒的类型不同而异。甲肝病毒不能通过胎盘传给胎儿,所以妊娠期患甲肝不必行人工流产或引产,但分娩时因接触母体血液或受粪便污染可使新生儿感染。丙型肝炎母婴传播少见,只有当母体血清中检测到较高滴度的 HCV-RNA 时才可能发生。丁型肝炎母婴传播少见,戊型肝炎传播已有病例报道。乙肝病毒母婴传播是引起乙肝流行和形成表面抗原携带者的主要原因。母婴传播途径有三:

(1)宫内传播:近年研究证明,宫内感染率为 9.1%~36.7%,传播机制尚不清楚,可能由于母血渗漏造成。

(2)产时传播:是 HBV 母婴传播的主要途径。胎儿通过产道时吞咽含 HBsAg 的母血、羊水、阴道分泌物,或在分娩过程中子宫收缩使胎盘绒毛破裂,少量母血渗漏入胎儿循环,导致新生儿感染。目前没有足够证据证明剖宫产可降低母婴传播风险。

(3)产后传播:主要通过产后的乳汁及母亲的分泌物感染。近年研究多认为,新生儿经主、被动免疫后,母乳喂养是安全的,但 HBsAg 与 HBeAg 同时阳性的母亲进行母乳喂养是否安全,目前尚缺乏充分证据。

(二)诊断

妊娠期病毒性肝炎的诊断与非妊娠期相同,但在妊娠期,尤其是在妊娠晚期诊断较困难。因为正常妊娠时肝组织学和肝功能可发生生理性改变,如肝脏可有轻度肿大,部分孕妇可出现肝掌,少数孕妇血清胆红素、丙氨酸氨基转移酶轻度升高;碱性磷酸酶、胆固醇可有不同程度升高;而血浆总蛋白、白蛋白值有所下降。因此,应根据流行病学,结合临床症状、体征及实验室检查结果进行综合判断。

1. 病史及临床表现　有与肝炎患者密切接触史,或有输血、注射血制品史等;有消化道症状如食欲减退、恶心、呕吐、腹胀、肝区痛及腹泻等,不能用妊娠反应或其他原因解释;全身症状有发热、乏力。检查可有黏膜、皮肤、巩膜黄染、肝大且有触痛、叩击痛。

2. 实验室检查　血清丙氨酸氨基转移酶升高,特别是数值很高(大于正常10倍以上)、持续时间较长时,如能除外其他原因,对病毒性肝炎有诊断价值。血清胆红素在17μmol/L(1mg/dl)以上、尿胆红素阳性、凝血酶原时间的延长等均有助于诊断。凝血酶原时间百分活度(PTA)对判断疾病进展及预后有较大价值。PTA < 40%是诊断重型肝炎的重要指标之一(正常值为80%~100%)。

3. 血清学及病原学检测及临床意义　感染甲型肝炎者,在潜伏期后期和急性早期用免疫电镜检测粪便中HAV颗粒。也可以检测血清中抗HAV抗体。抗HAV-IgM急性期患者发病第1周即可阳性,1~2个月后阳性率下降,于3~6个月后消失,对早期诊断十分重要,特异性高。人体感染乙型肝炎病毒后,血液中可出现一系列有关的血清学标志物。HBsAg阳性是HBV感染的标志,其滴度随病情恢复而下降。HBeAg阳性和滴度反映HBV的复制及传染性的强弱。如持续阳性提示转为慢性,在慢性HBV感染时HBeAg阳性常表示肝细胞内有病毒活动性复制。HBV-DNA阳性表示体内存在HBV病毒在复制。

总之,凡妊娠期出现黄疸和无其他原因解释的消化道症状,血清丙氨酸氨基转移酶升高、胆红素升高、尿胆红素阳性时,如能排除其他原因引起的黄疸即可作出诊断,病原学检查可确诊并作出病原学分型。

4. 妊娠合并重症肝炎的诊断要点　①出现严重的消化道症状,表现为食欲极度减退、频繁呕吐、腹胀、出现腹水;②黄疸迅速加深,起病急,起病一周时间内血清胆红素≥171μmol/L(10mg/dl),或每日上升>17μmol/L;③肝脏进行性缩小,出现肝臭气味,肝功能明显异常,酶胆分离,白/球蛋白比倒置;④迅速出现精神、神经症状如嗜睡、烦躁不安、神志不清、昏迷等肝性脑病表现;⑤凝血功能障碍,全身有出血倾向,PTA < 40%;⑥低血糖,⑦肝肾综合征。

(三)治疗

妊娠期病毒性肝炎的处理同一般病毒性肝炎,但应兼顾母婴安全。

1. 妊娠期　主要采用护肝、对症、支持疗法。常用护肝药物有腺苷蛋氨酸、还原型谷胱甘肽注射液、复方甘草甜素、丹参注射液、门冬氨酸钾镁等。必要时补充白蛋白、新鲜冰冻血浆、冷沉淀等血制品。治疗期间严密监测肝功能、凝血功能等指标。患者经治疗后若病情好转,可继续妊娠。治疗效果不好、肝功能及凝血功能指标继续恶化的孕妇,应考虑终止妊娠。

2. 分娩期　分娩方式以产科指征为主,分娩前数日肌注维生素 K_1 每天20~40mg,准备好新鲜血。防止滞产,尽量缩短第二产程,防止产道损伤和胎盘残留,防止子宫收缩乏力引起产后出血。对于病情较严重者或血清胆汁酸明显升高的患者可考虑剖宫产。

重症肝炎积极控制24小时后迅速终止妊娠。由于过度的体力消耗可加重肝脏的负担,应以剖宫产结束分娩,手术尽可能减少出血及缩短手术时间。因妊娠合并重型肝炎常发生产时产后出血,是患者病情加重与死亡的主要原因之一。所以在必要时可剖宫产同时行子宫次全切除术。

3. 产褥期　控制感染是防止肝炎病情恶化的关键,应使用对肝脏损害小的广谱抗生素。产褥期注意休息及营养,随访肝功能,不宜哺乳者应用生麦芽或外敷芒硝回奶,禁用对肝脏损害的药物如雌激素。

七、妊娠合并梅毒

梅毒(syphilis)是由梅毒螺旋体(又称苍白密螺旋体)引起的侵犯多系统的慢性性传播疾病。主要通过性接触和血液传播。梅毒螺旋体几乎可累及全身各器官,产生各种严重症状和体征,并可通过胎盘传给胎儿,导致流产、死胎、死产、早产和胎传梅毒(或称先天梅毒)。

（一）病因

梅毒患者的皮损、血液、精液、乳汁和唾液中均有梅毒螺旋体存在,梅毒患者是梅毒唯一的传染源。其常见传播途径有以下几种:

1. 性接触传播　最主要的直接传播途径,占95%;未经治疗的患者在感染后1年内最具传染性,传染性随病期延长越来越小,病期超过4年者基本无传染性。

2. 垂直传播　患梅毒的孕妇,其梅毒螺旋体通过胎盘感染胎儿,导致先天梅毒。即使孕妇患梅毒的病期超过4年仍可通过本途径传播。新生儿在分娩通过软产道时可被感染,但不属于先天梅毒。

3. 其他途径　少数患者可通过间接感染,如医源性途径、接吻、握手、哺乳或接触污染的物品或输入含有传染性梅毒患者的血液而感染。

梅毒对妊娠、胎儿及新生儿的危害是严重的。妊娠合并早期梅毒,特别是未经治疗的一、二期梅毒,几乎100%传给胎儿。梅毒螺旋体在妊娠2周开始就可感染胚胎引起流产,妊娠16周以后通过胎盘播散到胎儿,引起肺、肝、脾、胰及骨等多器官损害,造成死胎、早产或死产。若胎儿幸存,娩出胎传梅毒儿(又称先天梅毒儿),患儿常早产,病情严重,表现为发育营养不良、消瘦、脱水、皮肤松弛,貌似老人,哺乳困难,哭声低弱嘶哑,躁动不安以及皮肤黏膜损害、梅毒性鼻炎、鞍鼻、骨梅毒、肝脾肿大、淋巴结肿大等。其病死率和致残率均很高。

（二）诊断

所有孕妇在怀孕后首次产科检查时作梅毒血清学筛查,首次产科检查最好在怀孕3个月内开始。梅毒高发地区孕妇或梅毒高危孕妇,在妊娠末3个月及临产前再次筛查。主要根据临床表现与实验室检查进行诊断。

诊断梅毒的实验室检查方法:①暗视野显微镜检查:早期梅毒皮肤黏膜损害处渗出物可查到活动的梅毒螺旋体;②血清学检查:非螺旋体试验,包括快速血浆反应凝集素试验(RPR)、性病研究实验室试验(VDRL);螺旋体试验,包括螺旋体明胶凝集试验(TPPA)、荧光螺旋体抗体吸附试验(FTA-ABS);③脑脊液检查:包括脑脊液非螺旋体试验、细胞计数及蛋白测定等。

一期梅毒的诊断根据接触史、潜伏期、硬下疳和硬性淋巴结炎等临床表现,皮肤黏膜损害处如硬下疳、梅毒疹渗出物或淋巴结穿刺液可发现梅毒螺旋体,梅毒血清试验早期阴性,后期阳性。

二期梅毒的诊断主要依据接触史,典型临床表现(皮肤黏膜损害,如梅毒疹、扁平湿疣、脱发等），同时结合实验室检查：黏膜损害处发现梅毒螺旋体，梅毒血清试验强阳性。

三期梅毒的诊断主要依据接触史，典型临床表现（皮肤黏膜梅毒、骨梅毒、眼梅毒、神经梅毒及心血管梅毒等），同时结合实验室检查：非梅毒螺旋体抗原血清试验阳性，也可阴性，梅毒螺旋体抗原血清试验阳性，典型组织病理学表现等。神经梅毒脑脊液检查：淋巴细胞 $\geq 10 \times 10^6$/L，蛋白量 > 50mg/dl，VDRL 试验阳性。

先天梅毒的诊断主要依据患儿母亲梅毒接触史，典型临床表现，同时结合实验室检查：发现梅毒螺旋体或梅毒血清试验阳性。

（三）治疗

以青霉素治疗为主，用药要尽早、足量、规范。及时诊断和规范治疗妊娠合并梅毒，99% 的孕妇可获得健康婴儿。妊娠早期治疗有可能避免胎儿感染；妊娠中晚期治疗可使受感染胎儿在出生前治愈。梅毒患者妊娠时，已接受正规治疗和随诊，则无需再治疗。如果对上次治疗和随诊有疑问或本次检查发现有梅毒活动征象者，应再接受一个疗程治疗。

1. 孕妇早期梅毒（包括一、二期及早期潜伏梅毒）　首选青霉素：苄星青霉素 240 万 U，肌内注射，每周 1 次，共 2~3 次；或普鲁卡因青霉素 80 万 U，每日 1 次肌注，连续 10~14 日。

2. 孕妇晚期梅毒（包括三期及晚期潜伏梅毒或不能确定病期的潜伏梅毒及二期复发梅毒）　苄星青霉素 240 万 U，肌内注射，每周 1 次，共 3 次；或普鲁卡因青霉素 80 万 U，每日 1 次，肌内注射，连用 10~14 日。青霉素过敏者选用红霉素 500mg，每日 4 次口服，连续 14 日。

3. 先天梅毒　脑脊液异常者普鲁卡因青霉素 5 万 U/（kg·d）肌注，连续 10~14 天。脑脊液正常者苄星青霉素 5 万 U/（kg·d），单次肌注。青霉素过敏者选用红霉素 7.5~12.5mg/（kg·d），分 4 次口服，连续 30 日。

4. 产科处理　妊娠合并梅毒属高危妊娠。24~26 孕周时 B 超检查应注意发现胎儿肝脾肿大、胃肠道梗阻、腹水、胎儿水肿、胎儿生长受限及胎盘变大变厚等胎儿先天梅毒征象。未发现胎儿异常者无需终止妊娠。驱梅治疗时注意监测和预防吉-海反应。分娩方式根据产科指征确定。在妊娠期已接受规范驱梅治疗并对治疗反应良好者，排除胎儿感染后，可以母乳喂养。

5. 性伴侣的治疗　性伴侣应进行梅毒的检查及治疗。

八、胎儿生长受限

出生体重低于同胎龄应有体重第 10 百分位数以下或低于其平均体重 2 个标准差的新生儿称为小于孕龄儿（small for gestation age，SGA）。分为三种情况：

（1）正常的 SGA（normal SGA）：胎儿结构及多普勒血流评估均未发现异常。

（2）异常的 SGA（abnormal SGA）：存在结构异常或者遗传性疾病的胎儿。

（3）胎儿生长受限（fetal growth restriction，FGR）：指无法达到其应有生长潜力的 SGA。严重的 FGR 被定义为胎儿的体重小于第 3 百分位，同时伴有多普勒血流的异常。

胎儿分娩时的体重小于 2 500g 称为低出生体重儿。

（一）病因

胎儿发育分三个阶段，第一阶段（妊娠 17 周前）：伴随胎儿器官发生及分化为主的生长特点,以细胞快速增生为主,在 15 周时其生长速率平均增长约 5g/d;第二阶段(妊娠 17~32 周):胎儿的生长以细胞增生与细胞肥大兼顾,生长速率提升至每日 15~20g;第三阶段(妊娠 32 周之后)生长速率则达到每日 30~35g,并以细胞肥大为主。因此,胎儿早期的生长取决于胎儿自身的遗传特质,而中晚期的生长与环境关系密切。高危因素包括:①母体身材矮小;②母体营养不良;③母胎感染;④胎儿先天畸形;⑤胎儿染色体异常(如 13、18、21- 三体儿等);⑥母体合并妊娠期合并症与并发症以及合并胎盘、脐带异常等。

(二)诊断

1. 子宫长度、腹围值 连续 3 周测量均在第 10 百分位数以下者,为筛选 FGR 指标,预测准确率达 85% 以上。

2. 胎儿发育指数 = 子宫长度(cm)-3×(月份 +1),指数在 -3 和 +3 之间为正常,小于 -3 提示可能为 FGR。

3. 妊娠晚期孕妇每周增加体重 0.5kg。若体重增长停滞或增长缓慢时,可能为 FGR。

4. B 型超声检查 ①胎儿测头围与腹围比值(HC/AC):比值小于正常同孕周平均值的第 10 百分位数,即应考虑可能为 FGR;②测量胎儿双顶径(BPD):发现每周增长 < 2.0mm,或每 3 周增长 < 4.0mm,或每 4 周增长 < 6.0mm,妊娠晚期双顶径每周增长 < 1.7mm,均应考虑有 FGR 的可能;③羊水量与胎盘成熟度:多数 FGR 有羊水过少、胎盘老化的 B 型超声图像;④彩色多普勒超声检查:妊娠晚期脐动脉 S/D > 3,脐动脉舒张期血流缺失或倒置,应考虑有 FGR 的可能。

(三)治疗

明确孕妇有无合并症、感染;排除胎儿先天畸形等。治疗越早效果越好,妊娠 32 周前开始疗效佳,妊娠 36 周后疗效差。治疗原则是:积极寻找病因、补充营养、改善胎盘循环、加强胎儿监测、适时终止妊娠。

1. 一般治疗 卧床休息,均衡膳食,吸氧等。

2. 药物治疗 临床上常通过静脉营养给予母体补充氨基酸、能量合剂及葡萄糖,但实际治疗效果并不理想。可考虑加用能改善子宫胎盘血流的药物,如 β- 肾上腺素激动剂、硫酸镁、丹参等。

3. 胎儿安危状况监测 因 FGR 胎儿耐受力差,易发生胎儿窘迫,甚至胎死宫内等。故从确诊为 FGR 开始或在妊娠 28~30 周以后应做胎儿监护。多普勒血流正常的胎儿通常为每周 1 次,做超声胎儿生物物理评分。如果多普勒血流发现异常,需要更加严密监护,直至胎儿分娩。

4. 继续妊娠指征 胎儿状况良好,胎盘功能正常,妊娠未足月、孕妇无合并症及并发症者,可以在密切监护下妊娠至足月,但不应超过预产期。

5. 终止妊娠指征 ①治疗后 FGR 无改善,胎儿停止生长 3 周以上;②胎盘老化,伴有羊水过少等胎盘功能低下表现;③ NST、胎儿生物物理评分及胎儿血流测定等提示胎儿缺氧;④妊娠合并症、并发症病情加重,继续妊娠将危害母婴健康或生命者,均应尽快终止妊娠,一般在妊娠 34 周左右考虑终止妊娠,若孕周未达 34 周者,应促胎肺成熟后再终止妊娠。

第六节 其 他 疾 病

妇产科相关疾病可存在多种分类方式,可按照病变部位进行分类,也可按照疾病性质进行分类。本书根据疾病性质进行了分类:炎症、肿瘤、生殖内分泌、妊娠相关疾病、生殖器官发育异常。但仍有部分疾病未能囊括在其中,例如:外阴上皮内非瘤样变、子宫内膜异位症、子宫腺肌症、痛经、宫腔粘连,我们将其归为其他之中,分别进行介绍。

一、外阴上皮内非瘤样变

外阴上皮内非瘤样变(nonneoplastic epithelial disorders of vulva)是一组女性外阴皮肤及黏膜发生色素改变和变性的慢性病变,过去被归类于外阴营养不良。根据 1987 年国际外阴疾病研究会(ISSVD)的分类法,外阴上皮内非瘤样变包括外阴慢性单纯型苔藓、外阴硬化性苔藓、外阴扁平苔藓和其他皮肤病。

（一）病因

发病机制不清楚,可能与自身免疫、内分泌、遗传、创伤、感染、局部刺激等因素有关。

（二）诊断

主要临床表现为外阴瘙痒,体征包括皮肤色素减退、角化、粗糙、增厚、脱屑、硬化、皲裂、大小阴唇萎缩等。可通过病理活组织检查来确诊。

（三）治疗

由于其易复发的特点,临床上尚无根治办法,治疗的目标为尽可能缓解临床症状,改善外阴皮肤条件。一线用药为糖皮质激素类药物,能快速缓解瘙痒症状,但用药时间相对较长,长期使用可能出现皮肤萎缩的不良反应。物理治疗包括光动力学治疗、聚焦超声治疗等,术后可不同程度的缓解瘙痒症状及改善皮肤条件。手术治疗仅用于恶变或外阴严重萎缩影响功能的情况。

二、子宫内膜异位症

子宫内膜异位症(endometriosis,EMs)是指有活性的内膜细胞种植在子宫内膜以外的位置而导致的疾病。本病好发于育龄期女性,发病率高达 7%~10%,主要临床表现为痛经、慢性盆腔痛、月经异常和不孕等。

（一）病因

发病机制较复杂,其中被普遍认可的是子宫内膜种植学说,其他包括:体腔上皮化生学说、诱导学说等。

（二）诊断

临床表现结合妇科检查、盆腔超声检查及实验室检查结果,一般即可初步诊断,诊断的"金标准"是腹腔镜检查。临床症状可表现为慢性盆腔痛、月经异常、性交不适、不孕等。盆腔检查可无明显体征,仅表现为子宫活动度降低,典型患者可扪及附件区包块或子宫直肠陷凹痛性结节。实验室检查 CA125 常升高，但敏感性和特异性较低，可用于监测病情变化及疗效的判断。B 超为常用的影像学方法，子宫内膜异位囊肿可表现为细小絮状光点。腹腔镜检查为诊断的"金标准"，镜下可见浅蓝色、红色或透明结节，子宫内膜异位囊肿等。

（三）治疗

子宫内膜异位症的治疗可分为药物治疗和手术治疗。药物包括口服避孕药、GnRH 类似物、孕酮类似物和芳香化酶抑制剂，最新口服药物地诺孕素，达到抑制子宫内膜异位病灶生长的目的。手术法包括消融或切除子宫内膜异位病灶。目前，对于子宫内膜异位症还没有普遍接受的标准治疗方案，多提倡个体化治疗。

三、子宫腺肌症

子宫腺肌病（uterine adenomyosis）是子宫内膜腺体和间质侵入子宫肌层形成弥漫或局限性的病变，好发于 30~50 岁的育龄期妇女，临床上以经期延长、经量增加、痛经为主要表现，在因盆腔痛和不孕就诊的人群中，子宫腺肌病的发病率可达 35%~50%，可同时合并子宫内膜异位症或子宫肌瘤。

（一）病因

病因较复杂，可能与遗传、子宫内膜损伤、高雌激素血症和生殖道梗阻等因素有关。

（二）诊断

根据病史及体征即可作出初步诊断。典型临床表现为进行性痛经、月经过多、经期延长和性交疼痛等，疼痛部位多位于下腹部正中。妇科检查可发现子宫弥漫性增大，质硬，有压痛。超声及 MRI 有助于诊断，但"金标准"仍为病理组织学检查。此外，子宫腺肌病患者 CA125 水平可明显升高。

（三）治疗

保守治疗包括非甾体抗炎药（NSAID），促性腺激素释放激素类似物（GnRH-a），左炔诺孕酮宫内绝育系统，雄激素衍生物等。无生育要求且经量增多者，可行子宫内膜去除术。子宫切除术是目前唯一有效的根治性治疗方法。也可使用子宫动脉栓塞和聚焦超声治疗。

四、痛经

痛经（dysmenorrhea）是月经周期中的一种急性盆腔疼痛，青春期女性多见，可痛及腰骶，伴有头痛、乏力、恶心、呕吐、腹泻、便秘、乳房痛等症状。根据是否存在盆腔器质性病变，将痛经分为原发性和继发性，其中原发性最常见，发病率高达 90%，严重者约 15%。

（一）病因

其发病与月经期间子宫内膜前列腺素（prostaglandin，PG）释放增加有关。前列腺素可诱发子宫平滑肌过强收缩，压迫血管，导致子宫局部缺血缺氧引起痛经。

（二）诊断

根据月经期下腹坠痛，妇科检查无阳性体征即可诊断。

（三）治疗

原发性痛经治疗方式包括心理干预和药物治疗。其中治疗药物包括前列腺素合成酶抑制剂和口服避孕药,有效率分别为80%和90%以上。继发性痛经的治疗主要是对原发疾病的治疗。

五、宫腔粘连

宫腔粘连(intrauterine adhesion, IUA),也称为Asherman综合征,是指有宫腔操作史(如多次人工流产术、清宫术等)高危因素的患者,发生子宫内壁或子宫颈管全部或部分粘连,可出现闭经、月经过少、痛经、不孕等一系列临床表现。

（一）病因

其发病机制尚不清楚,主流学说包括纤维细胞增生活跃学说和神经反射学说。流产、感染和医源性损伤为发病的主要诱因。

（二）诊断

宫腔镜检查为诊断最佳方案,其余方法包括子宫输卵管造影和宫腔声学造影检查等。

（三）治疗

治疗以恢复宫腔形态,预防粘连复发,修复损伤内膜和恢复正常生育功能为主要目的。

参 考 文 献

1. 谢幸,孔北华,段涛. 妇产科学. 第9版. 北京:人民卫生出版社,2018:274-275.

2. 崔满华,许天敏,于伟. 子宫发育异常的分类及诊治. 实用妇产科杂志,2009,25(9):518-520.

3. 谢幸,苟文丽. 妇产科学. 第8版. 北京:人民卫生出版社,2013:362-363.

4. 沈铿,马丁. 妇产科学. 第3版. 北京:人民卫生出版社,2015:257-278.

5. 曹泽毅. 中华妇产科学. 第2版. 北京:人民卫生出版社,2005.

6. SIEVING RE, GEWIRTZ O'BRIEN JR, et al. Sexually Transmitted Diseases Among US Adolescents and Young Adults: Patterns, Clinical Considerations, and Prevention. Nurs Clin North Am, 2019, 54(2): 207-225.

7. WORKOWSKI KA, BERMAN S. Centers for Disease Control and Prevention(CDC). Sexually transmitted diseases treatment guidelines. MMWR Recomm Rep, 2010, 59(RR-12): 1-110.

8. 中华医学会妇产科学分会感染性疾病协作组. 外阴阴道假丝酵母菌病诊治指南(修订版). 中国实用妇科与产科杂志,2012,28(6):401-402.

9. 中华医学会妇产科学分会感染性疾病协作组. 盆腔炎症性疾病诊治规范(修订版). 中华妇产科杂志,2014,49(6):401-403.

10. WHO. Treatment of tuberculosis Guidelines. 4th ed. Geneva: World Health Organization, 2010.

11. Centers for Disease Control and Preventio. Recommendations for the Laboratory-Based Detection Of Chlamydia trachomatis and Neisseria gonorrhoeae-2014. MMWR Recomm Rep, 2014, 63(RR-02): 1-19.

12. 中华医学会妇产科学分会感染性疾病协作组. 妊娠合并梅毒的诊断与处理专家共识. 中华妇产科杂志,2012,47(2):158-160.

13. 连利娟. 林巧稚妇科肿瘤学. 第3版. 北京:人民卫生出版社,2001.

14. HEFLER-FRISCHMUTH K, HEFLER LA, HEINZE G, et al. Serum C-reactive protein in the differential diagnosis of ovarian masses. Eur J Obstet Gynecol Reprod Biol, 2009, 147(1): 65-68.

15. VAN CALSTER B, VAN HOORDE K, VALENTIN L, et al. Evaluating the risk of ovarian cancer before surgery using the ADNEX model to differentiate between benign, borderline, early and advanced stage invasive, and secondary metastatic tumours: prospective multicentre diagnostic study. BMJ, 2014, 349: g5920.

16. COLEMAN RL, HERZOG TJ, CHAN DW, et al. Validation of a second-generation multivariate index assay for malignancy risk of adnexal masses. Am J Obstet Gynecol, 2016, 215(1), 82. e1-82. e11.

17. 波蒂, 昌晓红, 沈丹华, 等. 卵巢癌的二元论模型研究进展. 中华妇产科学杂志, 2011, 46(10): 789-791.

18. 周琦, 吴小华, 刘继红, 等. 卵巢恶性肿瘤诊断与治疗指南(第四版). 中国实用妇科与产科杂志, 2018 (07): 739-749.

19. DEWAILLY D, LUJAN ME, CARMINA E, et al. Definition and significance of polycystic ovarian morphology: a task force report from the Androgen Excess and Polycystic Ovary Syndrome Society. Hum Reprod Update, 2013, 20(3): 334-352.

20. O'REILLY MW, TAYLOR AE, CRABTREE NJ, et al. Hyperandrogenemia predicts metabolic phenotype in polycystic ovary syndrome: the utility of serum androstenedione. J Clin Endocrinol Metab, 2014, 99(3): 1027-1036.

21. MAKRI E, TZIOMALOS K. Prevalence, etiology and management of non-alcoholic fatty liver disease in patients with polycystic ovary syndrome. Minerva Endocrinol, 2017, 42(2): 122-131.

22. AZZIZ R, CARMINA E, DEWAILLY D, et al. The Androgen Excess and PCOS Society criteria for the polycystic ovary syndrome: The complete task force report. Fertil Steril, 2009, 2: 456-488.

23. ROTTERDAM ESHRE/ASRM-Sponsored PCOS consensus workshop group. Revised 2003 consensus on diagnostic criteria and long-term health risks related to polycystic ovary syndrome(PCOS). Hum Reprod, 2004, 81(1): 19-25.

24. RYAN J, SCALI J, CARRIÈRE I, et al. Impact of a premature menopause on cognitive function in later life. BJOG, 2014, 121(13): 1729-1739.

25. MANN E, SINGER D, PITKIN J, et al. Psychosocial adjustment in women with premature menopause: a cross-sectional survey. Climacteric, 2012, 15(5): 481-489.

26. STUENKEL CA, DAVIS SR, GOMPEL A, et al. Treatment of Symptoms of the Menopause: An Endocrine Society Clinical Practice Guideline. J Clin Endocrinol Metab, 2015, 100(11): 3975-4011.

27. MANSON JE, CHLEBOWSKI RT, STEFANICK ML, et al. Menopausal hormone therapy and health outcomes during the intervention and extended poststopping phases of the Women's Health Initiative randomized trials. JAMA, 2013, 310(13): 1353-1368.

28. 阮祥燕, 杨欣. 围绝经期异常子宫出血诊断和治疗专家共识. 协和医学杂志, 2018, 53(4): 313-319.

29. 中国医师协会内分泌代谢科医师分会. 多囊卵巢综合征诊治内分泌专家共识. 中华内分泌代谢杂志, 2018, 34(1): 1-7.

30. 中华医学会妇产科学分会内分泌学组及指南专家组, 多囊卵巢综合征中国诊疗指南. 中华妇产科杂志, 2018, 53(1): 2-6.

31. 陈子江, 田秦杰, 乔杰, 等. 早发性卵巢功能不全的临床诊疗中国专家共识. 中华妇产科杂志, 2017, 52 (9): 577-581.

32. 中华医学会妇产科学分会妇科内分泌学组. 异常子宫出血诊断与治疗指南. 中华妇产科杂志, 2014, 49 (11): 801-806.

33. Society for Maternal-Fetal Medicine(SMFM). Amniotic fluid embolism: diagnosis and management. Am J Obstet Gynecol, 2016, 215(2): B16-24.

34. 中华医学会肝病学分会, 中华医学会感染病学分会. 慢性乙型肝炎防治指南(2010 年版). 临床肝胆杂志, 2011, 27(1): 1-16.

35. NIE JJ, SUN KX, LI J, et al. A type-specific nested PCR assay established and applied for investigation of HBV genotype and subgenotype in Chinese patients with chronic HBV infection. Virol J, 2012, 9(1): 121.

36. BZOWEJ NH. OPTIMAL Management of the Hepatitis B Patient Who Desires Pregnancy or Is Pregnant. Curr Hepat Rep, 2012, 11(2): 82-89.

37. American Society for Reproductive Medicine. Revised guidelines for human embryology and addrology laboratories. Fertil Steril, 2008, 90: S45-59.

38. 中华医学会妇产科学分会产科学组. 复发性流产诊治的专家共识. 中华妇产科杂志, 2016, 51(1): 3-9.

39. Guideline of the European Society of Human Reproduction and Embryology. Recurrent Pregnancy Loss. 2017. http: www.eshre.eu/guidelines.

40. 杨慧霞, 徐先明, 王子莲, 等. 妊娠合并糖尿病诊治指南(2014), 糖尿病天地(临床), 2014, 8(11): 489-498.

41. 中华医学会妇产科学分会产科学组. 妊娠期肝内胆汁淤积症诊疗指南(2015), 临床肝胆杂志, 2015, 51 (7): 481-485.

42. HIGGINS CA, CRUICKSHANK ME. A population-based case-control study of aetiological factors associated with vulval lichen sclerosus. Journal of Obstetrics & Gynaecology, 2012, 32: 271-275.

43. Kirtschig G, Becker K, Günthert A, et al. Evidence-based(S3)Guideline on(anogenital)Lichen sclerosus. J Eur Acad Derm atol Venereol, 2015, 29: e1-e43.

44. BORGHI A, VIRGILI A, MINGHETTI S, et al. Clearance in vulvar lichen sclerosus: a realistic treatment endpoint or a chimera? Journal of the European Academy of Dermatology & Venereology, 2018, 32: 96-101.

45. GREAVES E, CRITCHLEY H, HORNE A W, et al. Relevant human tissue resources and laboratory models for use in endometriosis research. Acta Obstet Gynecol Scand, 2017, 96(6): 644-658.

46. YAMANAKA AF, KIMURA A, TAKEBAYASHI N, et al. Primate model research for endometriosis. Tohoku J Exp Med, 2012, 226(2): 95-99.

47. THUBERT TP, SANTULLI L, MARCELLIN S, et al. Measurement of hs-CRP is irrelevant to diagnose and stage endometriosis: prospective study of 834 patients. Am J Obstet Gynecol, 2014, 210(6): 533 e1-533 e10.

48. BRAUNDMEIER A G, FAZLEABAS AT. The non-human primate model of endometriosis: research and implications for fecundity. Mol Hum Reprod, 2009, 15(10): 577-586.

49. GARCIA-SOLARES J, Donnez J, DONNEZ O, et al. Pathogenesis of uterine adenomyosis: invagination or metaplasia? Fertil Steril, 2018, 109(3): 371-379.

50. GARAVAGLIA E S, AUDREY I, ANNALISA F, et al. Adenomyosis and its impact on women fertility. Iran J Reprod Med, 2015, 13(6): 327-336.

51. CARRARELLI P, YEN C F, FUNGHI L, et al. Expression of Inflammatory and Neurogenic Mediators in Adenomyosis Reprod Sci, 2017, 24(3): 369-375.

52. LI Q，DING Y，ZHANGX Y，et al. Drug therapy for adenomyosis：a prospective，nonrandomized，parallel-controlled study. J Int Med Res，2018，46（5）：1855-1865.

53. 孙小雪，梁玉磊，李新华，等. 近十年针灸干预对原发性痛经动物模型影响的实验研究进展. 河北中医药学报，2017，32（1）：60-64.

54. 秦琰，王蔼明. 宫腔粘连的治疗进展. 生殖医学杂志，2015，24（01）：75-78.

55. 中华医学会妇产科学分会. 宫腔粘连临床诊疗中国专家共识. 中华妇产科杂志，2015，50（12）：881-887.

（常淑芳　李　力　何　畏　阮祥燕）

第九章

女性生殖疾病动物模型

第一节　妇科疾病动物模型

妇科疾病是指妇女非妊娠期生殖系统的一切病理改变,包括女性生殖器官炎症、女性生殖器肿瘤、月经失调、女性生殖器畸形、女性其他生殖器疾病等,目前已成为困扰女性健康的重要问题,对这类疾病的深入研究对实现健康中国的发展目标具有重要意义。然而,由于妇科疾病种类繁多,以人为主要研究对象往往存在一定的局限性,实验方法上也受到一些限制,借助动物模型,同样可以很好地认识人类疾病的发生发展规律,研究防治措施。本章节阐述了常见妇科疾病动物模型(月经失调归在生殖内分泌部分介绍)的建立,为常见妇科疾病的实验研究提供一定参考。

一、生殖器疱疹动物模型

(一)疾病定义与流行病学

生殖器疱疹是由单纯疱疹病毒(herpes simplex virus, HSV)引起的传播性疾病,是常见的性传播疾病之一。单纯疱疹病毒可分为 HSV1 和 HSV2 两个血清型,HSV1 主要侵犯腰部以上的部位,特别是口腔黏膜、唇、眼等,HSV2 主要侵犯生殖系统。典型的临床表现为生殖器皮肤黏膜群簇性小水疱,破溃后可发展为糜烂或溃疡。初次感染的一半以上为隐性感染,仅少数表现为显性感染,恢复后多转为潜伏感染,可反复发作。HSV2 在世界范围内的感染率高达 25%,女性的感染率约为男性 2 倍。其发病与经济环境等因素有关,调查显示 2003 年北美和西欧地区女性 HSV2 感染率分别为 17.9% 和 13.7%,东亚和撒哈拉以南非洲地区分别为 61.8% 和 78.2%。

(二)造模机制与方法

目前生殖器疱疹造模是采用疱疹病毒液直接注入动物生殖道内进行,病毒可侵犯生殖道黏膜组织,产生典型的红肿、疱疹、破溃等症状,从而建立初发性生殖器疱疹动物模型。由于 HSV2 具有易潜伏性,通过环磷酰胺处理豚鼠后,宿主免疫力降低,可再次复发出现临床症状。

1. **初发感染模型**　选用 4 周龄清洁级雌性豚鼠,体重 180~220g。生理盐水清洗豚鼠外阴,一次性干棉签或细玻璃棒摩擦阴道黏膜数次后,使用注射器抽取 HSV2-Sav 株病毒毒力为 $10^{-7}TCID_{50}$(组织半数感染量)的病毒液 0.1~0.2ml,连接灌胃针注入豚鼠阴道内 3~4cm 深度处,立即将明胶海绵塞入阴道口处,使病毒液在阴道内作用一段时间后取下。接种完毕后每日观察豚鼠生殖器是否存在红肿、疱疹、破溃等情况；隔天采用阴道拭子取豚鼠分泌物进行病毒滴度测定。

2. **复发感染模型**　初发感染可观察到 10%~50% 外阴溃疡面积的豚鼠,待其溃疡愈合30d 后,给予环磷酰胺(50mg/ml),按 1ml/(kg·d)剂量进行腹腔注射 14d,再采用 40w 的紫外线灯照射豚鼠外阴,每天 5~8min,连续 5d。建模后观察豚鼠外阴部是否再次出现疱疹、破溃。采用阴道拭子取分泌物进行病毒滴度测定。

（三）模型特点与应用

豚鼠在接种后 2~3d 可出现外阴潮红、水疱、溃疡、结痂等情况,5~7d 天病变最明显,8d 以后症状逐渐减轻,远期病变可自发好转或转为潜伏感染。随着观察时间的延长,阴道分泌物病毒滴度呈逐渐下降的趋势。复发性模型可观察到类似病变,但其皮损往往没有初发感染严重。此模型建模成功率高,可操作性强,在诱导产生外阴阴道炎的同时可出现神经和泌尿系统并发症,这与人类疾病特点相似,还可用于观察 HSV 的再激活过程,广泛用于药效研究、固有免疫应答及免疫介导的疾病复发的机制研究、生殖器疱疹疫苗的研发等。

二、外阴上皮内非瘤样病变动物模型

（一）疾病定义与流行病学

外阴上皮内非瘤样变(nonneoplastic epithelial disorders of vulva)是常见的慢性炎性非肿瘤性皮肤疾病,包括慢性单纯性苔藓、硬化型苔藓、扁平苔藓等,主要发生于会阴及肛周,以皮肤色素减退及剧烈瘙痒为典型特征。该疾病在女性中的发病率为 1/1 000~1/300,可发生于各年龄段。由于其易复发的特点,临床上尚无根治方法,治疗目标为尽可能缓解临床症状,改善外阴皮肤条件。

（二）造模机制与方法

目前对外阴上皮内非瘤样变的动物模型研究较少。由于口腔黏膜与皮肤在组织学、病理学描述均与外阴上皮内非瘤样变有一定的相似性,因此,目前的实验研究是根据口腔黏膜白斑进行造模,通过局部物理刺激,可以增加化学试剂二甲基苯并蒽(7, 12-dimethylbenzanthracene, DMBA)进入上皮细胞的含量,经细胞内氧化后,其代谢产物能和DNA 结合,导致外阴皮肤发生一系列改变。

造模方法主要是化学法(二甲基苯并蒽诱导模型)。选用雌性 SD 大鼠,6~8 周龄,体重140~160g。试剂为二甲基苯并蒽(7, 12-Dimethylbenzanthracene, DMBA)。清洁大鼠外阴皮肤,使用硬毛刷将皮肤刷至充血发红,使用勾线笔蘸取 DMBA 涂布于大鼠外阴皮肤处,每周固定时间 3 次,连续 10 周。观察大鼠外阴皮肤是否有色泽改变,皮肤增粗及弹性下降。

（三）模型特点与应用

该建模方式操作简单,具有较高的成功率及可重复性。建模第 8 周开始可观察到类似外阴上皮内非瘤样变的体征。大于 10 周的持续 DMBA 刺激,部分 SD 大鼠可出现外阴皮肤乳头状瘤。用药 10 周后停止 DMBA 药物刺激,观察 4 周部分 SD 大鼠可出现体征的消退。该模型的建立为发病机制及治疗的研究提供了基础。

三、阴道炎动物模型

（一）疾病定义与流行病学

阴道炎（vaginitis）指发生于阴道黏膜与黏膜下结缔组织的炎症，若治疗不及时，可迁延不愈，甚至累及子宫和附件，引起宫颈炎和盆腔炎。阴道炎可发生于各个年龄段，我国已婚育龄女性有 42.1% 出现生殖道感染。常见类型有细菌性阴道病、外阴阴道假丝酵母菌病、滴虫性阴道炎、萎缩性阴道炎等。

（二）造模机制与方法

阴道炎的病因相对比较明确，通常根据致病原因采用生物学方法造模。

1. 细菌性阴道病模型　临床上细菌性阴道病本质是阴道内正常菌群失调，加德纳菌是其发病机制中涉及的最主要的一种细菌，雌激素诱导小鼠处于动情期，去除原阴道菌群干扰，将加德纳菌接种于小鼠阴道后可黏附于上皮细胞，产生与人类细菌性阴道病相似的病理特点。

选择 6~8 周龄的雌性 C57/B16 小鼠。接种前 3d 及接种当天腹腔注射 0.5mg β- 雌二醇（溶于 100μl 过滤消毒的芝麻油）后，采用异氟烷麻醉小鼠。接种前用无菌 PBS 充分冲洗小鼠阴道，将荧光标记的 5×10^7CFU 加德纳菌溶于 20μl PBS 中（OD_{600}=5.0）接种至小鼠阴道。接种 24h 或 72h 后采用 P200 型号的移液器取 50μl PBS 吹打冲洗阴道 10 次，再加入 10μl PBS 冲洗后移入 1.5ml 离心管。取 25μl 混悬液用 100mM 醋酸钠（50μl，pH 5.5，含唾液酸酶检测剂）以 1：2 的比例稀释，采用 Tecan M200 平板阅读器对底物水解过程进行监测。处死小鼠后取阴道组织，常温下浸泡于 10% 甲醛溶液，石蜡包埋。观察阴道分泌物中唾液酸酶的活性，用荧光共聚焦显微镜观察切片上皮细胞表面荧光点黏附情况，切片行 HE 染色，镜下观察组织细胞有无炎症、水肿、中性粒细胞浸润、上皮细胞脱落情况等。

2. 外阴阴道假丝酵母菌病模型　白假丝酵母菌感染可导致外阴阴道假丝酵母菌病，处于动情期的小鼠因其阴道上皮细胞脱落，比非动情周期的小鼠更易感染，故在造模时同时补充雌激素，可增强白假丝酵母菌的易感性。

选择 6~10 周龄的雌性 BALB/c 小鼠。第 1d、8d 分别给予 0.1mg 17-β 戊酸雌二醇（溶解于 0.1ml 芝麻油）皮下注射，以诱发假动情期。第 4d 阴道内注入白色念珠菌悬浮液 20μl（浓度 10^7 个 /ml）以诱导感染。接种 5d 后对阴道分泌物行病原体培养，肉眼观察有无菌落形成，镜下观察有无假菌丝和孢子。处死小鼠，取阴道组织后立即浸泡于 10% 甲醛溶液，石蜡包埋，测量组织炎性细胞中细胞核的面积。

3. 滴虫性阴道炎模型　小鼠阴道内乳杆菌含量低，pH 偏中性，而人类阴道正常菌群以乳杆菌为优势菌，为模拟人的阴道微环境，造模前拟向小鼠阴道内补充乳杆菌，雌激素可诱导小鼠处于假动情期，雌激素与乳杆菌预处理后可建立与人类微环境近似的滴虫性阴道炎模型。

选择体重 22~25g 的雌性 BALB/c 小鼠。实验开始前第 9d 皮下注射 0.05ml 戊酸雌二醇（10mg/ml），同时连续 2d 每天用移液器阴道内接种乳杆菌混悬液（20μl，含 10^9 个细菌），实验前第 2d 再次皮下注射 0.05ml 戊酸雌二醇。实验开始用阴道涂片迅速确定动情期后，连续 2d 每天小鼠阴道内接种 20μl 浓度为 5×10^5 个 /ml 的阴道毛滴虫混悬液。末次接种 7d 后，取小鼠阴道灌洗液行湿涂片检查和培养证实阴道毛滴虫感染。采用 TYI-S-33 培养基（每毫升含 300U 青霉素、300μg 链霉素、2.5μg 两性霉素 B、300μg 卡那霉素、10μg 庆大霉素）对阴道灌洗液进行培养，并用倒置显微镜观察活动性滴虫，并观察小鼠阴道分泌物情况。

（三）模型特点与应用

细菌性阴道病被认为是一种阴道菌群失调的状态，缺乏典型的炎症表现。接种加德纳菌后阴道组织无明显水肿和中性粒细胞浸润，但唾液酸酶活性明显升高，镜下可见阴道上皮细胞表面黏附荧光标记的加德纳菌，称之为线索细胞，同时，阴道上皮细胞有脱落迹象。由细菌性阴道病相关细菌引起的动物阴道感染，在临床诊断特征上与人类疾病相似，该模型的建立有助于进一步研究细菌性阴道炎病理生理学和免疫学机制，以及为探究病原体毒力因素、药物治疗的药效学等方面提供技术支持。

外阴阴道假丝酵母菌接种 5d 后可观察到小鼠阴道充血，分泌物增多。培养基在肉眼下可见大小不等的菌落，分泌物镜检可见假菌丝和孢子，阴道组织大量炎性浸润。此建模方式简单、可靠，可重复性强，此模型的建立可广泛应用于外阴阴道假丝酵母菌病的药效学研究。

滴虫性阴道炎模型在末次接种 7d 后肉眼可见小鼠阴道分泌物增多，甚至呈脓性，阴道灌洗液培养可见大量阴道毛滴虫生长，倒置显微镜下可观察到活动性滴虫，说明造模成功。小鼠与人的阴道微生态本身存在差异，但接种前予以乳杆菌预处理可调节 pH 以达到与人近似的感染效果。该模型可用于研究滴虫性阴道炎毒力因子在发病机制中的作用及机体的免疫应答反应。

四、子宫颈炎动物模型

（一）疾病定义与流行病学

宫颈炎（cervicitis）是由宫颈受到机械性损伤后病原体侵入所致，包括急性宫颈炎和慢性宫颈炎，主要特点为阴道分泌物增多，呈淡黄色或脓性，可伴有血丝。其中慢性宫颈炎最常见，多由分娩、人工流产、手术致宫颈黏膜损伤或病原体入侵引起，主要表现为宫颈糜烂、宫颈息肉、宫颈肥大、子宫颈管内膜炎等，以宫颈糜烂最多见。

（二）造模机制与方法

1. 生物学方法　支原体、沙眼衣原体、肠杆菌和金黄色葡萄球菌是导致子宫颈炎的常见病原体，这些病原体附着于子宫颈管柱状上皮后，可侵及黏膜引起浅层感染，通过给小鼠接种病原体菌株，可以导致宫颈炎的发生，表现为宫颈充血、水肿、脓性分泌物等，故可通过病原体直接感染子宫颈黏膜的生物学方法进行建模。

（1）支原体模型：选取 5 周龄的雌性 Swiss Webster 小鼠，分别在接种生殖器支原体 7d 和 1d 前皮下注射环戊丙酸雌二醇 0.25mg/20g 或醋酸甲羟孕酮 3mg/20g。在接种前，迅速用 PBS 浸泡的藻酸钙拭子擦拭小鼠阴道除去碎屑，再用干拭子擦拭除去残余液体。将含 2×10⁷CCU/20μl 生殖器支原体 G37 或 M2300 溶于无菌 PBS 后用 1ml 注射器（针头为灌胃针头）接种于小鼠阴道内。观察指标：每日观察小鼠阴道口是否红肿以及分泌物的性状，在接种后第 3d 分别使用定量 PCR 监测阴道支原体滴度，并对支原体进行活力测定。

（2）衣原体模型：选取性成熟的健康雌性猕猴，取 1ml 浓度为 10 000IFU/ml 衣原体混悬液接种至猕猴宫颈口。在接种后第 2d 用棉拭子收集宫颈标本，通过衣原体培养、连接酶链反应（LCR）、宫颈涂片直接荧光抗体（DFA）染色检测是否存在衣原体感染。

（3）大肠埃希菌和金黄色葡萄球菌混合模型：选取体重 18~20g 的清洁级雌性未孕 BALB/c 小鼠，腹腔注射 10% 水合氯醛（0.003ml/g）麻醉小鼠后，用成角的针头损伤小鼠宫颈黏膜，再向小鼠阴道内注入 50μl 浓度为 10^9CFU/ml 的大肠埃希菌和金黄色葡萄球菌混悬液（1:1），每天接种 1 次，连续 3d。末次注射 24h 后观察小鼠宫颈口有无红肿及脓性分泌物流出，处死小鼠后取宫颈组织行组织病理学检查。

2. **化学方法** 采用腐蚀性药物作用于阴道及子宫颈黏膜，可使阴道及子宫颈黏膜变性、坏死，其临床表现及病理变化与急性子宫颈炎类似，苯酚胶浆是常用的化学造模药物。

选择体重 200~250g 的雌性 Wistar 大鼠，连续 3d 阴道内注入苯酚胶浆（0.01mg/kg），接种后每天肉眼观察大鼠阴道口是否红肿，有无脓性分泌物流出。末次注射 10d 后将大鼠断头处死，取大鼠宫颈组织，用浓度为 100ml/L 的中性甲醛固定，石蜡包埋固定后制作切片，并在光镜下观察有无炎细胞浸润、上皮细胞变性坏死及腺体破坏情况。

（三）模型特点与应用

接种支原体 3d 后造模成功，小鼠肉眼可见阴道口红肿，分泌物增多甚至呈脓性，定量 PCR 和活力测定均提示成功感染支原体。接种衣原体 2d 后造模成功，猕猴阴道口发红，可见脓性分泌物，可培养出衣原体菌株，LCR、DFA 染色均提示阳性。大肠埃希菌和金黄色葡萄球菌混合接种 1d 后肉眼可观察到动物阴道口红肿，附着少许脓性分泌物，阴道壁充血，宫颈口充血呈炎症样改变，病理检查可有宫颈柱状上皮增生或溃疡形成，甚至坏死，鳞化明显。此类模型稳定性和可复制性不如化学方法，成功率也相对较低。但此类模型与人类宫颈炎发病机制近似，符合人类宫颈炎的病理生理特点，可用于宫颈炎发病机制和治疗的研究。

化学药物苯酚胶浆建立的子宫颈炎动物模型于造模 10d 后肉眼可见动物生殖器明显红肿和流脓，组织病理学检查可见炎细胞浸润，上皮细胞变性、坏死，腺体破坏，鳞状上皮层增厚，及部分上皮破坏等。该模型简单易行，重现性好，成功率高，但与人类宫颈炎发病机制存一定在差异，但在某种程度上可为宫颈炎病理生理学改变、临床药物治疗靶点的研究提供技术支撑。

五、输卵管炎性阻塞动物模型

（一）疾病定义与流行病学

输卵管炎为盆腔炎性疾病中的一种，其病原体包括需氧菌和厌氧菌，常见病原体为淋病奈瑟菌、沙眼衣原体、金黄色葡萄球菌和脆弱类杆菌等。急慢性输卵管炎均易导致输卵管增粗、弯曲，与周围组织粘连，运输功能减退或者消失，易发生远端堵塞，造成不孕或者输卵管妊娠。由于缺乏典型临床表现，统计其确切发病率存在一定难度。在不孕症的发病人群中，输卵管炎性阻塞占女性不孕症的 30%~50%。

（二）造模机制与方法

1. **生物学方法** 输卵管炎常见致病需氧菌及厌氧菌，如细菌、沙眼衣原体、支原体等病原体，细菌入侵输卵管黏膜，导致输卵管黏膜炎，严重者可导致输卵管上皮退行性变或片状脱落，引起输卵管粘连。诱导机体产生免疫反应，促使输卵管发生硬化导致堵塞。同时由于输卵管热休克蛋白与衣原体热休克蛋白类似，故衣原体感染可引起交叉免疫反应而导致严重的输卵管黏膜结构及功能破坏。生物学方法造模基本接近人类感染途径及致病原因，为目前较为理想的造模方法。

（1）逆行菌液接种法：选用 4~5 月龄体重 2 500 ± 250g 的未孕雌性兔，戊巴比妥钠麻醉固定后暴露外阴，采用一次性无菌新生儿吸痰管吸取浓度为 3×10^8/ml 大肠埃希菌悬液，剂量为 1ml/kg，吸痰管用石蜡油润滑后插入雌兔尿生殖道内 8~10cm，将菌液注入宫腔，最后抬高臀部持续 3min，避免菌液快速流出。每周接种菌液 1 次，连续 3 周。观察动物饮食、精神等一般情况，末次接种后 1 周处死动物，观察输卵管的梗阻率和病理变化。

（2）输卵管直接接种法：选取 3 月龄体重 200~250g 未交配的雌性 SD 大鼠，戊巴比妥钠腹腔麻醉（50mg/kg）后行下中线腹部切口，找到输卵管，从输卵管近子宫角处进针至输卵管腔，向输卵管卵巢方向缓慢注入细菌液 0.1ml（含 2×10^7 大肠埃希菌），逐层关腹。观察动物饮食、精神等一般情况，接种后 7d 处死大鼠，观察输卵管大体形态变化及病理学改变。

2. 化学方法 常利用苯酚或盐酸对输卵管进行化学灼伤使局部组织形成炎症，导致输卵管黏膜充血、水肿、炎性渗出、炎性粘连而阻塞不通。

选取 180~220g 雌性大鼠。制作苯酚糊剂（液化苯酚 5ml、阿拉伯胶 1g、甘油 4ml、加入蒸馏水至 25ml）待用。乙醚麻醉后开腹，暴露子宫，用针管从输卵管向卵巢方向注入苯酚糊剂 0.04ml，关腹后正常饲养 12d。术后观察大鼠的生命体征等一般状况，术后 32d，4% 戊巴比妥麻醉大鼠后从颈总动脉插管取血 8ml，分析全血黏度、血浆黏度、血细胞比容等。随后处死大鼠，将输卵管固定切片，观察其病理改变。

（三）模型特点与应用

逆行菌液接种模型为逆行性感染，最接近人类患病特点，建模完成后 1 周处死兔子，可观察到输卵管充血、水肿，病理符合输卵管炎特点。约 15d 即可变成慢性输卵管炎模型。模型操作简单，可用于研究输卵管炎性阻塞的发生发展机制。

输卵管直接接种模型术后 7d 解剖可见输卵管明显管腔扩张，管壁充血、局部狭窄。病理学可观察到平滑肌细胞和毛细血管肿胀，间质水肿，大量中性粒细胞的广泛浸润，符合急性输卵管炎特征。该方法可建立急性输卵管炎模型，成模率高，实验时间短，有利于输卵管炎性疾病损伤机制、预防粘连及治疗的实验研究。

苯酚注射模型术后 1 个月取血可发现模型全血黏度、血浆黏度、血细胞比容均增高，红细胞电泳率降低。大体可见输卵管充血、水肿，病理学呈增生性炎症，上皮细胞脱落，肌层变薄，血管扩张充血、成纤维细胞增生等改变。该模型可用于研究不同药物治疗输卵管炎性阻塞的血液流变学的变化情况。

六、盆腔炎动物模型

（一）疾病定义与流行病学

盆腔炎（pelvic inflammatory disease，PID）是指女性上生殖系统的感染性疾病，主要包括子宫内膜炎、输卵管炎、输卵管卵巢脓肿、盆腔腹膜炎等。在女性生殖道感染疾病中，盆腔炎患病率位列第 3 位，仅次于阴道炎和宫颈炎。因其临床症状具有不典型性，常无法得到确切的发病率统计。若盆腔炎治疗效果不佳，易导致输卵管炎性阻塞、输卵管妊娠、慢性盆腔痛等后遗症。

（二）造模机制与方法

1. **生物学方法** PID 主要为厌氧菌和需氧菌混合感染，致病菌以沙眼衣原体、淋病奈瑟菌感染较为常见，致病菌通过免疫反应产生的炎症，经由盆腔内丰富的淋巴结和淋巴管使感染扩散形成 PID，故可通过细菌感染的方法进行造模，造模方法如下：

（1）细菌逆行法致炎模型：选用 6~8 周龄、体重 18~24g 雌性小鼠。通过 MoPn 沙眼衣原体株感染 MoCoy 细胞，制备浓度为 10^7IFU 的 MoPn 感染液。使用 1.5% 的戊巴比妥钠（60mg/kg）腹腔麻醉小鼠，0.1% 新洁尔灭消毒外阴，0.9% 的生理盐水清洗阴道后，将 50μl 感染液通过无菌 1ml 注射器（针头套硅胶硬外麻套管）接种于阴道内。观察指标：接种后 3d 取宫颈拭子行病原学 MoCoy 细胞培养分离 Ct，同时进行碘染色 IFU 计数；感染后 56d 处死所有的小鼠，探查输卵管有无炎症、积水等，取可疑病变部位固定、染色后在电镜下进行观察。

（2）菌液接种造模法：选用 5 月龄、3.0 ± 0.5kg 雌性新西兰兔，麻醉后手术暴露子宫及双侧输卵管，先用刀柄在双侧输卵管系膜处反复刮 3 次，保持创面无渗血，将 2ml（1×10^8cfu/ml）大肠埃希菌液种植在粗糙面上，再用动脉夹夹住输卵管伞端和输卵管峡部子宫侧，分别将 0.5ml 菌液从双侧输卵管峡部向伞端方向注入，关腹，术后立即肌注苄星青霉素 40 万 U/kg 防止感染。术后观察其食欲、精神、体温等一般状况。7d 后剖腹探查盆腔腹膜及盆腔脏器有无充血、水肿、粘连、输卵管有无充血、增粗、积水、积脓与周围有无粘连等情况，并采用 5% 亚甲蓝溶液进行输卵管通畅度检测。处死小鼠后，取输卵管病变部位观察病理学特征。

2. **物理方法** 采用机械损伤法或异物植入方法损伤盆腔内器官组织表层，细菌通过破损处侵入或长期刺激盆腔内器官，促使炎症形成，从而成功构建 PID。

选用体重 180~220g 雌性小鼠，戊巴比妥钠（2mg/100g）腹腔注射麻醉后在下腹部正中行 2cm 切口，暴露出子宫，予以左侧子宫角上 1cm 处做一横切口，将直径 2cm、长 2.5cm、重 2mg 消毒后塑料管放置在切口处，后将切口缝合固定，防止脱落，伤口处滴入 0.1mg 青霉素以防感染。观察模型动物食欲、精神、体温等一般状况，术后 7d 解剖取出左右子宫分别进行称重，求子宫指数即左子宫重量—右子宫重量，取病变子宫组织观察炎症病理变化。

3. **化学方法** 苯酚及盐酸等化学试剂可对生物组织产生化学性烧伤，诱发组织发生炎性反应及粘连而形成类似 PID 的病理变化。

选取 180~220g 雌性 SD 大鼠，实验前适应性饲养 3d，室温 20~24℃。造模前 12h 禁食不禁饮，3% 戊巴比妥钠 30mg/kg 腹腔注射麻醉大鼠后，下腹常规消毒后于正中切口，暴露出子宫，用 0.1ml 注射器的针头，于双角子宫分岔处进针入子宫腔内，朝右侧卵巢方向缓慢推注 25% 苯酚胶浆 0.06ml。造模完成后分层关腹。观察大鼠食欲、精神、体温等一般状况，术后 11d 处死大鼠，肉眼观察大鼠子宫形态变化后送病理学检查，镜下观察大鼠子宫的病理改变。

（三）模型特点与应用

细菌逆行法致炎模型的阴道内接种菌液 3d 后，阴道宫颈拭子行病原学细胞培养可分离到衣原体。56d 处死小鼠可观察到小鼠输卵管炎症、阻塞和积水表现。电镜可观察到输卵管组织中上皮细胞纤毛消失，部分细胞核变性。通过病原体上行感染所诱发的动物模型更接近人类盆腔炎，可用于衣原体感染致病机制和免疫机制的方面的研究。

菌液接种造模法在接种 3d 后可观察到兔的食欲降低、精神萎靡。7d 后解剖可观察到子宫、输卵管及卵巢表面充血，有脓性分泌物覆盖，与周围腹膜、大网膜粘连。病理示输卵管管腔扩大,黏膜层和肌层充血、水肿,黏膜乳头增生,互相黏合呈网状,间质炎细胞浸润,符合输卵管炎性阻塞特点。该方法利用生物方法致炎,从致病菌、感染因素、病变特点等都与人类盆腔炎相近,有利于盆腔炎及输卵管炎性阻塞的发病机制及治疗的研究。

物理法建模术后 7d,子宫指数可明显升高,病理学可见大量炎性细胞浸润。该方法手术操作相对烦琐,与近年来宫腔操作等所致的盆腔炎感染途径相同,病理改变相似,可用于盆腔炎性疾病的治疗方法的效果评价。

化学法建模后 11d 后处死大鼠,肉眼观察大鼠子宫明显充血、水肿,与周围组织几乎完全粘连。病理切片可观察到子宫腔壁结构紊乱,腺体萎缩变形,黏膜上皮细胞密集增生呈低乳头状突入宫腔,全层可见大量慢性炎症细胞浸润,内膜充血水肿明显。该方法主要通过化学性烧伤来造成炎性反应与粘连,发病特点虽与人类盆腔炎发病自然过程不同,但建模简单易行,造模时间短,多用于盆腔炎性疾病治疗相关研究。

七、外阴上皮内瘤样病变动物模型

(一)疾病定义与流行病学

外阴上皮内瘤样病变(vulvar intraepithelial neoplasia, VIN)包括外阴上皮不典型增生和原位癌,主要临床表现为外阴瘙痒、皮肤破损、外阴灼烧感、溃疡等。病因可能与 HPV 感染、单纯疱疹病毒 2 型感染、吸烟、免疫抑制以及其他外阴慢性皮肤病有关。外阴上皮内瘤样病变发病往往多见于 30 岁以上或免疫抑制的妇女,流行病学资料表明,在 1997—2004 年间,VIN 的发病率为 5.0/10 万。尽管 VIN 可自行消退,但仍应视为癌前病变。

(二)造模机制与方法

1. 化学方法　用含不同浓度的植物雌激素大豆素和染料木黄酮的饲料喂养 129/J 小鼠,其外阴癌的发病率与饲料中植物雌激素的浓度呈正相关。129/J 小鼠对雌激素高度敏感,易诱发外阴肿瘤。采用苯甲酸雌二醇进行小鼠皮下注射,使其暴露于高雌激素水平,可建立小鼠外阴上皮内瘤变模型。

选用 129/J 雌性小鼠,6~8 周龄,体重 18~24g。常规消毒小鼠腹部皮肤,皮下注射苯甲酸雌二醇 15mg/kg,注射后停留 2min,避免注射液流出。药物注射每隔 2d 一次,连续使用 7 周。用药期间观察小鼠食欲、精神状态、外阴皮肤情况,测量体重。用药结束后,观察小鼠外阴是否出现肿胀、破溃及血性分泌物。也可通过试剂进行辅助判断,使用 1% 甲苯胺蓝涂抹小鼠外阴,待干燥后用 1% 醋酸进行脱色,若部分病变区域呈紫蓝色且不脱色,可初步判断存在 VIN 或浸润癌病变。进一步明确诊断可在不脱色区取病理活检证实。

2. 化学方法 + 物理方法(二甲基苯并蒽诱导 + 机械刺激法)　二甲基苯并蒽(7,12-dimethylbenzanthracene, DMBA)是一种致癌诱导剂,将 DMBA 多次涂抹于外阴局部皮肤,联合物理机械刺激的方法,可增加进入细胞内的 DMBA 的含量。进入细胞内的 DMBA 经一系列转化,形成可与 DNA 结合的致癌化合物,引起 DNA 损伤和基因突变,使正常细胞发生不典型增生,最终导致肿瘤的发生。

选用 6~8 周龄雌性 SD 大鼠,体重 160~180g。使用 6% 戊巴比妥钠溶液进行腹腔注射麻醉大鼠,待麻醉后,剃毛并清洁外阴部,使用硬毛刷将皮肤刷至充血发红,使用勾线笔蘸取 DMBA 涂布于大鼠外阴皮肤处,待自然晾干后放回笼中,每周固定时间 3 次给药及机械刺激,连续 14 周。给药期间观察大鼠的食欲、精神状态;每周进行称重;记录外阴部皮肤的变化情况,是否有红肿、破溃、肿块等。观察至 18 周时,使用 1% 甲苯胺蓝涂抹大鼠外阴,待干燥后用 1% 醋酸进行脱色,观察是否存在可疑病变区域,在不脱色区取病理活检。

(三)模型特点与应用

雌激素诱导模型建模 4 周时,小鼠外阴开始肿胀饱满并见血性分泌物,6 周时部分小鼠出现明显肿瘤。取外阴组织进行病理切片可见各级别 VIN,部分小鼠可出现外阴鳞状细胞癌。该模型操作简便,易于复制,可用于外阴上皮内瘤变生物学特征、治疗、预后等多方面的研究。

二甲基苯并蒽诱导 + 机械刺激法建模第 10 周,大鼠外阴皮肤可观察到数毫米不等的乳头状新生物,呈淡粉色,与周围正常组织界限清;部分大鼠病理学呈低级别鳞状上皮内病变改变。第 14 周可见乳头状新生物进一步增大,表面有出血坏死点,多数大鼠病理学呈现低级别鳞状上皮内瘤变,少数呈现高级别鳞状上皮内病变。第 18 周,可见明显外阴肿瘤,表面出血坏死明显,触碰后坏死组织易脱落,部分大鼠病理学可观察到外阴鳞状细胞癌。该模型建模操作简便,建模成功率高,随着给药及观察时间的延长,病变程度逐渐加重。该模型的建立为发病机制的研究、探索新的治疗方式以及疗效评估方面提供了可靠的动物模型和实验基础。

八、宫颈上皮内瘤变动物模型

(一)疾病定义与流行病学

宫颈上皮内瘤变(cervical intraepithelial neoplasia,CIN)是与子宫颈浸润癌密切相关的一组子宫颈病变,包括宫颈非典型增生和原位癌,多发生于性生活活跃的 25~35 岁年轻女性,近年来受社会、环境因素的影响,发病有年轻化的趋势。大部分低级别 CIN 可自然消退,CIN II、CIN III、原位癌向宫颈癌发生的概率为 30%~50%,高级别 CIN 可发展为浸润癌,被视为宫颈癌的癌前病变。

(二)造模机制与方法

1. **基因工程方法** 高危型 HPV 感染与宫颈上皮内瘤变密切相关,HPV 感染宫颈上皮细胞产生 HPV-E6 蛋白可破坏肿瘤抑制蛋白 p53,HPV-E7 蛋白可使视网膜母细胞瘤肿瘤抑制蛋白(Rb 蛋白)失去活性,使被感染的宫颈上皮细胞发生不典型增生甚至癌变。使携带 HPV-E6、E7DNA 的 K14 质粒在小鼠胚胎中表达,同时联合雌激素使动物处于宫颈上皮内病变易感环境,形成子宫颈上皮内瘤变模型。

从质粒 p1203、p16NT 和 p16Pt 中切除 HPV-16 DNA,插入含有人类角蛋白 14 启动子(K14)的质粒,再将该片段导入 B6D2 小鼠胚胎,1 月龄 B6D2 小鼠麻醉后皮下放置 17-b 雌二醇缓释物(0.05mg/60d),每 60d 更换一次,直至 7 月龄。建模后每周对动物进行称重,并观察是否出现消耗性表现,如精神萎靡、活动减少、食欲减低等,宫颈上皮内病变多为原位模型,最终可通过处死实验动物,制作病理切片观察是否建模成功。

2. **化学方法** 常用的宫颈上皮内瘤变的化学药物有二甲基苯蒽(DMBA)及己烯雌酚。

(1)二甲基苯蒽法:DMBA 从宫颈上皮表面渗透或通过损伤的上皮进入细胞,诱导细胞恶性转化,恶变的细胞再产生刺激细胞分裂的多肽因子,进一步诱导周围正常的细胞发生恶变。

选取体重约 30g 雌性昆明小鼠。棉线浸入 DMBA 苯溶液制备致癌棉线(含药量为 0.5mg/cm),静置至苯自然挥发备用。阴道扩张器暴露小鼠子宫颈,小号弯针将致癌棉线置入宫颈,线末端打结固定于宫颈口。2~5 个月后处死动物制作病理切片观察建模情况。

(2)己烯雌酚法:雌激素处理免疫缺陷的母代小鼠,使其子代产前经胎盘血液循环暴露于己烯雌酚建立的高雌激素环境中,导致子代雌鼠宫颈转化区细胞增殖行为活跃,细胞异常生物学行为发生率增加,进而形成宫颈上皮内瘤变模型。

孕 13d 的 BALB/c 小鼠连续 7d 皮下注射己烯雌酚芝麻油溶液(67μg/kg),第 5 次注射后单笼喂养至分娩。每周记录一次体重等变化,子代雌鼠成长至 48~54d 时处死可得到宫颈上皮内瘤变模型。

(三)模型特点与应用

7 月龄基因工程小鼠处死后做宫颈病理切片,观察到不同程度宫颈上皮细胞不典型增生。该方法诱导的宫颈病变为自发病变,所建模型 CIN 程度不一,同样条件下也可建立宫颈癌模型,若无宫颈癌致病相关协同因素,则 CIN 建模成功率更高。可应用于探讨 HPV 和宫颈上皮内瘤变发病机制关系的相关研究。

二甲基苯蒽法建模成功需 2~5 个月,CINⅠ约需 2 个月,CINⅡ约 3 个月,CINⅢ约 5 个月,但实际时间节点与最终模型不典型增生程度不完全对应,该方法可成功建立与人类病理特征相似的 CIN 模型,用于宫颈上皮内瘤变病因学、生物学、治疗学等方面的研究。但化学试剂诱发模型良莠不齐,CIN 等级不一致,部分建模对象可发展为宫颈癌。

己烯雌酚法建模完成后,子代生长至 7~8 周龄时处死,可观察到不同级别宫颈上皮内瘤变,以 CINⅢ为主。该模型妊娠率约 95%,流产率约 10%,每只孕鼠产生 3~4 个子代,其中 50% 为雌鼠。通过对母代的干预,培养出大量模型子代,操作简单,但经胎盘全身传递的己烯雌酚使模型动物发生多种生殖系统病变,包括阴道、子宫内膜病变甚至恶性肿瘤等,限制了其在宫颈病变研究中的应用范围。

九、宫颈癌动物模型

(一)疾病定义与流行病学

宫颈癌(cervical cancer)是最常见的妇科恶性肿瘤,好发年龄为 50~55 岁,主要表现为接触性阴道流血和异常阴道排液。高危型 HPV 持续感染是宫颈癌的主要危险因素。据统计,2018 年全世界约有 57 万新发宫颈癌病例,约 31 万人死于宫颈癌,中低收入国家中宫颈癌死亡率及发病率更高。因此,宫颈癌的预防、治疗等相关研究对于提高女性生存率及生活质量极为重要。

(二)造模机制与方法

1. 生物学方法

(1)皮下移植瘤模型:将细胞株或肿瘤组织接种于对异种组织排斥反应小的免疫缺陷小鼠皮下,形成位置浅表的肿瘤。

1)宫颈癌细胞系皮下移植法。选取 4~6 周龄、体重 18~25g 的雌性裸鼠。宫颈癌细胞(如 Hela 细胞)消化、离心后用 PBS 配制为 10^6~10^7 个 /ml(≤10^7 个 /ml)的细胞悬液,接种

0.2ml 肿瘤细胞悬液于裸鼠背侧近后肢处。

2）人宫颈癌组织异体皮下移植法。选取 6 周龄 20~25g 雌性 BALB/c 裸鼠。根据不同实验目的筛选宫颈癌患者，其术中留取的宫颈癌标本，保存于 RPMI-1640 培养基；清除标本的血块、坏死组织后，剪成约 2mm³ 的组织块；实验动物麻醉、固定、消毒后，皮肤层做约 0.5cm 切口；用无菌可吸收线将组织块固定于腹部皮下。

皮下移植瘤模型建模后均可通过观察小鼠一般情况（精神状态、活动、饮食等）、游标卡尺测量肿瘤最长径（a）最短径（b）计算体积 V=1/2（ab²）并绘制生长曲线、制作 HE 染色切片观察肿瘤微观形态等评估是否建模成功。

（2）宫颈原位移植瘤模型：将细胞株或肿瘤组织种植于免疫缺陷动物宫颈，适宜条件下可于宫颈原位形成肿瘤甚至转移瘤。

1）转染宫颈癌细胞系原位移植法：选取 8~12 周龄的雌性联合免疫缺陷小鼠（SCID）。将转染荧光蛋白的宫颈癌细胞系（CaS-ki、ME-180 或 siHa），常规计数、消化、离心后，用培养基配制为约 5×10^6 个 /ml 细胞悬液，SCID 小鼠腓肠肌处皮下注射 50ul 细胞液；当肿瘤达到 0.6~0.8g 时切除，浸泡于 α-MEM 培养基；清除标本的血块、坏死组织后，切成 2~3mm³ 组织块。实验动物麻醉后，切开进腹暴露宫颈，缝合组织块于动物宫颈后关腹（每个肿瘤约接种 8~12 只动物）。

2）人宫颈癌组织异体原位种植法：选择 4~6 周龄雌性裸鼠。目标宫颈癌患者的新鲜宫颈癌组织，浸泡于 RPMI-1640 培养基保存；清除标本的血块、坏死组织后，剪成约 3mm³ 的组织块；实验动物麻醉、固定、消毒后，做腹部正中切口暴露子宫，缝合组织块于动物宫颈，关腹。

3）经阴道细胞悬液滴注接种法：选择 6~8 周龄 C57BL/6 小鼠，使用转染表达荧光蛋白的 TC-1 宫颈癌细胞系。实验动物连续 7d 腹部皮下注射醋酸甲羟孕酮（2.5mg/ 只）（或 3mg/ 只，连续 4d），第 8 天常规消化处理待接种的宫颈癌细胞制成细胞悬液，麻醉动物，细胞刷破坏实验动物的子宫颈阴道部上皮后，每只小鼠经阴道滴注约 1×10^5 个宫颈癌细胞。

原位移植瘤模型除一般情况观察外，最终可处死动物做大体解剖观察全身及局部肿瘤生长，并行 HE 染色或免疫组化观察肿瘤病理特点。使用荧光蛋白转染细胞建立的肿瘤模型，还可通过荧光显微镜 / 活体荧光成像动态观察随访肿瘤的生长、局部淋巴结、邻近及远处器官转移。

（3）肾包膜下移植瘤模型：用新鲜人肿瘤组织块接种于血供丰富的肾包膜下，营养通过渗透等作用滋养肿瘤组织，成功建立动物模型。

选取 6~14 周龄 NSG 小鼠。目标患者宫颈癌组织保存于 DMEM/F12 培养基中。NSG 小鼠麻醉后，于腰部切开进腹腔暴露肾脏，打开肾包膜下方间隙，置入 2~4 片 1mm³ 人宫颈癌组织块，关腹。由于生长位置过深，初期只能观察一般情况或通过触诊、使用超声、MRI 等评估肿瘤大小，3~6 个月肿瘤生长速度加快后可于体表扪及包块并测量。

（4）人巨细胞病毒诱发法：具体机制尚不明确，人巨细胞病毒在宫颈癌患者中检出率较高，推测其能诱发宫颈细胞发生不典型增生，巴豆油对上述作用有促进作用，协同建立宫颈癌模型。

选取 4 周龄雌性昆明小鼠。无菌海绵分成小鼠阴道直径大小，吸收灭活人巨细胞病毒悬液 0.1ml，置入小鼠宫颈，每周 3 次，连续 8 周；再使用巴豆油按上述方式接种于动物宫颈,每周3次,连续8周。5个月后处死动物制作病理切片。

2. 基因工程法 HPV病毒感染与宫颈癌发生密切相关,角蛋白14启动子能够启动HPV相关基因的表达,K14-HPV16、K14-E6、K14-E7、K14-E6:E7质粒转染小鼠后,能在角蛋白14高表达的基底层上皮细胞表达HPV相关蛋白,在持续高水平雌激素的协同作用下,建立宫颈癌模型。

从质粒p1203、p16NT和p16Pt中切除HPV-16 DNA,插入含有人类角蛋白14启动子(K14)的质粒,再将该片段导入B6D2小鼠胚胎,1月龄转基因小鼠麻醉后,于近上肢处背部皮下放置17-b雌二醇缓释物(0.05mg/60d),每60d更换一次,直至7月龄。建模后7个月处死实验动物做HE染色、免疫组化等证实宫颈转化区侵袭性宫颈癌的发生。

3. 化学方法 使用可诱导细胞发生不典型增生的甲基苯蒽、甲基胆蒽等化学试剂制成致癌棉线,留置于宫颈长期刺激局部组织,诱发宫颈癌。

选取体重30g左右雌性昆明小鼠,棉线浸入二甲基苯蒽溶液制备致癌棉线(含药量为0.5mg/cm),静置至苯自然挥发;或将棉线浸入甲基胆蒽,制成含药600μg的致癌棉线待用。阴道扩张器暴露小鼠宫颈,小号弯针将致癌棉线置入子宫颈,线末端打结固定于子宫颈口。5个月后处死动物,行病理学检查。

(三)模型特点与应用

1. 生物造模法

(1)皮下移植瘤模型:皮下移植瘤模型包括宫颈癌细胞系和人宫颈癌组织移植两种方法,皮下肿瘤位置表浅,易于观察,但无远处转移瘤形成。其中宫颈癌细胞系皮下移植法是宫颈癌动物模型常用方法,在药敏实验、基因表达、抗癌药筛选等基础研究中应用广泛。但瘤体仅为单一细胞系,与人宫颈癌组织特点差异较大。人宫颈癌组织皮下移植法成瘤潜伏期4~5周,成瘤率为70%~90.5%,具有原宫颈癌组织的病理学形态和生物学特性,弥补了细胞系皮下移植法的缺点,并能建立HPV阳性的宫颈癌模型,可应用于宫颈癌的发病机制、预防及治疗策略的研究。荷瘤鼠能同种移植传代,成瘤率约92.9%,最长生存时间达13个月。各代肿瘤生长稳定,均能保留原代肿瘤特点,使人宫颈癌组织能在体外稳定培养。

(2)宫颈原位移植瘤模型:原位移植瘤模型均能形成原位肿瘤和远处转移瘤,肿瘤及转移瘤特点与使用细胞系及来源宫颈癌组织特性相关,可应用于晚期宫颈癌的药物治疗等基础研究,但肿瘤形成过程不便观察,故常选择转染表达荧光的肿瘤细胞建模,转染宫颈癌细胞系移植法建模过程较复杂,成本高,技术难度大。

人宫颈癌组织原位移植法成瘤率为48%~75%,转移率约50%,成瘤时间短,2周可达到适宜大小,在保留来源宫颈癌组织的组织学特点和转移特性同时,能形成腹膜转移、肝转移、腹主动脉淋巴结转移等转移灶,可应用于宫颈癌的病因学、治疗学,包括难治性宫颈癌的治疗等研究。

经阴道细胞悬液滴注接种法成瘤速度较快、建模时间短,细胞滴注后3~5d开始成瘤,11d可形成明显腹部肿块。使用表达HPV-16 E6/E7和人c-Ha-ras阳性的TC-1细胞,与人类HPV诱导产生的宫颈癌转移特性极为相似,可应用于晚期宫颈癌的治疗、HPV与宫颈癌的发病机制关系等方面研究。

(3)肾包膜下移植瘤模型:肿瘤原位生长,无转移瘤形成,成瘤率约71.4%。建模后约6个月肿瘤达到适宜体积。瘤体保持了人宫颈癌组织生物学特性,为宫颈癌组织体外培养、临床患者选择个性化敏感药物治疗方案提供可能。荷瘤鼠所得肿瘤可同种移植传代,弥补了人宫颈癌组织体外培养耗费时间长的缺点,但肿瘤位置较深,不便于观察,且肾筋膜下非宫颈癌好发部位,肿瘤有侵袭周围组织特性,但无转移灶形成。基于 NSG 小鼠本身的特点,也使得其不能用于宫颈癌与固有免疫关系的研究。

（4）人巨细胞病毒诱发法：该模型不典型增生发生率为 26.4%,原位癌为 30.2%,早期浸润癌为 22.6%。建模耗时长,诱发肿瘤程度良莠不齐,在 HPV 与宫颈癌关系不明确以前,曾用于探讨人巨细胞病毒与宫颈癌发病之间的关系等研究,现使用率较低。

2. 基因工程法　K14-E6：E7 小鼠肿瘤发生率为 95%,K14-HPV16 为 83%,K14-E7 为 60%,K14-HPV16 小鼠宫颈转化区癌变率最高。该模型为原发肿瘤,多应用于宫颈癌和 HPV 相关病因学研究,但建模耗时长,成本高,技术难度大,模型不稳定,部分为宫颈上皮内瘤变,宫颈癌发生率低。且鼠源性自发肿瘤具有雌激素依赖性,与人源性肿瘤不同,两者在代谢、转移特性等方面差异也较大。

3. 化学诱导法　在致癌物使用后 2~5 个月,由宫颈不典型增生逐渐发展为宫颈癌,肿瘤发生与人类相似,主要用于宫颈癌的诱发因素、发病机制等研究,但该模型建模成功率低,建模时间长,诱发病变程度不一。

十、子宫肌瘤动物模型

（一）疾病定义与流行病学

子宫肌瘤（uterine myoma）是女性最常见的良性肿瘤,由平滑肌和结缔组织构成,在育龄妇女中发病率约为 25%。肌瘤可根据与肌壁的关系分为肌壁间肌瘤、黏膜下肌瘤和浆膜下肌瘤。黏膜下肌瘤或肌壁间肌瘤往往产生特定的症状,如月经过多、贫血、盆腔压力改变、不孕、流产和其他产科并发症等。

（二）造模机制与方法

1. 生物学方法　鉴于免疫缺陷小鼠免疫功能低下,对移植组织排异性差,并给予适当性激素补充营造适合移植瘤生长的环境,可成功建立子宫肌瘤模型。

（1）细胞系皮下种植模型：选择 5~6 周龄雌性无胸腺裸鼠。皮下植入 1.7mg,90d 缓释 17β 雌二醇丸。植入 4d 达到允许组织细胞保持稳定状态的雌激素分布状态后,再向小鼠背部皮下注射 Eker 大鼠肿瘤来源的细胞（10^8 个细胞）。观察裸鼠皮下肿瘤组织生长情况,每隔 1 周用电子游标卡尺测量肿瘤组织径线,4 周后,可取皮下肿瘤组织,观察病理学特点。

（2）皮下异种移植瘤模型：选用 8~10 周龄雌性无胸腺小鼠,麻醉后将来源于人平滑肌瘤的组织剪成直径 4~5mm 的小组织块,将小组织块与 E2/ 黄体酮 PLGA 颗粒同时植入小鼠背部 5~6mm 长度的切口中,缝合切口。异种移植组织完成后,观察肿瘤组织的生长情况,每周取血,检测血清雌二醇和黄体酮浓度。6 周后完整剥离皮下肿瘤组织,测量大小变化,制成病理组织切片是否符合子宫肌瘤特征。

2. 化学方法　子宫肌瘤的生长与雌激素水平有密切关系,雌激素能使子宫平滑肌细胞增生、肥大,肌层变厚,孕激素可促进和维持雌激素的变化。模型采用去势动物,减少了动物体内自身激素的干扰,再通过外源性补充激素刺激子宫平滑肌细胞的生长发育,可建立子宫肌瘤模型。

（1）单一雌激素诱导模型：选用重约 400g 的健康雌性豚鼠。3% 戊巴比妥钠麻醉后固定，摘取两侧卵巢，术后连续 3d 注射庆大霉素（0.2ml/ 只）预防感染。术后 20 天开始皮下注射雌二醇，100μg/ 只，每周 2 次，连续注射 12 周。观察子宫大体解剖特点，计算子宫重量和脏器系数（子宫重量 g/ 小鼠体重 g×100%），取病变部位进行病理学检查。

（2）雌、孕激素联合诱导模型：选择体重约 200g、未孕雌性 SD 大鼠。在周一、周三和周五，通过灌胃给予二乙基己烯雌酚（0.167mg/kg），并在每个周日通过下肢侧肌注射 1.0mg 孕酮，持续 20 周。观察大鼠子宫形态学特点，计算子宫指数（子宫指数 = 子宫重量 mg/ 小鼠重量 g×100），取病变部位进行 HE 染色，观察病理学特点，也可进行酶联免疫法检测组织中雌、孕激素受体含量。

（三）模型特点与应用

细胞系皮下种植模型建模后 2~3 周可明显观察到皮下肿瘤组织，病理学可观察到平滑肌细胞有增生及玻璃样变性，肌肉有炎性细胞浸润。该模型采用无胸腺裸鼠进行建模，分离 Eker 大鼠肿瘤来源的 ELT-3 细胞进行接种，保留了原组织的生物学特征，建模时间短，成功率高，可用于子宫肌瘤的治疗学研究。

皮下异种移植模型移植前肿瘤组织块直径约 5mm，6 周后取出皮下肿瘤组织，测量其直径约 10mm。血清雌、孕激素在建模后 4 周达高峰，后逐渐下降，约 7 周恢复到建模前水平。皮下移植人子宫肌瘤组织的造模方法可具有人子宫肌瘤组织学特点，模型可用于研究发病机制和药物反应。

单一雌激素诱导模型建模 12 周后处死豚鼠，剖开子宫可见肌壁间瘤和浆膜下肌瘤形成，子宫重量和脏器系数明显增加，病理学可观察到子宫肌层细胞明显肥厚，排列纵横交错，细胞核多呈卵圆或杆状，两端较钝，胞核染色较深。外源性性激素诱导子宫肌瘤的模型更接近子宫肌瘤的发病机制，子宫组织形态学改变与人子宫肌瘤病理相近。实验制备方法简便，实验条件可控，通过外源性性激素诱导产生的动物模型会随着药物的种类、剂量、频率、时间的变化而变化，可用于研究子宫肌瘤发生、发展机制。

雌、孕激素联合诱导模型建模完成后，子宫体积明显增大，伴有肿胀，可见多个结节形成。病理学可观察到子宫平滑肌细胞有局灶性增殖和玻璃样变，排列紊乱。酶联免疫法检测雌激素、孕激素受体明显增加。雌孕激素联合诱导相较单一激素来说，子宫肌瘤生长相对缓慢，造模更符合子宫肌瘤的发病机制，有利于子宫肌瘤形成机制及治疗学研究。

十一、子宫内膜癌动物模型

（一）疾病定义与流行病学

子宫内膜癌（endometrial carcinoma）是一种发生于子宫内膜的上皮性恶性肿瘤，多发于围绝经期以及绝经后的女性，以异常阴道流血、阴道排液为主要临床表现。子宫内膜癌是女性生殖道三大恶性肿瘤之一，占女性生殖道恶性肿瘤的 20%~30%，其发病率呈逐年上升趋势，死亡率仅次于卵巢癌和子宫颈癌。子宫内膜癌病因迄今尚未明确，但主要与雌激素的长期刺激有关。用于复制子宫内膜癌的动物主要是免疫缺陷小鼠，少数采用裸鼠及新西兰兔。

（二）造模机制与方法

1. 生物学方法

（1）皮下移植瘤模型：Ishikaw 细胞为人子宫内膜癌细胞株之一，同类细胞株还有 HEC-1A、HEC-1B、Rl-95-2、AN3CN、KLE 等，都具有无限增殖、可转化、易转移三大特点，目前常用的细胞株为 Ishikaw 细胞株，将其接种于实验动物的皮下，也可以是原位（子宫内膜），给予适宜的生长环境及条件，可以在活体侵入周围正常组织，局部增殖形成瘤块，甚至通过体内循环形成远处转移。造模方法包括细胞悬液注射法和组织块包埋法。

1）细胞悬液注射法：选用 BABL/C 雌性小鼠，将人子宫内膜癌细胞株（Ishikawa 细胞株，HEC-1A 或者 HEC-1B 等）进行培养，取对数生长期细胞进行实验。经胰酶消化、离心、洗涤后制成 5×10^7/ml 标准瘤细胞悬液备用。无菌条件下用注射器抽取瘤细胞悬液 0.2ml 于裸鼠皮下注射。接种后每天观察裸鼠的饮食、排便、精神及活动等状况，每隔 3d 使用游标卡尺测量肿瘤的长径和短径。成瘤标准为皮下结节长径超过 0.5cm，取瘤组织进行病理学检查。

2）组织块包埋法：选用 BABL/C nude 雌性小鼠，将 Ishikaw 细胞悬液注射法造模成功的荷瘤小鼠脱臼处死，常规消毒后，取出小鼠体内肿瘤，将肿瘤于无菌环境下剪碎成约 1mm×0.5mm×0.5mm 的组织碎块，用镊子将瘤组织块填塞于 12 号穿刺针的前端，穿刺针针头进入皮下，旋转穿刺针 1 周后，拔出穿刺针，瘤组织块移植到皮下，使用棉签压穿刺口，消毒穿刺针部位，接种瘤组织后将裸鼠送回饲养室饲养。每天观察其饮食、精神、活动和排便等状况，每隔 3d 使用游标卡尺测量肿瘤大小。以皮下结节直径超过 0.5cm 为成瘤标准，记录成瘤时间并取瘤组织进行病理学检查。

（2）原位移植瘤模型：用细胞株或肿瘤组织块种植于动物子宫腔，在适宜条件下形成子宫内膜癌，并具有可转移的特点，从而建立更接近于人体模型的动物模型。造模方法主要采用组织法，细胞株或组织块包括人源性或兔源性。人源性子宫内膜原位移植瘤模型建立采用免疫缺陷裸鼠，兔源性子宫内膜原位移植瘤模型建立采用新西兰兔，具体建模方法如下：

1）人源性子宫内膜原位移植瘤模型：选 4~5 周龄 BALB/c-nu/nu 裸鼠，雌性，体重 10~12g。将人子宫内膜癌细胞株（Ishikawa 细胞株，HEC-1A 或者 HEC-1B 细胞株）进行培养，取对数生长期细胞进行实验。将子宫内膜癌细胞株注射于雌性裸大鼠皮下，2 周后处死成瘤裸大鼠，将皮下瘤修剪成 2mm³ 的组织块移植入同种雌性裸大鼠左侧子宫内。4 周后取出左侧子宫。通过巨检、镜检、免疫组化、流式细胞仪等初步观察肿瘤的生物学特性。也可用绿色荧光蛋白标记细胞，活体观察肿瘤细胞的淋巴结转移情况。

2）兔源性子宫内膜原位移植瘤模型：选用雌性新西兰兔，将 VX_2 细胞株制成 1×10^6/ml 的细胞悬液，在无菌条件下接种于新西兰兔皮下。待肿块生长至 10~20mm 时，麻醉后于无菌条件下后剥除肿瘤组织块，将皮下瘤修剪成 1mm³ 的组织块待用。选用雌性新西兰兔（5~6 周龄，体重 2.5~3.0kg），麻醉固定，常规消毒铺巾，取下腹部正中切口，开腹后将子宫置于切口外固定好，沿子宫长轴用双面刀片切开子宫壁长约 10mm，眼科镊轻轻提起切开对侧子宫内膜，巩膜剪分离形成 2mm×2mm 的内膜腔隙（注意不穿透子宫肌层及浆膜层），无齿镊放入 1mm³ 的肿瘤组织块，5-0 丝线缝合内膜（注意不穿透子宫肌层及浆膜层）及子宫切开部位，逐层关腹。术后肌内注射青霉素 20U/ 日，连用 3d。观察被实验动物的情况及肿瘤组织生长转移情况。

2. 基因工程模型　相关研究发现 *LKB1* 基因的缺失是导致子宫内膜癌发生的重要原因

之一，同时 *P53* 作为人体内重要的抑癌基因，它的缺失同样促进了人体内相关肿瘤的发生发展，将 AdCre 腺病毒原位注射于小鼠子宫内，利用其可以敲除 *LKB1* 基因与 *P53* 基因的作用，可成功诱发小鼠子宫内膜癌形成。将 *P53* 纯合子小鼠与 *LKB1* 进行杂交，应用孟德尔遗传定律并配合基因鉴定，最终建立稳定的 P53/LKB1 纯种转基因小鼠体系，选择该体系中的6~8 周雌性小鼠为实验动物，麻醉后于无菌条件下在腹部做切口暴露子宫，于显微镜下注射5μlAdCre 腺病毒，缝合创面，关腹。术后每周定时记录小鼠的一般情况及肿瘤生成情况。

（三）模型特点与应用

1. 生物法模型

（1）皮下移植瘤模型：细胞悬液注射法建立模型在接种 14d 后，皮下可见或可触及质地较硬的肿瘤小结节，随着肿瘤组织逐渐增大，可出现局部皮肤破溃。移植瘤剖面呈灰白色，光镜下见肿瘤细胞胞质丰富、核大深染，分布致密、排列紊乱。裸鼠模型造模方法相对简单，所需造模条件及手段相对成熟，模型建成后可用于子宫内膜癌治疗手段的评估及有效性的检测。

组织块包埋法建立的模型在接种后 10~12d 荷瘤小鼠恶病质明显，原包埋处肿瘤生长迅速，有破溃、坏死情况直至小鼠死亡，病理切片显示肿瘤细胞核大而深染，且形态不规则，异型性明显，成瘤率接近100%，该方法操作相对便捷，成瘤率高，可用于子宫内膜癌药物效率的评价及相关研究。

（2）原位移植瘤模型：人源性子宫内膜原位移植瘤模型：裸鼠子宫肿瘤原代移植后，经过 20~50d 的潜伏期后移植肿瘤开始迅速生长，但成瘤率并不高，约 40%。待裸鼠间传递至第五代时，潜伏期稳定在 10~30d，成瘤率提高至 100%，皮下移植瘤质地脆而硬，病理学证实鼠间传递第一、三代为高分化腺瘤，第二、四、五为低分化腺瘤，该模型可复制小鼠肿瘤生长微环境。

兔源性子宫内膜原位移植瘤模型：新西兰兔 VX$_2$ 肿瘤组织块宫腔移植后 4d，肿瘤局限于子宫内膜，8d 侵犯子宫肌层并发生镜下淋巴结转移，第 14d 时 100% 浸润子宫浆膜面同时发生盆腔及腹主动脉淋巴结转移，21d 发生宫颈转移，28d 发生阴道及肺转移，33d 发生肾转移，42d 时 100% 发生肺及腹股沟淋巴结转移，腹水肿瘤细胞阳性。该方法成瘤率 100%，荷瘤兔自然生存期 50.6 ± 8.1d，且肿瘤形成的过程高度相似于宫体肿瘤的生长和转移，是一种良好的还原宫体肿瘤发生发展的动物模型，可用于子宫内膜癌局部治疗研究。

2. 基因工程 模型注射 AdCre 腺病毒 12 周后于小鼠腹部扪及明显肿块，荷瘤鼠生存时间在 34 周以下，于第 3 周开始出现子宫内膜非典型增生变化，12 周时成瘤率 100%，电镜下组织学显示符合子宫内膜癌特征：腺体形态不规则排列，腺管排列紊乱而拥挤，异形细胞数较多同时可见核分裂象。该模型从基因层面揭示了肿瘤形成的过程，为子宫内膜癌的预防方面提供了高价值的探索思路。

十二、卵巢肿瘤动物模型

（一）疾病定义与流行病学

卵巢癌（ovarian cancer）作为世界范围内常见的、死亡率较高的妇科恶性肿瘤之一，以上皮癌最为多见。卵巢癌早期不易发现，晚期会出现腹胀、恶病质及肠道压迫症状等。卵巢癌易出现腹膜腔内转移,并伴有腹水形成,因此,腹膜癌和腹水的产生程度也作为判断预后的重要指标。调查显示,在因肿瘤疾病死亡的女性中,卵巢癌排名第五,5年生存率不超过44%。

(二)造模机制与方法

1. 生物学方法

(1)卵巢原位移植瘤模型:将人源性卵巢癌细胞株种植于小鼠颈部皮下,通过传代的过程,使卵巢肿瘤组织获得一定程度的鼠源性,再将皮下生长的肿瘤组织原位种植于小鼠卵巢组织内,鼠源性的肿瘤组织更容易在局部生长,从而建立卵巢原位移植瘤模型。

选取 3~4 周龄体重 15~20g 雌性裸小鼠,将卵巢癌细胞株 SKOV3 置于 10%FBS-RPMI1640、高糖型 DMEM 的培养基中培养,取 0.2ml(1×10^7 个/ml)对数生长期细胞悬液注射于裸鼠颈部皮下,待小鼠成瘤后,将其在皮下传三代以提高肿瘤细胞的适应能力。将第三代小鼠麻醉后取出皮下瘤组织,用含有 100IU/ml 青、链霉素双抗的生理盐水冲洗后切成 $1~2mm^3$ 大小的组织块。选用雌性裸鼠(6~8 周龄,体重 20~25g),麻醉固定,常规消毒铺巾,从右侧上腹部打开腹腔,在卵巢体部剪一小切口,将其包埋、固定于卵巢内,用肠线逐层缝合关腹,酒精消毒缝合皮肤后放回于 SPF 级环境下饲养。观察指标:每日观察小鼠体重、精神等一般生长情况,6~8 周处死后,观察其患侧卵巢形态、淋巴结转移情况、HE 染色后细胞形态变化等。

(2)基因修饰模型:与卵巢癌相关的原癌基因(如 *Kras* 和 *c-myc* 等),在基因转录的过程中与癌症的发生发展有着重要关系,通过将相关基因转入体外培养的正常卵巢上皮细胞中,可成功构建模型。

选用 6~8 周龄的 CDl 雌性小白鼠。操作过程:①构建含目的基因如 *Kras* 或 *c-my* 的质粒(cpLPC-mMyc 或 pLHC-kRas),用内切酶 HindⅢ 和 Sal I 将 *c-myc* 从含有突变基因的质粒切下,用同样的内切酶切开质粒载体,再用 T4DNA 连接酶将目的基因即 *c-myc* 克隆到载体,转染感受态大肠埃希菌,进行目的基因扩增,获取大量含有 *c-myc* 的质粒。*K-ras* 目的片段的获取方法相同。②重组病毒的获取及感染靶细胞:将含目的基因 *c-myc* 的质粒与 Pheonix 细胞(可产生重组病毒的重要结构的细胞)共培养,在 *c-my* 转染 Pheonix 细胞后 48~72h,收集 Pheonix 细胞培养上清液,离心沉淀过滤,获取含有携带目的基因的重组病毒上清液备用。培养 MOSE(来自 6~8 周龄的 CDl 雌性小鼠的正常卵巢上皮细胞),取对数生长期的 MOSE 置于 6 孔培养平板中。吸去 MOSE 的培养液,每孔加入 2ml 含有重组病毒上清液,为增加感染效率同时加入聚苯至终浓度为 8mg/L,放于 32℃培养箱 30min,随后 2 500r/min 32℃离心 30min,培养于 37℃、5%CO₂ 的环境中一夜,次日再次重复感染一次,感染后 72h 筛选含有目的基因的细胞,7d 后换正常培养液。此时可获得含 *c-myc* 的细胞。可用同样方法获取含 *K-ras* 的细胞及含有两种基因的 RM 细胞。③体内成瘤:将 1×10^7 个对数生长期的含 *c-myc* 的细胞分别注射到 CDl 裸鼠腹腔。观察指标:建模后观察裸鼠的体重、生命体征等一般情况,60d 后处死裸鼠,观察其腹腔内成瘤情况。

(3)腹水移植瘤模型:卵巢肿瘤往往容易发生腹腔内种植转移,将卵巢癌细胞悬液直接接种到腹腔内,可诱发卵巢癌腹腔转移瘤模型。选取 6~10 周龄 BALB/CA nu/nu 裸鼠。将含 10^8 个 SW626 细胞 1ml 用 20 号针头注入其腹腔内。建模完成后,观察穿刺点处有无红肿、感染,小鼠是否出现腹部膨胀、消瘦等情况。

（4）皮下移植瘤模型：若建立人源性卵巢癌模型应选用裸鼠，由于裸鼠的免疫功能低下，可避免移植的免疫排斥，在一定程度上保持原有的组织形态及生化特征。若采用免疫正常的小鼠，则需要用鼠源性细胞株。

选取 4~8 周龄、体重 18~22g 雌性 BALB/C 裸小鼠。培养人源性卵巢癌细胞株 SKOV3（也可使用人卵巢癌细胞系 HO-8910、来自人卵巢腺癌患者的癌性腹水的 Cocl 细胞株或者来源于人体原发的实体肿瘤等）至对数生长期细胞，细胞浓度调整为 $(1~3) \times 10^7$/ml，消毒裸鼠腋窝/肩胛下部皮肤，用注射器抽取细胞悬液 100~200μl 接种于消毒部位皮下。当该移植瘤长至直径 0.8~1cm 时，颈椎脱臼法处死裸鼠，取此处肿瘤剪碎成直径 1~2mm 小组织块。用 12 号套管针吸取小瘤块，接种于裸鼠皮下。接种过程在肿瘤离体后 50min 内完成。接种后每天观察裸鼠饮食、排便、活动状况，每 3d 使用游标卡尺测量肿瘤结节的最长径及最短径。当裸鼠出现恶病质后，处死小鼠，观察皮下肿瘤结节生长特点及 HE 染色的病理学特征。也可像张长英等用直接细胞悬液注射法来建模。

小鼠建模过程同裸鼠，不同之处实验动物采用免疫正常小鼠，细胞株选用人原代卵巢癌细胞与微载体 microcarrier 6 共同培养，于小鼠皮下注射。也可用小鼠卵巢癌细胞系 ID8 建模。

2. 化学方法 可利用致癌剂如二甲基苯蒽，通过长期刺激卵巢组织，诱导细胞发生不典型增生，建立卵巢恶性肿瘤模型。

选取 6~8 周龄、体重 60~100g Wistar 雌性大鼠。将二甲基苯蒽加温融化后，棉线浸入其中，每根棉线的含药量约为 0.2mg，随后麻醉小鼠，在下腹正中切约 2cm 切口，暴露卵巢后将浸泡后的棉线缝入卵巢内，关腹，随后放回笼内继续饲养，观察小鼠体重、精神状态的变化。建模 25 周后处死小鼠，观察肿瘤形态与周围脏器关系，是否有胸、腹水形成，取肿瘤组织进行固定、切片、染色，观察其病理类型。

（三）模型特点与应用

1. 卵巢肿瘤原位移植模型 卵巢肿瘤原位移植模型将瘤块包埋在小鼠卵巢中，成瘤率为 100%，饲养 6~8 周后，可出现恶病质及腹围的变化，剖腹探查可见卵巢某部分形成较大包块，与周围组织粘连紧密，腹腔可见血性积液，呈暗红色，腹腔转移灶广泛存在。病理可见卵巢内充满移植瘤病灶，中央液化坏死，癌细胞体积大、胞质丰富、核大深染，异型性明显，与皮下肿瘤组织形态基本一致，淋巴结转移灶内可见大量肿瘤细胞。该方法可成功构建原发性卵巢上皮癌同时伴有转移灶模型，对侧卵巢以及肝、肠、胃、腹膜和脾等均可观察到转移性病灶，有利于卵巢癌的转移机制、抗肿瘤药物的筛选及放疗、化疗、免疫治疗的实验研究。

2. 基因修饰模型 该建模方法操作相对复杂，成功率低，建模难度较大，成瘤率为 100%。转基因模型中 MOSE-RM 组均因产生大量血性腹水而死，平均生存时间约为 18.6d，解剖后可发现肠系膜、腹膜、肠壁上均有大小不等的癌灶，腹水涂片发现有大量的癌细胞，病理切片 HE 染色发现细胞核增大，染色质浓染，同时发现有浸润肠壁、腹膜。而 MOSE-Ras 组相对发展较为缓慢，平均生存时间约为 32.7d，没有腹水形成。该模型中目的基因能随病毒 RNA 一起整合到宿主的 DNA 中，随着细胞的分裂传到下一子代细胞，达到一个稳定的表达，其致癌过程与疾病的发病机制更接近人卵巢癌，可以帮助了解不同的基因在卵巢癌的发展过程中是如何发挥作用的，为探索卵巢癌的发病机制、过程等提供了更为可靠的方法。

3. **腹水移植瘤模型** 将细胞悬液注射到裸鼠腹腔中,从建模后 1 周开始,小鼠陆续出现腹水,3 周后裸鼠呈病容,腹部渐膨大,行动迟缓,平均生存时间约 45d。抽取腹水送检可见其中大量癌细胞,剖腹探查可见腹腔内见弥散性种植灶,盆腹腔脏器表面,肠系膜,腹壁可见多处瘤结节。该方法常用于腹腔灌注化疗药物的实验研究。

4. **皮下移植瘤模型**

(1)裸鼠皮下移植瘤:原代肿瘤生长潜伏期为 5~23d,成功率约 69.2%,裸鼠间瘤组织块移植法的潜伏期为 7~12d,成功率近 100%。皮下肿瘤长至 0.8~1.0cm 时可观察到皮肤破溃,切开皮肤及肿瘤包膜可见其中央坏死液化形成囊腔,囊液为淡黄色。病理学观察可见各代肿瘤细胞形态基本一致,呈低分化腺癌,周围脏器及淋巴结未见转移病灶。该建模方法制备时间较短,成功率高,可用于卵巢癌化疗药物的筛选及耐药机制、基因生物治疗等方向的研究。

(2)小鼠皮下移植瘤:该模型成瘤率约 58%,移植 5d 后可摸到肿瘤,7~15d 为肿瘤生长快速期,随后生长速度下降。肿瘤包块多为表面不规则的椭圆形,与周围界限较清晰,颜色灰黄色,HE 染色肿瘤细胞呈核大深染、异型性明显;细胞间质中可见大量淋巴细胞以及待清除的微载体造成的异物反应。该模型肿瘤形成情况易于观察,由于模型免疫系统正常,可用于研究免疫系统与肿瘤相互作用机制,有利于找到清除肿瘤免疫相关的因素,为卵巢癌靶向药物的研究奠定基础。

5. **化学诱导模型** 利用化学物质如二甲基苯蒽包埋制备卵巢癌模型,手术后 25~50 周可成瘤,成瘤率 71.1%,多数原位肿瘤直径为 4~5cm,呈灰褐色、灰白色或灰红色,多数为实质性,剖视可见肿瘤中心坏死。随着观察时间的延长,可逐渐出现肿瘤腹腔内及远处转移。病理学检查可见多种肿瘤组织学类型,病理类型以腺癌为主。该建模方法肿瘤发生率高,诱导出的肿瘤组织学类型较多,若诱导为卵巢恶性肿瘤,则转移途径多,包括腹腔播散、局部浸润、淋巴结转移和血行转移等,为肿瘤的发生及转移机制提供研究基础。

十三、侵蚀性葡萄胎动物模型

(一)疾病定义与流行病学

侵蚀性葡萄胎(invasive hydatidiform mole)是恶性滋养细胞肿瘤之一,指葡萄胎组织侵入子宫肌层或转移至子宫以外,以葡萄胎清除术后发生不规则阴道流血为主要表现,伴或不伴其他器官转移。侵蚀性葡萄胎均来自良性葡萄胎,多数发生在葡萄胎清除后半年内。葡萄胎在亚洲一些地区较常见,发病率高达 2/1 000 妊娠。欧洲和北美发病率通常小于 1/1 000 妊娠,近年来恶性滋养细胞疾病的发病率呈逐年下降趋势,早期、低危、侵蚀性葡萄胎的比率上升,我国 26 省市 30 余万人的调查显示,葡萄胎的发生率为 11/238 次妊娠,葡萄胎的恶变率为 14.5%。因其病因不详,暂无自身诱发型模型,主要为使用免疫缺陷小鼠建立移植瘤模型。

(二)造模机制与方法

将人侵蚀性葡萄胎组织移植于裸鼠背部皮下,由于裸鼠免疫缺陷排斥反应小,所以恶性肿瘤组织增殖行为活跃,从而建立浅表肿瘤。

选取 3~5 周龄雌性 BALB/c-nu/nu 小鼠。将新鲜人侵蚀性葡萄胎子宫肌层瘤灶置于 RPMI1640 培养基中，清除血块后剪成 1~2mm^3 组织块，冰浴保存并于 1h 内接种。酒精消毒实验动物背部皮肤，用无菌套管针抽吸组织块，穿刺接种于肩胛区皮下，每日观察测量皮下肿瘤长短径，绘制生长曲线并估算肿瘤体积，当皮下肿瘤生长至 1~2cm^3 时，处死动物取出移植瘤，取瘤体边缘肿瘤组织，按照上述方法行鼠间传代。建模过程中可观察荷瘤鼠精神、活动、饮食等一般情况，游标卡尺测量肿瘤最长径（a）最短径（b），估算体积 V=3/4（ab^2），抽取血液标本动态随访血 hCG，最终可取移植瘤做病理切片观察是否建模成功。

（三）模型特点与应用

移植瘤呈侵袭性生长，病理切片见绒毛肿大、间质水肿，滋养细胞异常增生等侵蚀性葡萄糖组织学特点，有少量实验动物在长期生存中出现肺转移。原代移植鼠成瘤率约 50%，潜伏期为 53d，传代移植鼠成瘤率可达 100%，潜伏期明显缩短，传代间期平均为 13d，自然生存期为 42~49d。该模型传代后潜伏期短，成瘤快，成瘤率高，虽然模型不能形成远处转移，但仍对侵蚀性葡萄胎药物的药效评估及新药的研发有重要的意义。

十四、绒癌动物模型

（一）疾病定义与流行病学

绒毛膜癌（choriocarcinoma）是一种高度恶性的滋养细胞肿瘤，主要继发于葡萄胎，也可继发于流产、足月妊娠等，具有易转移、复发、耐药的特点，常经血行转移至肺。据统计，在我国，约每 2882 次妊娠中就会发生一例，在欧洲及北美地区，约每 40 000 次妊娠发生一次，在东南亚和日本的统计学发病率分别为 9.2/40 000 次和 3.3/40 000 次妊娠。

（二）造模机制与方法

1. 生物学方法

（1）绒癌细胞系皮下移植瘤模型：将绒癌细胞系（如 JAR 细胞）皮下接种于排斥反应小的重度联合免疫缺陷鼠，肿瘤细胞自身分裂增殖活跃，在适宜条件下即能形成皮下肿瘤。

选取 3~5 周龄 BALB/C 雌性裸鼠。取对数生长期的 JAR 细胞制备成 2.5×10^7/ml 标准细胞悬液，无菌条件下用空针吸取 0.2ml 悬液接种于小鼠胁腹部皮下。每日观察小鼠背部皮下肿瘤的生长情况，记录成瘤时间、瘤体大小、形态、质地及活动度。成瘤后每周取尾静脉血检测 β-hCG 水平，当瘤体长径达 0.5cm 后可取瘤块进行病理活检，观察是否符合绒癌病理学特点。

（2）绒癌细胞系肺转移瘤模型：绒癌具有血行转移的特点，常转移至肺，经尾静脉注射绒癌细胞，肿瘤细胞首先进入肺血管床，进而建立绒癌肺转移模型。

1）JEG-3 细胞系尾静脉注射法：选取 5~6 周龄雌性 SCID 小鼠。将对数生长期的 JEG-3 细胞配制成 5×10^6 个 /ml 细胞悬液。固定小鼠，经尾静脉注射 0.2ml 细胞悬液。接种后每间隔 3d 观察一次小鼠的一般情况，记录小鼠体重。当小鼠出现厌食、少动、体重下降、体表温度下降等表现时，可通过微型 CT 检查明确是否有可疑转移灶，然后处死小鼠后解剖评估全身转移情况，观察病理学特征，除常规 HE 染色外，还可用抗 β-hCG 抗体免疫组化染色检测绒癌特异性 β-hCG 抗原表达。

2）JAR/EGFP 细胞系尾静脉注射法：该法选择 JAR/EGFP 细胞系，绒毛膜癌 JAR 细胞系易于稳定感染慢病毒载体,JAR 使用慢病毒载体转染 EGFP 后表达荧光信号,更利于转移瘤的无创动态观察。同时选择 SCID-Beige(SCID.bg)小鼠作为模型动物,该小鼠是引入 *beige* 基因后的 SCID 小鼠,它的 NK 细胞活性低,保留移植细胞的活力及功能的潜力更高,更易于成瘤。选取 3~5 周龄 SCID Beige 雌性小鼠。EGFP 转染后的 JAR 细胞制备成 2.5×10^7/ml 标准细胞悬液。4.3% 水合氯醛(430mg/kg)腹腔注射麻醉小鼠后,经尾静脉注射 0.2ml 细胞悬液。每日观察小鼠背部皮下肿瘤的生长情况,记录成瘤时间、瘤体大小、形态、质地及活动度。2 周后可取尾静脉血检测 β-hCG 是否升高,当瘤体长径达 0.5cm 后可取瘤块进行病理活检,观察是否符合绒癌病理学特点。

2. 化学方法　乙基亚硝脲(ENU)属于有诱癌作用的化学药物,有研究表明赤猴的滋养层对 ENU 敏感,静脉使用适宜剂量 ENU,经血液传递作用于其子宫内膜,诱导细胞发生异常增殖,进而建立绒毛膜癌模型。

选取妊娠期的赤猴。从妊娠第 30d 开始,静脉内给予乙基亚硝基脲(ENU)(每千克 0.1~0.4mmol),每周一次,总共 12 次。建模后每周记录实验动物的一般情况及出现恶病质的时间间隔,在实验动物死亡后进行尸检,同时取相关组织行病理组织学检查。

3. 基因工程方法　研究表明激活的 RAS 通路可能与绒毛膜癌的发生有关,而绒癌多继发于妊娠,选择被 SV40Tag 诱导的人胎盘组织来源的 HTR8/SVneo 细胞作为初始细胞,使用携带 *H-RAS* 癌基因(*HRASV12*)的逆转录病毒转染不具有成瘤性的 HTR8/SVneo 人绒毛膜滋养层细胞,建立能形成活体肿瘤的绒毛膜癌细胞系。

选取 8 周龄的 BALB/C/c-nu/nu 的雌性裸鼠。细胞系准备:将 *HRASV12* 基因片段导入逆转录病毒质粒 pMX-IRES-EGFP,孵化 24h 后分散于聚凝胺制作为悬液,再加入 HTR8/SVneo 细胞中孵育过夜,建立 HTR8/SVneo/HRASV12 细胞系。为避免转基因细胞的衰老变形,可将该细胞系培养后制作为 2.5×10^7 个 /ml 的细胞悬液,在无菌环境下向裸鼠皮下注射 0.2ml 细胞悬液,每 3d 用游标卡尺测量皮下肿瘤大小,长到适宜大小后可麻醉裸鼠切除肿瘤组织,切成适宜大小后胰酶消化,用 45μm 滤孔滤过,得到的细胞系被命名为 IC3-1。然后再以 IC3-1 细胞悬液皮下注射建模,建模后每隔 3d 用游标卡尺测量皮下或腹腔包块的大小,观察裸鼠出现恶病质、死亡的时间,免疫组化染色标记 hCG 和 hPL 等,以鉴别其他滋养细胞肿瘤,在裸鼠死亡后进行尸检及组织学检查。

(三)模型特点与应用

绒癌细胞系皮下移植瘤模型的成瘤潜伏期为 3~5d,约 2 周成瘤,荷瘤生存时间为 21~23d,瘤体边界清晰,局部皮肤呈紫褐色,并有新生血管形成,HE 染色见以恶性滋养细胞为主的大量肿瘤细胞,伴有与瘤体大小呈正相关的血 hCG 升高。使用 SCID Beige 建立 JAR 细胞系,成瘤潜伏期为 2 周,4 周后观察到瘤体侵袭小鼠背部肌层。该模型肿瘤表浅,便于观察治疗,稳定性和重复性较好,是一种可广泛应用于研究绒癌发病、治疗等方面研究的模型。

绒癌细胞系肺转移瘤模型中,JEG-3 细胞系约 18d 70% 小鼠出现肺转移灶,小鼠出现恶病质表现,肺部可见 1~3 个直径 1.5~3.5mm 的病变,解剖后取肺组织制作切片观察到滋养细胞高度增生、核分裂象明显,无绒毛,无间质,β-hCG 阳性等绒癌组织学特点,部分形成肝肾转移。JAR 细胞系约 4 周后出现明显恶病质表现,肺部出现单发或多发转移灶,因其转染表达荧光蛋白,可使用活体成像系统动态随访。该模型可用于绒癌分子靶向、药物试验等方面研究。

乙基亚硝脲诱发法模型的自然生存期约 6 个月,大体解剖未见明显的原发性子宫肿瘤,肺、腹部脏器中观察到肿瘤沉积物,镜下观察到肿瘤细胞侵入子宫内膜基底层,血液中见肿瘤细胞,组织学证实为绒毛膜癌,该模型造模方法相对简单,是很好的妊娠期绒毛膜癌的建模方式,但我国对 Pasta 猴作为实验动物的应用还相对较少。

HTR8/SVneo/hrasv12 细胞系及其成瘤后组织获得的 IC3-1 细胞系形成的肿瘤均生长迅速,剖视肿瘤见出血性和中央性坏死形成,病理切片观察到典型的恶性朗格汉斯滋养细胞、合体滋养细胞和滋养层细胞,免疫组见 HLA-G、细胞角蛋白、hCG 阳性,人胎盘催乳素(hPL)阴性,符合绒毛膜癌特点。所形成皮下肿瘤荷瘤鼠自然生存期为 48~51d。解决了因化疗效果佳而导致的人绒癌细胞难获得的现状,并且所建立的绒癌肿瘤见合体滋养细胞和滋养层细胞,比单细胞系(JEG-3 细胞系、JAR 细胞系)瘤体更接近人绒癌组织学特点,可应用于绒癌发病机制的探讨以及新药试验。

十五、子宫发育不良动物模型

(一)疾病定义与流行病学

子宫发育不良(uterine dysplasia)也称幼稚子宫,是一种常见的妇科疾病,指女性进入青春期甚至生育期后子宫体积明显小于正常,体内雌激素和孕激素缺乏,表现为月经稀发或推迟、痛经、闭经甚至不孕等。子宫发育不良导致的不孕在整个不孕症中约占 20%。

(二)造模机制与方法

在大小鼠性成熟前切除部分或全部卵巢,可以迅速降低雌激素和黄体酮的水平,不能与相应受体结合有效地促进相应的靶器官(子宫)发育,由此建立子宫发育不良模型。

选取 70~80g 雌性大鼠或 11~13g 雌性小鼠,腹腔注射 10% 水合氯醛(0.003ml/g)进行麻醉,取背部切口,逐层进腹,结扎双侧输卵管,切除大(小)鼠双侧 70% 或全部卵巢,顺势复位子宫角至腹腔后逐层缝合肌肉、皮肤。术后肌注青霉素钠或头孢唑林钠(2.5×10^5U/kg,大鼠 0.1ml/ 只,小鼠 0.02ml/ 只),每天 1 次,持续 3~5d。第 14d 造模完成,取大小鼠眼眶血,处死后解剖子宫。观察指标:①病理指标:光镜下子宫内膜厚度,腺体数量及形态,电镜下子宫内膜上皮细胞微绒毛、细胞内线粒体数量;②生化指标:血清中 E2、P、ER、FSH、LH 水平;③表观指标:子宫指数、垫料湿度、动物行为学变化。

(三)模型特点与应用

建模完成后,病理学在光镜下可见子宫内膜变薄,腺体减少,部分萎缩,电镜下子宫内膜上皮细胞微绒毛稀少,细胞内线粒体减少,线粒体嵴变短或消失。生化指标 E2、ER、P 水平降低,FSH、LH 水平升高。表观指标中,子宫指数减少,垫料湿度增加,动物表现为倦卧少动、反应迟钝、食欲与体温下降、耐寒能力降低、毛发无光泽等。在手术方式的选择中,切除全部卵巢较切除部分卵巢操作更简单,成功率更高,模型更稳定,但切除双侧全部卵巢后血清性激素及其受体水平迅速下降,这与人类子宫发育不良有一定差异,部分卵巢切除的方式与人类子宫发育不良最为接近。通过建立子宫发育不良动物模型,可以广泛应用于治疗有效性的评价,为临床治疗提供理论依据。

十六、宫腔粘连动物模型

（一）疾病定义与流行病学

宫腔粘连（intrauterine adhesion, IUA）指有宫腔操作史（如多次人工流产术、清宫术）等高危因素的患者，发生子宫内壁或子宫颈管全部或部分粘连，可出现月经过少、痛经、闭经、不孕等一系列临床表现。调查显示，因流产行清宫术的女性中，宫腔粘连发病率约为 19%，其中导致不孕的中 - 重度宫腔粘连发病率约为 42%。

（二）造模机制与方法

1. 物理方法

（1）机械感染双重损伤模型：机械损伤使子宫内膜间质裸露，局部纤维活性增加，留置脂多糖棉线再加重炎症反应，抑制子宫内膜再生，促进形成瘢痕修复，进而成功建立宫腔粘连模型。

选取体重为 2 500~3 500g 的雌性新西兰兔。取 20cm 长 10 号无菌手术线浸泡于脂多糖生理盐水溶液（6mg/ml）中 24h 制备造模棉线。20% 乌拉坦（5ml/kg）耳缘静脉注射麻醉动物；下腹部切口进腹，充分暴露子宫，随机取一侧子宫，于子宫中下 1/3 处做 0.5cm 纵切口，刮匙刮取中上段子宫内膜直至子宫四壁粗糙；脂多糖棉线置于宫腔内，残端留约 3cm 于腹部切口穿出；缝合子宫，生理盐水冲洗腹腔后关腹；2d 后拉棉线残端取出宫腔内棉线。建模后 7d 可处死实验动物通过各项指标评估行宫腔粘连情况。

（2）盐热水损伤法：利用类似热球系统的热效应使子宫内膜坏死脱落，子宫内膜基底层损伤后纤维化修复形成宫腔粘连模型。

选取 10~14 周龄 ICR 小鼠，以 100mg/kg 戊巴比妥钠麻醉、固定后，消毒进腹暴露 Y 型子宫，使用 12 号静脉留置针软管作为宫腔导管，自两侧子宫交叉处进入一侧子宫，穿行 2cm 后自子宫表面穿出，连接微注泵，微型温度计于两者之间测温，80s 内给予 85℃ 生理盐水 40ml 经宫腔导管泵入，拔出宫腔导管，生理盐水冲洗关腹。建模约 14d 后可处死实验动物评估建模情况。

（3）子宫内膜全切法：模拟人宫腔粘连内膜损伤机制，通过手术损伤，切除大面积子宫内膜腺上皮及大部分间质，使内膜再生能力彻底损伤，最终瘢痕修复为宫腔粘连模型。

选取 6~8 周龄雌性 SD 大鼠。常规麻醉固定消毒动物，进腹暴露子宫，随机选取一侧子宫，眼科直剪于子宫中段纵向剪开约 2.5cm，保留子宫系膜完整，用眼科弯剪垂直于子宫切口彻底去除子宫内膜全层（损伤范围约 2.5cm × 0.5cm），剪除至子宫壁半透明为止。建模后 7d 可处死动物评估建模情况，建模 12 周后可行妊娠试验。

（4）电热损伤法：通过适宜条件的电热损伤，使子宫内膜发生凝固性坏死，再生能力受损，纤维增生修复，进而形成宫腔粘连模型。

选取 3 000~4 000g 成年雌性新西兰兔作为实验动物。戊巴比妥钠（30mg/kg）耳缘静脉麻醉动物，备皮后消毒腹部皮肤，做约 5cm 腹部正中切口进腹暴露子宫，随机选择一侧子宫，提起输卵管端做约 0.5cm 正中切口，电刀经输卵管端切口，以功率 70W，速度 3mm/s，烧灼子宫内膜 3 遍后关腹。建模后 7d 可处死动物评估建模情况。

2. 化学方法　使用苯酚胶浆、三氯乙酸等化学物质损伤子宫内膜，形成宫内炎症反应，子宫内膜发生变性坏死后,在炎症刺激下瘢痕修复,形成宫腔粘连模型。

(1)苯酚胶浆法:选取 8~12 周龄的雌性 Wistar 小鼠。2% 戊巴比妥钠(0.3ml/100g)腹腔注射麻醉动物,仰卧位固定,备皮,75% 乙醇消毒;耻骨联合上方 2~3cm 纵向切开约 2.5cm 皮肤,逐层切开进腹,暴露子宫;随机选取一侧子宫,夹闭子宫下段,夹起子宫输卵管端,暴露宫角;于子宫近输卵管端约 0.5cm 处注射 0.04ml 苯酚胶浆;生理盐水清洗腹腔,关腹。

(2)三氯乙酸法:选取成年雌性 Wistar 大鼠,氯胺酮(50mg/kg)麻醉动物,固定消毒同前述,腹部纵切口进腹暴露子宫,随机选取一侧子宫,用纱布包住手术侧子宫,预防盆腔粘连,宫腔注射 0.1ml 三氯乙酸,生理盐水清洗腹腔后关腹。

(3)乙醇损伤法:选取 6~8 周龄雌性 SD 大鼠。动物麻醉后消毒进腹暴露 Y 型子宫,动脉夹夹闭建模侧子宫两端,自子宫最下端注射 5ml 95% 乙醇,停留 3min 后吸出,生理盐水冲洗子宫 2 遍后关腹。

建模后可通过处死动物探查建模侧子宫积水情况,剖视子宫观察粘连带形成情况证明建模成功,微观上通过子宫内膜 HE、MASSON 染色、免疫组化角蛋白染色、子宫内膜形态学评分、Western blot 定量检测,可观察到子宫内膜腺体数量、微血管密度(micro vascular density, MVD)下降,子宫内膜纤维化面积比增加,角蛋白、波形蛋白着色少。也可通过观察到子宫腔通畅性下降,或行妊娠实验观察到模型动物交配后妊娠率降低,剖视子宫见建模侧胎鼠少于正常侧,证明建模成功。

(三)模型特点与应用

1. **物理方法** 机械感染双重损伤法建模后 7d 行大体检查、病理切片,观察到宫腔纤维化,宫腔部分闭锁,见粘连带形成,间质纤维化增生,腺体数量极少,损伤后 28d 子宫内膜形态仍未恢复,为瘢痕修复。建模机制与 IUA 形成机制相似,子宫内膜形成不可逆损伤,模型稳定,应用率较高,广泛应用于 IUA 发病机制、探寻 IUA 治疗方法有效性和安全性的研究。

盐热水损伤法建模后 7d 子宫内膜坏死,行妊娠试验,未见建模侧子宫有胎鼠,建模后 14d 宫腔缩小,部分有积水,见纤维化表现。建模 2 周后观察到 IUA 表现。建模时间短,模型稳定性高,可用于 IUA 治疗疗效等方面研究。

子宫内膜全切法建模术后 7d 观察到胶原蛋白、间质纤维化、粘连带形成等宫腔粘连改变,子宫内膜腺体数量、微血管密度明显降低,术后 30d 模型仍保持稳定,建模术后 12 周合笼交配,妊娠率约为 20%。当手术切除至内膜基底层时,易建立 IUA 模型,可应用于子宫内膜损伤后防粘连研究;当切除至子宫肌层,可建立子宫内膜萎缩模型,用于子宫内膜损伤后的再生修复研究。该方法建模经济成本低,但手术操作难度较大,需控制好切除深度。

电热损伤法建模后 7~14d,病理切片可观察到腺体数量减少,Masson 染色观察到蓝染纤维组织增多,模型动物自然交配,胚胎着床率降低。使用参数相同的电刀进行损伤,模型之间的差异较小,但该模型没有明显粘连形成,术后 28d 出现子宫内膜再生,模型稳定性欠佳。

2. **化学方法** 苯酚胶浆法建模后 10d 可观察到宫腔容积减小、严重子宫内膜纤维化等宫腔粘连相关病理改变。三氯乙酸法建模后 2 周可通过病理切片观察到宫腔粘连。乙醇损伤法建模后约 3 个动情周期观察到子宫内膜粘连,纤维化面积比增加,角蛋白、波形蛋白数量减少等宫腔粘连表现。

化学造模法使用液体的化学试剂,比机械损伤更容易控制宫腔粘连的程度,操作简单、建模时间短、成本低、成功率高,可用于探讨子宫内膜损伤的发病机制、治疗学等方面研究。

十七、痛经动物模型

(一)疾病定义与流行病学

痛经(dysmenorrhea)是月经周期中的一种急性盆腔疼痛,伴有头晕、乏力、乳房痛及消化系统症状等不适。多见于青春期女性,以有无盆腔器质性病变为标准,将痛经分为原发性和继发性,其中原发性最常见,发病率高达90%,严重者约占15%。

(二)造模机制与方法

痛经与子宫内膜前列腺素(prostaglandin, PG)释放增加有关,增加的前列腺素可促进子宫平滑肌收缩,压迫血管致子宫局部缺血缺氧。雌激素预处理后使用缩宫素能促进子宫强烈收缩,同时诱导子宫产生释放更多PGF2α,诱发动物类痛经反应。

1. 在体动物模型

(1)大鼠模型:选取体重250~300g的雌性Wistar大鼠,连续10d皮下注射苯甲酸雌二醇,第1d和第10d注射2.5mg/kg,第2~9d注射1mg/kg,末次注射1h后,再腹腔注射1U/kg缩宫素。或连续4d分别给大鼠皮下注射己烯雌酚0.8mg/d、0.4mg/d、0.8mg/d、0.4mg/d,末次注射3d后腹腔注射PGF2α 900μg/kg。末次注射缩宫素后观察并记录30min内大鼠扭体潜伏期和扭体次数。

(2)小鼠模型:选取6~8周龄的雌性Swiss小鼠,光学显微镜分析小鼠阴道灌洗液,筛选出呈现动情前期细胞的小鼠,连续3d腹腔内注射苯甲酸雌二醇0.01g/(kg·d),第4d皮下注射缩宫素40μl(每个部位4IU)。观察指标:操作结束后观察并记录30min内小鼠扭体潜伏期和扭体次数。

2. 在体子宫模型 选取健康雌性SD或Wistar大鼠,腹腔注射戊巴比妥钠(50mg/kg)麻醉后剖腹,用一棉线缝合固定一侧子宫角中点并与换能器相连接,先用四道平衡记录仪记录一段正常收缩曲线,再将子宫角的阴道侧与卵巢侧分别缝合固定在特制的玻璃筒底端两支点处,然后将腹壁围绕玻璃筒底端的四周缝合,加入营养液,一定距离放置保温灯使温度维持在37±0.5℃,再从股静脉注入缩宫素(3IU/只)。观察子宫收缩频率、幅度及子宫活动力(频率×幅度)。

3. 离体子宫模型 健康雌性SD或Wistar大鼠,连续3d每天皮下注射己烯雌酚(2mg/kg),最后一次注射后,乙醚吸入麻醉并迅速解剖,剪取2cm子宫组织置于盛有30ml洛氏液的玻璃皿中,两端分别与传感器和张力换能器连接,水浴温度36±0.5℃,向玻璃皿中通入氧气或空气,加入缩宫素300U/L。记录使用缩宫素前后15min子宫收缩强度、张力、频率和子宫活动力。

(三)模型特点与应用

给予缩宫素后,可观察到实验动物出现腹部肌肉收缩伴凹陷,躯干及后肢伸展,臀部与一侧肢体内旋,称之为"扭体反应",此反应为实验动物对痛经的躯体表现。该模型与人类痛经病理机制及表现最为接近。在体子宫模型是使子宫处于正常体环境内,能维持温度、营养恒定,可减少外界其他因素对实验的影响。离体子宫模型是将子宫体离体后单独观察其生理变化,其条件易于控制,操作简便,结果准确,能提高实验效率。痛经模型中,大鼠应用最多。痛经动物模型是探索痛经更多未知发病机制和病理生理的基础,为研发新的痛经预防和治疗方案提供了充分的技术支持。

十八、子宫内膜异位症动物模型

（一）疾病定义与流行病学

子宫内膜异位症（endometriosis，EMT）是一种雌激素依赖性炎症疾病，其特征是子宫内膜组织包括子宫内膜腺体和子宫内膜间质出现在子宫腔以外的部位，主要位于盆腔、腹膜和卵巢。本病多发生于育龄期妇女，发病率高达 7%~10%，以痛经、慢性盆腔痛、月经异常和不孕等为主要临床表现。

（二）造模机制与方法

SCID（severe combined immune deficiency）小鼠即联合免疫重度缺陷小鼠，存在先天性 T、B 淋巴细胞功能缺陷，接受人类组织移植后，不受异种间的免疫排斥影响，移植后的组织稳定性较好，成功率高，仍保持原有的组织学特点，SCID 小鼠作为人子宫内膜组织的模型动物在国内外均有报道。通过将在位内膜组织种植于 SCID 小鼠腹腔内或腹部皮下，可建立子宫内膜异位症模型。主要采用生物学方法造模，包括皮下及腹腔造模。

1. **皮下模型** 选取 8 周龄 SCID 雌性小鼠，体重 20~25g。从接受子宫内膜活检或行良性疾病手术的妇女中获得新鲜的晚期子宫内膜组织，制成小片状，常规将小鼠消毒麻醉后，在其腹部皮肤剪开 0.5cm 长的小口，将目标内膜组织种植于小鼠皮下。种植后第 2d，肌内注射 0.02ml 苯甲酸雌二醇，来维持移植内膜的生长。建模完成后，每 3d 观察其皮下结节生长情况，于 2 周、4 周、6 周、8 周分别取小鼠皮下病灶，将病灶放于甲醛溶液中固定，制成石蜡组织切片，然后行苏木精-伊红染色，光镜下见子宫内膜腺体和间质即被认为是造模成功。

2. **腹腔模型** 选取 8 周龄 SCID 雌性小鼠，体重 15~25g。从接受子宫内膜活检或行良性疾病手术的妇女中获得新鲜的晚期子宫内膜组织，将子宫内膜组织放于冷无菌磷酸盐溶液（PBS）中，用含青霉素和链霉素的 PBS 洗涤两次，去除细胞碎片，然后将含有子宫内膜组织的溶液装入 3ml 注射器中，每 0.6ml 溶液包含 0.8g 子宫内膜组织。常规将小鼠消毒麻醉后，夹起腹部皮肤，于小鼠下腹正中腹腔注射 0.6ml 溶液。腹腔注射 14d 后，处死小鼠，取出腹腔内植入的组织，将组织放于甲醛溶液中固定，制成石蜡组织切片，然后行苏木精-伊红染色，光镜下见子宫内膜腺体和间质即被认为是造模成功。

（三）模型特点与应用

皮下模型建模完成后 2 周、4 周、6 周、8 周分别取小鼠皮下病灶进行病理学检查，光镜下可看到子宫内膜腺体和间质，不同建模周期的子宫内膜腺体和间质的组织学结构无显著差异。皮下模型的建立方法简便，便于观察，模型成功率高，稳定性好，可用于子宫内膜异位症病因等研究。

腹腔模型建造周期短，腹腔注射 2 周后可观察到腹腔内种植组织呈结节状生长，在光镜下观察种植组织切片，显示子宫内膜腺体与炎症细胞及细胞基质呈混合生长，与人体子宫内膜异位组织相类似。腹腔模型成本低，操作方便，成功率高，可以用于评估子宫内膜在不同阶段植入的潜力，有利于发病机制的研究及疗效评估。

十九、子宫腺肌病动物模型

(一)疾病定义与流行病学

子宫腺肌病(uterine adenomyosis)是子宫内膜腺体和间质侵入子宫肌层形成的弥漫或局限性病变,好发于30~50岁的育龄期女性,近年来其发病率呈不断上升趋势。临床上以经量增多、经期延长、痛经为主要表现,在因盆腔痛和不孕就诊的人群中子宫腺肌病的发病率可达35%~50%,可同时合并子宫内膜异位症或子宫肌瘤。

(二)造模机制与方法

1. **垂体移植模型(非手术法)**　研究发现将垂体移植到子宫内可引起高泌乳素(prolactin, PRL)血症。PRL可促进雌激素与其受体结合,削弱子宫肌层的防御功能,导致子宫内膜向肌层生长,诱发子宫腺肌病。

选取6周雌性BALB/c小鼠。取雄性BALB/c小鼠的垂体组织,置于培养液中。然后用1.25mg戊巴比妥钠麻醉小鼠,用耳镜导管(口径为20mm的硅胶软导管)显示子宫颈,经子宫颈放置1ml注射器进入宫腔,取0.05ml培养基中的垂体组织接种于子宫。移植5周后,小鼠腹腔注射0.01mg 17-β-雌二醇,每周1次,持续10周。移植20周后,用颈椎脱位法处死受体小鼠,观察子宫大体形态是否有囊肿、息肉和粘连形成;光镜观察子宫肌层是否存在内膜组织、腺体和基质成分。

2. **垂体移植模型(手术法)**　瑞士白化病的SHN系小鼠随着年龄的增加有自发发生子宫腺肌病倾向,采用垂体移植术法,可加速子宫腺肌病发生。

取雄性SHN小鼠的垂体组织备用。选取8周龄雌性SHN小鼠,在常规麻醉消毒后开腹,分离子宫,在距两子宫连接处剪一口,将垂体从小切口放入一侧子宫内,将垂体推向卵巢侧子宫末端。最后将子宫放回腹腔原处,关腹。观察指标:垂体移植13周后,用颈椎脱位法将小鼠处死,取病变子宫部位制作病理切片,用光镜观察子宫肌层是否存在内膜组织、腺体和基质成分。

(三)模型特点与应用

非手术法垂体移植模型法采用经自然腔道移植垂体组织,避免了手术所造成的组织损伤。垂体移植造成了小鼠内分泌系统的紊乱,模型鼠均出现高泌乳素血症。垂体移植侧子宫腺肌病发病快,形成病灶的时间约4~6个月,子宫可见散在结节状子宫内膜异位病灶,建模成功率为95%~100%,该模型有利于进行子宫腺肌症相关免疫学研究及治疗评价。

手术法垂体移植模型中,SHN小鼠在垂体移植术后13周病理学可见子宫肌层内的异位子宫内膜病灶,建模成功率约为80%,为疾病发生机制及治疗效果评价等提供了实验研究基础。

第二节　产科疾病动物模型

生殖是生命最保守、最神秘的事件,它维系着物种的延续与发展,是生命的基本特征之一。人类生殖关乎每个家庭,是社会稳定与发展的重要前提。1994年"国际人口与发展大会"开罗宣言中首次指出"生殖健康是指生殖系统及其功能和过程所涉一切事宜,包括身体、精神和社会等方面的健康状态,而不仅仅指没有疾病"。生殖疾病除引起机体病痛与不适之外,还将影响人的精神与心理,是造成人类生殖健康质量下降的重要原因。

女性生殖健康至少包括避孕,怀孕与分娩健康子代。围绕此过程的系列妇产科疾病,辅助生殖技术及其并发症等都需要深入研究,并需要从不同层次探索疾病发病机制与临床诊治新策略等。这些都借助动物模型这一重要辅助手段。然而,生殖现象虽然保守,但不同物种间的生殖发育与生殖生理过程存在的差异巨大。因此,动物模型仍存在局限性,应不断改造;选择动物模型时应考虑到物种间生殖特点上的差异,以便达到研究目的。

一、卵巢早衰动物模型

(一)疾病定义与流行病学

卵巢早衰(premature ovarian failure,POF)是指发生在 40 岁以前女性的卵巢功能衰竭。近年来,POF 的发病率逐年上升,已从不到 1% 上升到约 3.5%。据统计,4%~18% 继发性闭经患者及 10%~20% 原发性闭经患者确诊为 POF。POF 严重影响妇女身心健康和生活质量,引发骨、心脑血管以及神经系统等病变。

(二)造模机制与方法

卵巢早衰是典型的异质性疾病,由于病因复杂,机制尚且不明,为临床治疗带来一定困难。建立一种理想可靠的卵巢早衰动物模型是研究卵巢早衰的重要手段,也是深入研究和探讨卵巢早衰病因、发展、治疗的基础。

1. **理化方法**　使用物理、化学方法造模是研究医源性 POF 机制及其防护的良好模型,重复性好,成功率较高,还可用于研究药物的毒理作用。

(1)去氧乙烯基环己烯(VCD)造模法:VCD 能选择性地破坏雌鼠和灵长类动物的原始卵泡和初级卵泡,VCD 诱发卵巢衰退的机制与人类卵巢功能生理性衰退相似,且 VCD 对性腺外的其他器官无影响。

将 VCD 溶于芝麻油中,以每天 160mg/kg 的注射量腹腔注射雌性昆明小鼠,连续 15d。每天上午行小鼠阴道脱落细胞学检查,观察小鼠动情周期的变化。VCD 能选择性破坏动物卵巢中的原始卵泡和初级卵泡,而对次级卵泡和窦卵泡无影响。由于可供募集的卵泡减少,最终血清 E2 下降,LH、FSH 升高,卵泡耗竭而致卵巢早衰,与生理性卵巢功能衰退表现类似。

(2)细胞毒性药物(化疗药物)造模法:具有细胞毒性的多种化疗药物尤其是烷化剂对卵巢功能有影响。环磷酰胺对卵巢有一定的损伤作用,且随着剂量增大原始卵泡数目减少,环磷酰胺不仅可作用于增殖期细胞,还可作用于未发育的卵母细胞或原始卵泡中的颗粒细胞。紫杉醇能明显降低小鼠原始卵泡的数量。细胞毒性药物造模后卵巢组织明显纤维化、出血、坏死,各级卵泡数目显著减少,特别是成熟卵泡和生长卵泡。

取 5~6 周龄雌性昆明小鼠或 ICR 小鼠,单次腹腔注射环磷酰胺每千克体重 120~150mg,或者每天腹腔注射环磷酰胺 20mg/kg,连续 5d。性成熟 SD 雌性大鼠单次腹腔注射环磷酰胺 120mg/kg。环磷酰胺还可与白消安联合使用,在单次注射的同时皮下注射白消安 12mg/kg。性成熟雌性 SD 大鼠每天腹腔注射依托泊苷(VP16)3mg/kg,连续 10d。

注射细胞毒性药物后,观察动物卵巢组织中原始卵泡数目、血清性激素水平及卵巢病理学变化,以评估造模后的效果。

(3)雷公藤多苷造模法:中药雷公藤中的雷公藤多苷具有免疫抑制和抗炎作用,主要用于治疗自身免疫性疾病。雷公藤多苷还具有生殖毒性,导致卵巢功能减退和衰竭。

取雷公藤多苷悬液对雌性 Wistar 大鼠灌胃,50mg/kg,连续 14d。造模后大鼠血清 E2 显著降低,LH 和 FSH 升高,子宫内膜厚度和卵巢面积较对照组显著降低,单位卵巢面积内卵泡数和黄体数明显减少,闭锁卵泡数明显增多。

2. 生物方法

(1)半乳糖代谢法:半乳糖血症与 POF 发病有关,半乳糖在体内堆积,直接损害卵母细胞,其代谢产物对卵巢实质有损害。

将雌性昆明小鼠饲喂半乳糖食物丸(碳水化合物 65.5%,蛋白质 21%,脂肪 5.5%,复合矿物质 7%,复合维生素 1%,另外加 35% 半乳糖),70d 左右造模成功。或者颈背部皮下注射 5% D- 半乳糖溶液,0.5ml/ 只,连续 42d。造模后小鼠血清 E2 下降,FSH 升高;卵巢皮质区生长卵泡、成熟卵泡和黄体下降,闭锁卵泡增加;动情周期紊乱、动情间期延长。

(2)子宫切除术造模法:切除雌性 SD 大鼠子宫,保留双侧卵巢。术后大鼠 E2 水平持续下降,且随时间延长,卵巢内成熟卵泡减少,黄体数目减少,卵巢纤维组织增生明显,出现明显的衰退变化。

(3)自身免疫反应造模法:利用自身免疫性卵巢炎制备动物模型具有一定的临床意义,其具体机制尚不明确,可能与调节性 T 细胞缺乏有关。造模成功后动物血清中 E2 明显降低,FSH 明显升高;动情期和动情间期延长;卵巢中生长的卵泡和成熟卵泡数明显减少,成熟卵泡细胞形态不规则,闭锁卵泡增多,黄体数目明显减少;卵巢间质及卵泡内可见淋巴细胞浸润。

1)透明带抗原免疫模型:透明带(ZP)抗原免疫可以使卵巢闭锁滤泡增加,局部免疫调节紊乱,滤泡耗竭加速,卵巢功能过早衰退。不仅体内高浓度 ZP 自身抗体会引发雌鼠的生育能力下降,母鼠抗 ZP3 自身抗体可以通过妊娠传递给子代,在幼鼠出生后 1~5d 发生自身反应 T 细胞免疫应答,导致新生鼠 POF。

合成小鼠 ZP3 蛋白中第 330~342 个氨基酸的 12 肽作为免疫原,与弗氏佐剂 1∶1 混悬后,于雌性小鼠双后脚掌处进行皮下注射 CFA-ZP3 混合液 0.1ml,2 周重复免疫一次,将佐剂改为弗氏不完全佐剂。连续三次免疫后完成造模。该法还可用于短尾猴的 POF 模型制备。

2)新生小鼠胸腺切除模型:取出生 3d 的 BALB/C 小鼠,麻醉下摘除胸腺,手术后与母鼠合笼喂养。3~4 周后小鼠卵巢组织中可见大量淋巴细胞,伴卵泡减少,卵巢体积萎缩等自身免疫性卵巢炎表现。

(4)基因敲除法:近年来,*POF* 基因敲除模型引起了越来越多的重视,与之相关的研究也成为热点,但尚不能完全解释 POF 的病因。敲除 *PTEN* 的小鼠出生后第 23d,血清 FSH 和 LH 明显增高,卵巢组织中原始卵泡消失,小鼠在 12~13 周之后不孕。敲除 *FOXL2* 的小鼠卵巢组织中颗粒细胞停止发育,卵母细胞逐渐闭锁,8 周时原始卵泡池耗竭,16 周时卵巢无正常的卵母细胞和卵泡。

(5)制动应激法:将性周期规律的雌性 SD 大鼠进行制动应激,每天 1 次,20d 后模型大鼠性周期先紊乱后无性周期交替。该研究建立的雌性大鼠卵巢功能紊乱和 / 或退化动物模型,近似人类女性生殖内分泌紊乱或退化性疾病的生殖内分泌变化。

（三）模型特点与应用

目前卵巢早衰的主要原因包括遗传、免疫、医源、环境及特发性等，因而卵巢早衰模型多样，部分模型重复性、稳定性欠佳，应根据研究目的进行选择。化疗药物模型经典、简单易行，可作为探讨 POF 发病机制和病理改变的实验性模型；自身免疫性模型相对建模难点略大，但卵巢组织损害特点与人类自身免疫性 POF 卵巢组织学表现相符；敲除小鼠模型成本最高，虽能反映出 POF 的遗传性机制，但推广较困难。

二、羊水栓塞的动物模型

（一）疾病定义与流行病学

羊水栓塞（amniotic fluid embolism，AFE）指在分娩过程中羊水中的有形成分突然进入母体血液循环引起急性肺栓塞、过敏性休克、弥散性血管内凝血、肾衰竭、猝死等一系列病理改变的严重分娩并发症。也可发生在妊娠 10~14 周钳刮时，死亡率高达 60% 以上，是孕产妇死亡的主要原因之一。羊水栓塞的发病率报道差异很大，从 1∶30 000~1∶3 000，死亡率报道也不相同。

（二）造模机制与方法

根据 AFE 的病因及病理生理过程，目前动脉模型主要采用来源于自体、异体人的羊水或粪染羊水或羊水与胎盘提取液的混合液注射到实验动物血液循环中，出现不同程度的心肺衰竭症状，与临床 AFE 相符。实验动物包括大鼠、羊、兔、犬、猪等。

1. **大鼠选择**　选取孕 20d SD 孕鼠，术前 12h 禁食，自由饮水，用 10% 水合氯醛（0.35ml/100g）腹腔麻醉后眼眶取血 1ml；将孕鼠固定于手术台，消毒备皮，取下腹正中切口 3cm，行子宫次全切除，分离下腔静脉及腹主动脉备用。

2. **羊水制备方法较多**　①留取足月妊娠孕妇剖宫产时的羊水；②将孕鼠切下的子宫轻置于湿纱布上，持注射器针头在无血管纹路处轻轻划破子宫壁和胎膜，让羊水顺势流入收集管内；③制备粪染羊水时，可从孕鼠切下的子宫中取出鼠胎，剪开腹壁，用 1ml 注射器抽吸羊水后注入肠腔，混悬后配制 1% 羊水胎粪液。

3. **操作**　从大鼠颈静脉或股静脉注入羊水原液（0.25ml/100g）或 1% 羊水胎粪液，观察60min 后用 5ml 注射器经腹主动脉取血 3ml。10% 氯化钾处死大鼠，将肺组织固定于 10% 甲醛溶液中。若观察期间大鼠死亡，立即经腹主动脉取血。观察期间监测大鼠呼吸及心率的改变，肺组织进行 HE 染色，阿尔新蓝 - 荧光桃红 - 马休黄特殊染色和细胞角蛋白免疫组织化学检查。

（三）模型特点与应用

AFE 发生迅速，死亡率高，是严重的妊娠期并发症，由于临床样本获取困难，建立理想的动物模型是研究 AFE 病理生理、治疗与预防的好方法。猕猴不适合用于 AFE 造模。

三、妊娠期糖尿病动物模型

（一）疾病定义与流行病学

妊娠期糖尿病（gestational diabetes mellitus，GDM）指妊娠后首次发生或发现的引起不同程度糖代谢异常的疾病,指孕妇妊娠前糖代谢正常或有潜在糖耐量减退、妊娠期才出现或确诊的糖尿病。GDM 是常见的妊娠期合并症之一,其发病率在全球范围内正在逐年升高。据报道全球 GDM 的发病率为 1%~14%,我国为 1%~5%。GDM 患者糖代谢异常多数于产后能恢复正常,但将来患 2 型糖尿病概率增加,且孕期母儿风险显著升高,应高度重视。

（二）造模机制与方法

根据妊娠期糖尿病的临床特点,分为 1 型即胰岛素依赖型和 2 型即非胰岛素依赖型。目前建立的 GDM 的动物模型主要有转基因型、自发型及诱发型等。GDM 动物模型应严格遵从其定义,即妊娠期首次糖代谢异常,制备中应注意监测,以确保孕前无糖尿病,因而增加了研究的难度。常用动物有大鼠、小鼠。

1. **诱发型** 应用最多,可采用胰腺 β 细胞毒性药物,以破坏残留胰腺的 β 细胞,使其功能丧失,从而诱发实验动物出现糖尿病的临床征象。常用药物有链脲佐菌素（STZ）、四氧嘧啶（alloxan）等。也可以给予高脂饮食诱导肥胖,进而交配后出现 GDM。

（1）饮食诱导法:取 7 周龄 C57 雌性小鼠给予高脂饲料喂养,一周后雌雄 1:1 合笼;查看阴栓,以出现阴栓当天登记为妊娠 0.5d,并行口服葡萄糖耐量试验,以排除孕前糖尿病,并记录体重;孕期继续给予高脂饲料喂养,于妊娠 16.5d 再次行 OGTT,与标准饲料喂养的小鼠对比,模型组出现葡萄糖耐量降低为模型成功,该模型与人类 GDM 非常相似。

（2）化学药物诱导法:常用药物有四氧嘧啶（alloxan）具有特异性胰岛素细胞毒剂;链脲佐菌素（STZ）属于烷化剂,能干扰葡萄糖的转运,影响葡萄糖激酶的功能,诱导 DNA 双链的断裂。药物可单用或联合应用;药物诱导常与饮食治疗联用。

成年雌性昆明小鼠或 SD 大鼠喂以高糖高脂饲料（如 2% 胆固醇、0.3% 胆盐、20% 蔗糖、10% 猪油、67.7% 基础饲料）1~2 个月,诱导出胰岛素抵抗后,按雌雄 1:1 合笼,在雌鼠阴道看到阴道栓定为妊娠第 0.5d。妊娠成功后,腹腔注射 STZ 30mg/kg（用 0.1mmol/L, pH 4.0 的柠檬酸缓冲液新鲜配制）,隔天一次,共 3 次。1 周后断尾取血测血糖或糖耐量试验。给糖代谢受损孕鼠继续高糖高脂饲料,观察饮水量、摄食量、尿量等情况。追踪孕鼠产仔情况及产后血糖恢复情况。

2. **自发遗传性** 自然条件下动物自然产生,或由于基因突变而出现类似人类糖尿病表现的动物模型,如 ob/ob 小鼠或 db/db 小鼠模型,其表现类似临床 1 型糖尿病或 2 型糖尿病;大多数为基因缺陷型或易感型自发糖尿病鼠,最终发展为基因缺陷型。主要有 KK-Ay 小鼠、NOD 小鼠、NSY 小鼠、自发性自身免疫性糖尿病大鼠（BB 糖尿病大鼠）、NIDDM 猫科动物、猪 NIDDM 模型等,这些动物孕前除外糖尿病后,给予雌雄合笼喂养,确认妊娠后,行血糖及葡萄糖耐量检测,有异常改变者为造模成功。

3. **转基因法** 采用转基因技术及基因敲除技术,包括与胰岛素和胰岛素受体以及胰岛素下游信号元件相关基因等,瘦素 Leptin 受体缺乏小鼠发生 GDM 症状,其子代特征与 GDM 母亲所生胎儿症状相似。

（三）模型特点与应用

妊娠期糖尿病是孕期特有的并发症,使用动物模型时应注意药物诱发 GDM 模型简单、易行,灵敏度高,但该模型所测定的血糖不完全是葡萄糖,专一性不强。自发遗传性的糖尿病模型未经人工处理,在自然状态下发生的以高血糖、胰岛素抵抗为主要特征的动物模型。

该模型更接近人类糖尿病的自然起病及发展,但饲养、繁殖条件要求高,动物昂贵。转基因法动物模型制备、饲养均非常昂贵,尚不能推广应用。

四、妊娠期肝内胆汁淤积症动物模型

(一)疾病定义与流行病学

妊娠期肝内胆汁淤积症(intrahepatic cholestasis of pregnancy,ICP)是妊娠中、晚期特有的并发症,临床上以皮肤瘙痒和胆汁酸升高为特征,该病对妊娠最大的危害是发生难以预测的胎儿突然死亡。本病具有复发性,本次分娩后可迅速消失,再次妊娠或口服雌激素避孕药时常会复发。ICP 发病率 0.8%~12.0%,有明显地域和种族差异,国内上海和四川省发病率较高。

(二)造模机制与方法

ICP 动物模型制作主要参考人类 ICP 的基本病理生理过程。目前 ICP 病因尚不清楚,可能与女性激素、遗传及环境等因素有关。①妊娠期胎盘合成雌激素大幅增加,人类妊娠晚期雌激素水平相当于未孕时的 300 倍,ICP 发生可能与肝脏对妊娠期生理性增加的雌激素代谢反应过强,使胆汁酸转移过程受到影响有关。②流行病学研究发现,ICP 发病率与季节有关,冬季发生率高于夏季,且在母亲或姐妹中有 ICP 病史的妇女中 ICP 发生率明显增高,表明遗传与环境因素在 ICP 发生中起一定作用。③一些减少胆小管转运胆汁的药物,如肾移植后服用的硫唑嘌呤可引起 ICP。

体重 220g 的雌性成年 SD 大鼠与雄鼠合笼喂养后,次日早晨观察交配后阴栓脱落情况,将发现阴栓日定为妊娠第 1d,妊娠第 16d,颈后皮下注射苯甲酸雌二醇 5mg/kg,连续 5d。通常在给药后孕鼠血清谷丙氨酸转氨酶、总胆红素、胆酸含量显著升高,肝细胞肿胀及肝窦狭窄,部分肝细胞脂肪变性,胆汁分泌量明显减少,胆汁流速明显降低。孕 21d(足月孕)时流产率明显增加。

(三)模型特点与应用

采用本法造模后由于机体内过多的雌激素可增加胆管通透性,同时转运胆盐的 Na^+-K^+-ATP 酶活性降低,从而导致胆汁流量减少,使血中胆酸显著升高。当机体胆汁淤积时,可引起胆管阻塞、肝细胞受损,使血中肝酶和胆红素升高。本方法复制的模型肝功能及总胆汁酸值改变、流产率增加与人类的 ICP 十分相似,是研究 ICP 发病机制较理想的动物模型。

五、胎儿生长受限动物模型

(一)疾病定义与流行病学

胎儿生长受限(fetal growth restriction,FGR)又称宫内生长受限(IUGR),是指孕 37 周后胎儿出生体重小于 2 500g,或低于同孕龄平均体重的两个标准差,或低于同龄正常体重的第 10 百分位数。发达国家 FGR 的发生率为 2%~3%,我国发病率平均为 6.39%,是围生期主要并发症之一。FGR 围生儿病死率为正常体重新生儿的 4~6 倍,占围生儿死亡的 30%。FGR 不仅影响胎儿发育,也影响儿童期及青春期的体能与智能发育。

（二）造模机制与方法

胎儿生长受限的病因复杂多样，包括孕妇因素、胎儿因素和胎盘因素。因而，目前的动物模型类型较多，包括子宫动脉结扎法、被动吸烟法、饥饿法、感染法、低氧法等，建模原理依据为直接或间接减少子宫胎盘血流灌注，造成胎儿慢性缺血缺氧，影响胎儿生长发育。实验动物主要包括大鼠、小鼠、豚鼠、兔、绵羊、猴、犬、猪、马和灵长类动物。

1. **被动吸烟法** 烟气中的有害物质主要包括一氧化碳和尼古丁。一氧化碳经过机体呼吸系统进入血液后，可以降低血红蛋白的携氧能力，使得机体处于低氧状态。尼古丁可作用于凝血因子，促进血液形成高凝状态，刺激血管收缩，造成胎盘血流灌注量下降。有害成分还可通过影响机体细胞的分裂增长，使得胎盘、大脑和肝脏等重要器官发生一系列的病理生理变化，从而造成 IUGR。

（1）兔模型：取成年雌性新西兰兔，从交配后第二天计算妊娠时间（D1），在半封闭饲养箱（240cm×75cm×50cm，上下通风口约10cm×10cm）中被动吸烟。每天10am、12am、2pm各吸烟一次，每次燃6支香烟。28d后，孕兔麻醉后剖腹取胎，称量并检查胎仔、胎盘等。

（2）大鼠模型：将雌性Wistar大鼠交配受孕后饲养在特制的半封闭木箱饲养，每天9am、12am、2pm、4pm各进行一次被动吸烟，前10d每次燃1支香烟，后10d每次2支，共20d，待其自然分娩。

2. **子宫动脉结扎法**

（1）不完全子宫动脉闭锁：取孕17d大鼠，麻醉后手术暴露双侧子宫角，分离子宫角动脉，将消毒过的3-0丝线和钢丝同时平行放置于一侧子宫动脉中部，用丝线将该动脉连同钢丝一起结扎，然后抽出钢丝，造成不完全子宫动脉闭锁（远端动脉即可见充盈，但充盈程度不及近端）。常规关腹后，肌注抗生素预防感染。妊娠21d处死动物，取胎仔、胎盘进行研究。

（2）经典Wigglesworth子宫动脉结扎法：取孕17~19d大鼠，甲氧氟烷吸入麻醉下暴露双侧子宫角，以血管夹夹住子宫动静脉，造成单侧宫角内胎鼠完全缺血缺氧。30min后取下血管夹，恢复血供，清理腹腔后关腹。

（3）双侧子宫动脉结扎法：孕19d大鼠，麻醉手术同上法，用3-0丝线行双侧子宫动脉结扎术。

（4）单侧卵巢动脉结扎法：孕15d大鼠，麻醉手术同上法，用微动脉夹阻断单侧卵巢动脉20~40min，然后取下动脉夹，恢复血供，清理腹腔后关腹。

3. **营养不良法** 通过改变母体的营养供应，减少胎儿营养物质的供给量，从而阻滞胎儿的生长发育。可以选择单纯限食、限食加饮酒、或低蛋白饲养等。各法以新生鼠或第21d剖腹取出的活胎鼠称重后，体重低于对照组平均体重两个标准差者为FGR。

（1）单纯限食法：对照组正常饲养，每日记录进食量与体重变化；实验组孕鼠从妊娠第11d起，给予30%~50%对照组饲料，直至新生鼠出生。

（2）限食加饮酒法：对照组正常饲养，每日记录进食量与体重变化；实验组孕鼠从妊娠第1天起，给予30%~50%对照组饲料，从妊娠第7d起给予孕鼠50%乙醇灌胃（5ml/100g），直至新生鼠出生。

（3）低蛋白饲养法：对照组正常饲养（蛋白质含量20%~23%），每日记录进食量与体重变化；实验组孕鼠从妊娠第1d起，给予低蛋白饲料（蛋白质含量8%~10%），直至新生鼠出生。

4. 其他方法

（1）放线菌素 D 法：放线菌素 D 能与 DNA 形成化合物，选择性抑制 RNA 和蛋白质的合成，抑制细胞增殖。给孕鼠腹腔注射放线菌素 D 后，将引起胎盘功能不足，胎儿营养物质的供给减少，从而导致 IUGR 的发生。孕 10d 大鼠经腹腔一次性注射放线菌素 D 0.1μg/g，然后继续饲养至分娩。

（2）鸡胚低氧模型：挑选具有生育潜能的鸡蛋在 37.8℃、45% 相对湿度、正常含氧量条件下孵育 6d，然后转入低氧培养箱内继续培养 19d（15.0% ± 0.3% 大气 O_2，0.003% CO_2）。妊娠 19d 取出胚胎，在显微镜下分离心脏等器官。本法是研究 FGR 引起心血管异常的优良模型。

（3）血栓素灌注法：将血栓素 A2 溶解于 95% 乙醇中，配制成 20ng/ml 备用。孕 13d SD 大鼠麻醉后将含有稀释 9 倍后的血栓素 A2 的渗透泵埋置于腹腔内，并以 20mg/h 持续灌注至自然分娩。

（三）模型特点与应用

胎儿生长受限的病因复杂多样，造模方法较多。被动吸烟法的作用温和持久，效果较好，IUGR 发生率较高；但相对烦琐，耗时较长，可能导致孕早期流产率增加，影响造模效果。家兔模型因可以抽取胎仔血，便于研究子代的变化，故模型应用相对更广泛。子宫动脉结扎法模型最大优势是利用了动物双角子宫的特点，可以形成自身对照，一个宫角内为胎儿宫内发育迟缓（IUGR）胎儿，另一边则为正常胎儿。但是，子宫动脉结扎法造模技术难度较大，在保证造模的同时，血流阻断程度不能过度，否则急性缺血缺氧将致胎死宫内、流产等。相对而言，本法产仔数最少、IUGR 发生率最低及围产期死亡率最高。营养不良法模型简单易行，FGR 的发生率较高，且发生的不匀称型 FGR 与人类一致性较高，多用于研究 FGR 与成年后疾病的关系，其中饲料配制是关键因素。放线菌素 D 造模法简单易行，胎仔细胞数绝对减少，子代呈均称性体重减少，但该模型机制与临床上人类 FGR 差异较大。鸡胚低氧模型是研究 FGR 致心血管异常的良好模型。

六、子痫前期动物模型

（一）疾病定义与流行病学

妊娠期高血压疾病是妊娠期特有的一组疾病，全球发病率为 2%~8%，我国的发病率为 5%~8%，是导致孕产妇死亡的重要原因，占妊娠相关死亡总数的 10%~16%。子痫前期（pre-eclampsia，PE）/ 子痫（eclampsia）是妊娠期高血压疾病中最严重的类型，特指妊娠 20 周以后新出现的高血压、蛋白尿、水肿等症状，继发多器官功能受损，严重者出现颅内病变、抽搐甚至死亡。约 2% 的 PE 进展为子痫，引起抽搐和母胎死亡。2010 年美国报道的数据表明子痫前期 / 子痫导致孕产妇的死亡率占妊娠相关疾病的 12.3%。

（二）造模机制与方法

PE 的病因及发病机制尚未完全阐明。为深入探讨人类 PE 的发病机制、寻求防治 PE 的有效途径，适宜的动物模型是必不可少的。理想的动物模型应该呈现 PE 所有的临床特征，包括高血压、蛋白尿、内皮细胞功能障碍、肾脏损伤、滋养层细胞浸润不足等。然而，目前的动物模型根据研究靶点不同，通过不同的机制在发病的不同环节复制了 PE 的特点，尚不能全面模拟 PE 的临床及病理生理过程。常用实验动物有大鼠、小鼠。

1. **子宫胎盘缺血/子宫低灌注模型** 模拟子宫胎盘缺血缺氧过程复制 PE 的发病。妊娠第 14d 大鼠，麻醉后于腹主动脉下段近髂动脉分叉处套扎一个内径约 0.2mm 银夹，在两侧卵巢动脉子宫支第一分支前套扎一个内径约 0.1mm 银夹，达到减少血流、降低氧供的目的。近期有学者在两侧子宫动脉置入 U 形的银夹，通过改良血管狭窄位置制作 PE 大鼠模型，能更好地模拟 PE 的典型临床症状。

2. **血管生成素相关模型**

（1）妊娠第 8 天的大鼠尾静脉注射表达可溶性 FMS 样酪氨酸激酶 -1（soluble FMS-like tyrosine kinase -1，sFlt1）的腺病毒，使妊娠大鼠体内循环中 sFlt1 过表达，结果孕鼠出现了高血压、蛋白尿、肾功能损害等子痫前期特征。

（2）亚硝基左精氨酸甲酯（L-NAME）是一氧化氮合酶抑制剂（eNOS 抑制剂）。孕 4~8d 和孕 8~14d 的 SD 大鼠饮用水中加入 3g/L L-NAME，可减少一氧化氮合成，引起血管舒缩功能紊乱、血压增高，影响胎儿发育，建立早发型和晚发型 PE 动物模。

（3）对孕 12~19d Wistar 大鼠持续皮下注射 L-NAME，每天 125mg/kg，可成功使孕鼠表现出蛋白尿、肝肾功能和组织结构改变、胎鼠发育受限、甚至胎鼠畸形、死胎等情况。

3. **免疫相关模型** 母体亢进的炎症反应是 PE 发病的重要因素之一。

（1）妊娠大鼠和狒狒体内注射 TNF-α 将会出现尿蛋白增加、血压以及循环中 sFlt1 水平的升高。

（2）妊娠第 10~17d 小鼠腹腔注射 IL-11 时，母体循环中 sFlt1 显著升高，并伴随蛋白尿出现。

（3）孕 13.5d Wistar 大鼠以 10μg/kg 脂多糖；孕 14.5d、15.5d、16.5d 时分别用 40μg/kg 脂多糖经尾静脉注射入孕鼠体内，孕晚期出现平均动脉压升高、蛋白尿及显著的胎儿生长受限。

4. **基因缺陷模型**

（1）p57$^{Kip-/-}$ 小鼠：在人和小鼠中，p57^{Kip2} 都来源于母系，是几种细胞周期蛋白依赖的激酶抑制剂复合物。当 p57^{Kip2} 缺失的雌鼠与雄鼠交配时，孕鼠会出现类似子痫前期的症状，包括高血压、蛋白尿、肾脏受损、滋养层细胞浸润不足、血小板减少、抗凝血酶Ⅲ活性减弱和内皮素增多。

（2）RGS5$^{-/-}$ 小鼠：RGS5 既是癌症中血管重塑的关键调节器，也是心血管功能的临界调制器。RGS 缺失的孕鼠会出现高血压、蛋白尿、循环中 sFlt1 水平显著上升和胎盘血管异常等子痫前期症状，另外还出现了 IUGR。

（3）*STOX1* 转基因小鼠：*STOX1* 是新发现的与子痫前期密切相关的父系印迹基因，*STOX1* 转基因孕鼠孕晚期出现收缩压显著升高、尿蛋白/肌酐比值增大、血清中 sFlt-1 及 sEng 升高、肾小球病变等 PE 样改变。

（三）模型特点与应用

子宫低灌注压模型是目前较常用的子宫胎盘缺血类 PE 模型。通过手术使供应胎盘的血管狭窄，减少胎盘血供，接近 PE 的病理发生过程，是目前应用较广泛的一种模型，能成功模拟妊娠期高血压、蛋白尿等病理变化，但是该方法造模动物状态差、仔鼠成活率低等。血管生成素相关模型可以模拟不同时期的 PE 模型。基因缺陷模型可以研究相关机制。

七、卵巢过度刺激综合征动物模型

（一）疾病定义与流行病学

卵巢过度刺激综合征（ovarian hyperstimulation syndrome，OHSS）是女性在超促排卵过程中出现的一种常见并发症，严重者可能危及生命。OHSS 总体发生率为 5%~10%，重型的发生率为 0.3%~5%。OHSS 以双侧卵巢多个卵泡发育、卵巢增大、毛细血管通透性异常、异常体液和蛋白外渗进入人体第三间隙为主要特征，重症患者可能出现大量胸、腹水、水电解质紊乱、低血容量性低血压和少尿，甚至肾衰竭危及生命。

（二）造模机制与方法

OHSS 动物模型主要利用大剂量的促性腺素模拟临床超促排卵过程，诱导多个卵泡发育，并促使排卵。目的主要在于阐明导致卵巢过度刺激综合征的病理生理机制，找到消除或抑制该疾病发生发展的方法，提高辅助生殖助孕的安全性。常用实验动物有小鼠、大鼠、兔及猴等。

1. 小鼠模型 性成熟的雌性小鼠腹腔注射孕马血清（pregnant mare serum gonadotrophin，PMSG）20IU/ 天，每天 1 次，连续 3d。第 4d 腹腔注射兽用绒毛膜促性腺素 10~20IU，12h 后可以检查排卵数，24~48h 后可观察卵巢体积及重量、胸腹腔积液等情况。

2. 大鼠模型 取性成熟雌性大鼠（Wistar 大鼠体重 30~50g，SD 大鼠体重 60~80g）腹腔注射 PMSG，每天 30~50IU，连续 4d 或 300IU/kg，连续 4d；或注射马尿促性素（equine chorionic gonadotropin，eCG），每天 30~50IU，连续 4d 或 75IU，连续 4d。第 5d 腹腔注射绒促性素 30~50IU。绒促性素注射后 17~20h 后可检查排卵数，48h 后可检测卵巢重量、腹水、血管通透性和 VEGF 等。

3. 兔模型 成年雌性新西兰兔的 OHSS 模型可采用多种给药方法。通过耳沿静脉采血便于观察和检测性激素的变化。

（1）单剂法：PMSG 200IU 一次性肌注，注射后第 3d 予以绒促性素 100IU 诱导排卵。

（2）连续给药法：PMSG 或马尿促性腺素 eMG（equine menopausal gonadotropin）37.5~75IU 肌注，每日 1 次，连续 6~7d，第 6~8d 注射 hCG 2 500~5 000IU 诱导排卵。

（3）递增给药法：尿促性腺素 eMG 75IU 肌注，每日一次，持续 3d，然后剂量增加到 150IU，每日一次，再持续 3d，第 7d 给予 hCG 2 500~5 000IU 诱发排卵。hCG 注射 2~3d 后，可检查胸腹腔观察胸水、腹水量。卵巢重量大于对照卵巢的 4 倍以上，石蜡包埋后计算黄体数目估计每侧卵巢的排卵数在 20 个以上，为理想的 OHSS 模型。

4. 恒河猴模型 恒河猴模型则完全可以模拟人的促排卵方案进行。选择月经周期有规律的成年雌猴，在月经开始第一天给予促卵泡素（follicle stimulating hormone，FSH）30IU 肌注，每天 2~3 次，重复 6d，接着给予促卵泡素 30IU 和促性腺素 30IU 肌注，每天 2~3 次，持续 2~3d。常规给予促性腺激素释放激素拮抗剂 0.25mg 皮下注射，每日一次，控制内源性 LH 峰，每 1~2d 进行一次超声监测卵泡发育。根据超声结果，给予 hCG1 000~3 000IU 促排卵，27h 后可以取卵，并每 2d 给 hCG 500IU 进行黄体功能支持，或者加 hCG 的剂量（15~360IU，2 次 /d），连续 6d，以模拟妊娠早期。仅有卵巢大量的卵泡发育如果未排卵，性激素可以快速下降，不会导致严重的 OHSS，如果诱发排卵后继续给予兽用绒毛膜促性腺激素或

hCG 注射进行黄体支持,则雌激素水平可持续保持高水平,加重 OHSS 的严重程度。因此,在模型制作过程中可根据实验研究目的进行用药时间及剂量调整,达到理想状态。

（三）模型特点与应用

OHSS 动物模型利用大剂量的促性腺素模拟临床超促排卵过程,是目前较常用的、简单有效的卵巢过度刺激综合征动物模型,为找到消除或抑制该疾病发生发展提供了有效的实验动物模型。

八、经胎盘传播疾病 -HIV/AIDS 动物模型

（一）疾病定义与流行病学

人免疫缺陷病毒（human immunodeficiency virus, HIV）属逆转录病毒科、慢病毒属,分为 HIV-1 和 HIV-2 两型,其中 HIV-1 是导致 AIDS 全球流行的主要病原体。2016 年艾滋病发病率为 3.965 6/10 万,病死率为 1.028/10 万。截至 2016 年底,中国艾滋病病毒全人群感染率为 0.06%。

（二）造模机制与方法

HIV 的易感细胞系 CD4 分子辅助淋巴细胞,多数造模过程中需要建立人类淋巴细胞生长的微环境,因而缺乏直接感染 HIV 的合适动物模型。目前常用的实验动物包括小鼠、兔、猕猴、黑猩猩等,其中应用最广泛的 HIV 动物模型为 SIV 或 SHIV 感染灵长类动物模型。但是,SIV 及 SHIV 病毒与 HIV-1 基因同源性差异较大,不能真实模拟临床上 HIV-1 感染后免疫反应情况。建立直接感染 HIV-1 的灵长类艾滋病动物模型,对艾滋病发病机制研究、药物和疫苗研发具有重要意义。

1. HIV 感染的小鼠模型

（1）SCID-hu（Thy/Liv）嵌合小鼠:在重症联合免疫缺陷鼠（SCID）的肾包膜植入胎儿胸腺和肝脏组织,植入后组织在小鼠体内形成一个联合器官,可产生人类造血 CD34+ 祖干细胞;将 HIV-1 病毒注入移植物后,未分化的早期祖细胞集落形成明显受抑制,提示建模成功。

（2）Hu-PBL-SCID 嵌合小鼠:采用成人外周血白细胞（PBLS）静脉注射或腹腔接种 SCID 鼠并培育。将高滴度的 HIV-1 注入 SCID 小鼠体内,1 周左右在小鼠血浆中检测到 P24 抗原,6~8 周在小鼠脾和淋巴结样本中检测到 HIV-1 RNA。

（3）人源化的 BLT 小鼠:通过将胎儿胸腺、肝脏组织以及 CD34+ 造血干细胞移植于 NOD/SCID 或 NOD/SCIDγc$^{-/-}$ 小鼠体内构建而成。人源化 BLT 雌性小鼠的黏膜组织重构人免疫系统和造血系统,使其阴道、外宫颈、子宫内膜、子宫遍布人 T 淋巴细胞、巨噬细胞、树突状细胞;用高滴度的 R5HIV-1$_{JR-CSF}$ 感染小鼠,2 周后检测到小鼠血浆中阳性的 HIV RNA 和 P24 抗原,外周血和生殖道中的 CD4+T 淋巴细胞也逐步下降,说明实验鼠发生了系统性感染,且杀菌剂以及部分抗逆转录药物能保护小鼠免于 HIV-1 在阴道的传播及感染。

（4）HIV-1 前病毒质粒转基因小鼠:通过显微注射技术把重新整合的前病毒质粒基因组注入 FVB/N 小鼠的卵母细胞制备而成。整合的基因组来自 pNL4-3 克隆、并删除了 gag 和 pol 基因重复序列,其余的前病毒序列包含 5′ 和 3′ 的长末端重复序列和 env、tat、nef、rev、vif、vpr、vpu 基因。培养的原代 FVB/N 小鼠表型正常,使之与正常 FVB/N 雄性小鼠交配产生纯合和杂合的 F1 后代;同样的方法产生 F2、F3 后代。纯合小鼠的表皮、真皮、皮下组

织表达前病毒总 mRNA；杂合子小鼠乳头状瘤皮肤高表达病毒 mRNA，且病毒包膜糖蛋白 gp120 集中在乳头状瘤基底上层角化细胞中。

（5）LTR 转基因小鼠：将 HIV-1 的 LTR 序列与指示基因 - 氯霉素乙酰转移酶（CAT）DNA 连接，于 3 周龄的近交 FXB/N 小鼠的单细胞胚胎中显微注射入约 200 个拷贝数的重组 DNA 序列，转基因 LTR 鼠通过提取后代新生鼠的尾部 DNA 固定于硝酸纤维素膜上用斑点印迹杂交鉴定。

2. **HIV 感染的兔模型** 将羟基乙酸注入成年兔腹膜内以激活其体内的单核巨噬细胞系，使其产生无菌性腹膜炎，然后腹腔注射 HIV-1 感染的细胞。9d 后血清中检测出低水平的 P34 抗原，2 周后可检测出血清中的 HIV-1 抗体，3 个月达到高水平，并在兔子体内可维持一年以上。

3. **stHIV-1 和 HSIV 感染的猕猴模型** 以 HIV-1 为骨架，用基因重组技术将衣壳蛋白（CA）基因和 *vif* 基因替换成 SIVmac239 的相应基因构建 stHIV-1。stHIV-1 在体外多次传代后能在猕猴外周血淋巴细胞中复制，但不表现 AIDS 的临床症状。构建 stHIV-1$_{SV}$、stHIV-1$_{2V}$ 和 stHIV-1$_{SCA+SV}$，显示 stHIV-1$_{SV}$、stHIV-1$_{2V}$ 联合感染平顶猴后，试验猴与 HIV-1 患者急性期的病毒载量相当。

4. **HIV-1 感染的平顶猴模型** 给平顶猴静脉注射 HIV-1LAI、HIV-1NL4-3、HIV-1JR-CSF、HIV-1RQ4 个不同亚型后，均能持续检测到 HIV 抗体，外周血 PBMC 中可检测到分离 HIV-1RNA，但动物体内的免疫反应在感染前后无显著差异，缺乏 AIDS 的临床症状。用 HIV-1 感染新生平顶猴，发现 HIV-1 在外周血单个核细胞中持续增加，抗病毒抗体不断累积，1 个月后血浆中检测到 HIV-1 RNA，但实验猴 CD4+T 细胞数无明显变化，血液表现为非持续性病毒血症，同样不表现任何 AIDS 临床症状。

（三）模型特点与应用

建立直接感染 HIV-1 的灵长类艾滋病动物模型对艾滋病发病机制研究、药物和疫苗研发具有重要意义。人源化 BLT 小鼠模型能作为 HIV-1 阴道感染和传播的候选模型之一，可用于研究药物在生殖道防御 HIV-1 的作用机制。HIV-1 前病毒质粒转基因鼠的 AIDS 临床表现局限于皮肤，LTR 转基因鼠多用于 LTR 指导的基因活性研究，以及鉴定外源性辅因子促进 HIV-1 相关疾病进展的研究。黑猩猩因在组织结构、免疫、生理和代谢等各方面与人高度相似，自然状态下与病毒接触或者直接注射病毒均能感染 HIV-1，且体内免疫反应、临床表现、以及最终转归为 AIDS 与人类相似，因此是较理想的 HIV 动物模型。

九、经胎盘传播疾病 - 梅毒感染动物模型

（一）疾病定义与流行病学

梅毒（syphilis）是由梅毒螺旋体（treponema pallidum, TP）引起的慢性、系统性性传播疾病，根据病程分为早期梅毒和晚期梅毒，早期梅毒包括：一期梅毒（硬下疳）、二期梅毒（全身皮损）。WHO 估计全球每年约有 1 200 万新发病例。

（二）造模机制与方法

从伦理和经济学角度考虑，目前梅毒感染的动物模型以兔和啮齿类为主。

1. **仓鼠模型** 选择成年雌性仓鼠腹股沟皮内接种梅毒螺旋体（1×10^5）。接种后 3 周注

射部位可出现红斑丘疹,4 周发展为溃疡,24 周后注射部位皮损消失,此时,口周、爪子及躯干部位出现红斑,其症状类似人类的二期梅毒表现,这些部位的皮损暗视野检查呈阳性结果。

2. **豚鼠模型** 用 Nichols 株接种豚鼠,在感染后的 4~7d,注射部位可出现直径 4~5mm 的硬丘疹,10~15d 进展为更严重的溃疡样损害即硬下疳,持续 30~60d。适合作为一期梅毒的研究模型。

3. **兔模型** 兔睾丸注射 TP 后可产生与人体硬下疳类似的皮损,发展为二期梅毒。

（三）模型特点与应用

仓鼠模型多用于地方性梅毒的研究,豚鼠模型一般用于先天梅毒的研究,兔作为最适于进行梅毒研究的模型,现已被实验室大量使用。

十、经胎盘传播疾病 - 病毒性肝炎动物模型

（一）疾病定义与流行病学

病毒性肝炎严重危害公共卫生安全,其中以乙型肝炎病毒（hepatitis B virus, HBV）危害较大。据 WHO 报告显示,目前全球约有 3.25 亿人患有病毒性肝炎,约占世界人口的 4.4%。2000 年以来,病毒性肝炎死亡人数上升了 22%。我国属于肝炎的中度流行区,每年有超过130 万人感染病毒性肝炎。

母婴传播是人群感染 HBV 的重要来源之一,其中宫内感染是主要途径。目前我国育龄期女性 HBV 的感染率为 6%~8%,感染者多为围产期或婴幼儿时期感染,虽然疫苗及药物在控制 HBV 感染已取得良好效果,但仍有约 10% 新生儿阻断失败。现有文献报道,病毒性肝炎不仅增加女性妊娠并发症的风险,还可能对子代有远期不良影响,主要包括宫内感染、不良妊娠率增加、子代的远期影响及遗传物质的改变等。

（二）造模机制与方法

HBV 是属嗜肝 DNA 病毒科,通过低亲和力受体（如硫酸乙酰肝素、蛋白多糖等）,黏附到肝细胞表面。牛磺酸钠共转运多肽（NTCP）是介导 HBV 进入细胞和建立感染的重要受体。急 / 慢性乙肝患者和病毒携带者作为传染源,其传染性与病毒复制或体液中乙肝病毒DNA 含量呈正比。HBV 的主要传播途径是血液传播、母婴传播和密切接触传播。

目前,有关 HBV 宫内感染及子代发育相关的直接动物模型甚少,主要基于 HBV 感染动物模型基础上,进行子代发育、药物阻断观察等。HBV 感染动物模型的建立方法主要根据所选择动物对于 HBV 的易感性及感染后的特点而确定,应在肝脏或肝细胞内完成 HBV 的生活周期。常用的主要包括:人 HBV 血清直接感染猕猴属或树鼩、接种原代人肝细胞（PHH）或原代树鼩肝细胞（PTH）的基因缺陷小鼠、转基因小鼠模型、高压水动力法小鼠模型等。

实验动物主要为灵长类动物、树鼩、人源化小鼠等。禽类,如鸭,也可感染 DHBV,但因在生殖上距离人类太远,生殖方面几无应用。

1. **非人灵长类模型** 多种非人灵长类对 HBV 易感,如黑猩猩、恒河猴、长臂猿、熊猴等。黑猩猩是最早用于 HBV 研究的易感动物,且其 HLA-I 类分子和 HBV 的细胞毒性 T 淋巴细胞（CTL）多肽表位与人类有重叠,是自然感染的最佳选择,但因珍稀和伦理的限制,现

已严格限制其使用。恒河猴对 HBV 的敏感性略低于黑猩猩；食蟹猴、松鼠猴和狒狒等对 HBV 不太敏感。常用方法为人 HBV 阳性血清在实验条件下直接感染。

1~3 岁的健康熊猴、红面猴或恒河猴,接种前 2 周给予静脉注射环磷酰胺（CP）,每千克体重 5~15mg,每周三次（或 2~4GyCo^{60} 全身照射）；取 HBV 患者阳性血清 1~2ml 经下肢静脉注射到动物体内；接种后 4、8、12 周在氯胺酮麻醉下采集外周血,同时行肝穿术。标本分别用于常规免疫学和组织病理学检查。模型猴可产生与人类 HBV 感染后相似的血清免疫性反应,如 sGPT 明显升高、HBsAg、抗 HBc、抗 HBs 和 HBV DNA 等均阳性；肝组织呈气球样变,部分区域有点状坏死,小叶界板尚完整,基本与人类乙型肝炎病理改变相类似；且在肝细胞中可找到 HBsAg 和 HBV DNA。

2. **树鼩模型** 树鼩是继上述非人灵长类后又发现的一种可被 HBV 感染的动物,与灵长类动物的亲缘关系较近,但感染性较低。

取 0.5ml HBV 患者阳性血清经股静脉注入成年树鼩；术后定期于麻醉下采血并行肝穿,分别用于血清免疫学和组织病理学检查。半数一周左右出现厌食、消瘦等症状,3 周后出现血清转氨酶升高及 HBsAg 阳性,肝病理呈炎症和点状坏死及气球样变,80% 肝细胞中可能检出 HBVAg。树鼩肝组织中内源性生物素或类似物较多,且不同部位肝细胞的非特异性反应不同,应注意鉴别。

3. **大鼠模型** 选孕 15~18 天 Wistar 大鼠,乙醚麻醉后,仰面固定,严格消毒后,沿孕鼠腹白线逐层进腹,暴露子宫；用 1ml 注射器将 50μl 含有 HBV 全基因序列的肝癌细胞（HepG2.2.15, 2215 细胞）悬液经孕鼠子宫壁注射到胎鼠腹腔中；逐层缝合孕鼠腹腔；精心饲养至孕鼠自然生产。仔鼠出生后 24h 内,用 1ml 注射器将 100μl 2215 细胞悬液（1×10^5）,经皮肤注射入脾脏（位于乳白色胃下）；新生大鼠第 3~16 周龄间的 HBsAg 阳性率随着鼠龄的增加而减退,16 周时约 12.2% 大鼠血清 HBsAg 仍阳性。由于 HBV 的稳定性欠佳,该模型应用有限。

4. **小鼠模型** 目前应用最多的 HBV 感染动物模型。由于 HBV 具有的嗜肝性,成熟的 HBV 感染小鼠模型分为两类,一类是嵌合型小鼠模型,采用各种手段将人原代肝细胞（PHH）或树鼩原代肝细胞（PTH）移植到免疫缺陷小鼠；另一类是转基因小鼠模型,包括转 HBV 基因和转牛磺酸钠共转运多肽（NTCP）基因两类。

（1）嵌合型小鼠模型

1）正常小鼠经射线全身照射灭活免疫系统后,输入 SCID 小鼠骨髓重建造血功能,形成可接受外来移植物的环境；将 HBV 感染的人肝细胞移植到肾被膜下；小鼠出现 HBV 病毒血症,血液中病毒最高达 2.5×10^5 拷贝 /ml,持续 20 天左右。

2）将 PHH 移植到尿激酶型纤溶酶原激活物（uPA）转基因免疫缺陷 SCID 小鼠中,获得单一型的较大量肝细胞,然后感染 HBV；血清中可持续检测出 HBV DNA。

3）将 PHH 移植到延胡索酰乙酰乙酸水解酶（Fah）缺陷小鼠 FRG 中,在 PEG 作用下,80% 的 PHH 细胞可被感染,且血清中可持续检测出 HBV DNA。

4）人肝 / 免疫系统双嵌合小鼠：如 AFC8-huHSC/Hep 小鼠模型,用 FK56 结合蛋白和受 Alb 启动子调控的半胱天冬酶 8 处理 BALB/c Rag2-/-γc-/- 小鼠,导致肝脏损伤,同时联合移植同基因的人 CD34+ 造血干细胞和肝脏祖细胞,形成有效的人白细胞和肝细胞。

（2）转基因小鼠模型：采用显微注射的方法,将 HBV 部分、全长或超长基因组注射到小鼠受精卵中，获得表达 HBV 的转基因小鼠，且子代小鼠中也可检测到 *HBV* 基因表达。目前应用较多的是 1.3 倍 HBV 基因组（HBV1.3）的转基因小鼠，通过在 HBV 全长末端添加增强子和调节子，小鼠体内可同时检测到 HBsAg、HBV 核型抗原及 HBeAg。

1）将 HBV 或甲基化 HBV 转染进入昆明小鼠（F0 代）卵巢，后雌雄合笼，确定并记录雌鼠的孕期，获得子代（F1）小鼠。提取 F1 代昆明小鼠的肝脏组织 DNA，PCR 法发现存在 HBV-DNA，构建出 HBV-DNA 垂直传播的动物模型。

2）HBV1.3 转基因小鼠：在受精卵转入 1.3 倍长的 *HBV* 基因组，在体内可以高水平复制，获得能表达 *HBV* 基因的转基因小鼠，用于观察子代的垂直传播情况，但缺乏 HBV 感染的特征。

3）其他：受精卵中还可以转入乙肝患者体内分离到的 *HBV*、*HBV* 基因组的一个或几个基因，如转入 HBV 的 *S* 基因、*Pre-S* 基因、*X* 基因等。

（3）高压水动力法小鼠模型

1）选择 C57BL/6 成年小鼠，在短时间内（5~8s）将大量（体重的 8%~10%）含目的 DNA 的生理盐水经尾静脉注入；目的 DNA 可以是 HBV DNA、HBV cccDNA 或者含 *HBV* 基因的无包膜病毒载体（pAAV-HBV1.2 质粒），建立起 HBV 持续感染模型，特别适用于 HBV 变异株的研究。

2）设计构建包含 HBV1.3 的腺病毒载体 AdHBV，经尾静脉注入小鼠后，HBV 可在小鼠肝脏成功复制，获得急性自限性 HBV 感染模型。低剂量腺病毒载体可获得慢性 HBV 感染模型。

5. 其他动物模型

（1）选 10 月龄美洲旱獭（旱獭）肌注 0.02ml 旱獭肝炎病毒（WHV）阳性血清，结果均出现抗 -WHS，其中 4 只血清学和肝组织学呈现急性肝炎。

（2）选 1 日龄雏鸭腹腔注射 50~500μl DHBV 阳性血清，中国鸭感染率为 63%，感染鸭在接种后 1~2 周左右出现与人很相似的各种肝病表现与组织学损害的变化。

（3）选用 DHBV 阳性母鸭所产的蛋在实验室条件下孵化仔鸭，对其中 DHBV 阳性的麻鸭进行观察，发现典型的急性乙肝病理特征。

（三）模型特点与应用

HBV 具有严格的种属特性，仅人类和黑猩猩易感。目前应用黑猩猩的研究已严格受限，其他灵长类动物虽在研究 HBV 的感染性、自然感染过程、发病机制及机体对病毒的免疫清除过程等方面能指导人类关于 HBV 的研究，但由于存在病毒感染程度轻微、动物伦理及物种濒危性，且价格昂贵等限制性因素，应用非常有限。树鼩因多为野外捕获，感染情况与动物年龄、品种、*HBV* 基因型等有关，且目前缺乏针对它的特异性检测抗体，因此该模型的可靠性、可控性、重复性存在较大争议。嵌合型小鼠模型对 HBV 易感，但感染过程缓慢，鼠繁殖率低、死亡率高。转基因小鼠模型因免疫系统背景清晰，有利于研究 HBV 病毒复制和清除以及评价抗 HBV 药物和疫苗功效等；但非自然感染，无 HBVcccDNA 产生，不适于研究转录活性机制。HBV1.3 转基因小鼠在血清学及免疫学方面与经垂直传播形成的慢性 HBV 感染相似，可用于研究 HBV 垂直传播。高压水动力转染模型由于短时间内将大剂量基因组导入小鼠体内，可能产生非特异性影响。人源化小鼠更接近人体内 HBV 感染及其引起的免疫病例状态，但该模型鼠死亡率高，环境要求严格，组织来源受限，模型构建复杂。

旱獭、鸭等虽都存在嗜肝 DNA 病毒（WHV 和 DHBV），但不同于人 HBV 病毒，且特异性检测试剂缺乏，应用中应考虑到其中的差别。

十一、自然流产动物模型

（一）疾病定义与流行病学

妊娠不足 28 周、胎儿体重不足 1 000g 而终止者称为流产（abortion）。发生在 12 周前者称为早期流产，发生在妊娠 12 周以后者称为晚期流产。

（二）造模机制与方法

流产为妇科常见疾病，病因较为复杂，主要包括染色体异常、内分泌异常、免疫功能异常、感染、子宫解剖异常等因素。由此衍生的流产动物模型较多，主要包括感染性流产、溴隐亭致流产、肾虚流产及免疫性流产、抗磷脂抗体流产模型等。常用动物有小鼠、大鼠、兔等。

1. 药物性流产　动物模型常用药物有米非司酮、溴隐亭、羟基脲等。

（1）米非司酮 + 米索前列醇：米非司酮具有与孕激素受体极强的亲和力，导致蜕膜变性，坏死出血，抗着床，阻止胚胎发育，终止早孕的作用。米索前列醇能促使子宫收缩。

孕 7d 的 SD 大鼠给予米非司酮（8：00am）+ 米索前列醇（6：00pm）各 1 次（间隔约 10h），16.6mg/kg+100μg/kg 剂量为完全流产，8.3mg/kg+100μg/kg 为不完全流产，同时阴道内置入定量棉球一个（重 85~90mg，用塑料薄膜包裹半侧，以防血液漏出和尿液反流）。次日分别于 8：00 和 18：00 将棉球取出，放入塑料袋中冷藏保存，同时置换新棉球，观察阴道出血情况，连续至第 14d，处死动物，观察子宫病理形态学变化，将收集的大鼠阴道棉球进行出血量测定。

（2）溴隐亭：溴隐亭为多巴胺促效剂，可降低多巴胺在体内的转换，抑制垂体催乳素细胞分泌催乳素（PRL）。PRL 对妊娠黄体有支持作用，黄体功能下降将影响子宫内膜蜕膜化，造成动物流产。

溴隐亭碾磨后溶解于 75% 乙醇配制成 0.3mg/ml 溶液。根据制备模型的时期决定用药时间。着床期流产采用孕 1~3d SD 大鼠皮下注射溴隐亭 1mg/d，100% 孕鼠在妊娠第 9d 前发生流产。着床后期流产采用：孕 7d SD 大鼠皮下注射溴隐亭 0.125mg/d，孕 12d 处死，取下子宫，计数活胚胎数，无胚胎存活者计为流产。流产率 = 流产鼠只数 / 妊娠鼠只数 ×100%。

（3）羟基脲加米非司酮（肾虚流产动物模型）：羟基脲（hydroxycarbamide）可使动物出现体重增加缓慢、被毛蓬松、拱背少动等类似肾虚证候。选用羟基脲加米非司酮可成功地制备大鼠肾虚流产模型。

孕 3~12d SD 大鼠灌服羟基脲蒸馏水溶液（20mg/（100g·d）），孕 12d 灌服米非司酮 1 次（3.75mg/100g）。孕 15d 处死雌鼠，观察活胎与流产情况。正常胚胎为胚胎淡红色，宫内未见淤血。流产胚胎呈黑褐色，或曾出现阴道出血，解剖时子宫呈"竹节状"，流产率 = 流产胚胎数 /（流产胚胎数 + 正常胚胎数）。

2. 反复自然流产动物模型　CBA/J 和 DBA/2 是较常用的两个小鼠近交品系。CBA/J（雌）× DBA/2（雄）交配组合具有易患反复自然流产（recurrent spontaneous abortion，RSA）的特点。CBA/J × DBA/2 作为反复自然流产的动物模型已在国际上受到广泛关注。

选成年雌性 CBA/J 小鼠和雄性 DBA/2 小鼠，按雌雄 1：1 的方式合笼，观察阴道栓脱落情况作为妊娠时间计算；出现阴栓定义为孕 1d，着床期在妊娠第 4d。观察小鼠平均每窝产仔数、雌雄同笼至第 1 窝鼠仔出生的平均时间、鼠仔出生后生长曲线等指标。

（三）模型特点与应用

米索前列醇药物性流产动物模型制作方法简便可靠，造模时间较短，1~2 周即可成功。溴隐亭致流产动物模型中流产大鼠血清中 PRL 及黄体酮较低，类似临床内分泌功能不足，以及偏向 Th1 型免疫反应的病理生理特点，可用于研究母胎界面的免疫 - 内分泌功能调节机制。羟基脲加米非司酮可产生类似肾虚的证候，如体重增加缓慢、被毛蓬松、拱背少动等。CBA/J × DBA/2 反复自然流产动物模型的胚胎吸收率恒定（30%~45%），流产率远超过小鼠染色体异常所发生的流产（约 4%），且繁育成本低，较经济，且流产发生时间在围着床期，与人类不明原因的反复自然流产发生时期一致，因此更具研究价值。

参 考 文 献

1. 华克勤, 丰有吉. 实用妇产科学. 第 3 版. 北京：人民卫生出版社, 2013.

2. KOLLIAS C M, HUNEKE R B, WIGDAHL B, et al. Animal models of herpes simplex virus immunity and pathogenesis. Journal of Neurovirology, 2015, 21（1）: 8-23.

3. LOOKER K J, GARNETT G P, SCHMID G P. An estimate of the global prevalence and incidence of herpes simplex virus type 2 infection. Bull World Health Organ, 2008, 86（10）: 805-812.

4. 范瑞强, 李红毅, 谢长才, 等. 豚鼠生殖器疱疹模型及细胞培养法观察中药抗病毒胶囊的抗病毒作用. 中华皮肤科杂志, 2001, 34（3）: 198-201.

5. KUANG L, DENG Y, LIU X, et al. Effects of a traditional Chinese medicine, Longdanxiegan formula granule, on Toll-like receptor pathway in female guinea pigs with recurrent genital herpes. Taiwanese Journal of Obstetrics and Gynecology, 2016, 55（2）: 220-228.

6. 杨励, 杨帆, 常瑛, 等. 中药香菊胶囊对复发性生殖器疱疹豚鼠模型早期干预的实验研究. 兰州大学学报（医学版）, 2018, 44（005）: 59-62.

7. PERRY C L, BANASIK B N, GORDER S R, et al. Detection of herpes simplex virus type 2（HSV-2）-specific cell-mediated immune responses in guinea pigs during latent HSV-2 genital infection. Journal of Immunological Methods, 2016, 439, 1-7[2018-12-20]. http://europepmc.org/article/MED/27659010.DOI: 10.1016/j.jim.2016.09.004.

8. KIRTSHIG G, BECKER K, GUNTHERT A, et al. Evidence-based（S3）guideline on（anogenital）lichen sclerosus. J Eur Acad Derm atol Venereol, 2015, 29（10）: e1-e43.

9. PUGLESE J M, MOREY A F, PETERON A C. Lichen sclerosus: review of the literature and current recommendations for management. The Journal of Urology, 2007, 178（6）: 2268-2276.

10. BORGHI A, VIRGHI A, MINGHETTI S, et al. Clearance in vulvar lichen sclerosus: a realistic treatment endpoint or a chimera?. Journal of the European Academy of Dermatology & Venereology, 2018, 32（1）: 96-101.

11. 杨欢, 付贞花, 唐华均, 等. SD 大鼠外阴慢性单纯性苔藓模型的构建及蛋白酶激活受体 2 的表达. 南方医科大学学报, 2017, 37（1）: 30-35.

12. 杨欢, 唐华均, 李成志. 聚焦超声对 SD 外阴慢性单纯性苔藓模型大鼠外阴皮肤 P 物质及 P 物质受体表达的影响. 中国介入影像与治疗学, 2016, 13（12）: 757-761.

13. 程渝. 龙胆草水提物对细菌性、霉菌性阴道炎模型大鼠的保护作用研究. 中国药房, 2012, 23（31）:

2895-2896.

14. GILBERT N M, LEWIS W G, LEWIS A L. Clinical Features of Bacterial Vaginosis in a Murine Model of Vaginal Infection with Gardnerella vaginalis. Plos one, 2013, 8(3): e59539[2018-8-15].

15. 胡月琴,贾亮亮. 白假丝酵母菌阴道炎小鼠模型的构建. 中国药师, 2017, 20(7): 1163-1165, 1169.

16. MACHADO-DE-SENA R M, CORRÊA L, KATO I T, et al. Photodynamic therapy has antifungal effect and reduces inflammatory signals in Candida albicans-induced murine vaginitis. Photodiagnosis and Photodynamics Therapy, 2014, 11(3): 275-282.

17. 陈琢,王容. 滴虫性阴道炎模型建立的实验研究. 华中科技大学学报(医学版), 2008, 37(2): 259-261, 265.

18. 周新艳. 常见阴道炎的中医治疗进展研究. 中国医药指南, 2018, 16(18): 42-43.

19. MCGRORY T, GARBER G E. Mouse intravaginal infection with Trichomonas vaginalis and role of Lactobacillus acidophilus in sustaining infection. Infection and Immunity, 1992, 60(6): 2375-2379.

20. 张晓双,孙建宁,宋延平. 妇净舒片对阴道宫颈炎模型大鼠的影响. 陕西中医, 2015, 36(1): 118-119, 122.

21. 谢幸,苟文丽. 妇产科学. 第 8 版. 北京:人民卫生出版社, 2013.

22. MCGOWIN C L, SPAGNUOLO R A, PYLES R B, et al. Mycoplasma genitalium rapidly disseminates to the upper reproductive tracts and knees of female mice following vaginal inoculation. Infection and Immunity, 2010, 78(2): 726-736.

23. PATTON D L, KIDDER G G, SWEENEY Y C, et al. Effects of nonoxynol-9 on vaginal microflora and chlamydial infection in a monkey model. Sex Transm Dis, 1996, 23(6): 461-464.

24. 龙子江,吕晓英,王桐生,等. 阴道及宫颈炎大鼠动物模型的研究. 安徽中医学院学报, 2005, 24(4): 35-36.

25. MAO X, ZHAO R, YAO R, et al. Chinese herbal formula feilin vaginal gel prevents the cervicitis in mouse model. Evidence-based complementary and alternative medicine Medicine, 2019, 2019: 1-10.

26. 王嫚,李书勤. 宫颈高级别鳞状上皮内瘤变治疗方法的研究进展. 湖北科技学院学报(医学版), 2014, 28(3): 273-274.

27. 韩凤娟,陈惠铮,于燕,等. 二甲基苯蒽诱发小鼠宫颈上皮内瘤变动物模型的初步观察. 中国现代医学杂志, 2008, 18(14): 1995-1996.

28. ABDUL AB, ABDELWAHAB SI, BIN JALINAS J, et al. Combination of zerumbone and cisplatin to treat cervical intraepithelial neoplasia in female BALB/c Mice. International Journal of Gynecological Cancer, 2009, 19(6): 1004-1010.

29. ZULFAHMI S, YAZAN LS, ITHNIN H, et al. The improvement of in vivo model(Balb/c mice)for cervical carcinogenesis using diethylstilbestrol(DES). Experimental & Toxicologic Pathology, 2013, 65(7-8): 1083-1089.

30. LARMOUR L I, JOBLING T W, GARGRTT C E. A review of current animal models for the study of cervical dysplasia and cervical carcinoma. International journal of gynecological cancer, 2015, 25(8): 1345-1352.

31. RILEY R R, DUENSING S, BRAKE T, et al. Dissection of human papillomavirus E6 and E7 function in transgenic mouse models of cervical carcinogenesis. Cancer Research, 2003, 63(16): 4862-4871.

32. 罗欣,漆洪波. 盆腔炎性疾病与不孕不育的关系. 中国实用妇科与产科杂志, 2008, 24(4): 256-257.

33. 赵琳,宋殿荣. 盆腔炎性疾病实验动物模型的研究进展. 医学综述, 2013, 19(10): 1787-1790.

34. 刘文娥,张婉妮,陈燕霞. 关于盆腔炎性疾病动物模型的研究概况. 医学综述, 2014, 20(23): 4295-4297.

35. 宋丹,刘金星,师伟,等. 盆腔炎性疾病动物阴道上行感染建模方法的探讨. 世界复合医学,2016, 2(1):84-86.

36. 陈木开,韩建德,陈小红,等. MoPn沙眼衣原体致小鼠生殖道感染模型的初步研究. 中国人兽共患病杂志,2004,20(8):687-689,674.

37. 唐伟琼,杨日普,翟桂悦,等. 盆腔炎动物模型的建立. 中国比较医学杂志,2005,15(5):305-307.

38. 郭丽,苗明三. 妇炎宁胶囊对大鼠炎症模型的影响. 中医研究,2006,19(9):16-18.

39. 黄丽,孙培文,罗隽,等. 慢性盆腔炎模型的建立与评价. 中南药学,2010,8(6):469-472.

40. 马云,罗艳琴,宋路瑶,等. 拔葜各化学部位对大鼠慢性盆腔炎模型的治疗作用. 第三军医大学学报,2013,35(12):1267-1270.

41. 李丽美,孙维峰,程琦,等. 输卵管炎性阻塞性不孕症临床诊断研究进展. 华南国防医学杂志,2012,26(2):189-192.

42. YANG J, CHI C, LIU Z, et al. Ultrastructure damage of oviduct telocytes in rat model of acute salpingitis. Journal of Cellular and Molecular Medicine, 2015, 19(7):1720-1728.

43. 赵广兴,王春田,马宝璋,等. 大鼠输卵管炎性不孕症模型的建立. 中国比较医学杂志,2004,14(1):23-26.

44. 樊庆华,李雅珍,高寿征,等. 急性慢性输卵管炎对妇女生育的影响. 中国妇幼保健,2000,15(5):320-321,294.

45. 黄艳娟,严英,周伟生,等. 生物方法制作输卵管炎性阻塞动物模型的研究进展. 中华生物医学工程杂志,2010,16(6):597-599.

46. LI Z, ZHANG Z, CHEN X, et al. Treatment evaluation of Wharton's jelly-derived mesenchymal stem cells using a chronic salpingitis model：an animal experiment. Stem Cell Research & Therapy, 2017, 8(1):232[2018-12-3]. https://stemcellres.biomedcentral.com/articles/10.1186/s13287-017-0685-0.DOI: 10.1186/s13287-017-0685-0.

47. 卫昊,侯建平,刘清,等. 坤复康胶囊对输卵管炎症模型大鼠血液流变学的影响. 现代中医药,2007,27(2):44-45.

48. 高慧. 盆腔炎及输卵管炎性阻塞的动物模型演变概述. 实用中医药杂志,1999,15(10):45-46.

49. 罗欣,漆洪波. 盆腔炎性疾病与不孕不育的关系. 中国实用妇科与产科杂志,2008,24(4):256-257.

50. 赵琳,宋殿荣. 盆腔炎性疾病实验动物模型的研究进展. 医学综述,2013,19(10):1787-1790.

51. 刘文娥,张婉妮,陈燕霞. 关于盆腔炎疾病动物模型的研究概况. 医学综述,2014,20(23):4295-4297.

52. 宋丹,刘金星,师伟,等. 盆腔炎性疾病动物阴道上行感染建模方法的探讨. 世界复合医学,2016,2(1):84-86.

53. 陈木开,韩建德,陈小红,等. MoPn沙眼衣原体致小鼠生殖道感染模型的初步研究. 中国人兽共患病杂志,2004,20(8):687-689+674.

54. 唐伟琼,杨日普,翟桂悦,等. 盆腔炎动物模型的建立. 中国比较医学杂志,2005,15(5):305-307.

55. 郭丽,苗明三. 妇炎宁胶囊对大鼠炎症模型的影响. 中医研究,2006,19(9):16-18.

56. 黄丽,孙培文,罗隽,等. 慢性盆腔炎模型的建立与评价. 中南药学,2010,8(6):469-472.

57. 马云,罗艳琴,宋路瑶,等. 拔葜各化学部位对大鼠慢性盆腔炎模型的治疗作用. 第三军医大学学报,2013,35(12):1267-1270.

58. SIDERI M, JONES R W, WILKINSON E J, et al. Squamous vulvar intraepithelial neoplasia：2004 modified

terminology, ISSVD Vulvar Oncology Subcommittee. Journal of Reproductive Medicine, 2005, 50(11): 807-810.

59. PRETI M, SCURRY J, MARCHITELLI C E, et al. Vulvar intraepithelial neoplasia. Best Practice & Research Clinical Obstetrics & Gynaecology, 2014, 28(7): 1051-1062.

60. THIGEN J E, LOCKLEAR J, HASEMAN J K, et al. Effects of the dietary phytoestrogens daidzein and genistein on the incidence of vulvar carcinomas in 129/J mice. Cancer Detection & Prevention, 2001, 25(6): 527-532.

61. 陈丽萍, 刘毅, 范秀芳, 等. 聚焦超声治疗129/J小鼠外阴上皮内瘤变模型的实验研究. 科技导报, 2009, 27(9): 34-38.

62. 欧阳玲, 张淑兰, 付凌捷, 等. 外阴鳞癌动物模型的建立及MDM2表达的研究. 现代肿瘤医学, 2007, 15(8): 1062-1065.

63. JIA Y, WU J, CHEN L, et al. Focused ultrasound therapy for vulvar intraepithelial neoplasia in a mice model. American Journal of the Medical Sciences, 2013, 346(4): 303-307.

64. 范艺巾, 唐华均, 刘瑶, 等. 二甲基苯并蒽诱导外阴鳞状上皮内病变大鼠模型的建立. 南方医科大学学报, 2018, 38(11): 48-54.

65. BRAY F, FERLAY J, SOERJOMATARAM I, et al. Global cancer statistics 2018: GLOBOCAN estimates of incidence and mortality worldwide for 36 cancers in 185 countries. CA Cancer J Clin, 2018, 68(6): 394-424.

66. 施新猷. 现代医学实验动物学. 北京: 人民军医出版社, 2000.

67. JI J, LIU J, LIU H, et al. Comparison of serum and tissue levels of trace elements in different models of cervical cancer. Biological Trace Element Research, 2014, 159(1-3): 346-350.

68. 徐立新, 叶云飞, 马戎, 等. 裸小鼠人宫颈癌组织模型的建立及其生物学特性初探. 肿瘤防治研究, 2010, 37(9): 1017-1021.

69. 张凯举, 赵艳忠, 尚宏伟, 等. BALB/c裸小鼠人宫颈癌模型的建立. 首都医科大学学报, 2008, 29(5): 593-596.

70. 赵兴波, 张义读, 苏应宽, 等. 人子宫颈癌裸鼠移植瘤株与细胞系的建立及其生物学特性. 中华妇产科杂志, 1997, 32(4): 217-221.

71. CAIRNS R A, HILL R P. Acute hypoxia enhances spontaneous lymph node metastasis in an orthotopic murine model of human cervical carcinoma.. Cancer Research, 2004, 64(6): 2054-2061.

72. CAIRNS R A, HILL R P. A fluorescent orthotopic model of metastatic cervical carcinoma. Clinical and Experimental Metastasis, 2004, 21(3): 275-281.

73. HIROSHIMA Y, ZHANG Y, ZHANG N, et al. Establishment of a patient-derived orthotopic Xenograft(PDOX) model of HER-2-Positive cervical cancer expressing the clinical metastatic pattern. Plos one, 2015, 10(2): e0117417[2018-8-19]. http://europepmc.org/article/MED/25689852? singleResult=true.DOI: 10.1371/journal.pone.0117417.

74. ZENG Q, PENG S, MONIE A, et al. Control of cervicovaginal HPV-16 E7-expressing tumors by the combination of therapeutic HPV vaccination and vascular disrupting agents. Human Gene Therapy, 2011, 22(7): 809-819.

75. YANG M, YU T, WANG Y Y, et al. Vaginal delivery of paclitaxel via nanoparticles with non-mucoadhesive surfaces suppresses cervical tumor growth. Advanced Healthcare Materials, 2014, 3(7): 1044-1052.

76. LARMOUR L I, COURSINS F L, TEAGUE J A, et al. A patient derived xenograft model of cervical cancer and cervical dysplasia. PloS one, 2018, 13(10): e0206539[2018-8-23].

77. 鲁德银, 左丹, 郭淑芳, 等. 巴豆油对人巨细胞病毒诱发小鼠宫颈癌的促进作用. 湖北医科大学学报, 1997, 18(1): 1-4.

78. LARMOUR L I, JOBLING T W, GARGRTT C E. A review of current animal models for the study of cervical dysplasia and cervical carcinoma. International journal of gynecological cancer, 2015, 25(8): 1345-1352.

79. BULUT G, FALLEN S, BEAUCHAMP E M, et al. Beta-catenin accelerates human papilloma virus type-16 mediated cervical carcinogenesis in transgenic micePloS one, 2011, 6(11): e27243[2018-8-25].

80. ZHAO H, LI Y, XU Q X, et al. Establishment of a rat model for uterine leiomyomas based on Western and traditional Chinese medicine theories. Brazilian Journal of Medical and Biological Research, 2018, 51(9): e7627[2018-12-6].

81. HALDER S K, SHARAN C, AL-HENDY O, et al. Paricalcitol, a vitamin D receptor activator, Inhibits tumor formation in a murine model of uterine fibroids. Reproductive sciences, 2014, 21(9): 1108-1119.

82. 李文, 刘新敏. 子宫肌瘤动物模型构建方法的实验研究概况. 现代妇产科进展, 2014, 23(11): 917-919.

83. SUZUKI Y, LI M, SAITO T, et al. Establishment of a novel mouse xenograft model of human uterine leiomyoma. Scientific Reports, 2018, 8(1): 8872[2018-12-16].

84. 朱焰, 邱小燕, 吴建辉, 等. 子宫肌瘤动物模型的建立. 中国药理学通, 2006, 22(3): 374-378.

85. 乐杰, 谢幸, 丰有吉. 妇产科学. 第7版. 北京: 人民卫生出版社, 2008.

86. DENG L, GAO Y, LI X, et al. Expression and clinical significance of annexin A 2 and human epididymis protein 4 in endometrial carcinoma. J Exp Clin Cancer Res, 2015, 34(1): 1-13.

87. 叶园英, 黄煜, 颜莉莉, 等. 人子宫内膜癌裸鼠皮下移植瘤模型的建立. 山东医药, 2016, 56(35): 28-30.

88. 常淑芳, 顾美礼, 伍烽, 等. 兔移植性子宫内膜肿瘤模型的建立及其生物学特性观察. 现代妇产科进展, 2000, 9(3): 163-165.

89. 贾玖丽, 马晓欣, 柯孝瑜. 人子宫内膜癌瘤组织块活体移植瘤动物模型的建立. 现代肿瘤医学, 2013, 21(04): 727-730.

90. 盛修贵, 孙建衡, 周春晓, 等. 人子宫内膜癌裸鼠模型的建立及其生物学特性的研究. 中华妇产科杂志, 2002, 37(1): 36-38, 70.

91. 郭慧, 盛修贵, 韩晓运, 等. p53/LKB1 双缺失子宫内膜癌小鼠模型建立与生物学鉴定. 中华肿瘤防治杂志, 2016, 23(9): 563-567.

92. WEI W, LIANG W, WU J, et al. Targeting JAK1/STAT3 signaling suppresses tumor progression and metastasis in a peritoneal model of human ovarian cancer. Molecular Cancer Therapeutics, 2014, 13(12): 3037-3048.

93. 李冬冬, 王莉, 钟洁, 等. 卵巢癌动物模型制备的研究进展. 中国实验动物学报, 2018, 26(2): 259-264.

94. 刘艺杰, 段刚, 段萍, 等. 卵巢肿瘤原位移植动物模型的建立. 国际妇产科学杂志, 2012, 39(4): 373-375.

95. 姚德生, 李力, GARSON K, 等. 癌基因 c-myc 和 K-ras 在卵巢癌发生发展中的作用. 广西医科大学学报, 2006, 23(3): 371-374.

96. 岳静, 李静, 邢辉, 等. 三种人卵巢癌动物模型的生物学特性比较. 现代妇产科进展, 2002, 11(5): 334-336.

97. 高国兰, 邹春芳, 邹学森, 等. 人卵巢上皮癌裸鼠皮下移植瘤模型的建立及生物学性状的鉴定. 实用癌症杂志, 2004, 19(5): 454-457.

98. 陈爱平,王和,彭芝兰,等.人卵巢癌裸鼠移植瘤和腹水瘤模型的建立及形态学观察.肿瘤,2001,21
（2）:82-84,76.

99. 许沈华,牟瀚舟,钱丽娟,等.高转移人卵巢癌裸鼠皮下移植瘤模型的建立及其生物学特性.中华病理
学杂志,1996,25（1）:33-35.

100. 张长英,成文彩.人卵巢癌裸鼠皮下移植瘤模型的建立.武汉科技大学学报（自然科学版）,2001,24
（1）:97-98.

101. 黄蓉,洪丰,毕研贞,等.正常免疫鼠人原代卵巢癌模型的建立.现代妇产科进展,2018,27（12）:901-904.

102. 程湘,程天民,冉新泽,等.大鼠卵巢肿瘤模型的建立与初步观察.现代妇产科进展,2000,9（4）:282-283.

103. 林荣春,黄妙玲,林仲秋.《FIGO 2015 妇癌报告》解读连载七——妊娠滋养细胞疾病诊治指南解读.中
国实用妇科与产科杂志,2016,32（1）:57-60.

104. 王伊洵,杨秀玉,石一复,等.滋养细胞疾病.中国实用妇科与产科杂志,2002,18（8）:449-487.

105. FURUKAWA T, FU X, KUBOTA T, et al. Nude mouse metastatic models of stomach cancer constructed
using orthotopic implantation of histologically intact tissue. Cancer Research, 1993, 53（5）: 1204-1208.

106. 李巨,胡煜,脱朝伟.人侵蚀性葡萄胎裸鼠皮下移植瘤模型的建立及生物学特性的研究.现代妇产科
进展,2004,9（5）:332-334.

107. 汤钊猷.现代肿瘤学.第 3 版.上海:上海医科大学出版社,1993.

108. 杨隽钧,向阳,万希润,等.妊娠滋养细胞肿瘤患者的死亡原因及相关因素分析.中华妇产科杂志,
2006,41（6）:403-407.

109. 马冬捷,张志庸,李单青.妊娠绒毛膜癌肺转移的诊治进展.中国肺癌杂志,2011,14（10）:801-805.

110. KAWAMURA K, KAWAMURA N, OKAMOTO N, et al. Suppression of choriocarcinoma invasion and
metastasis following blockade of BDNF/TrkB signaling. Cancer Med, 2013, 2（6）: 849-861.

111. KOBAYASHI Y, SHIMIZU T, NAOE H, et al. Establishment of a Choriocarcinoma Model from Immortalized
Normal Extravillous Trophoblast Cells Transduced with HRASV12. American Journal of Pathology, 2011, 179
（3）: 1471-1482.

112. RICE J M, WILLIAMS G M, PALMER A E, et al. Pathology of gestational choriocarcinoma induced in patas
monkeys by ethylnitrosourea given during pregnancy. Placenta Suppl, 1981, 3: 223-230[2019-1-10].

113. 郑井红,陆佳琦,程明军,等.人绒毛膜癌鼠肺转移模型的建立及其生物学特性的初步观察.中华妇产
科杂志,2010,45（7）:519-524.

114. 田泉,郑伟,孙戎,等.应用 JAR 细胞株建立 SCID beige 小鼠绒毛膜癌移植瘤病理模型.南方医科大学
学报,2015,35（10）:1406-1410.

115. 中华中医药学会中药实验药理专业委员会.子宫发育不良动物模型制备规范（草案）.中国实验方剂
学杂志,2018,24（19）:1-5.

116. 李艳,郭晖,宋亚刚,等.基于子宫发育不良临床病证特点的动物模型分析.中国实验方剂学杂志,
2019,25（8）:158-163.

117. 范扶民,陈晓钟.肾阳虚型大鼠子宫发育不良模型的建立及其特征研究 - 子宫组织形态学特性研究.
山西中医学院学报,2003,4（1）:11-13.

118. 王冰,刘维娜,吕延冬,等.谢萍治疗子宫发育不良性不孕症经验.实用中医药杂志,2012,28（3）:
206-207.

119. HOOKER A B, DELEEUW R, VAN DE VEN P M, et al. Prevalence of intrauterine adhesions following the application of hyaluronic acid gel after dilatation and curettage in women with at least one previous curettage: Short Term Outcomes of a Multicenter, Prospective Randomized Controlled Trail. Fertility and Sterility, 2017, 107(5): 1223-1231. e3.

120. 刘芳, 何援利. 机械和感染双重损伤法建立新西兰大白兔宫腔粘连模型. 重庆医学, 2013, 42(7): 765-767.

121. 曲军英, 吕一帆, 林茵, 等. 建立小鼠子宫内膜损伤模型的研究. 福建医科大学学报, 2011, 45(1): 34-36, 44.

122. 戴婷, 魏华芳, 江春燕, 等. 热传导法构建大鼠宫腔粘连模型的研究. 解放军医药杂志, 2017, 29(9): 1-5.

123. 陈芳, 郭奇桑, 陈丽梅, 等. 子宫内膜全层切除法构建 SD 大鼠宫腔粘连模型的效果评价. 复旦学报（医学版）, 2018, 45(3): 376-383.

124. XU XX, CAO LB, Wang Z, et al. Creation of a rabbit model for intrauterine adhesions using electrothermal injury. Journal of Zhejiang University-SCIENCE B, 2018, 19(5): 383-389.

125. WANG X, MA N, SUN Q, et al. Elevated NF-κB signaling in Asherman syndrome patients and animal models. . Oncotarget, 2017, 8(9): 15399-15406.

126. KILIC S, YUKSEL B, PINARLI F, et al. Effect of stem cell application on Asherman syndrome, an experimental rat model. Journal of Assisted Reproduction and Genetics, 2014, 31(8): 975-982.

127. 高红, 赵静, 李艳萍. 大鼠薄型子宫内膜模型的建立和鉴定. 生命科学研究, 2011, 15(5): 426-431.

128. 张璐, 李莹, 吕晓丹, 等. 大鼠子宫宫腔粘连模型的建立及评价指标. 动物学杂志, 2017, 52(1): 115-121.

129. 孙小雪, 梁玉磊, 李新华, 等. 近十年针灸干预对原发性痛经动物模型影响的实验研究进展. 河北中医药学报, 2017, 32(1): 60-64.

130. CHEN Y, CAO Y, XIE Y, et al. Traditional Chinese medicine for the treatment of primary dysmenorrhea: How do Yuanhu painkillers effectively treat dysmenorrhea? . Phytomedicine, 2013, 20(12): 1095-1104.

131. JESUÍNO F W D R, REIS J P, WHITAKER J C P, et al. Effect of Synadenium grantii and its isolated compound on dysmenorrhea behavior model in mice. Inflammopharmacology, 2019, 27(3): 613-620.

132. 嵇波, 张露芬, 朱江, 等. 痛经模型建立和评价方法的思考. 中国药理学通报, 2008, 24(6): 711-714.

133. 尤昭玲. 妇产科实验动物学. 北京: 中国中医药出版社, 2007.

134. YAMANAKA A, KIMURA F, TAKEBAYASHI A, et al. Primate model research for endometriosis. The Tohoku Journal of Experimental Medicine, 2012, 226(2): 95-99.

135. AWWAD J T, SAYEGH R A, TAO X J, et al. The SCID mouse: an experimental model for endometriosis. Human Reproduction, 1999, 14(12): 3107-3111.

136. 邹杰, 李亚里. 子宫内膜异位症动物模型的构建. 现代妇产科进展, 2003, 12(4): 262-263.

137. GARCÍA-SOLARES J, DONNEZ J, DONNEZ O, et al. Pathogenesis of uterine adenomyosis: invagination or metaplasia?. Fertility and Sterility, 2018, 109(3): 371-379.

138. GARAVAGLIA E, AUDREY S, ANNALISA I, et al. Adenomyosis and its impact on women fertility. Iranian journal of reproductive medicine, 2015, 13(6): 327-336.

139. CARRARELLI P, YEN CF, FUNGHI L, et al. Expression of inflammatory and neurogenic mediators in

adenomyosis. Reproductive Sciences, 2017, 24(3): 369-375.

140. MORI T, SINGTRIPOP T, KAWASHIMA S. Animal model of uterine adenomyosis: is prolactin a potent inducer of adenomyosis in mice? . American journal of obstetrics and gynecology, 1991, 165(1): 232-234.

141. OTTO C, SCHKOLDOW J, KRAHL E, et al. Use of a murine endometriosis interna model for the characterization of compounds that effectively treat human endometriosis. Experimental and Therapeutic Medicine, 2012, 3 (3): 410-414.

142. MORI T, KURATA Y, TABATA Y, et al. Priming effects of novel nonsteroidal progesterone receptor modulators CP8816 and CP8863 on the development of adenomyosis in the mouse uterus. Life Sciences, 2002, 71(5): 527-535.

143. MAYER L P, DEVINE P J, DYER C A, et al. The Follicle-Deplete Mouse Ovary Produces Androgen1. Biology of Reproduction, 2004, 71(1): 130-138.

144. MEIROW D, LEWIS H, NUGENT D, et al. Subclinical depletion of primordial follicular reserve in mice treated with cyclophosphamide: clinical importance and proposed accurate investigative tool. Human Reproduction, 1999, 14(7): 1903-1907.

145. SETIADY Y Y, SAMY E T, TUNG K S K. Maternal Autoantibody Triggers De Novo T Cell-Mediated Neonatal Autoimmune Disease. The Journal of Immunology, 2003, 170(9): 4656-4664.

146. TONG Z B, NELSON L M. A Mouse Gene Encoding an Oocyte Antigen Associated with Autoimmune Premature Ovarian Failure. Endocrinology, 1999, 140(8): 3720-3726.

147. UDA, M. Foxl2 disruption causes mouse ovarian failure by pervasive blockage of follicle development. Human Molecular Genetics, 2004, 13(11): 1171-1181.

148. 杨阳, 沈鑫, 余舰. 大鼠羊水栓塞动物模型制备方法的改进. 遵义医学院学报, 2015, 38(01): 97-100.

149. KIM SY, SARAIVA C, CURTIS M, et al. Fraction of gestational diabetes mellitus attributable to over weight and obesity by race/ethnicity, California, 2007-2009. Am J Public Health, 2013, 103(10): e65-e67.

150. 李聪然, 游雪甫, 蒋建东. 糖尿病动物模型及研究进展. 中国比较医学杂志, 2005, 15(1): 59-63.

151. 龙子江, 黄和平, 张文家, 等. 妊娠期肝内胆汁淤积症动物模型的复制. 安徽中医药大学学报, 2004, 23(1): 38-39.

152. 周婷婷, 王慧, 南燕, 等. 雌激素、孕激素及雌激素联合孕激素诱导中孕期大鼠胆汁淤积症模型的比较. 新乡医学院学报, 2017, 5: 369-373.

153. CHANG MJ, XU YJ, HE WX, et al. Intestinal injury in the rat model of 17α-ethynylestradiol-induced intrahepatic cholestasis. J Dig Dis, 2016, 17(11): 756-763.

154. 张瑞, 苟文丽, 孙云萍. 建立胎儿生长受限动物模型的研究进展. 中国实验动物学报, 2009, 17(1): 71-75.

155. 金慧慧, 赵永聚. 胎儿宫内发育迟缓(IUGR)动物模型研究进展. 中国比较医学杂志, 2013, 23(10): 71-75.

156. 周根来, 陈才勇, 王恬. 胎儿宫内发育迟缓的实验动物模型. 中国比较医学杂志, 2003, 2: 57-60.

157. ELIAS A A, GHALY A, MATUSHEWSKI B, et al. Maternal Nutrient Restriction in Guinea Pigs as an Animal Model for Inducing Fetal Growth Restriction. Reprod Sci, 2016, 23(2): 219-227.

158. 曹泽毅, 沈铿, 马彦彦, 等. 中华妇产科学(临床版). 北京: 人民卫生出版社, 2010: 154.

159. CUNNINGHAM FG LK, BLOOM SL, SPONG CY, et al. Williams OBSTRTICS. 24th. New York: The

McGraw-Hill Companies, 2014：728.

160. LI J, LAMARCA B, RECKELHOFF J F. A model of preeclampsia in rats：the reduced uterine perfusion pressure（RUPP）model. Am J Physiol Heart Circ Physiol, 2012, 303（1）：H1-H8.

161. 孟亚宁, 李来传, 李清华, 等. 子痫前期大鼠模型的建立及相关指标监测. 现代妇产科进展, 2018, 27（04）：245-248.

162. MAYNARD S E, MIN J Y, MERCHAN J, et al. Excess placental soluble fms-like tyrosine kinase 1（sFlt1）may contribute to endothelial dysfunction, hypertension, and proteinuria in preeclampsia. J Clin Invest, 2003, 111（5）：649-658.

163. BAIJNATH S, SOOBRYAN N, MACKRAJ I, et al. The optimization of a chronic nitric oxide synthase（NOS）inhibition model of pre-eclampsia by evaluating physiological changes. Eur J Obstet Gynecol Reprod Biol, 2014, 182：71-75.

164. 卢敏, 龚护民, 施蕾, 等. 大鼠子痫前期动物模型的建立. 海南医学, 2012, 23（16）：21-23.

165. LAMARCA B B, BENNETT W A, ALEXANDER B T, et al. Hypertension produced by reductions in uterine perfusion in the pregnant rat：role of tumor necrosis factor-alpha. Hypertension, 2005, 46（4）：1022-1025.

166. GOMEZ R, SIMON C, REMOHI J, et al. Administration of moderate and high doses of gonadotropins to female rats increases ovarian vascular endothelial growth factor（VEGF）and VEGF receptor~2 expression that is associated to vascular hyperpermeability. Biol Reprod, 2003, 68（6）：2164-2171.

167. MOLSKNESS T A, STOUFFER R L, BURRY K A, et al. Circulating levels of free and total vascular endothelial growth factor（VEGF）-A, soluble VEGF receptors-1 and -2, and angiogenin during ovarian stimulation in non-human primates and women. Hum Reprod, 2004, 19（4）：822-830.

168. OZCAKIR H T, GIRAY S G, OZBILGIN M K, et al. Immunohistochemical detection of transforming growth factor-alpha, epidermal growth factor, and vascular endothelial growth factor expression in hyperstimulated rat ovary. Acta Obstet Gynecol Scand, 2005, 84（9）：887-893.

169. TERUEL M J, CARBONELl L F, TERUEL M G, et al. Effect of angiotensin-converting enzyme inhibitor on renal function in ovarian hyperstimulation syndrome in the rabbit. Fertil Steril, 2001, 76（6）：1232-1237.

170. SERIN I S, OZCELIK B, BEKYUREK T, et al. Effects of pentoxifylline in the prevention of ovarian hyperstimulation syndrome in a rabbit model. Gynecol Endocrinol, 2002, 16（5）：355-359.

171. 梁娟, 曾常春, 李雅婧, 等. HIV-1 动物模型及跨物种感染的研究进展. 中国病原生物学杂志, 2017, 12（08）：794-799.

172. FILICE G, CEREDA P M, VARNIER O E. Infection of rabbits with human immunodeficiency virus. Nature, 1988, 335（6188）：366-369.

173. HATZIIOANNOU T, PRINCIOTTA M, PIATAK M J, et al. Generation of simian-tropic HIV-1 by restriction factor evasion. Science, 2006, 314（5796）：95.

174. HATZIIOANNOU T, AMBROSE Z, CHUNG N P, et al. A macaque model of HIV-1 infection. Proc Natl Acad Sci U S A, 2009, 106（11）：4425-4429.

175. AGY M , FRUMKIN L , COREY L , et al. Infection of Macaca nemestrina by human immunodeficiency virus type-1. Science, 1992, 257（5066）：103-106.

176. BOSCh M L, SCHMIDT A, CHEN J, et al. Enhanced replication of HIV-1 in vivo in pigtailed macaques（Macaca nemestrina）. J Med Primatol, 2000, 29（3-4）：107-113.

177. NOVEMBRE F J , SAUCIER M , ANDERSON D C , et al. Development of AIDS in a chimpanzee infected with human immunodeficiency virus type 1. Journal of Virology, 1997, 71(5): 4086-4091.

178. 王琪, 尹跃平, 于瑞星. 梅毒螺旋体感染动物模型的研究进展. 中国艾滋病性病, 2015, 21(04): 349-350.

179. 中华医学会肝病学分会. 感染乙型肝炎病毒的育龄女性临床管理共识. 中国实用内科杂志, 2018, 38（3）: 204-208.

180. 徐桂利, 高新, 刘铮铸, 等. 乙肝病毒体内外感染模型研究进展. 中国比较医学杂志, 2016, 26(9): 93-98.

181. ZHOU T, GUO H, GUO JT, et al. Hepatitis B virus e antigen production is dependent upon covalently closed circular(ccc)DNA in HepAD38 cell cultures and may serve as a cccDNA surrogate in antiviral screening assays. Antiviral Res, 2006, 72(2): 116-124.

182. 庞义全, 冯悦, 夏雪山, 等. 病毒性肝炎树鼩动物模型研究与建模策略. 中国实验动物学报, 2014, 22（2）: 95-102.

183. ZHENG Y, ChEN WL, LOUIE SG, et al. Hepatitis B virus promotes hepatocarcinogenesis in transgenic mice. Hepatology, 2007, 45(1): 16-21.

184. 侯志伟, 罗慧旗, 汪成, 等. 乙型肝炎病毒对小鼠孕期及子代发育的影响. 黑龙江医药, 2018, 3: 499-502.

185. 张涛, 王树声, 黄果勇, 等. 猕猴感染人乙肝病毒动物模型病理学研究. 广西预防医学, 2001, 17(1): 12-15.

186. BISSIG KD, LE TT, WOODS NB, VERMA IM. Repopulation of adult and neonatal mice with human hepatocytes: A chimeric animal model. Proc Natl Acad Sci USA, 2007, 104(51): 20507-20511.

187. RAMESH A, DANIEL L B , MOSES T B , et al. Small Animal Models for Human Immunodeficiency Virus（HIV）, Hepatitis B, and Tuberculosis: Proceedings of an NIAID Workshop. Current HIV Research, 2020, 18: 19-28.

188. 吴玉泓, 魏彦明, 郭延生. 大鼠实验性流产模型的建立及黄芪多糖对其的影响. 中国实验动物学报, 2010, 4(18): 341-344.

189. 刘恩岐. 人类疾病动物模型. 北京: 人民卫生出版社, 2014.

（常淑芳　何　畏）

第十章

动物模型操作技术

在生物医学研究中,大多数实验动物模型是针对人类疾病的发生、发展和治疗而建立。动物模型的制备是通过物理、化学、生物等致病因素或基因工程技术在动物身上复制人类疾病的过程。随着科技的发展,动物模型的分析在常规的病理检查分析的基础上,已进入活体、无创阶段,许多高科技在模型分析方面已得到广泛应用,如数字化病理分析技术、分子影像技术、生物信息学技术、组学技术、胚胎技术、芯片技术、行为学技术、芯片遥感技术、芯片条码技术等。尽管动物模型的制备技术多种多样,但一些基本的操作技术和方法是共通的。

第一节　动物实验基本操作技术

动物实验基本操作技术是各类动物实验的通用技术,包括动物的捉取、固定、给药、采血、采尿、麻醉、安死术等内容,并依据不同种属动物的生物学特性,建立了不同的操作方法。

一、实验动物的捉取和固定

实验动物的捉取和固定是指实验者用手或利用装置使动物保持安静状态,体位相对固定,充分暴露操作部位,以便顺利地观察、给药、手术、数据采集等。在捉取动物之前应了解各种动物的一般习性,操作过程中宜小心仔细、大胆敏捷,忌粗暴,既要防范动物攻击和逃脱,也要尽量减少操作对动物造成的应激和不必要的伤害。

（一）小鼠

小鼠较温顺,一般不会咬人,捉取时放置于金属笼盖上比较容易。先用右手提起鼠尾置于笼盖上,右手拇指和示指往后轻拉尾巴,小鼠习惯性地试图拉住笼盖,此时用左手拇指和示指抓住小鼠的两耳和颈部皮肤,将鼠身置于左手心中,拉直后肢,以无名指和小指按住后肢和鼠尾(图10-1)。这种单手固定的方式,能进行小鼠的灌胃和皮下、肌肉和腹腔注射等操作。

进行尾静脉注射或采血时,可用小鼠固定器:打开固定器筒盖,手提鼠尾,让动物头部对准鼠筒口并送入筒内,调节鼠筒长短,露出尾巴,固定筒盖(图10-2)。若要进行解剖、手术或心脏采血,须先将小鼠麻醉,取仰卧位,再将鼠前后肢依次固定在手术台上(图10-3)。

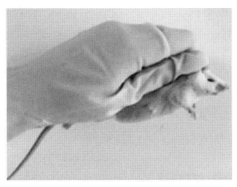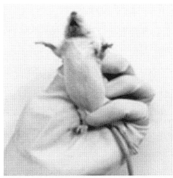

图 10-1　小鼠捉取和固定手法

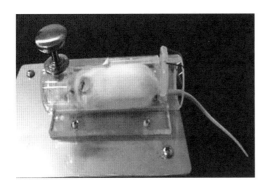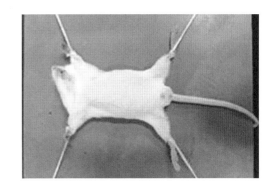

图 10-2　小鼠的固定器固定　　　　　　　　图 10-3　小鼠的台式固定

（二）大鼠

捉取大鼠前需戴上防护手套，右手轻轻抓住大鼠尾巴的中部并提起，迅速放在笼盖上或其他粗糙面上，左手顺势按、卡在大鼠躯干背部，稍加压力向头颈部滑行，以左手拇指和示指捏住大鼠两耳后部的头颈皮肤，其余三指和手掌握住大鼠背部皮肤。由于大鼠体型较大，可用右手抓住鼠尾辅助固定（图 10-4）。

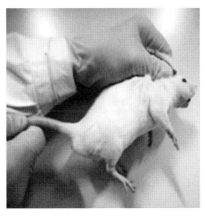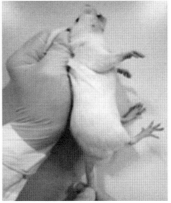

图 10-4　大鼠捉取和固定手法

对大鼠进行尾静脉注射时,可用大鼠固定器进行固定;若进行解剖、手术或心脏采血时,须先实施麻醉,然后将大鼠固定在解剖台上,方法同小鼠。

（三）豚鼠

实验人员先用手轻扣、按住豚鼠背部,顺势张开虎口抓紧其肩胛上方,拇指和示指环其肩部和胸部将其提起,另一只手随即托住其臀部,即可将豚鼠捉取固定（图 10-5）。忌在颈部用力以免造成豚鼠窒息,也不可过分用力抓捏豚鼠的腰腹部,否则容易压迫豚鼠的内脏。豚鼠解剖、心脏采血和外科手术等实验固定方法同小鼠、大鼠固定方法。

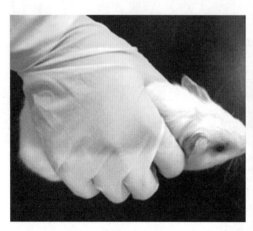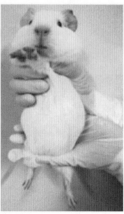

图 10-5　豚鼠捉取和固定手法

（四）兔

兔一般不会咬人,但其爪较锐利,捉取时,要注意防止被其抓伤。捉取方法是:一手抓住颈后部皮肤,提起家兔,另一手托住其臀部,让其体重的大部分集中在臀部所在手上,这样兔就会被温顺地置于手中（图 10-6）。切忌只抓兔的双耳将其提起来,这样易造成其落地摔伤或兔耳神经根损伤,也不要拖拉四肢,以免被其抓伤或造成怀孕母兔流产。

兔的固定分为盒式和台式两种。盒式固定适用于兔耳采血、耳静脉注射等操作（图 10-7）。若进行手术操作,则需将兔仰卧,四肢用粗棉绳活结绑住、拉直固定在手术台上,头用固定夹固定或用一根粗棉绳绕过兔门齿绑在手术台铁柱上（图 10-8）。

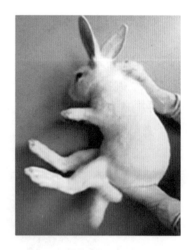

图 10-6　兔捉取和固定手法

（五）犬

捉取受过驯养调教的犬或性情温顺的比格犬时不必强制固定,实验人员一只胳膊从下方环抱犬的胸部,另一只胳膊环抱犬后肢的大腿便可将犬抱起。

对于比较凶猛的犬,应使用特制的长柄犬头钳夹住犬颈部,注意不要夹伤嘴或其他部位,迅速用链绳从犬夹下面圈套住犬颈部,立即拉紧犬颈部链绳使犬头固定。为防止被咬伤,可给犬戴上金属网状口罩或用纱布绑带将犬嘴扎住。如需麻醉,注意在犬失去意识后及时解去嘴上的绑带,将其舌头拉出来,保持呼吸顺畅,避免窒息。

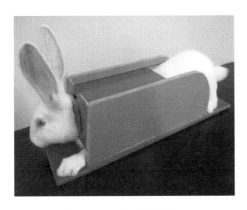

图 10-7　兔盒式固定

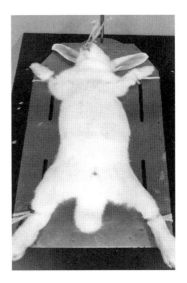

图 10-8　兔台式固定

若犬饲养在挤压式不锈钢笼内,则可以缓慢移动挤压装置,逐步缩小犬的活动空间。当空间缩小到犬在挤压笼内不能转身时,停止移动挤压,即可在犬的四肢部位进行注射或采血操作。

（六）猪

捉取体型较小的猪,可从其前肢后方绕至胸部将猪抱起。对于体型较大的猪,实验者双手抓住猪的双后肢的小腿部,提起其后腿,再将猪的躯体夹在操作者两腿之间,猪便无法移动。大猪和小猪均可采用绳套辅助固定,但不得用绳套捆扎猪鼻吻部进行牵拉或悬吊。猪亦可采用挤压式不锈钢笼固定法。

（七）猴

饲养在挤压式不锈钢笼内的猴的提取方法同犬的提取方法。若要将猴捉取出笼外,则需采用网罩,猴被罩入网罩后,迅速将网罩翻转,将其罩于地上,由助手于罩外抓住猴的颈部,轻掀网罩,再将其双上肢反扭到背后,并握紧肘部以上部位,注意不要用力过猛,防止其骨折。对于体型较大的猴,提取前应先将其麻醉。

二、实验动物的给药方法

（一）经口给药

1. **口服法**　口服给药是把药物混入饲料或溶于饮水中让动物自由摄取。此法简单方便,但药物剂量无法准确控制。大动物在给予片剂、丸剂、胶囊剂时,可将药物用镊子或手指送到舌根部,迅速关闭口腔,将头部稍稍抬高,使其自然吞咽。

2. **灌胃法**　灌胃法是借助灌胃针或灌胃器将药物直接灌入动物胃内。此法给药剂量准确,是一种常用的经口给药方法。小鼠、大鼠、豚鼠等鼠类灌胃给药时,左手固定鼠,右手持灌胃针,将灌胃针从鼠的嘴角齿间插入口中,压住舌头,沿咽后壁慢慢插入食管,使其前端到达膈肌位置,灌胃针插入时应无阻力,如有阻力或动物挣扎则应退针或将针拔出,以免损伤、穿破食管或误入气管(图10-9)。

兔、犬等灌胃一般要借助开口器、灌胃管进行。先将动物固定,再将开口器固定于上下门齿之间。然后将灌胃管(常用导尿管代替)从开口器的小孔插入动物口中,沿咽后壁而进入食管。插入后应检查灌胃管是否确实插入食管。可将灌胃管外开口放入盛水的烧杯中,若无气泡产生,表明灌胃管被正确插入胃中,未误入气管。将注射器与灌胃管相连,注入药液。

灌胃给药量要适中,灌胃太多易导致动物胃过度扩张或引起动物恶心呕吐。常用实验动物灌胃给药参考量见表10-1。

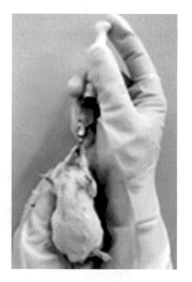

图10-9 小鼠灌胃

表10-1 常用实验动物灌胃给药参考量

动物品种	适宜给药量(≤)	单次最大给药量	动物品种	适宜给药量(≤)	单次最大给药量
小鼠	0.1ml/10g	0.5ml/10g	兔	10ml/kg	15ml/kg
大鼠	1ml/100g	4ml/100g	犬	5ml/kg	15ml/kg
地鼠	0.1ml/10g	0.4ml/10g	猕猴	5ml/kg	15ml/kg
豚鼠	1.5ml/100g	2ml/100g	小型猪	10ml/kg	15ml/kg

(二)注射给药

1. **皮下注射** 皮下注射一般选取动物皮下组织疏松的部位,小鼠、大鼠、地鼠和豚鼠可在颈后肩胛间、腹部两侧作皮下注射;兔可在背部或耳根部作皮下注射;猫、犬则在大腿内侧作皮下注射。皮下注射时,用左手拇指和示指轻轻提起动物皮肤,右手持注射器,使针头水平刺入皮下。推送药液时注射部位隆起。拔针时,以手指捏住针刺部位,可防止药液外漏。

2. **皮内注射** 小鼠、大鼠、地鼠、豚鼠和兔均选择背部脊柱两侧皮肤进行;猪的耳朵外面或腹侧皮肤较厚,皮内注射多在这些部位进行;猕猴于眼皮内进行,注射前需将猕猴麻醉。注射时,将动物注射部位的毛剪去,局部常规消毒后,用皮试针头紧贴皮肤皮层刺入皮内,然后向上挑起针头并再稍刺入,即可注射药液。

3. **肌内注射** 肌内注射一般选肌肉发达、无大血管通过的部位。大鼠、小鼠、豚鼠可注射大腿外侧肌肉;家兔可选择臀部或股部肌内注射;犬等大型动物选臀部注射。注射时由助手保定动物,或将动物置于合适的固定器内,露出注射部位,捏住该处肌肉垂直并迅速刺入,回抽针栓无回血,即可注射。

4. **腹腔注射** 大鼠、小鼠进行腹腔注射时,左手固定动物,使腹部向上,为避免伤及内脏,应尽量使动物头处于低位,使内脏移向上腹。右手持注射器从下腹部腹中线一侧(旁开 1~2mm)向头部方向刺入皮下,针头稍向前,再将注射器沿 45°斜向穿过腹肌进入腹腔,此时有落空感,回抽无回血或尿液,即可注入药液(图 10-10)。兔、犬、猪腹腔注射时,可由助手固定动物,使其腹部朝上,实验者即可进行操作。家兔注射部位为下腹部腹白线一侧 1cm 处;犬为脐部下方腹白线一侧 1~2cm 处;猪在肚脐至两腰角的三角区内,距腹白线 4~5cm 处进针。

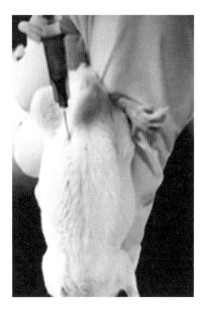

图 10-10 小鼠腹腔注射

5. **静脉注射** 大鼠和小鼠常采用尾侧静脉注射,尾侧静脉分布于尾部两侧。注射时,先将动物固定在固定器内,尾部可用温水浸润或用 75% 酒精棉球反复擦拭使血管扩张。左手拇指和中指捏住鼠尾,拉直并让尾侧静脉朝上,用示指从下面托起鼠尾。右手持注射器,尽量从尾末端处,采取与尾部平行的角度刺入,轻推注射器,如无阻力,表示针头已进入静脉,方可注入药液(图 10-11)。注射完毕,用干棉球压迫止血。

兔一般采用耳缘静脉注射。注射时先将兔固定,拔去注射部位的毛,用酒精棉球涂擦耳缘静脉,并用手指弹动或轻轻揉擦兔耳,使静脉充血,然后用左手示指和中指压住耳根端,拇指和小指夹住耳边缘部,以无名指放在耳下作垫,右手持注射器从静脉末端刺入血管,注入药液(图 10-12)。注射后,用纱布或脱脂棉压迫止血。

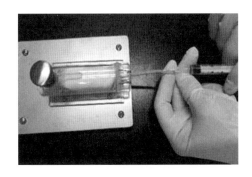

图 10-11 小鼠尾侧静脉注射

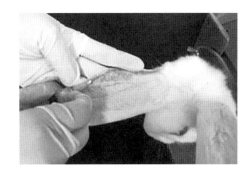

图 10-12 兔耳缘静脉注射

豚鼠的静脉注射常于耳缘静脉和外侧跖静脉进行,也可采用前肢皮下头静脉、后肢小隐静脉注射。

犬采用前肢头静脉和后肢小隐静脉注射。将犬固定,去除前后肢注射部位被毛,消毒,由助手握紧注射部位,使静脉充盈,操作者手持注射器刺入静脉,回抽见血后放开压迫即可注射。

猪的皮肤厚且韧,皮下结缔组织丰富,血管外露不明显,且注射时血管较易滑动,静脉注射难度较大,耳缘静脉和前腔静脉为常用注射途径。

猕猴的静脉注射和人较类似,前肢桡静脉和后肢隐静脉为常用注射途径,操作同犬。

静脉给药的剂量控制很关键,剂量过多易导致动物心力衰竭和肺水肿,实际操作时还必须考虑注射速度,一般快速注射要求1min内注射完毕,缓慢注射在5~10min注射完毕。无论是哪种注射方法,不同的实验动物都有一次性能耐受的最大剂量。常用实验动物不同注射给药方法的最大耐受量见表10-2,仅供参考。实际给药时,应根据动物的年龄、体重、体质强弱以及药品制剂本身等因素综合考虑给药剂量。

表10-2 常用实验动物不同注射给药方法最大耐受量

动物品种	皮下注射	皮内注射	肌内注射	腹腔注射	静脉注射
小鼠	0.3ml	0.05ml	0.1ml	0.8ml/10g	快速0.05ml/10g 缓慢0.25ml/10g
大鼠	1ml	0.1ml	0.2ml	2ml/100g	快速0.05ml/10g 缓慢2ml/100g
地鼠	0.4ml	0.1ml	0.2ml	0.3ml/10g	快速0.05ml/10g
豚鼠	2.5ml	0.1ml	0.3ml	4ml	2ml
兔	2ml/kg	0.1ml	0.5ml/kg	20ml/kg	快速2ml/kg 缓慢10ml/kg
犬	2ml/kg	—	0.5ml/kg	20ml/kg	快速2ml/kg 缓慢10ml/kg
猕猴	5ml/kg	0.1ml	0.5ml/kg	—	快速2ml/kg
小型猪	2ml/kg	0.2ml	0.5ml/kg	20ml/kg	快速2.5ml/kg 缓慢5ml/kg

三、实验动物的采血方法

实验研究中,经常要采集实验动物的血液进行常规检查或生化分析。采血方法的选择主要取决于实验动物种类以及所需血量。实验动物常用采血途径和采血量见表10-3。

表10-3 实验动物常用采血途径和采血量

采血量	采血部位	适用动物	采血量	采血部位	适用动物
少量	尾侧静脉	大鼠,小鼠	大量	颈静脉	犬,兔
少量	耳缘静脉	兔,犬,猪	大量	心脏	豚鼠,大鼠,小鼠
少量	眼底静脉丛/窦	兔,大鼠,小鼠	大量	断头	大鼠,小鼠
少量	舌下静脉	犬	大量	股动脉	犬,猴,兔
中量	后肢外侧皮下小隐静脉	犬,猴	大量	颈动脉	犬,猴,兔
中量	前肢内侧皮下头静脉	犬,猴	大量	心脏	犬,猴,兔
中量	耳中央动脉	兔	大量	摘眼球动静脉	大鼠,小鼠

（一）小鼠、大鼠的采血方法

1. **剪尾采血** 需要较少血量时常用此法。先将动物固定,将鼠尾浸在 45℃左右的温水中数分钟或用酒精棉球涂擦,使尾部血管充盈,剪去尾尖 1~2mm（小鼠）或 3~5mm（大鼠）,血液可自尾尖流出,可从尾根部向尾尖部挤压,促使血液流出,用 EP 管收集血液,也可用毛玻璃采血管吸取。采血结束后,对伤口消毒并压迫止血。小鼠每次可取血 0.1ml 左右,大鼠可取血 0.3~0.5ml。

2. **眼眶后静脉窦（丛）采血** 需要较多血量的慢性实验可采用此方法。操作者用拇指和示指从背部紧握住鼠颈部,拇指及示指轻轻压迫动物的颈部两侧,使眶后静脉丛充血,眼球充分外突。另一手持毛细玻璃采血管（长 7~10cm,内径 0.5~1cm）,使采血管与鼠面部成 45°夹角,由眼内角向喉头方向刺入眼窝,针头斜面先向眼球,刺入后再旋转 180° 使斜面对着眼眶后界。刺入深度,小鼠 2~3mm,大鼠 4~5mm。当感到有阻力时即停止推进,同时将针退出 0.1~0.5mm。采血后,放松加于颈部的压力,拔出采血管,一般可自动止血,也可用干棉球按压止血。

此法可反复采血,左右两眼交替更好。小鼠一次可采血 0.2~0.3ml,大鼠一次可采血 0.5~1ml。

3. **摘眼球采血** 此法常用于小鼠、大鼠一次性大量采血。将鼠浅麻醉后,一手将鼠头部皮肤绷紧,眼球突出,另一手持弯头眼科镊,用弯头部位夹住鼠眼球根部,将眼球摘出,并立即将鼠倒置,头朝下使眼眶内血液快速滴入容器。当出血速度明显减慢时,适度按压胸腔可帮助心脏搏动促使血液流出。体重 20~25g 的小鼠每次可采 1ml,体重 200g 的大鼠可采 2~4ml。

4. **心脏采血** 体表穿刺心脏采血时,将鼠麻醉后仰卧固定,用手在体表感觉心脏搏动以大致判断心脏位置,针头从剑状软骨与腹腔间凹处,向下倾斜 30° 刺入,见回血即可抽取（图 10-13）。小鼠 0.5~0.6ml,大鼠 0.8~1.2ml。

小鼠、大鼠的心脏较小,心率较快,体表穿刺心脏采血比较困难。如无需动物存活,则可打开胸腔、暴露心脏,在直视条件下用针头刺入心脏,吸取血液。

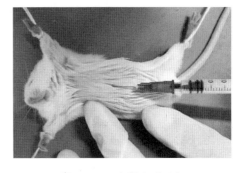

图 10-13 小鼠心脏采血

5. **股动（静）脉采血** 先将动物麻醉,向下向外拉直动物下肢,探触股动脉搏动处（小鼠较不容易觉察）,压迫使静脉充盈,注射器刺入血管抽血。每次可采血 0.4~0.6ml。

6. **腹主动脉采血** 此法为致死性手术采血,可采集大量纯净的动脉血液。先将动物麻醉,仰卧固定后打开腹腔,清楚暴露腹主动脉,用注射器在腹主动脉分叉处与血管平行刺入,回抽采血。或用无齿镊子剥离结缔组织,夹住动脉近心端剪断动脉,打开动脉夹使血液流入准备好的容器。大鼠可采血 10ml 以上。小鼠的腹主动脉比大鼠细得多,穿刺难度较高,可采血 1ml 以上。

除以上方法,小鼠、大鼠的采血方法还有颈动（静）脉采血、足背静脉采血、后肢隐静脉采血、腋下静脉采血等。

（二）豚鼠的采血方法

1. **耳缘切口采血**　先将豚鼠耳朵消毒，用刀片割破耳缘，在切口边缘涂抹 20% 枸橼酸钠溶液以防凝血，血可从切口自动流出。此法能采血约 0.5ml。

2. **足背中静脉采血**　将豚鼠固定后捏住豚鼠一侧后肢膝部，使膝关节伸直，足背向上，并阻断血液回流，使足部静脉充盈。操作者将豚鼠脚背面用酒精消毒，用左手拇指和示指拉住豚鼠的趾端，找出足背中静脉后，右手持注射针刺入静脉，拔出注射针后即有血液渗出，以吸管吸取。采血后，用纱布或脱脂棉压迫止血。反复采血时，两后肢交替使用。

3. **心脏采血**　将豚鼠仰卧固定于实验台上或直接由助手提取固定。心前区皮肤脱毛、消毒。于左侧第 3、4 肋间心脏搏动最强处将针头垂直刺入并轻轻回抽注射器，有血液流出即停止进针，继续回抽注射器至需要血量为止。迅速拔出注射器，并用干脱脂棉按压止血。此法采血量较多且可重复采血，但成年豚鼠每周采血以不超过 10ml 为宜。

（三）兔的采血方法

1. **耳缘静脉采血**　将兔用固定盒固定，拔去采血部位的毛，用酒精棉球涂擦耳缘静脉，并用手指弹动或轻轻揉擦兔耳，使静脉充血扩张，然后用左手拇指和示指夹住耳边缘部，以中指和无名指放在耳下作垫，右手持注射器从静脉末端刺入，顺势用拇指固定针头，回抽注射器，血液即可流入（图 10-14）。此法一次可采血 2~3ml。如需反复采血，应尽可能从耳末端开始，以后向耳根部方向移动采血。

2. **耳中央动脉采血**　动脉血可选择兔耳中间部位的耳中央动脉。其固定方法和采血手法同耳缘静脉采血（图 10-15）。此法一次可采血 5~10ml。

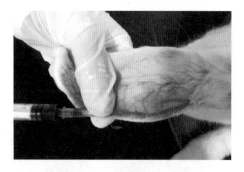

图 10-14　兔耳缘静脉采血

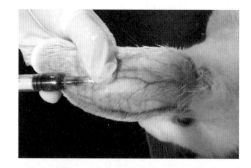

图 10-15　兔耳中央动脉采血

3. **颈静脉采血**　先做颈静脉暴露分离手术。注射器由近心端（距颈静脉分支 2~3cm 处）向头侧端顺血管平行刺入，针头到达颈静脉分支处，即可取血。此处血管较粗，很容易取血，取血量也较多，一次可取 10ml 以上。取血完毕，拔出针头，用干纱布轻轻压迫取血部位止血。

4. **股静脉采血**　先做股静脉暴露分离手术。注射器平行于血管，从股静脉下端向近心端刺入，徐徐回抽注射器即可取血。抽血完毕用纱布轻压取血部位即可止血。

5. **心脏采血**　将兔仰卧固定，心脏部位剪去被毛、消毒，触摸心搏最明显部位，一般位于左胸第 4、5 肋间，胸骨左缘 3cm 处。注射针垂直刺入，并轻轻回抽注射器，有血液流出即停止进针，继续回抽注射器至需要血量为止。此法一次可采血 20~25ml。

（四）犬的采血方法

1. **前肢内侧皮下头静脉或后肢外侧小隐静脉采血** 犬前肢内侧皮下头静脉位于尺骨的正上方，后肢外侧小隐静脉位于胫骨的正上方。采血前，由助手将犬侧卧固定或站立固定，抽血部位剪毛、消毒。操作者左手拇指和示指握紧剪毛区上部，使静脉充盈，右手持针迅速刺入静脉，左手放松将针固定、抽血。此法一次可采血 10~20ml。

2. **颈静脉采血** 取侧卧位，剪去颈部被毛约 10cm×3cm 范围，消毒皮肤。将犬颈部拉直，头尽量后仰。用左手拇指压住颈静脉部位的皮肤，使颈静脉充盈，针头平行血管向头部方向刺入，见回血即可抽取。由于此静脉在皮下易滑动，针刺时除用左手固定好血管外，刺入要准确。取血后注意压迫止血。此法一次可取较多量的血。

3. **股动脉采血** 此法为采集犬动脉血最常用的方法。将犬仰卧位固定于手术台上，使其后肢向外伸直，暴露腹股沟三角动脉搏动的部位，剪毛、消毒。用手指探摸股动脉跳动部位，并固定好血管，将针头由动脉跳动处直接刺入血管，可见鲜红血液流入注射器，有时还需微微转动或上下移动一下针头，方见鲜血流入。待抽血完毕，迅速拔出针头，用干棉花压迫止血 2~3min。

（五）猴的采血方法

1. **末梢血采集** 常用于采集少量血（数滴），可采血的部位包括手掌、指尖、耳垂、足跟、下唇。采集方法与人相似。在助手帮助下固定猴，剪去采血部位的被毛，消毒，用消过毒的三棱针刺破采血部位，擦去第一滴血，轻轻挤压出血部位，使血液自然涌出呈球状，用毛细管或者吸管吸取。

2. **静脉采血** 最宜部位是后肢皮下静脉及颈静脉。后肢皮下静脉的采血法同犬的方法。颈静脉采血时，把猴侧卧固定，剪去颈部的毛并消毒，即可见位于下颌骨与锁骨中点之间怒张的外侧颈静脉。用左手拇指按住静脉阻断血液回流，右手持针平行静脉刺入采血。每次可采血 10~20ml。

3. **动脉采血** 股动脉可触及，取血量多时常被优先选用，方法同犬股动脉采血。此外，肱动脉与桡动脉也可用。

（六）猪的采血方法

猪的采血部位为耳大静脉、后肢静脉、颈静脉。颈静脉采血时，仰卧固定，两前肢张开，使其和胸骨柄前端的左右侧形成三角形的凹陷部，消毒，针头从三角形底边向正中线斜后方刺入采血。

四、实验动物尿液和粪便的采集方法

（一）小鼠、大鼠

1. **代谢笼法** 此法较常用。将动物放在特制的代谢笼内，待动物排便时，可以通过笼子底部的大小便分离漏斗将尿液与粪便分开，达到收集尿液的目的。由于小鼠、大鼠尿量较少，操作中的损失和蒸发，个体之间的膀胱排空不一致等因素，都可造成较大实验误差，因此一般需收集 5h 以上的尿量，最后取平均值。成年小鼠 24h 尿量为 1~3ml，大鼠 24h 尿量为 10~15ml。

2. **反射排尿法** 适用于小鼠。小鼠被抓住尾巴并向上提起时排尿反射比较明显，故需采集少量尿液时，可提起小鼠，将排出的尿液接到容器内。

（二）大中型实验动物的尿液采集方法

兔、犬、猫、猴、猪等大中型实验动物的尿液采集方法有以下几种。

1. 导尿法　此法常用于兔、犬、猫。动物轻度麻醉后固定于手术台上。导尿管外壁涂抹润滑剂如液体石蜡，温和地由尿道口插入尿道，缓慢推进，当导尿管进入膀胱后即有尿液流出。轻轻按压下腹膀胱部位可促使尿液排出。

2. 压迫膀胱法　此法适用于兔、猫、犬等较大动物。将动物轻度麻醉后，实验者用手在动物下腹部加压，动作要轻柔而有力，当外加压力足以使膀胱括约肌松弛时，尿液会自动由尿道排出。

3. 穿刺膀胱法　动物麻醉后固定于手术台上，在耻骨联合之上腹正中线剪毛，消毒后进行穿刺，入皮后针头应稍改变角度，以避免穿刺后漏尿。然后刺向膀胱方向，边缓慢进针边回抽，抽到尿液即停止进针。

（三）粪便采集

1. 大鼠、小鼠　使用代谢笼采集。另外，捉取或固定大鼠、小鼠的过程中，动物会有少量粪便排出。

2. 兔　大量采集时可使用代谢笼。采集少量新鲜粪便时使兔仰卧，用手托住其臀部，大拇指压迫肛门部，可采集数个粪球。

3. 犬、猴、小型猪　采集自然排出的新鲜粪便或用棉签插入肛门采集少量粪便。

五、其他样本的采集方法

（一）胸水（胸腔积液）和腹水的采集方法

1. 胸水　主要采用胸腔穿刺法收集实验动物的胸水，也可处死动物剖开胸腔采集胸水。将动物麻醉后侧卧固定，去毛并消毒。左手将术部皮肤向侧方移动，右手持穿刺套管针在紧靠肋骨前缘处垂直皮肤慢慢刺入，针尖通过肋间肌后，阻力消失有落空感，表明已刺入胸腔，可开始抽取胸水。

2. 腹水　穿刺点在腹下方剑状软骨后方，旁开正中线，小动物在脐稍后方正中线或正中线侧方 1~2cm 处。动物麻醉后固定，使动物的头部高于尾部。局部皮肤去毛、消毒。左手将术部皮肤稍向一侧移动，右手持注射器或穿刺套管针与腹壁垂直慢慢刺入。针头有落空感后，说明穿刺针已进入腹腔，即可抽取腹水。若动物腹水量多，应缓慢地间歇放出，以免腹压突然下降使动物发生循环功能障碍。

（二）消化液的采集方法

1. 唾液　通过食物（颜色、气味）刺激动物的唾液腺分泌并从口腔内收集，可用海绵吸取。也可以用留置导管法采集，此法多用于采集猪、犬等动物的唾液，于唾液腺（腮腺、颌下腺、舌下腺等）开口处手术放置导管，可收集不同唾液腺分泌的唾液。

2. 胃液　灌胃针插入动物胃内可采集少量胃液，操作类似灌胃。若需大量采集，则需要手术造瘘，在采集时给予刺激以促进分泌。胃部造瘘分为全胃瘘和小胃瘘，全胃瘘术较复杂。制备小胃瘘是将动物的胃分离出一部分，缝合起来形成小胃，主胃与小胃互不相通，主胃进行正常消化，从小胃可收集到纯净的胃液。

（三）阴道分泌液和精液的采集方法

1. **阴道分泌液** 适于观察阴道脱落的细胞相的变化以判断动物所处的性周期阶段。

（1）滴管冲洗法：用灭菌钝头滴管向动物阴道内注入少量灭菌生理盐水，吸出后再注入，反复数次后将液体全部吸出，即可涂片镜检。

（2）擦拭法：用生理盐水将消毒棉拭子湿润后挤干，轻轻插入雌性动物阴道内，沿阴道内壁擦拭、转动，然后取出并作阴道涂片，进行镜检。

2. **精液**

（1）电刺激采精法：将雄性动物呈站立或卧位固定，剪去包皮周围的被毛并用生理盐水清洗。将电极棒插入直肠，置于靠近输精管壶腹部的直肠底壁，选择频率，开通电源，调节电压由低到高，至动物阴茎勃起射精，收集精液。

（2）人工采精法：本法适用于犬、猪、羊等大动物，采用特制的人工阴茎套套在实验动物阴茎上采集精液。采精时，一手捏住阴茎套，套住雄性动物的阴茎，以完全套住雄性动物的阴茎为佳，插入阴茎套后，若实验动物发出低叫声，表明已经射精。此时可取下阴茎套，拆下采精瓶，取出精液，迅速做有关检查。

（3）阴道栓采精法：本法是将阴道栓涂片染色，镜检凝固的精液。阴道栓是雄性大鼠、小鼠的精液和雌性阴道分泌物混合之后在雌鼠阴道内凝结而成的白色半透明、圆锥形的栓状物，一般交配后 2~4h 即可在雌鼠阴道口形成，并可在阴道留置数小时。

（四）脑脊液的采集方法

1. **小鼠、大鼠等小型动物的脑脊液采集** 将动物麻醉后固定，使其头部下垂，与体位呈45°角，充分暴露枕颈部。从动物的头至枕骨粗隆作中线切开，钝性分离，暴露枕骨大孔。由枕骨大孔进针直接抽取脑脊液。

2. **兔、犬的脑脊液采集** 可采用穿刺采集。将兔或犬麻醉后，去除颈背区及颅部枕区被毛，使动物侧卧，并迫使头部向胸部屈曲充分暴露颅底。对于兔，用针向枕外隆凸尾端约2cm处垂直刺入。对于犬，左手触摸到第1颈椎上方凹陷即枕骨大孔，持针由凹陷正中平行于犬嘴方向刺入，深度不超过2cm。抽取脑脊液后，应注入等量的无菌生理盐水，以保持原来脑脊髓腔的压力。

（五）骨髓的采集方法

采集骨髓一般选择胸骨、肋骨、髂骨、胫骨和股骨等造血功能活跃的骨组织。猴、犬、羊等大动物骨髓的采集用活体穿刺取骨髓的方法；大鼠、小鼠等小动物骨头小难穿刺，只能剖杀后用生理盐水冲出胸骨、股骨的骨髓。

1. **猴、犬、羊等的骨髓采集**

（1）骨髓穿刺点定位：

胸骨：穿刺部位在胸骨体与胸骨柄连接处，或选胸骨上 1/3 部。

肋骨：穿刺部位在第 5~7 肋骨各自的中点上。

胫骨：穿刺部位在内侧胫骨头 1cm 处。

髂骨：穿刺部位在髂前上棘后 2~3cm 的髂嵴部。

股骨：穿刺部位在股骨内侧面，靠下端的凹面处。

（2）骨髓穿刺方法：实验动物按要求固定，穿刺部位去毛、消毒、麻醉，要求局部麻醉范围直达骨膜。操作人员确定穿刺点，估计从皮肤到骨髓的距离并依此固定骨髓穿刺针长度。

左手拇指、示指绷紧穿刺点周围皮肤，右手持穿刺针在穿刺点垂直进针，小弧度左右旋转钻入，当有落空感时表示针尖已进入骨髓腔。用左手固定穿刺针，右手抽出针芯，连接注射器缓慢抽吸骨髓组织，当注射器内抽到少许骨髓时立即停止抽吸，取出注射器将骨髓推注到载玻片上，迅速涂片数张，以备染色镜检。采集后左手压住穿刺点周围皮肤，迅速拔出穿刺针，用棉球压迫数分钟。如穿刺的是肋骨，除压迫止血外，还需胶布封贴穿刺点，以免发生气胸。

2. **大鼠、小鼠的骨髓采集**　将动物处死、解剖取出股骨，剪去股骨两端，用注射器吸取0.5ml 冲洗液从股骨一端插入股骨内冲洗，收集全部冲洗液。也可以取出胸骨，于第 3 胸骨节处剪断，将其断面的骨髓挤在有稀释液的试管内或玻片上，继而涂片、染色、镜检。

六、实验动物的麻醉方法

（一）常用麻醉药

实验动物的麻醉分为全身麻醉和局部麻醉。全身麻醉药包括吸入麻醉药和注射麻醉药。常用的吸入麻醉药有乙醚、氯仿、氧化亚氮、氟烷、甲氧氟烷、安氟醚和异氟醚、地氟醚等。注射麻醉药有巴比妥类、氨基甲酸乙酯、水合氯醛、硫喷妥钠、地西泮、咪达唑仑、氯胺酮、普尔安（丙泮尼地）、羟丁酸钠、安泰酮等。局部麻醉药有可卡因、普鲁卡因、地卡因、利多卡因、布比卡因（丁哌卡因）、氯普鲁卡因等。

（二）麻醉方法

根据动物的种类以及实验目的决定采取全身麻醉或局部麻醉，再选择不同麻醉药物及方法。短时间麻醉可采用吸入麻醉，但药物剂量不易控制。猫的局部麻醉可用 0.5%~1.0% 盐酸普鲁卡因，黏膜表面麻醉宜用 2% 盐酸可卡因。兔眼球手术时，可于结膜囊滴入 0.02% 盐酸可卡因溶液，数秒钟即可出现麻醉。

注射麻醉可维持较长麻醉时间，麻醉过程较平稳，但动物苏醒较慢。注射麻醉常采用静脉注射或腹腔注射，有时也采用皮下注射或肌内注射，常用注射麻醉药物的用法和用量见表 10-4。

表 10-4　实验动物常用注射全身麻醉药的使用方法

麻醉药物	动物	浓度	剂量 /(mg/kg)	给药途径	麻醉效果（麻醉时间 min/ 睡眠时间 min）
戊巴比妥	小鼠	6mg/ml	40~50	腹腔注射	制动、麻醉（20~40/120~180）
	大鼠	30mg/ml	40~50	腹腔注射	浅麻醉（15~60/120~240）
	豚鼠	1%~3%	37	腹腔注射	外科麻醉，易致死（60~90/240~300）
	地鼠	1%~3%	50~90	腹腔注射	制动、麻醉（30~60/120~180）
	兔	30mg/ml	30~45	静脉注射	浅麻醉（20~30/60~120）
	犬	1%~3%	20~30	静脉注射	外科麻醉（30~40/60~240）
	猪	1%~3%	20~30	静脉注射	外科麻醉（20~30/60~120）

麻醉药物	动物	浓度	剂量/（mg/kg）	给药途径	麻醉效果（麻醉时间 min/ 睡眠时间 min）
硫喷妥钠	猴	1%~3%	25~35	静脉注射	外科麻醉（30~60/60~120）
	小鼠	2.5%	30~40	静脉注射	外科麻醉（5min）
	大鼠	1.25%	30	静脉注射	外科麻醉（10/15）
	兔	1.25%	30	静脉注射	外科麻醉（5~10/10~15）
	犬	1.25% 或 2.5%	10~20	静脉注射	外科麻醉（5~10/20~30）
	猪	1%~5%	6~9	静脉注射	外科麻醉（5~10/10~20）
	猴	1%~5%	15~20	静脉注射	外科麻醉（5~10/10~15）
氯胺酮	小鼠	1%	80~100	腹腔注射	外科麻醉，需配合赛拉嗪使用（20~30/60~120）
	大鼠	3.75%	75~100	腹腔注射	外科麻醉，需配合赛拉嗪使用（20~30/120~240）
	豚鼠	2%	40	腹腔注射	外科麻醉，需配合赛拉嗪使用（30/90~120）
	地鼠	5%~10%	200	腹腔注射	外科麻醉，需配合赛拉嗪使用（30~60/90~150）
	兔	1%	10	静脉注射	外科麻醉，需配合赛拉嗪使用（20~30/60~90）
	犬	1%	5	静脉注射	外科麻醉，需配合赛拉嗪使用（30~60/60~120）
	猴	5%~10%	10	肌内注射	外科麻醉，需配合赛拉嗪使用（30~40/60~120）
水合氯醛	大鼠	5%	400	腹腔注射	浅外科麻醉（120~180min）
乌拉坦	大鼠	20%	1 000~15 000	腹腔注射	外科麻醉（360~480/ 持续）
	豚鼠	20%	1 500	腹腔注射	外科麻醉（360~480/ 持续）
	地鼠	20%	1 000~2 000	腹腔注射	外科麻醉（360~480/ 持续）
	兔	20%	1 000~2 000	静脉注射	外科麻醉（360~480/ 持续）
	犬	20%	1 000	静脉注射	外科麻醉（360~480/ 持续）

（三）麻醉注意事项

1. 实验动物在麻醉之前应禁食禁饮 8h 以上，用药前应准确称量动物体重。

2. 麻醉药的用量除参照一般标准外，还应考虑个体对药物的耐受性不同，且体重与所需剂量的关系也并非绝对呈正比。一般说，衰弱和过胖的动物，其单位体重所需剂量较小。

3. 麻醉过程中随时观察动物的反应，尤其是静脉注射时，绝不可按体重计算出的剂量匆忙给药,必须缓慢注射,同时观察肌肉紧张性、角膜反射和对皮肤夹捏的反应,当这些活动明显减弱或消失时,立即停止注射。

4. 动物在麻醉期间体温容易下降,要采取保温措施,尤其在冬季更应注意。

七、实验动物的安死术

(一)颈椎脱臼法

常用于大鼠、小鼠。动物麻醉后,操作者右手抓住鼠尾并将其提起,放在粗糙平面上,用左手拇指、示指用力向下按压鼠头及颈部,右手抓住鼠尾用力向后上方拉拽,造成鼠颈椎脱臼,脊髓与脑干断离,动物立即死亡。

(二)断头法

此法适用于鼠类等较小的实验动物。操作时,先将动物麻醉,实验人员用左手按住实验动物的背部,拇指夹住实验动物右腋窝,示指和中指夹住左前肢,露出颈部,右手用剪刀在鼠颈部垂直将鼠头剪断,使实验动物因脑脊髓断离且大量出血死亡。

(三)急性失血法

此法适用于各种实验动物。具体做法是先将动物全身麻醉,然后将动物的颈动脉或股动脉或腹主动脉剪断或剪破,也可以刺穿动物的心脏放血,导致急性大出血、休克、死亡。犬、猴等大动物在股三角做横切口,将股动脉、股静脉全部暴露并切断,让血液流出。

(四)空气栓塞法

常用于兔、犬、猫、豚鼠。此法是向动物静脉注入一定量的空气,使之形成肺动脉或冠状动脉空气栓塞,或导致心腔内充满气泡,影响回心血液量和心输出量,引起循环障碍、休克、死亡。兔、猫的注入空气量为 20~40ml,犬为 80~150ml。此法可致动物痉挛、角弓反张和哀叫,因此操作前动物需先深度麻醉。

(五)过量麻醉处死

快速注射过量非挥发性麻醉药(给药量为深麻醉时的 10~25 倍),或让动物吸入过量的麻醉剂如乙醚,使实验动物中枢神经过度抑制,导致死亡。大鼠和地鼠常用 20% 乌拉坦过量腹腔注射,小鼠常用乙醚过量吸入,豚鼠、兔常用巴比妥类麻醉剂过量静脉或心脏注射,也可腹腔注射。犬和小型猪主要采用巴比妥类麻醉剂静脉或腹腔注射、水合氯醛静脉注射、氯胺酮肌内注射。猕猴以每千克体重 90~100mg 戊巴比妥钠快速静脉注射或心脏注射。

(六)气体窒息法

将动物放入密闭空间并充入二氧化碳、一氧化碳或氮气,缓慢充盈气体,让动物失去知觉,直至昏迷死亡。该法适合快速批量处死大鼠、小鼠,也可用于犬、兔、猴。现在一般采用二氧化碳窒息器,可控制二氧化碳浓度和充盈时间,安全可靠。

需要注意的是,无论执行何种安死术,停止呼吸不能作为判断动物死亡的依据。因动物往往先呼吸停止,数分钟之后才心跳停止。所以,实施安死术后,应检查动物的心跳是否完全停止。

第二节 动物模型常规病理分析检测技术

实验病理分析是利用疾病动物模型和可控制的实验条件研究疾病的病因、发病机制、形态结构、功能和代谢等方面的改变,揭示疾病的发生发展规律,同人类疾病进行比较,从而阐明疾病本质的过程。实验病理分析技术涉及疾病动物模型的临床观察、生理指标及血液学指标测定、病理解剖、组织取材和固定、组织形态病理分析等操作技术和方法。

一、临床观察

临床观察是疾病动物模型病理分析的一项重要内容,观察指标包括动物的一般外观、活动度、进食进水、粪便、尿液情况等多方面,对这些临床指标的掌握和分析有助于全面了解动物的身体功能状态,使得对动物实验的分析更加全面。

实验动物临床观察指标采集的一般原则是:①充分了解被观察动物的生活习性,避免人为干扰而影响动物的正常状态,使结果不可靠;②对于有主观评价的一些指标,观察人员最好盲采,即并不知道动物分组情况,避免人为因素干扰;③每天观察的时间尽量固定,避免影响动物的生物钟而造成误差;④在进行实验前动物要提前进入实验场地适应新环境。

（一）一般外观

一般外观主要包括眼、耳、鼻、口、皮、毛等方面的观察,健康动物被毛光泽,眼结膜的颜色可反映全身血液循环状态和血液化学成分,如正常猫的眼结膜为淡红色,犬的鼻部正常情况下总是潮湿且冰凉。可根据各实验的特点及需要观察的重点部位来设计观察指标。

（二）精神状态及活动度

精神状态是指中枢神经系统活动的反映。健康的实验动物一般表现灵活,反应灵敏,眼神明亮。实验动物不同个体之间的活动度有一定的差异,疾病状态下的差异程度就更大。要得到准确而客观的动物活动度评价,就要在动物的适应期内对动物进行全面了解。啮齿类、兔、猫昼伏夜动,白天多嗜睡,而犬、猪、羊多在白天活动。

（三）进食进水情况

实验动物的进食进水情况可以通过称量饲料和饮水的重量来测定,但要注意此方法适用于单笼饲养动物,整笼饲养动物的个体之间有差异。对于浪费的饲料和水如果无法详细称量,可根据体积大概估算。

（四）粪便、尿液情况

实验动物粪便和尿液的情况可反映动物消化系统、泌尿系统乃至全身的一般状况,十分重要,不要忽略。要注意粪便和尿液的颜色、性状、气味、量等,必要时要收集化验。

二、一般生理指标测定

一般生理指标包括动物的体重、体温、呼吸率、心率、血压等指标。常见实验用动物临床生理指标参考值见表10-5。

表 10-5　常见实验用动物临床生理指标参考值

动物品种	成年体重		体温/℃	呼吸率/（次/min）	心率/（次/min）	收缩压/kPa	舒张压/kPa
	♂	♀					
小鼠	20~40g	18~35g	37.0~39.0	84~230	470~780	12.67~18.40	8.93~11.99
大鼠	200~350g	180~250g	37.8~38.7	66~114	370~580	10.93~15.99	7.99~11.99
豚鼠	500~750g	400~700g	38.9~39.7	69~104	200~360	10.67~12.53	7.33~7.73
金黄地鼠	120g左右	100g左右	38.4~39.0	33~127	250~500	12.12~17.77	7.99~12.12
家兔	2.5~3kg	2~2.5kg	38.0~39.6	38~60	123~304	12.66~17.33	8.0~12.0
比格犬	7~10kg		37.5~38.7	11~37	60~120	10.96~18.65	4.64~10.84
猫	3~4kg	2~3kg	38.0~39.5	20~30	120~140	11.11~14.14	6.57~10.10
猴	4.5~5.5kg	4~5kg	38.3~38.9	31~52	140~200	18.6~23.4	12.2~14.5

（一）体重测定

体重是反映动物发育、健康状况的一个重要指标。为了避免食物对动物体重的影响，宜在喂食之前称量。测量动物体重一般用电子秤，但要注意秤的分辨率和灵敏度，尤其是称量小动物体重时，要求电子称分辨率高、灵敏度好。

（二）体温测定

动物体温的测定需要固定时间采集，因为动物体温每天都有周期性变化，通常早晨最低，晚上高，日差为 0.2~0.5℃。体测升高多见于传染病、呼吸道、消化道等炎症，体温降低主要见于某些中枢神经系统疾病、中毒、营养不良及贫血等。动物体温测定可用水银温度计或耳温仪，也可以用电子芯片实时监测。

1. **水银温度计**　此法常用于测量兔、猫、犬、猪等较大动物的体温，测定部位大多采用直肠温度。测温时，先将体温计的水银柱甩到最低刻度以下，用酒精棉球擦拭消毒并涂以润滑剂后，缓慢插入动物肛门内 3~5cm，固定 3min 后读取结果。此法测定结果稳定、误差小，但测量时间长，测定过程会引起动物不适。

2. **红外线测温仪**　红外线测温仪通过红外传感器采集动物体表（耳根、尾根、腹股沟）或体内（耳腔和鼓膜）的红外辐射并转化为温度值显示在液晶屏上。与水银温度计相比，红外线测温仪具有测量速度快、操作简便、安全舒适等优点，但动物的毛发会影响测定结果。

3. **电子芯片**　将体温电子芯片埋入动物皮下，通过扫描仪可以快速、准确地读取数字，还可通过计算机遥测技术批量监测和分析数据。此法可用于各种动物体温的实时监测。

（三）呼吸频率测定

测定呼吸频率前，必须使动物处于相对安静状态。肉眼观察动物胸壁的起伏动作，一起一伏为一次呼吸，记录动物 1min 的呼吸次数。在进行药理学实验时，常使用多导生理记录仪，将呼吸探头与动物的气管或胸壁相连，采用此方法测定的呼吸次数最准确。

（四）心率测定

1. **人工测量**　对于犬、猴等体形较大的动物，测定前使动物处于安静状态，用手指按压股动脉，记录 1min 的脉搏次数即为心率。啮齿类动物的脉搏不易摸测，可借助听诊器检查心搏动或心音频率。

2. 生理记录仪测量　部分小动物的心率高达数百次,可用多导生理记录仪,将心电探头与动物的胸壁相连,测定心电图的同时即可以测定心跳次数。

(五)血压测定

1. 直接测压法　手术分离动物的动脉,将导管插入血管,使用多导生理记录仪测定血压。

2. 间接测压法　对于犬、猴等体形较大的动物,可以使用人用电子血压计进行无创测量。大鼠、小鼠可使用尾动脉血压仪,通过尾部红外传感器测定尾动脉血压,但用此法测定血压时需反复训练动物习惯被测环境,且测定结果受动物状态影响较大,数据欠稳定。

目前最新方法是使用生理信号无线遥测系统,将血压感受器植入动物体内,通过计算机遥测系统测定清醒动物的血压,此法测定的数据最能代表动物的真实状况。

三、血液学常规指标的测定

血液学检查是临床检查的重要内容,它对了解机体的生理状态以及疾病诊断具有重要参考价值。血液学常规指标包括红细胞计数、血红蛋白测定、白细胞计数及分类计数、血小板计数、网织红细胞等项目。传统的测定方法是显微镜人工计数法,现在多使用血细胞自动分析计数仪。常见实验用动物血液学常规指标参考值见表10-6。

表10-6　常见实验用动物血液学常规指标参考值

动物品种	红细胞数/(×10¹²/L)	血红蛋白数/(g/L)	白细胞数/(×10⁹/L)	白细胞分类/%				
				中性	嗜酸	嗜碱	淋巴细胞	单核细胞
小鼠	7.7~12.5	122~162	5.1~11.6	6.7~37.2	3.5	0~1.5	63~75	0.7~2.6
大鼠	7.2~9.6	120~175	8.7~18	9~34	0~6	0~1.5	65~84	0~5
豚鼠	4.5~7.0	110~165	8.7~18	9~34	0~6	0~1.5	65~84	0~5
金黄地鼠	5.9~8.3	148.5~162	7.2~8.48	20.2~60.6	0~2.2	0~0.1	25.7~56.5	0~2.9
家兔	4.5~7.0	80~150	5.5~12.5	38~54	0.5~3.5	2.5~7.5	28~50	4~12
比格犬	4.3~6.8	128~160	11.7~18.0	62.0~74.9	0.6~5	0	22.4~34.1	0~1.7
猫	6.5~9.5	110~140	9~24	44~82	2~11	0~0.5	15~44	0.5~7
猴	3.6~6.8	300	5.5~12.0	21~47	0~6	0~2	47~65	0.1~1.5

(一)红细胞计数

红细胞计数即测量单位体积(L)血液中红细胞的数量,以 10¹²/L 表示。机体发生出血、血液生成障碍、红细胞破坏等情况时,红细胞的数量都可发生变化。动物贫血或出血可引起红细胞降低,严重脱水、长期饲养在生物安全实验室内等情况可引起红细胞增高。

(二)血红蛋白

血红蛋白测定通常是指测定血液中各种血红蛋白的总浓度,用 g/L 表示。血红蛋白增多和减少的临床意义与红细胞计数相同。

（三）白细胞计数

白细胞计数是测定每升血液中各种白细胞总数，以 10^9/L 表示。细菌感染、炎症、白血病等可引起白细胞总数升高，病毒感染、药物、射线等致骨髓抑制可引起白细胞总数降低。

（四）白细胞分类计数

白细胞可以分为五种，即中性粒细胞、嗜酸性粒细胞、嗜碱性粒细胞、淋巴细胞和单核细胞。白细胞分类计数是通过染色的方法显示不同类型白细胞的形态和着色特点，并分类计数。

中性粒细胞在体内起着重要的防御作用，当机体受严重细菌感染时，其比例显著增高。嗜酸性粒细胞具有抗过敏和抗寄生虫作用，在机体变态反应和寄生虫病时明显增多。嗜碱性粒细胞数量增多见于肿瘤转移、铅中毒等。淋巴细胞是机体免疫应答功能的重要细胞成分，其总数增加多见于结核、传染性肝炎，减少多见于感染急性期、放射病、细胞免疫缺陷等。单核细胞是巨噬细胞的前身，它们都能消灭入侵机体的细菌，吞噬异物颗粒，消除体内衰老损伤的细胞，其数量增加多见于结核、急性传染病恢复期等。

（五）血小板

血小板反映机体的凝血状态。感染、恶性肿瘤、外伤、运动后等可以使血小板计数升高。凡引起血小板破坏增多、血小板生成减少的因素均可导致血小板总数降低。

（六）网织红细胞

网织红细胞是反映骨髓造血功能的重要指标，骨髓造血越活跃，网织红细胞越多。

四、血液生化指标的测定

血液生化检查指标包括血糖、血脂、肝功能（总蛋白、白蛋白、球蛋白、丙氨酸氨基转移酶、天冬氨酸氨基转移酶、总胆红素、碱性磷酸酶、谷氨酰转肽酶）、肾功能（尿素氮、肌酐、尿酸）等指标。动物在取血前应禁食、禁水 4~8h。分离血清后，常采用全自动生化分析仪进行测定。

（一）血糖

血清中的糖称为血糖，通常是指葡萄糖。血糖增高提示糖尿病、内分泌疾病、肝脏和胰腺疾病，降低提示胰岛素过多或对抗胰岛素的激素分泌不足。

（二）血脂

血脂指标包括胆固醇、甘油三酯、低密度脂蛋白、高密度脂蛋白。总胆固醇增高常提示肥胖、糖尿病、甲状腺功能低下、肾病、脂代谢异常，降低提示甲状腺功能亢进、艾迪生病、肝硬化等。甘油三酯增高提示高脂蛋白血症、肥胖症、动脉硬化症、痛风、甲状腺功能低下、库欣综合征、糖尿病等，降低提示甲状腺功能亢进、慢性肾上腺功能不全、脑垂体功能低下、肝硬化等。

（三）肝功能

肝功能指标包括总蛋白、白蛋白、球蛋白、丙氨酸氨基转移酶、天冬氨酸氨基转移酶、总胆红素、碱性磷酸酶、谷氨酰转肽酶等。这些指标增高多见于肝炎、脂肪肝、肝癌等疾病。

（四）肾功能

肾功能指标包括尿素氮、肌酐、尿酸等，增高多见于肾功能不全、急性肾小球肾炎、痛风等疾病。

五、病理解剖及组织取材

实验后对动物进行尸体解剖是动物实验中的重要方法。对死亡动物所进行的观察以肉眼为主，必要时辅以放大镜、量尺、称量工具等。解剖后对动物各组织器官的形状、大小、重量、质地、色泽、表面及切面形态、与周围组织的关系等都要做细致的观察、测量、取材和记录，必要时要留取影像资料。

（一）皮下检查

动物以仰卧姿势固定，沿正中线从耻骨前缘至下颚剪开皮肤，再分别从耻骨前缘横至左右髋部，下颚后横至左右耳根部剪开皮肤，然后向左右两侧用钝器剥离皮肤。观察要点如下：

1. 观察皮下组织有无水肿、脱水、出血、炎症和脓肿等。

2. 观察表浅淋巴结有无肿大、肿瘤。

3. 观察下颚部淋巴结、唾液腺的外形、硬度、活动度、色泽，有无粘连、出血和水肿等。

（二）腹腔脏器

用镊子夹起腹肌，沿正中线用剪刀从耻骨前缘至剑突剪开，再分别横向剪至肋最下位处和髂骨粗隆处，将腹肌翻向左右两侧。

1. 观察腹膜和大网膜的颜色和状态、腹腔内脏器位置、大小是否正常、膈肌与肝脏是否有粘连，腹腔内有无积液、血液或炎性渗出物。腹腔内脂肪是否丰盈。

2. 切开胃、肾脏韧带，剥离胰腺取出脾脏观察大小、厚薄、硬度；观察包膜紧张度，包膜表面是否平滑，是否有皱纹，必要时切开，检查切面变化。观察胃的充盈情况，分别剪断贲门上部和幽门下部，取出胃组织，观察浆膜面后，沿胃大弯剪开，观察内容物的量和性状。生理盐水清洗，观察黏膜是否有出血和感染坏死灶。检查大肠、小肠有无出血、水肿。取出十二指肠至直肠末端肠段，首先观察肠系膜淋巴结是否有肿大、出血；十二指肠、空肠、回肠、盲肠、结肠、直肠各段的浆膜面是否有充血、粘连、渗出物或穿孔。剪开肠管观察内容物的性状，有无寄生虫，黏膜面有无脱落、出血、水肿、感染、坏死等。

3. **肝脏胆囊观察** 剪断肝镰状韧带，取出肝脏，观察各叶与膈肌面及侧面，检查肝的形状和色泽，有无充血、出血、瘀血、脂肪变等。左右两叶上缘切开数个切面，观察有无膨隆、小叶结构清晰与否、门静脉区是否扩大、胆管和血管是否扩张等。剪开胆囊观察黏膜及胆汁的量和性状，检查胆汁中有无结石和寄生虫等。

4. **肾脏及输尿管观察** 观察肾淋巴结有无异常，输尿管有无扩张。剥离肾周脂肪组织，取出肾脏，观察色泽、大小，左右是否对称；剥离包膜，观察剥离是否容易，包膜与肾表面有无粘连；肾表面有无出血。横切肾脏观察皮质与髓质的厚度，有无出血，三层结构清晰度，肾盂状态有无出血、充血等。

5. 观察膀胱充盈程度，然后从尿道后部剪开前列腺和膀胱，检查尿液的性状，是否有结石、血尿，膀胱黏膜是否有出血。剪开睾丸鞘膜检查雄性动物睾丸大小，将睾丸、附睾一起切开，观察睾丸、附睾有无病变。观察雌性动物是否怀孕，子宫是否有积水、卵巢是否肿大等。

（三）胸腔脏器

1. 用直镊提起剑突，沿左右两侧肋软骨结合处向上剪断至胸锁关节，切开胸骨、肋软骨,观察胸腔各脏器位置及彼此相互关系,两肺表面与胸壁有无粘连,观察胸膜、胸腺的颜色及状态、胸腔内有无积水,如有异常内容物要观察量、色等性状。

2. 观察心包色泽、光滑度及心包积水量、颜色、性状,在气管分支部上方切断气管,观察肺门淋巴结,切断纵隔膜,取出肺及心脏。切断心脏顶端动静脉起始部,将心脏和肺分离。

(1)首先检查两侧肺表面有无出血、炎症变化,有无实变和肺气肿现象。必要时将肺切开,检查肺的切面是否发生实变、气肿、萎缩等变化,轻轻挤压时有无内容物自小气管内排出。

(2)剪开心包膜,暴露心脏,观察心脏的外观、大小、心外膜情况。切开左右心房及心室,观察血量。观察心房、心室的内壁是否有出血和感染。心内膜、瓣膜、心肌、柱状肌和乳头肌有无异常。

（四）其他

1. 颈部检查 切断颈部肌肉暴露气管,剥离下颌骨组织,切断舌与下颌骨的连接。整体摘出舌、喉头、气管、食管、甲状腺(旁腺)。

2. 上消化道 先检查舌黏膜是否有出血和溃疡;咽部、两侧扁桃体的表面是否存在出血和炎性渗出物;自上而下剪开食管,检查黏膜表面有无出血、溃疡等。

3. 上呼吸道 检查喉头声门周围黏膜有无出血、水肿。自气管膜部剪开气管、支气管,检查黏膜有无充血、出血,是否存在炎性渗出液。

4. 脑和脊髓 首先检查头皮和皮下有无糜烂、出血、外伤,颅骨有无骨折、缺损,有无畸形。取下颅盖骨,观察硬脑膜的紧张度,硬脑膜下有无充血、出血。剪开硬脑膜取出脑,检查脑的两侧是否对称,沟和回有无异常变化,有无软化区域。用脑刀切开,察看实质切面,观察实质和髓质的厚度、色泽、两者的界限是否清晰;有无梗死灶、出血灶、脓肿、干酪样坏死、瘢痕等。观察垂体的体积、色泽、质地,有无出血等。

（五）组织的固定和保存

组成细胞的主要成分为蛋白质、脂类和糖类,根据研究目的选用不同的固定液和固定方法。

1. 4% 中性甲醛固定液 用于常规 HE 染色、免疫组化等的组织固定。以 pH 7.2~7.4 的磷酸盐缓冲液配制,其固定效果优于一般的 4% 甲醛水溶液或甲醛生理盐水溶液。配方:甲醛(40%)100ml,无水碳酸氢二钠 6.5g,磷酸二氢钠 4.0g,蒸馏水 900ml。

2. 乙醇固定液 80%~95% 的乙醇溶液,具有硬化、固定、脱水作用,渗透力弱,但对组织中的核酸保护力强于甲醛,常用于有核酸操作的实验。

3. 乙醇-甲醛固定液(AF 固定液) 适用于皮下组织肥大细胞的固定,兼有固定和脱水作用,固定后的标本可直接投入 95% 乙醇脱水。

4. Bouin 固定液 适用于睾丸活检组织的固定,固定组织收缩很少,固定均匀,不会变硬变脆,但需现配现用。配方:饱和苦味酸水溶液(约 1.22%)75m1,甲醛 25ml,冰醋酸 5ml。

5. Carnoy 固定液 具有很强的穿透力,对细胞质和细胞核固定良好,特别适合固定外膜致密的组织,亦适用于糖原和尼氏小体固定。配方:无水乙醇 60ml,三氯甲烷 30ml,冰醋酸 10ml。

6. Zenker 固定液 固定后的组织细胞核与细胞质染色清晰,但较昂贵且须特殊处理,固定液需避光以免失效。配方:升汞 5g,重铬酸钾 2.5g,硫酸钠 1g,蒸馏水 100ml。

7. **50%甘油生理盐水**　用于保存脑、脊髓,将整个颅骨浸没于其中。

固定组织时,应注意以下几方面事项:

1. **固定液的量**　固定组织时,固定液要足量,一般应为组织块总体积的 5~10 倍,也可达 15~20 倍。而且应在组织取下后立即或尽快放入适当固定液中。

2. **固定液的穿透性**　一般固定液在 24h 内能穿透厚度大于 2~3mm 的实体组织或 0.5cm 的多孔疏松组织。

3. **固定时间**　大多数组织应固定 24h。

4. **固定温度**　大多数可在室温固定。低温时,固定时间要相应延长。

六、免疫组织化学技术

免疫组化的基本原理是利用显色剂标记的特异性抗体,在组织或细胞原位通过抗原抗体反应和组织化学显色反应检测特定抗原,从而对相应抗原(多肽和蛋白质)进行定性、定位和定量分析。免疫组化的基本过程包括抗体的制备和标记、标本(细胞或组织)的制备、组化染色和结果观察,其中抗体标记是直接影响实验灵敏性的重要环节。抗体标记物包括荧光素、酶、金属离子、放射性核素等。

(一)免疫荧光组织化学技术

Coons 和 Coworkers 于 l941 年通过荧光素标记抗体,并借助荧光显微镜检测可溶性肺炎双球菌多糖抗原获得了成功,建立了免疫荧光技术。1958 年以后异硫氰酸荧光素(FITC)等新型荧光物质的合成及新技术、新仪器的出现,使免疫荧光示踪技术得到迅速推广。

检测操作流程(直接法):

1. 细胞爬片、涂片经丙酮固定 10min 后进入 PBS 充分洗涤;石蜡切片脱蜡入水后,抗原修复之后进入 PBS 洗涤。

2. 适当稀释的荧光标记的目标蛋白抗体于温盒内 37℃环境下孵育 30~60min。

3. PBS 洗 3 次,每次 3min。

4. 0.1% 伊文蓝衬染 3min。

5. 蒸馏水洗,水溶性封固剂封片。

(二)免疫酶组织化学技术

常用的方法技术有 PAP 法、ABC 法、SP 法及 PV 两步法等 20 种以上。与免疫荧光相比,具有不需要特殊显微镜、染色标本可长期保存等优点。常用的标记酶为 HRP、AKP 及 GO 等。

PV-9000 是将二抗抗体分子的单价 Fab 段与酶聚合在一起,与一抗结合后,直接用底物进行显色的方法。此方法由于简单、快速、敏感性强且避免了内源性生物素所造成的背景染色,已有逐渐取代其他免疫酶组织化学检测方法的趋势。

PV 法操作流程:

1. 石蜡切片脱蜡至 PBS。

2. 0.3% H_2O_2 甲醇液或 3% H_2O_2 室温孵育 20min。

3. 抗原修复。

4. 滴加适当稀释的一抗,37℃下 30~60min 或 4℃过夜。

5. PBS 洗涤。

6. 酶标记二抗, 37℃ 30min 或室温 60min。

7. PBS 洗涤。

8. 0.04% DAB 显色 (需镜检控制显色时间)、水洗、复染、封片。

（三）免疫胶体金检测技术

是利用金属离子和金属蛋白复合物, 应用免疫组化原理检测组织内抗原抗体的技术, 常用胶体金 (铁、汞等) 重金属离子。由于胶体金容易制成各种大小的颗粒且有很高的电子密度及分辨率, 又不影响抗体的活性, 因此既可用于免疫组化又适于免疫电镜技术。

免疫金银染色法 (IGSS) 操作流程：

1. 脱蜡至 TBS 缓冲液 (0.05mol/L, pH 7.4)。

2. 抗原修复。

3. 用 1% 卵蛋白 (EA) 溶液, 15min, 不洗。

4. 特异性免疫抗体 37℃ 120min 或 4℃ 20h。

5. 0.05mol/L TBS 洗涤, 改用 0.02mol/L TBS (0.1% BAS) 洗 10min。

6. 1% 卵蛋白, (EA) 溶液, 15min, 不洗。

7. PAG (1 : 15) 室温孵育 60min。

8. 1% 戊二醛 10min; 双蒸水洗 5min。

9. 1% 明胶洗 5min; 银避光显影 8~15min; 双蒸水洗 15min。

10. 用固定液 (15% 硫酸钠、20% 硫代硫酸钠混合液) 固定 5min。

11. 1% 戊二醛固定 5min, 温水洗。

12. 核固红或甲基绿衬染, 常规脱水封片。

第三节 动物模型分析检测技术

随着科技的发展, 动物模型的分析技术在常规病理检查、组织检测分析的基础上已进入高科技阶段, 分子影像技术、数字化病理分析技术、生物信息学技术、组学技术、胚胎技术、芯片技术、芯片遥感技术、芯片条码技术、行为学技术等在模型分析方面得到广泛应用, 使动物模型分析进入活体、即时、无创阶段, 结合经典的分析技术, 在研究生命现象、疾病发展过程等方面有了更科学、快速的方法, 极大地促进了生命科学和医药、农业、环境等领域的创新研究。在欧美等国, 实验动物分析已经出现专业化、集成化和商业化的趋势, 形成了技术齐全的分析中心或实验医学中心, 极大地提高了研究效率。中国一些药物安全评价机构和实验动物研究机构已经出现了实验动物分析专业化、集成化的雏形, 开始提供社会化的动物模型分析技术服务。

一、分子影像分析技术

应用影像学方法, 对活体状态下的生物过程进行细胞和分子水平的定性和定量研究, 即为分子影像学。分子影像技术可对各种肿瘤、心脏疾病、血管疾病、神经退行性疾病、骨疾病等疾病动物模型进行分子影像学定量分析评价。分子影像技术包括计算机断层成像(CT)、单光子发射计算机断层成像(SPECT)、正电子发射断层成像(PET)、磁共振成像(MRI)、超声成像、活体动物体内光学成像等。

(一) CT 成像技术和 SPECT 成像技术

CT 技术产生于 20 世纪 70 年代,使用 X 射线以各个角度透射组织,得到大量二维截面图片,再经计算机处理转化成三维图像。CT 与所有的 X 射线显像技术一样,对坚硬组织成像效果最好,比如骨骼。因此,CT 常用于动物骨疾病的研究,如骨质疏松、骨性关节炎、动物模型潜伏期的骨结构和骨密度改变的研究。

CT 还常用于脑组织扫描,脑是软组织,故 CT 成像效果不佳,但在 CT 扫描前,如果通过动物静脉注入 X 射线无法穿透的防辐射染剂,染剂会被血流输送到全身并覆在血管壁上。此时脑 CT 扫描可以显示出脑组织的血管分布,通过某些脑区的血管分布的缺失或者充盈,可以推测出这些脑区损伤与行为或心理活动变化的关系。

小动物的 CT 能清晰地对小鼠骨小梁进行显像,也可作为软组织参数评价的一种快速方法,如活体测量小鼠脂肪组织或测量血管结构。

SPECT 是 CT 技术的扩展。这种技术使用可以发射单光子的同位素标记扫描区域,如脑区位置。动物接受同位素注射后,如碘的同位素 ^{123}I,放射性同位素随血流输送至大脑。因为脑活动增加时局部的血流会增多,激活的脑区会含有高浓度的同位素。用扫描器探测这些同位素发射的光子,就可以测定脑活动的状况。SPECT 适用于脑区活动的定位,但它采集信息的时间会滞后 20s 左右,因此不适用于认知的时间过程的研究。

(二) PET 成像技术

PET 是利用放射性同位素发射出的带正电荷的电子与负电子碰撞后,生成反方向放射的光子或者 γ 射线,由 γ 射线探测装置将收集的信息传输至计算机,经处理生成受试区域的精细影像。利用可以发射正电子的放射性同位素标记的各种配体如药物或化合物,可以从体外无创、定量、动态地观察生物内的生理、生化变化,监测标记药物在生物体内的活动。

进行 PET 成像需要在动物体内注射发射正电子的放射性同位素如 ^{18}F, ^{11}C, ^{11}O, ^{64}Cu 等标记的显像剂。^{18}F 被广泛用于标记葡萄糖、氨基酸、核苷、配体等分子作为显像剂,用以探查代谢、蛋白质合成和神经递质功能活动。^{18}F- 脱氧葡萄糖(^{18}F-FDG)是应用最广泛的显像剂,它是葡萄糖的类似物,与葡萄糖的差别在于 2 位的羟基被 ^{18}F 取代。^{18}F-FDG 对大多数肿瘤能较好显像,还可用于检测心脏以及脑部的葡萄糖代谢状况和对器官功能的评价。^{18}F-FDG 心肌 PET 显像是评价心肌存活的"金标准",与心肌灌注成像结合应用,根据代谢 - 灌注是否匹配,可以有效地判断心肌细胞有无活性。

PET 对脑的疾病诊断和认知功能的研究具有非常重要的作用。小动物 PET 的分辨率可以达到 1mm 左右,能够清楚辨识大小鼠丘脑、纹状体、皮层亚结构等脑内结构,通过放射性同位素标记的受体分子探针可定量或半定量地测定受体的密度分布和亲和力,以评价神经元功能活性,进行神经系统疾病动物模型的研究。

除了观察脑区活动情况,PET 技术经过改进后可以用于脑内神经递质系统的研究。可以将放射性同位素标记某种受体的配体,利用配体与特定类型的受体结合,探测脑内递质受体分布的位点和密度;也可以利用其他放射性标记的化合物直接与脑内物质结合,检测脑内各种物质的分布密度和位置;还可用于戒毒、药物成瘾性和依赖性等研究。

（三）MRI 成像技术

MRI 是利用射频电磁波对置于磁场中含有自旋不为零的原子核的物质进行激发，产生磁共振，用感应线圈采集磁共振信号，按一定算法进行处理而建立的一种数字图像。在所有分子影像技术中，MRI 的软组织对比分辨率最高，对颅脑、脊椎和脊髓病的诊断最优，不仅可显示大脑、中脑、小脑、脑干、脊髓、神经根、神经节等细微的解剖结构，还可以清楚地分辨肌肉、肌腱、筋膜、脂肪等软组织。

MRI 在动物实验和人类疾病动物模型研究方面主要包括：①病变过程和发病机制研究；②药理研究；③药效评价；④思维的生理过程，思维信息传递；⑤动物的脑图谱；⑥代谢变化和血流变化，评价肿瘤血管的形成；⑦基因表达与基因治疗成像。

MRI 无放射性风险，使用成本低，图像的精致性与 PET 相似，而生成图像与检测部位活动的时间差可缩短到 1s 左右，远远快于 PET。MRI 主要缺点是检测时需要受试动物的整个身体都置于扫描仪内，且不能随意移动，这使认知或行为实验范式的实施受限。另外，因为 MRI 扫描仪有强大磁场，使实验附加的其他电子仪器完全不能发挥作用，因而限制了研究应用的范围。

（四）超声成像技术

超声成像技术是运用超声波的物理特性和动物体的声学特性，对动物组织器官的形态结构与功能状态作出判断的一种非创伤性检查技术，是将雷达技术、声学原理与医学相结合的诊断技术。超声成像技术可以采集动物体内脏器、组织、血管和血流的图像，常用来判断脏器的位置、大小、形态，确定病灶的范围和物理性质，以及进行心脏功能检查、妊娠检查等。

超声成像分为 A 型（幅度调制型）、M 型（辉度调制型）、B 型（B 超）、D 型（超声多普勒诊断）、彩色多普勒血流显像（彩超）。

B 超是针对脏器或组织的二维成像，在超声成像检查中应用最为广泛。超声多普勒诊断是专门针对血流信息的检测与显像。与影像技术的其他方法相比，能实时提供组织和检测目标的运动信息一直是它独具的优点和特色，尤其在心血管系统疾病的检查中起到了各种形态学成像方法所无法替代的作用。彩超是在 B 超显示脏器形态结构的基础上，同时对该脏器某区域进行二维的彩色血流显示，以评价该区域内的血流动力学指标。彩超在心脏、外周血管检查及某些肿瘤的良恶性鉴别上，能进一步补充和完善 B 超的诊断。

超声成像的优点是无放射性，简便易行，可重复检查，图像层次清楚，现场获得结论，无特殊禁忌等优点，缺点是穿透性差，且由于超声本身的一些复杂物理效应，常在图像中伴有伪像。

（五）活体动物体内光学成像技术

活体动物体内可见光成像是近年来发展起来的一项新的细胞、分子与基因表达的分析检测技术，它主要利用生物发光或荧光的特点，以荧光素酶标记细胞、病毒、基因，或者利用荧光报告基因或荧光染料标记生物大分子，借助于灵敏的光学检测仪器，可以直接追踪并观测标记细胞在体内的活动及标记基因在体内的表达，或者标记的大分子物质在体内的分布，从而进行一系列分子生物和药物在活体动物体内的研究。

相对于其他分子影像分析技术，活体动物体内光学成像具有许多独特的优点：操作简便、结果直观、测量快速、灵敏度高、标记靶点多样及费用低廉。因此，其在生物医学领域得到了广泛应用。

1. **肿瘤学方面的应用**　可以直接快速地测量各种癌症模型中肿瘤的生长和转移,并可对癌症治疗中癌细胞的变化进行实时观测和评估。

2. **免疫学与干细胞研究**　将荧光素酶标记的造血干细胞移植入脾及骨髓,可用于实时观测活体动物体内干细胞造血过程的早期事件及动力学变化。

3. **病原研究**　以荧光素酶基因标记病原微生物后,可观察病原对肝、肺、脾、淋巴结或神经系统侵袭。多种病毒、腺病毒、慢病毒、乙肝病毒、细菌等已被荧光素酶标记,用于观察病毒对机体的浸染过程。

4. **基因功能研究**　应用荧光素酶基因作为报告基因,在体内观察一个或多个感兴趣的基因及其产物;观察细胞中或活体动物体内两种蛋白质的相互作用。

5. **转基因动物疾病模型**　将荧光素酶基因插入目的基因启动子的下游,并稳定整合于实验动物染色体中,形成转基因动物模型。通过这种方法实现荧光素酶和目的基因的平行表达,从而可以直接观察目的基因的表达模式,包括数量、时间、部位及影响其表达和功能的因素等,也可用于研究动物发育过程中特定基因的时空表达情况,观察药物诱导特定基因表达,以及其他生物学事件引起的相应基因表达或关闭。

活体小动物可见光成像技术的实施可具体分为以下几部分。

1. **细胞或动物的标记**　根据实验内容和目的使用特定的荧光素酶基因标记目的细胞或动物。

2. **体外预试验检测**　在成像前,还需要利用多孔板检测一下目标物标记是否成功,荧光素酶或荧光蛋白的表达强度等,并据此筛选阳性克隆、绘制标记物的发光梯度曲线等。

3. **活体预处理**　通过注射麻醉药或吸入麻醉的方法将实验动物麻醉。对于生物发光实验来说,还需要注射底物荧光素,之后放入成像暗箱进行观察。

4. **成像检测**　最佳的检测时间是在注射底物荧光素后 15~35min 之间。需要注意的是,对于不同的动物模型,发光动力学过程并不完全一致,最好先进行预实验确定何时发光信号最强。成像检测时间一般是 1~5min,如果信号特别弱,也可以延长至 10min,如果信号特别强,也可在 1min 以内。对于荧光来说,检测时间是 1s 以内。为节约时间,检测生物发光,最多可同时检测 5 只小鼠。对于荧光实验,麻醉好就可以马上检测。由于激发光照射的角度会影响检测的信号值,所以荧光实验建议每次只检测 1 只动物。

二、数字化病理分析技术

数字化病理就是指将数字化技术应用于病理学领域,数字病理系统主要由数字切片扫描装置和数据处理软件构成。通过全自动显微镜或光学放大系统扫描采集得到高分辨数字图像,再应用计算机对得到的图像自动进行高精度多视野无缝隙拼接和处理,获得优质的可视化数据以应用于病理学分析。

三、生物信息学技术

随着海量数据的产生,实验动物领域的数据量规模越来越大,应注重信息数据库以及信息化平台建设,以实现信息与资源的共享。例如,美国 Jackson 研究所作为世界上最大的遗传保种和遗传研究中心,除了将其小鼠品系资源进行信息化之外,还相继根据其研究成果建立了"小鼠基因组信息库"(mouse genome informatics, MGI)、"小鼠基因表型数据库"(mouse phenome database, MPD)、"小鼠肿瘤生物学数据库"(mouse tumor biology database, MTD)等。美国威斯康星大学医学院建立了大鼠基因组数据库(rat genome database, RGD),其内容涵盖了大鼠品系、基因组、基因功能以及与人、小鼠之间的多种比较医学信息。欧盟也建立了欧洲突变小鼠资源库(the European mouse mutant archive, EMMA),对国际小鼠表型分析联盟(international mouse phenotyping consortium, IMPC)所产生的大量疾病动物模型进行信息化。此外,美国国立卫生研究院(NIH)另建立了一个专门针对疾病动物模型资源的数据库(link animal models to human disease, LAMHDI),收录了 5 万多条数据,供生物医学研究者对疾病动物模型相关资源如品系、文献等数据进行搜索与研究。

中国医学科学院医学实验动物研究所建立了一个实验动物品系数据库(http://www.cnilas.org/plus/list.php? tid=158),包含小鼠、大鼠、兔、犬等多物种实验动物品系数据。这些疾病动物模型资源库的建立,不仅有利于疾病动物模型的信息交流与资源共享,同时也为生命科学与医学的进一步发展带来了契机。大数据平台和云计算已经开始应用在实验动物领域,推到了实验动物学的进展。

四、组学技术

基于实验动物发展起来的各种组学技术是生命科学和医药科学创新的前沿领域,对实验动物学的发展具有巨大的推动作用。利用组学技术,可以系统分析实验动物物种的基因组、蛋白质组、代谢组信息,进而推到人类医学研究。

五、其他技术

在实验动物学领域,还有一些技术用于动物模型分析,包括胚胎技术、芯片技术、芯片遥感技术、芯片条码技术、行为学技术等。行为学分析检测技术的类型和方法将在下一节作详细介绍。

第四节　动物模型行为学分析

行为学是分析评估动物模型的重要指标,近年针对啮齿类动物开发的行为学实验一般适用于小鼠、大鼠。不同证候模型或疾病模型的实验动物外在差异表现是客观存在的,尽管这种差异甚微,但可以通过行为学检测而被研究者所捕获并量化,特别是涉及认知、判断、思维、学习和记忆等高级神经活动所控制的行为的精确测评,是衡量疾病模型优劣的基础。

一、自主活动度检测方法

（一）间歇观察

间歇观察是利用肉眼或者照相设备，观察动物在一定间隔内的活动状况。该方法主要用于药理实验中镇静剂和兴奋剂对运动功能影响的研究。本方法的优点是观察时间长，可以全面、客观地反映动物的活动和体能状况。不过，此方法适合于小样本实验研究，对于大样本实验，因为耗时多，不便于同时开展其他检测，所以实用性相对欠缺。

（二）旷场行为测试

旷场行为测试是在一个开放的空间测试动物的自发活动。测试时将动物从饲养笼中转移到矩形或圆形的透明观察室，待动物适应新环境10min后，开始记录其自发活动及变化，一般观察30s~1min，以动物水平和垂直运动次数来衡量其活动的强弱。其优点在于，可在同一时间段、相同环境下比较不同组动物的活动状态，客观定量地反映活动量及自主活动功能。

在啮齿类动物中，旷场行为测试反映动物对新异环境的探索、适应和伴随的情感变化，可以评价动物在新环境下的兴奋性、适应性、探求行为和焦虑紧张等。在犬行为的研究中，旷场行为测试主要用于测试衰老对犬认知和行为的影响以及评价神经药物对犬的作用。此外，旷场行为测试还用来分析家禽、猪和马等动物的行为遗传、个体的性情差异和恐惧焦虑等行为。

二、体能、肌力和协调运动的检测

（一）强迫游泳实验

通过评价大鼠、小鼠的游泳能力，用于评估前庭运动功能。在每天的同一时间进行测试，将动物放置入合适大小的游泳箱内并开始计时，记录从开始游泳到放弃的时间，隔3天后重复测一次。对于强迫游泳实验，水温是很重要的环境因素，每次游泳的水温应控制在25℃左右，上下不超过1℃。

（二）步态分析法

步态分析系统是一套用于定量评估啮齿动物足迹和步态的工具，可用于评估神经外伤、神经退行性疾病、神经系统疾病以及疼痛症状群等动物模型的运动协调能力。其工作原理是让动物无任何强迫地从玻璃步行台的一端走到另一端，置于玻璃板下方的高速摄像机通过发光技术捕捉动物的足迹并录制成视频。

步态分析系统可以测定行走速度，进行数据选择和分析，还可以探测压力差异，从而测量动物体重在四脚的分配情况。测量的参数包括着地时间、悬空时间、步幅、步宽、步序、压力、四肢协调性等。

（三）钢丝悬挂实验

钢丝悬挂实验是检测小鼠的神经肌肉异常和运动力量的简单方法。平衡力和抓力对于小鼠维持它身体的悬吊是必需的。这里使用了一个标准的钢丝笼盖。这个盖子的周围用布带或条带遮盖起来防止小鼠从边缘出来。研究人员要轻轻摇晃这个盖子三次让小鼠抓住钢丝,然后把盖子翻过来,高于笼子底层20cm,然后记录小鼠从钢丝盖上跌落的延迟时间。

(四)握力实验

根据小鼠善于攀爬,喜用爪抓持物体的习性,设计出握力实验,用于评价动物肌肉力量或神经肌肉接头功能。将小鼠置于细线或细金属线上,两端用支架固定好,距地面30cm水平悬空,小鼠会用前肢悬于细线上。观察小鼠是否会用四肢抓住细线,以及抓住细线时间的长短,以反映小鼠的体力。正常小鼠会同时用后肢抓住细线并在5s内攀住细线,小鼠在5s内不能用后肢攀住细线或从细线上滑落者,即视为抓握能力受到损伤。

(五)滚轴实验

滚轴实验需要动物在滚轴上保持平衡并连续运动,是广泛采用的检测运动协调性的实验。运动的调节及平衡能力是通过小鼠在一个旋转棍子上的表现来衡量的。实验时将动物置于转棒仪的滚轴上并避免滑落。转动滚轴时,根据实验要求可选择恒速、加速度模式。动物滑落下来时会相应地停止下面的传感平台,并记录动物从滚轴掉下的潜伏期。

小脑的缺陷导致小鼠在旋转测试上表现不足。走路摇晃、蹒跚都是小脑神经自然突变的症状表现。走路摇晃的突变小鼠失去了下橄榄体、小脑颗粒状神经元及浦肯野细胞;走路颠簸的小鼠表现出浦肯野细胞的神经支配缺陷及一些坏死的小脑颗粒细胞;走路蹒跚的小鼠则表现出小脑皮层退化。

(六)直杆实验

直杆实验是用来测试小鼠运动协调和平衡能力的最简单装置实验。一个金属或塑料杆,直径大约2cm,长度为40cm,用布带子捆裹来提高摩擦力。小鼠被放在杆的中央,这个杆开始的时候被水平放置,然后慢慢抬到一个竖直的位置。从杆上掉下来的延迟时间是一个依赖变量。正常的小鼠都能在杆上不掉下来,还能沿着杆向上或向下走,而运动协调和平衡能力有缺陷的小鼠通常会从杆上掉下,且通常发生在杆达到45°之前。

(七)抓取食物实验

对小鼠伸手并抓住食物的过程评估可以定义肢体的一系列精细动作的协调能力。禁食16h的小鼠被放置在一个高10.5cm、长宽各6cm的有机玻璃箱内,在箱体的每一面上5.4cm高处部有一个直径9mm的小洞,在外面水平台面上放置制作成小粒状便于抓握的食物。小鼠可以通过小洞使用一个瓜子拿回食物。对小鼠伸出、抓住和收回前爪的行为进行视频记录。记录小鼠从发现食物到成功抓住的时间定义为伸手时间,如果小鼠抓住并持有颗粒饲料,则抓取是成功的。成功地收回并把食物放回嘴边吃掉,则收回是成功的。

除以上几种检测方法,常用来检测动物运动协调及平衡、力量、体能的方法还有平衡木测试、楼梯实验、网屏实验、衣架实验、U形杠实验、孔板实验、倾斜板实验、烟囱实验等。

三、动物认知行为检测方法

认知过程就是信息的接受、编码、储存、提取和使用的过程。动物认知涉及广泛的研究范围,从动物知觉、感觉、本能到动物学习、记忆和思维过程各个层次。动物认知研究具有一些特定的实验范式和经典任务,最常用的方法是使用各种迷宫。在迷宫实验中通常采用的指标为：受试者达到某一指标标准前所需要的学习次数；每轮实验的错误次数和产生的位置；每轮实验所需要时间以及实验中的行为表现等。

（一）T形迷宫和Y形迷宫

T形迷宫和Y形迷宫的原理是基于小鼠、大鼠喜好探索新环境的天性，可以评价动物的记忆力以及行动中的注意力和焦虑水平。

典型的T形迷宫由不透明的一个主干臂和两个目标臂组成，两个目标臂分别置于主干臂左右并与主干臂垂直组成T形，主干臂内用一闸门隔出一小块空间作为起始箱。小鼠或大鼠被放置在起始箱中，打开闸门，让其从主干臂爬行至目标臂，自由选择探索其中一个目标臂。一旦受试动物选择其中一个臂，即为结束并重复一次实验。通常情况下，受试动物第二次会进入相反的目标臂。这构成了一个单一的交替试验。一般在开始时先做5次完整的交替选择，24h后再做5次，将10次的结果合并用于统计分析。

Y形迷宫类似于T形迷宫，但是为透明的有机玻璃制成，可以使动物利用环境进行方向识别。迷宫包含3个相同的臂，各120°角度。中心平台是边长9cm的开放三角形。每个臂的内壁上有特定的花纹，便于动物区分。开始时将受试小鼠面对一个臂的远端壁放置，并允许其自由探索装置5min，实验员须离开其视线，用视频监测其运动情况。记录分析受试动物离开起始臂的时间以及对不同臂的进入次数等。

（二）放射臂迷宫

最常用的放射臂迷宫为八臂迷宫，也有十二臂或十六臂迷宫。它由8~16个完全相同的臂组成，这些臂从一个中央平台放射出来，每个臂尽头都有食物盒。迷宫上方不同位置悬挂一些不同形状、不同颜色的可视路标。放射臂迷宫的原理是分析动物取食的策略即进入每臂的次数、时间、正确次数、错误次数、路线等参数，反映动物的空间记忆能力。其操作简便，重复测量的稳定性较好，且能区分短期的工作记忆和长期的参考记忆，现已被广泛用于测量动物的工作记忆和空间参考记忆功能评价，特别是测试大脑损伤动物模型的学习和记忆方面的表现。

放射臂迷宫最常用的实验方案有两种：一是在所有臂上的食物盒中都放有食物，把实验动物放置在中央平台上，记录动物进入放射臂的正确次数（未探索过的臂）及错误次数（已探索过的臂）。二是只在某几个臂内食物盒中放置食物，记录动物进入放射臂的正确次数（进入有食物的臂）和错误次数（进入没有食物的臂）以及探索路线。

放射臂迷宫中动物完成试验的主要动机是获得奖励（食物），也有科研人员通过对放射臂迷宫的改进，使动物完成试验的动机由获得奖励变为逃避惩罚（如电击）。

小鼠和大鼠具有良好的空间辨别能力，能很快学会并准确操作迷宫。因此，T形迷宫、Y形迷宫和放射臂迷宫均被广泛用于测试动物的空间学习能力、交替行为、条件识别和工作记忆。

（三）Morris水迷宫

Morris水迷宫由英国心理学家Morris于1981年发明并用于动物的学习记忆研究，是目前研究学习记忆能力或空间认知加工策略最经典的实验方法。迷宫实验装置为一个盛满不透明液体的圆形水池，水池分成东南西北4个区域，在其中一个区域的中央液面下隐藏着一个小平台，距离液面1~2cm，水池上方悬挂一些动物可视的路标来定位平台。其原理是利用小鼠、大鼠天生避水逃生的本能，观察其寻找水平面下平台的学习或记忆过程，通过摄像对动物的行为进行实时记录,并运用专业软件对动物的运动轨迹进行分析。

Morris 水迷宫的测试程序主要包括定位航行试验、空间探索试验和可视平台试验三个部分。定位航行试验历时数天,每天将大鼠分别从水池 4 个区域面向池壁放入水中若干次,记录其学习寻找平台的时间、游泳轨迹、游泳速度等。空间探索试验是在定位航行试验后去除平台,然后任选一个区域将动物放入水池中自由游泳,记录其在一定时间内的游泳轨迹、在每个区域停留的时间以及经过平台原来位置的次数,考察动物对原平台的记忆。进行可视平台试验时,使平台露出水面,并拆除所有可视路标,观察动物在某一固定点从水里爬上平台的时间,其目的是为排除动物运动和感觉功能差异对实验的影响。

Morris 水迷宫是现今使用频率最高的评价小鼠学习和记忆能力的系统。成功完成 Morris 水迷宫任务的标准以寻找到隐藏平台的时间以及在探索试验中对区域的选择为基础,能正常完成可视平台任务而在隐藏平台任务及探测试验中表现不足,可被认为是一种真正意义上的学习和记忆缺陷。

(四)Barnes 迷宫

1979 年,Barnes 首先采用 Barnes 迷宫评定动物的空间记忆能力。其由一个圆形平台构成,在平台周边,布满了很多穿越平台的小洞。平台的直径、厚度以及洞口宽度依不同实验动物而定,洞口数目依据实验者习惯确定,一般 10~30 个。将整个平台悬空,平台上方悬挂一些可视路标。在其中一个洞的底部放置一个目标盒,作为受试动物的躲避场所;其他洞的底部都是悬空的,受试动物无法进入其中。规定时间为 3min,每天训练 3 次,连续训练 4d。每次训练后都用酒精清洗,并通过转动平台来让其他洞口成为正确的洞口,但目标盒始终固定在同一方向,以确保动物凭借记忆而不是依靠气味找到正确洞口。Barnes 迷宫一般采用强光、噪声以及风吹等刺激作为实验动物进入躲避洞口的动机。

试验时,将受试动物放置在平台中央,给予刺激,记录其找到正确洞口的时间,以及进入错误洞口的次数以反映动物的空间参考记忆能力。也可以通过记录动物重复进入错误洞口数来测量动物的工作记忆。

Barnes 迷宫不需要食物剥夺和足底电击,因此对动物的应激较小,还充分利用了小鼠、大鼠找到并从小洞中逃脱的优越能力;测试对于动物的体力要求很小,能消除年龄因素对实验结果的影响;实验耗时较短;可以避免动物嗅觉对实验结果的影响。Barnes 迷宫对于突变型的表型行为的研究非常具有优势。

除以上 4 种迷宫,常用的迷宫类型还有高架十字迷宫、〇迷宫,以及适合于研究灵长类动物的大迷宫。此外,动物认知行为的检测方法还包括被动和主动回避实验、物体识别实验、黑白箱、瞬膜条件反射、种群识别等。

除了迷宫外,还有些穿梭实验、跳台实验、避暗实验和物体认知实验等。

四、动物激惹度的检测方法

(一)悬尾实验

此方法是评价抗抑郁药物的简单易行的实验方法。实验发现小鼠在无法逃避的应激条件下,其不动状态的表现反映了其绝望行为,可模拟人类的抑郁状态。根据此现象,研究者将小鼠的尾部悬挂使之倒立,从而复制出小鼠的绝望行为模型。一般悬尾实验持续 5min,

当小鼠被动悬挂期间1min内无任何活动时定义为不动状态。根据小鼠不动时间的长短可以反映小鼠的激惹程度。此方法虽然简单,但实验记录较难,因为小鼠转体或者扭动不规则,活动与静止状态无规律。

(二)夹尾实验

此实验根据小鼠对外加刺激尾部的反应来测试镇痛药的作用。将动脉夹夹住小鼠尾根部,距身体1cm处,致痛,小鼠迅速对这种伤害性刺激作出反应,表现出撕咬动脉夹或者其周围尾部。用秒表记录刺激与反应间隔的时间,间隔越长,说明小鼠对夹尾刺激反应越迟钝或者虚弱;反之,说明小鼠对夹尾刺激反应越敏感或激怒。

五、动物寒热性质的行为学检测方法

(一)闪尾或者甩尾实验

闪尾实验是一种脊髓反射实验,在此实验中小鼠能使尾巴离开强的聚焦光柱照射的区域。小鼠被轻轻放在一个平台上,使其尾巴沿一条窄沟伸展成一条直线。戴手套的手轻轻按在小鼠的背上,或者小鼠被轻轻地包在毛巾布里,尾巴露出来,并沿窄沟伸直。高强度,发热的窄光柱直接照射沟内一个小的离散点,离小鼠尾巴尖大约15mm处。几秒钟以后,光柱的热量使小鼠尾巴出现疼痛,小鼠就会将尾巴移离光柱区域。小鼠抽动尾巴离开光柱区的反应时间是一个因变量。反应时间可以由观察员用秒表手动记录,也可由自动闪尾设备内的计时器自动记录。光柱的强度由实验人员调整,以使被控小鼠的反应时间在4~6s之间。年龄和体重会影响小鼠尾巴的性能,因此需要对每个控制组的光柱强度进行再校准。用止痛药如吗啡处理小鼠,会使尾巴离开光区的反应时间延长。实验通常需要有10~30s的中断时间,在此期间从仪器上拿开小鼠,简短的时间中断能够避免小鼠尾巴的严重疼痛和组织损伤。每隔5min测量一次,测三次后取平均值可以提高精确度,而每次测验中都要使尾巴的不同区域位于光柱区内。

分别将小鼠尾巴浸入52.5℃热水和冰水中,然后再分别测量小鼠在热水闪尾实验和冷水闪尾实验中的反应时间。足底测试和闪尾实验有相似之处。聚焦光柱直接照射小鼠后爪的皮肤而不是尾巴。小鼠撤回爪子的反应时间要被记录下来。

(二)热板实验

热板实验则是将小鼠放置在52~55℃的水平板上。热板温度由实验员校正,使被控小鼠的反应时间在10s以内。高的塑料圆筒或方形筒放在水平面上圈住小鼠,防止小鼠走下水平面或者跳离实验仪器。几秒钟以后水平面的热度使小鼠的爪子开始疼痛起来。这时小鼠会抬起一只脚并舔舐脚底面。舔舐脚底面的反应时间可作为不舒服的可靠指标。观察员用秒表记录反应时间。因为在热板上有些小鼠会跳起来,有些会发出声音,因此许多研究者认为跳起和发声可作为抬脚的等价指标。自动化的热板实验设备测量的是小鼠跳起来的反应时间。该实验通常也需要30~60s的中断时间,其间从仪器上拿开小鼠,以避免其长时间接触热板引起组织损伤。如果用止痛药(如吗啡)或其他能引起痛觉迟钝的方法处理小鼠,那热板实验的反应时间将会延长。中断时间在热板实验中非常关键,它用来检验阻止痛觉传递的止痛药或者其他处理方法,同时也可避免动物爪子受伤。

六、行为学分析检测方法中应注意的问题

（一）行为测试方法的选择

以上所述各类行为学检测方法，都广泛应用于各类疾病动物模型的检测和药效的检测，但各种方法之间差异很大，缺乏统一标准。有些情况下，即使用同一器具、装置或设备测试动物的同一行为能力，各方法的表述也不一致。另外，每个研究者对同一种行为性状的测试方法也不同，对每种刺激使用方法和动物对刺激反应的评估也都具有一定的差异。

对于研究者来说，如果没有统一的标准，那么选择适合自己实验要求的方法就非常关键。部分方法可以直接采用他人的研究方法，而有些方法可以进行适当的改造，以期更加符合自己的实验需求。例如，目前对于学习记忆的研究进展十分迅速，各种学习记忆的理论不断出现，按照各种理论设计的行为测试方法也相应出现，研究者要把传统行为学研究方法和最新研究技术结合，根据研究目的和实验设计的需要，避开各种实验的缺点，合理选择行为学实验方法，使实验结果更加可靠准确。所以，一种理想的方法应该是多种方法的综合，而最好的标准是建立更接近人行为的动物实验方法。

（二）行为测试的有效性

建立任何行为测试方法都是为了在实践中加以推广使用，因此在实际使用中能够发挥作用的行为测试方法才是有效的。决定行为测试有效性的关键有两点：即行为测试方法要能够准确反映研究者希望测量的结果；行为的评价标准必须能反映出个体的行为差异。

行为测试中的大部分行为在遗传机制上都属于遗传 - 环境型，既受遗传制约，又受环境影响。遗传很大程度上决定个体的表现，例如许多行为学检测方法在检测神经系统功能缺陷时，表现出足够的敏感性，同时也存在着明显的品种差异，有些病理组织学结果和行为实验相关，另一些则无关或者相反。因此，行为测试方法的建立要精确地指向测试目的，如肌力及协调运动能力主要用于评估动物的运动功能，学习与记忆能力检测用于评价动物的高级中枢神经功能。同时，在设计评价标准时，要排除动物品种以及环境因素的影响，真正反映出个体的行为差异。

（三）行为测试的可重复性

一个行为测试方法能被推广的根本前提是它的可重复性。在测试过程和方法都相同的前提下，实际应用中所面临的首要问题就是当被测试对象、实验人员和测试环境变化时，测试结果之间要具有一定的相关性。

许多行为测试方法使用了几年或几十年，方法步骤虽然固定下来了，但操作人员、分析人员和测试环境都会发生较大变化。因此，许多研究者在行为测试的同时，还开展了外界因素对行为测试结果的影响分析，发现在一些方法中测试人员和评分人员对行为测试结果有显著影响。此外，在时间跨度较长的实验中，在测试时期内，动物的某些行为性状在遗传选育的作用下，可能会发生一些改变，或出现某些行为性状明显提高。上述因素都可能会造成对试验结果分析的误差。

一些研究者对行为测试的可重复性进行了较系统的研究。总体而言，在不同的试验方法中，都发现了行为测试结果具有一定相关性，但相对大量的行为测试方法来说，对行为测试的可重复性的研究还不够系统和细致，还需要进一步深入和加强。

参 考 文 献

1. 刘恩岐. 人类疾病动物模型. 第2版. 北京:人民卫生出版社,2014.

2. 孙靖. 实验动物学基础. 北京:北京科学技术出版社,2005.

3. 秦川. 实验动物学. 北京:人民卫生出版社,2010.

4. 秦川. 医学实验动物学. 第2版. 北京:人民卫生出版社,2015.

5. 刘恩歧,尹海林,顾为望. 医学实验动物学. 北京:科学出版社,2008.

6. 魏泓. 医学动物实验技术. 北京:人民卫生出版社,2016.

7. 中国科学技术协会. 2014-2015实验动物学学科发展报告. 北京:中国科学技术出版社,2016.

8. 冯作化. 医学分子生物学. 北京:人民卫生出版社,2005.

9. 蒋志刚,梅兵,唐业忠,等. 动物行为学方法. 北京:科学出版社,2012.

10. 王冬平,吴娜,隋丽华,等. 成年比格犬血液生理生化指标的测定. 实验动物科学与管理,2005,22(2):12-15.

（韩志刚　杨根岭　罗文萍）

中英文名词对照索引

D

E

F

G

H

J

W

X

Y

Z

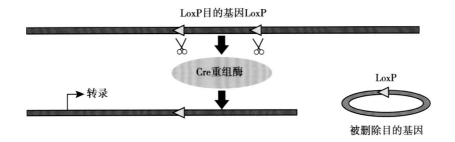

图 1-2　Cre/Loxp 技术作用机制

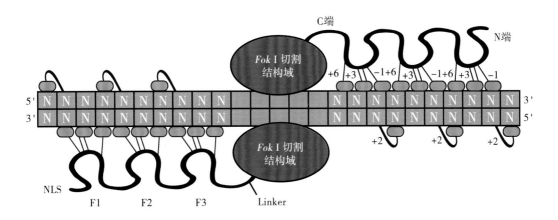

图 1-3　ZFNs 技术作用机制

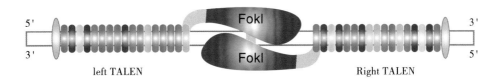

图 1-4　TALEN 技术原理图

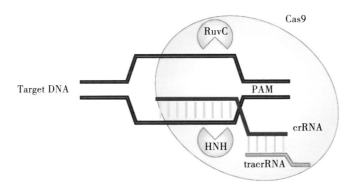

图 1-5　CRISPR/Cas9 技术原理图

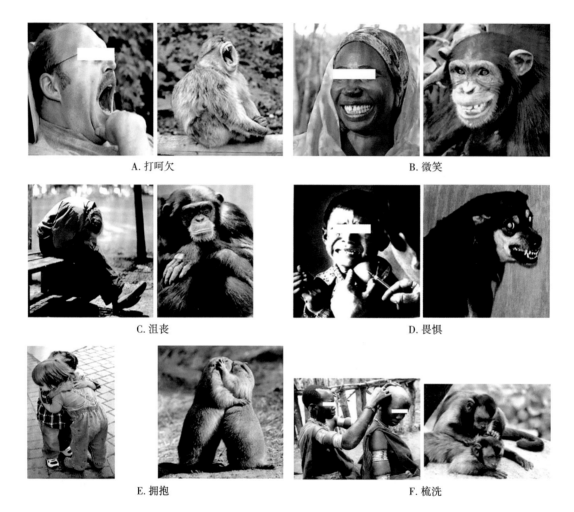

A. 打呵欠

B. 微笑

C. 沮丧

D. 畏惧

E. 拥抱

F. 梳洗

图 2-2　动物与人情感表达对比

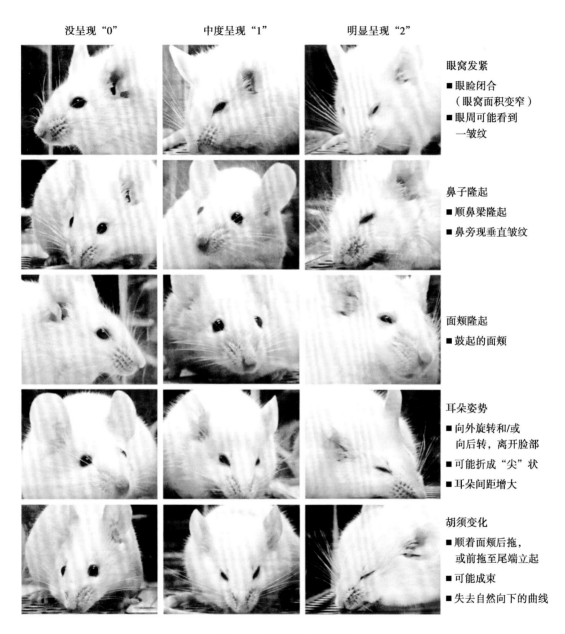

没呈现 "0" 　　　中度呈现 "1" 　　　明显呈现 "2"

眼窝发紧
- 眼睑闭合（眼窝面积变窄）
- 眼周可能看到一皱纹

鼻子隆起
- 顺鼻梁隆起
- 鼻旁现垂直皱纹

面颊隆起
- 鼓起的面颊

耳朵姿势
- 向外旋转和/或向后转，离开脸部
- 可能折成 "尖" 状
- 耳朵间距增大

胡须变化
- 顺着面颊后拖，或前拖至尾端立起
- 可能成束
- 失去自然向下的曲线

图 3-1　小鼠痛苦表情评分

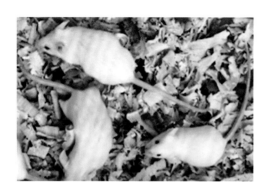

图 4-1　小鼠

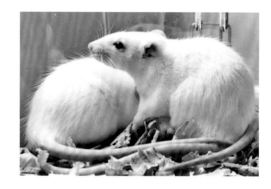

图 4-2　大鼠

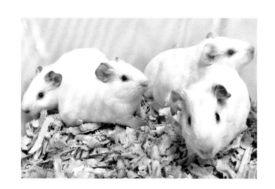

图 4-3　豚鼠

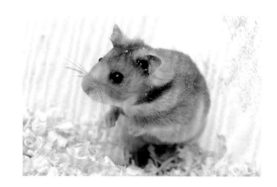

图 4-4　金黄地鼠

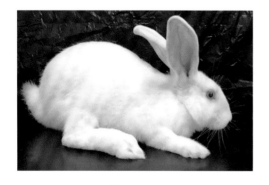

图 4-5　兔

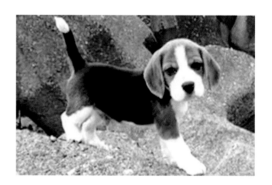

图 4-6　比格犬

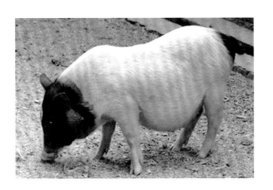

图 4-7 小型猪

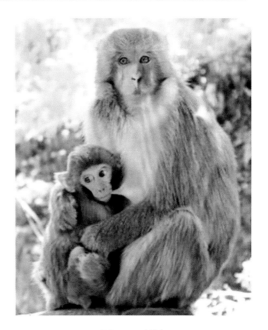

图 4-8 猕猴

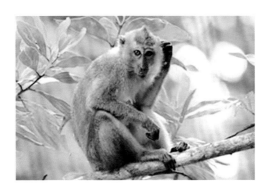

图 4-9 食蟹猴

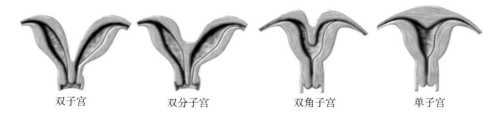

双子宫　　　　　双分子宫　　　　　双角子宫　　　　　单子宫

图 5-1 常见实验动物子宫类型

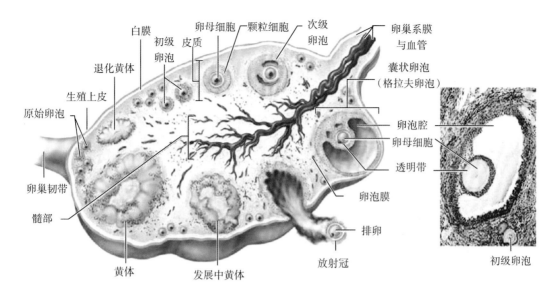

图 5-2　人类卵巢横切示各级卵泡及黄体

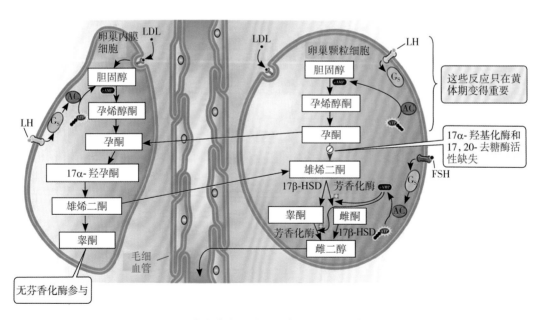

图 5-3　雌激素合成的双细胞双促性腺激素学说

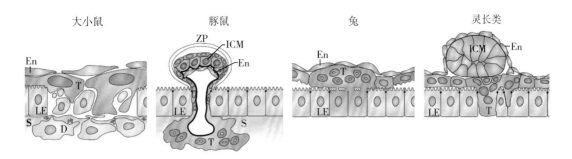

图 5-4 胚胎植入方式

（EN：embryonic endoderm，胚胎内胚层；LE：luminal epithelium，子宫腔上皮；S：stroma，子宫基质；T：trophoblast，滋养层细胞；D：decidua，蜕膜细胞；ZP：zona pellucida，透明带；ICM：inner cell mass，内细胞团）

在小鼠和大鼠中，囊胚与腔上皮（LE）的黏附诱导黏附位点的上皮细胞发生凋亡，促使滋养层细胞穿透上皮层进入基质（stroma，S）。豚鼠的囊胚在植入前并不完全脱去透明带，而是经合体滋养层在局部穿出透明带（zona pellucida，ZP）后从上皮细胞间穿入基质，最终将胚泡定植于子宫基质。在家兔，成簇的滋养层细胞（滋养细胞团）与腔上皮细胞（luminal epithelium，LE）发生融合后形成共质体（symplasma）。在灵长类动物中，合体滋养层形成的位置与 ICM 邻近，经局部突出从子宫上皮细胞之间穿透基底膜

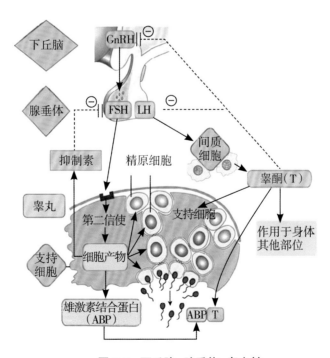

图 5-5 下丘脑 - 腺垂体 - 睾丸轴

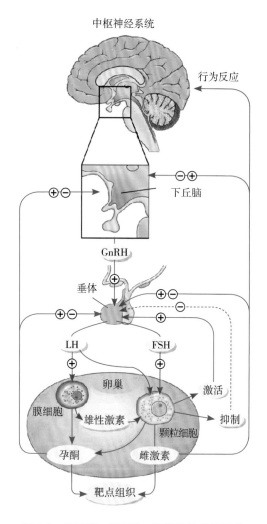

中枢神经系统

行为反应

下丘脑

GnRH

垂体

LH

FSH

卵巢

膜细胞

雄性激素

颗粒细胞

激活

抑制

孕酮

雌激素

靶点组织

图 5-6　下丘脑 - 腺垂体 - 卵巢轴的反馈调节